LEHRBÜCHER UND MONOGRAPHIEN
AUS DEM GEBIETE DER
EXAKTEN WISSENSCHAFTEN

4

REIHE DER EXPERIMENTELLEN BIOLOGIE

BAND III

DIE SIGNALÜBERMITTLUNG IM NERVEN

VON

ALEXANDER v. MURALT

DR. MED. ET PHIL.
O. PROFESSOR FÜR PHYSIOLOGIE
AN DER UNIVERSITÄT BERN

Springer Basel AG

ISBN 978-3-0348-4088-0 ISBN 978-3-0348-4163-4 (eBook)
DOI 10.1007/978-3-0348-4163-4
Softcover reprint of the hardcover 1st edition 1945

Meinem Freund A.V. Hill gewidmet

Vorwort

Was spielt sich im Innern eines Nerven ab, wenn ihn eine Erregungswelle durchläuft und damit ein Signal von einem Ende zum anderen übermittelt wird? Diese Frage ist auch für mich, seit dem Tage, an dem A. V. HILL seinen denkwürdigen Vortrag «Chemical wave transmission in nerve»[1]) veröffentlicht hat, zu einem spannenden Problem, zum spannendsten der Biologie geworden. HILL hat die Mithilfe von Chemikern, Physikern und Physiologen für die Bearbeitung dieser Frage aufgerufen. Mehr als zehn Jahre sind seither vergangen und wir sind ein schönes Stück vorwärtsgekommen. Aber wie bei einer Paßwanderung vor Erreichung der Höhe immer neue Hindernisse auftauchen, so sind mit der Überwindung jeder Schwierigkeit und dem sich weitenden Horizont auch bei diesem Problem immer wieder neue Fragen aufgetaucht. Nur in der Rückschau ist zu erkennen, um wieviel wir vorwärtsgekommen sind und was uns die Mitwirkung der von HILL aufgerufenen Hilfskräfte an neuen Erkenntnissen gebracht hat.

Die Zunahme unseres Wissens hat, wie auf allen Gebieten der Lebensforschung, auch hier vor allem eines mit Deutlichkeit gezeigt: wie weit wir noch von einem nur angedeuteten Verständnis der wesentlichen Lebensvorgänge entfernt sind. Aus dieser Stimmung heraus, in tiefer Achtung vor den großen Wundern des Lebens und in voller Würdigung der uns gezogenen Grenzen der Naturerkenntnis ist das vorliegende Buch geschrieben, wenn es auch in der naturwissenschaftlich gehaltenen Darstellung diese Grundstimmung nur dem Eingeweihten enthüllt.

Der Kreis der Wissenschafter, die über Nervenleitung und -erregung arbeiten, erstreckt sich über die ganze Welt. Es hat eine Zeit gegeben, wo sich alle kannten und alle mit Freude jede neue Entdeckung oder Erkenntnis aufnahmen. Die schweren Zeiten, die auch für die wissenschaftliche Welt hereingebrochen sind, haben den freien Austausch schöpferischer Gedanken und Entdeckerfreuden zerrissen. Die Schweiz ist als Insel mitten in einem hartgeprüften Europa verschont geblieben. Mit dem vollen Gefühl der Verpflichtung, die dieses besondere Glück uns auferlegt, habe ich zur Feder gegriffen, um ein Gebiet reiner wissenschaftlicher Forschung in einer Zeit darzustellen, wo unsere Freunde in anderen Ländern nicht mehr die Muße hatten, ihre Arbeitskraft für solche Fragen einzusetzen. Ich habe dabei einen etwas eigenwilligen Weg eingeschlagen und bin durch den Versuch, eigene Untersuchungen der letzten Jahre mit den bekannten Tatsachen in Beziehung zu setzen, zu einer

---

[1]) Cambridge University Press 1932.

neuen Auffassung vom Wesen der Signalübermittlung gekommen. Möge diese Darstellung auf einem Spezialgebiet ein kleiner Stein in der Brücke sein, die nach dem Kriege zwischen den Wissenschaftern geschlagen werden muß!

Das Schrifttum auf wissenschaftlichem Gebiet ist in den letzten Jahren ungeheuer angewachsen. Es mit peinlicher Sorgfalt zu berücksichtigen ist Sache von Handbuch- und Ergebnisartikeln. Für das vorliegende Buch habe ich mir die Freiheit genommen, das heranzuziehen, was mir für die Darstellung und die neuartige Betrachtungsweise wesentlich schien, und alles wegzulassen, was nur vom Ziel abgelenkt hätte. Damit ist ein recht subjektives Bild der Signalübermittlung im Nerven entstanden, in der Absicht, eine anregende und zu neuen Untersuchungen anreizende Schilderung eines spannenden Problems der Biologie zu geben. Leider haben es die Verhältnisse mit sich gebracht, daß mir die amerikanischen und russischen Arbeiten vollständig nur bis zum Jahre 1941 und nachher nur lückenhaft zugänglich waren. Das Buch ist durch diese kriegsbedingte Lücke mit einem schweren Fehler behaftet. Es ist zu hoffen, daß die Zeiten so werden, daß es mir möglich sein wird, diesen Ausfall später wettzumachen.

Es ist verhältnismäßig leicht, ein wissenschaftliches Buch in der «Fachsprache» zu schreiben. Man bleibt in der Ausdrucks- und Gedankenwelt des Lebens, welches wir in unseren Laboratorien täglich führen. Wir sollten aber nie vergessen, daß unsere exakte Wissenschaft ein Teil der menschlichen Kultur ist und als solcher in den Hauptgedanken allgemein verständlich sein und bleiben muß. Diese Verpflichtung vor der Allgemeinheit habe ich empfunden und versucht, den Text dieses Buches so abzufassen, daß er von Menschen, die sich die Mühe nehmen wollen, das Wesentliche unserer spezialisierten Wissenschaft zu erfassen, verstanden werden kann. Eine allgemeinverständliche, aber exakte Darstellung eines Wissensgebietes ist noch nie eine Profanierung gewesen. Durch die Verkapselung in die Fachsprache dagegen ist manche Perle wissenschaftlicher Forschung dem allgemeinen Kulturbesitz vorenthalten worden.

Wissenschaftliche Apparate und der Aufbau wissenschaftlicher Apparaturen haben eine besondere Schönheit, wie sie allen technisch verfeinerten Dingen zukommt. Es war mein Wunsch, etwas von der Freude an dieser besonderen Schönheit auch weiteren Kreisen zu übermitteln. Ich war daher dankbar, bei meinem Verleger, Herrn Birkhäuser, volles und großzügiges Verständnis für diese Wünsche zu finden und konnte das Buch mit einer ganzen Reihe von Laboratoriumsaufnahmen versehen. Ich hoffe, daß diese Aufnahmen etwas von der Atmosphäre vermitteln, die feinste Messungen mit gut ausgedachten Apparaturen umgibt.

Von vielen Seiten wurden in den letzten Jahren die wissenschaftlichen Arbeiten im Hallerianum in großzügiger Weise gefördert. Mit dem vorliegenden Buche möchte ich allen denen, die sich für diese Arbeiten interessiert haben, im besonderen aber der *Rockefeller Foundation*, der *Emil-Barell*-Stiftung und der *Stiftung zur Förderung der wissenschaftlichen Forschung an der bernischen Hochschule* ein Zeichen der Dankbarkeit für das Vertrauen geben, welches unserer Arbeit in einem Zeitpunkt entgegengebracht wurde, als noch gar keine sichtbaren Ergebnisse vorlagen. Ohne die kameradschaftliche Mithilfe meiner Mitarbeiter wären aber die vielen Versuche gar nicht durchzuführen gewesen. Mit der Bemühung, ihre Arbeiten im größeren Gefüge an den Stellen einzusetzen, die ihnen gebühren, trage ich eine Dankesschuld für treue Zusammenarbeit ab.

A. v. Muralt.

Bern, im Sommer 1945.

Inhalt

Seite

Vorwort 7

Das biologische Grundproblem 15

1. Teil. Der Bau der Nervenfaser 17

1. Allgemeiner Bauplan des peripheren Nervensystems 18
2. Die histologischen Bauelemente des peripheren Nerven 22
Technik der Präparation einzelner Nervenfasern 24
3. Einteilung der Nervenfasern in Gruppen 38
a) Physikalische Einteilung 38
Technik der Aufnahme von Aktionspotentialen 39
b) Chemische Einteilung 49
4. Die Feinstruktur der Nervenfasern 53
a) Doppelbrechung und Feinstruktur 54
Technik der Bestimmung der Doppelbrechung 57
b) Röntgendiagramm und Feinstruktur 65
Technik der Aufnahme von Röntgendiagrammen 66
c) Ergebnisse der Polarisationsoptik und der Röntgenoptik 71
5. Das chemisch nachweisbare Baumaterial 75
Technik der Aneurinfärbung peripherer Nerven 78
6. Das optisch nachweisbare Baumaterial 94
Technik der Ultraviolett-Absorptionsmessung an einzelnen Nervenfasern 96
7. Das photochemisch nachweisbare Baumaterial 102
Technik der photochemischen Versuche mit einzelnen Nervenfasern .. 104
8. Die polarographisch nachweisbaren Aktionssubstanzen 111
Technik der polarographischen Bestimmung 113
9. Die elektrischen Eigenschaften der ruhenden Nervenfaser 119
Physik der biologischen Ionenleiter 120
10. Der energetische Bauplan der Nervenfaser 131
11. Das Modell der ruhenden Nervenfaser 136

2. Teil. Die Nachrichtenübermittlung in allgemeiner Betrachtung 145

Interne und externe Signale 147

3. Teil. Interne Signale und ihre Übermittlung 155

1. Die Degeneration des Nerven 157
a) Distale Degeneration 159
b) Verhalten des Azetylcholins bei der Degeneration 168
Technik der Azetylcholinbestimmung in degenerierenden Nerven 168
c) Verhalten des Aneurins bei der Degeneration 173
Technik der Aneurinbestimmung in degenerierenden Nerven .. 173
d) Verhalten der Doppelbrechung bei der Degeneration 176
Technik der Messung der Doppelbrechung in degenerierenden Nerven 176
e) Retrograde Degeneration 178

Seite

2. Die Regeneration des Nerven .. 182
   a) Die Theorie von Young .. 190
   b) Der neuroregenerative Wuchsstoff «NR» .. 191
   Technik der Neuro-Regenerationsteste .. 192

4. Teil. Externe Signale und ihre Übermittlung .. 209

1. Die Erregungswelle .. 211
2. Die elektrischen Anzeichen des Aktionszustandes .. 213
   a) D- und R-Phase des Spitzenpotentials .. 218
   b) Warum muß im Spitzenpotential eine D- und R-Phase unterschieden werden? .. 237
   c) Die zwei Zeitfaktoren von Hill .. 239
   d) Die natürliche und die erzwungene Erregung .. 242
   e) Die saltatorische Übermittlung des Signals .. 251
   f) Theorie der Erregungsfortpflanzung über Quermembranen .. 254
   g) Die Nachpotentiale .. 258
3. Die thermischen Anzeichen des Aktionszustandes .. 261
   Technik der Wärmemessung am Nerven .. 262
4. Die chemischen Anzeichen des Aktionszustandes .. 270
   a) Was ist eine Aktionssubstanz? .. 270
   b) Azetylcholin, 1. Aktionssubstanz .. 273
   c) Aneurin, 2. Aktionssubstanz .. 293
   d) Aneurin, 2. Vagusstoff .. 300
   e) Kalium, 3. Aktionssubstanz .. 301
   f) A_4, 4. Aktionssubstanz .. 304
   g) Sichtbarmachung des Austrittes von Aktionssubstanzen aus einem Nervenquerschnitt .. 308
   h) Möglichkeiten des Zusammenwirkens der Aktionssubstanzen .. 309
   Technik der Ermittlung von Aktionssubstanzen .. 317

Rückblick .. 335

Verzeichnis der Institutsarbeiten .. 339
Autorenregister .. 342
Sachregister .. 347

Das biologische Grundproblem

Nerven sind Faserbündel, die mit einer sehr großen Zahl von einzelnen Elementen die großen Zentralen, Gehirn und Rückenmark mit allen Organen und umgekehrt die Sinneszellen der Organe mit diesem Zentralnervensystem verbinden. Der Nerv ist immer etwas Uneinheitliches, denn er besteht selbst wieder aus Tausenden von Einzelfasern. Erst diese, die einzelnen Nerven*fasern*, sind das zu einer ganz bestimmten Nervenzelle gehörige, einheitliche Element der Nervenleitung. Sie sind befähigt, ein «Signal» zu übermitteln, eine besondere Fähigkeit, die *Erregungsleitung* genannt wird.

Mit dieser Fähigkeit für rasche und sichere Leitung von Erregungen vollbringt die einzelne Faser eine der erstaunlichsten Leistungen in der belebten Welt! Sie ist in der Lage (je nach Bau und Zugehörigkeit) die einzelne Erregungswelle mit einer Geschwindigkeit bis zu 160 m/sec fortzuleiten. Sie kann ohne ein einziges Mal zu versagen, unter natürlichen Bedingungen diese Funktion hundert- und mehrhundertfach in der Sekunde wiederholen. Sie ist immer funktionsbereit und ist zu ihrer Leistung, bei natürlichen Ernährungsbedingungen, ohne zu ermüden und Fehler zu machen, während des ganzen Lebens des Individuums ständig befähigt. Die Sicherung geht sogar so weit, daß selbst die Ausschaltung kurzer Leitungsstücke durch Narkose die Übermittlung nicht beeinträchtigt, indem dafür gesorgt ist, daß solche Stücke übersprungen werden können. Im ganzen Nerven liegen die Fasern auf engstem Raum nebeneinander und doch kommt es nicht vor, daß ein Signal aus einer Faser in die andere herübersickert. Jede ist isoliert und arbeitet für sich, ohne von dem, was einige tausendstel Millimeter entfernt in der benachbarten Faser geschieht, beeinflußt zu werden. Tausende von Fasern liegen eng gebündelt im Nerven nebeneinander und leiten, jede nach ihrer Zuteilung, ebenso viele Tausende von Einzelsignalen von der Peripherie zum Zentrum oder zurück. Aus dieser ungeheuren Vielfalt isoliert übermittelter Signale, ihrer Verarbeitung zu Nachrichten im Zentrum und ihrer Beantwortung durch entsprechende neu zu übermittelnde Befehle entsteht das Gesamtbild dessen, was als das Verhalten und die Einordnung des Individuums in seiner Umwelt beschrieben wird.

Diese Leistungen lassen einen komplizierten und hochentwickelten Bau der Nervenfaser vermuten. Und was findet man?

Einen zwei- bis zehntausendstel Millimeter dicken Strang, der zu 70% aus Wasser besteht! Ein einfaches, beinahe unscheinbar aussehendes Fädchen, mit etwas Eiweiß, etwas Lipoiden und organischen Bestandteilen, aber in so geringen Mengen, daß nur die gewiegtesten Mikrochemiker ihre Spur entdecken können. Ein empfindliches und zartes Gebilde, das bei der geringsten Berührung schon beschädigt wird.

Und dieses feine Gebilde liefert uns, wenn wir es mit Elektroden in geeigneter Weise elektrisch abgreifen, 50 mV Spannung und mehr. Es entwickelt bei der Erregung ein ebenso großes, gut meßbares Tätigkeits- oder Aktionspotential, es läßt elektrische Aktionsströme fließen und entpuppt sich als ein kompliziertes Werk von Stromquellen, Widerständen, Kapazitäten und Selbstinduktionen.

Aber nicht nur das: der Nerv atmet und bildet Kohlensäure und Ammoniak, er entwickelt Wärme und verbraucht dazu brennbare und energieliefernde Stoffe. Er ist in der Lage, je nach Zuteilung, Stoffe aufzubauen und freizusetzen, die als die wirksamsten Hormone bekannt sind: Adrenalin, Azetylcholin und Histamin. Und er ist sogar mit einer besonderen Sauerstoffreserve ausgerüstet, die in Zeiten vorübergehender Abschneidung von der äußeren Sauerstoffzufuhr funktionserhaltend einspringen kann, und setzt bei der Erregung einen Stoff in Freiheit, den der Körper selbst gar nicht erzeugen kann, und zu dessen Bereitstellung er auf eine richtige Ernährung angewiesen ist, das Vitamin B_1, auch Aneurin oder Thiamin genannt.

Wie ist alles das in einem fast wasserklaren Faden von einigen tausendstel Millimetern Durchmesser auf Längen von mehr als einem Meter möglich? Das ist eine faszinierende Frage, die nur durch die Zusammenarbeit von Morphologen, Physiologen, Physikern und Chemikern einer angenäherten Lösung zugeführt werden kann. Bis wohin wir heute auf diesem spannenden Wege biologischer Forschung vordringen durften, soll dieses Buch zeigen.

ERSTER TEIL

Der Bau der Nervenfaser

Die Nervenfasern, die wir bei Operationen an allen Stellen des Körpers unter der Haut und in der Tiefe antreffen, sind immer Ausläufer von Nervenzellen, die entweder im Rückenmark liegen oder in unmittelbarer Nähe des Rückenmarkes die Spinalganglien bilden. Jede dieser Zellen, die man Nerven- oder Ganglienzellen nennt, besitzt je einen Fortsatz, die Nervenfaser oder den Neurit, der als langer Faden bis zu der Stelle des Körpers reicht, für die er bestimmt ist. Die Nervenfasern verlaufen auf ihrem langen Wege gemeinsam, in Bündeln zu vielen Hunderten zusammengefaßt, und werden als periphere Nerven bezeichnet. Neben den langen Neuriten haben die Nervenzellen aber auch noch zahlreiche kurze Fortsätze, die nur in die unmittelbare Umgebung ausstrahlen, die Dendriten.

Der Aufbau eines peripheren Nerven kann mit den Augen der verschiedenen naturwissenschaftlichen Disziplinen betrachtet werden. Den Morphologen interessieren die strukturellen Feinheiten, den Physiologen die Besonderheiten der Tätigkeit und des Verhaltens, den Chemiker die Bau- und Wirkstoffe und den Physiker die elektrischen Potentiale an den Membranen und ihre Veränderung. Jedesmal entsteht ein anderes Bild des untersuchten Objektes und immer wird nur ein Teil, nie das Ganze, erfaßt. Eine Synthese der verschiedenen Betrachtungsweisen stößt heute noch auf unüberwindliche Schwierigkeiten, denn die Brücken zwischen den genannten Wissenschaften sind noch nicht fest genug, um ein sicheres Schreiten aus der einen in die andere Betrachtungsweise zuzulassen. Solche Versuche zeigen uns dann mit größter Deutlichkeit, wie bruchstückhaft unser Wissen noch ist. Trotzdem soll versucht werden, aus den vielen Stücken ein einheitliches Bild vom Bau der Nervenfaser zu entwerfen. Manches muß dabei noch sehr unsicher bleiben, und doch ist es wichtig, solche Wegsteine des Wissens zu setzen, um zu erkennen, wo wir uns auf dem Annäherungsmarsch befinden.

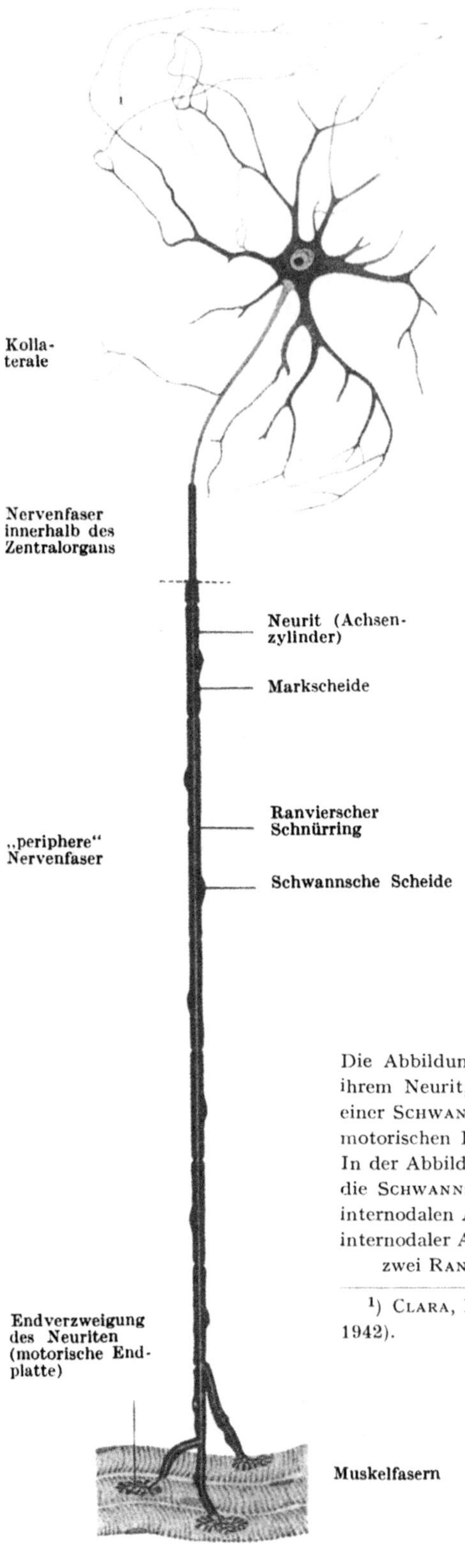

Abb. 1. *Neuron, schematisch.*

Die Abbildung zeigt eine motorische Vorderhornzelle mit ihrem Neurit, der beim Verlassen des Rückenmarkes mit einer SCHWANNschen Scheide versehen wird und bis zu den motorischen Endplatten des Erfolgsorgans (Muskel) läuft. In der Abbildung sind in der SCHWANNschen Scheide auch die SCHWANNschen Kerne gezeichnet, und zwar von einem internodalen Abschnitt zum anderen um 180° verdreht. Als internodaler Abschnitt bezeichnet man die Strecke zwischen zwei RANVIERschen Schnürringen. (Nach CLARA[1]).

[1]) CLARA, M.: Das Nervensystem des Menschen. (Leipzig 1942).

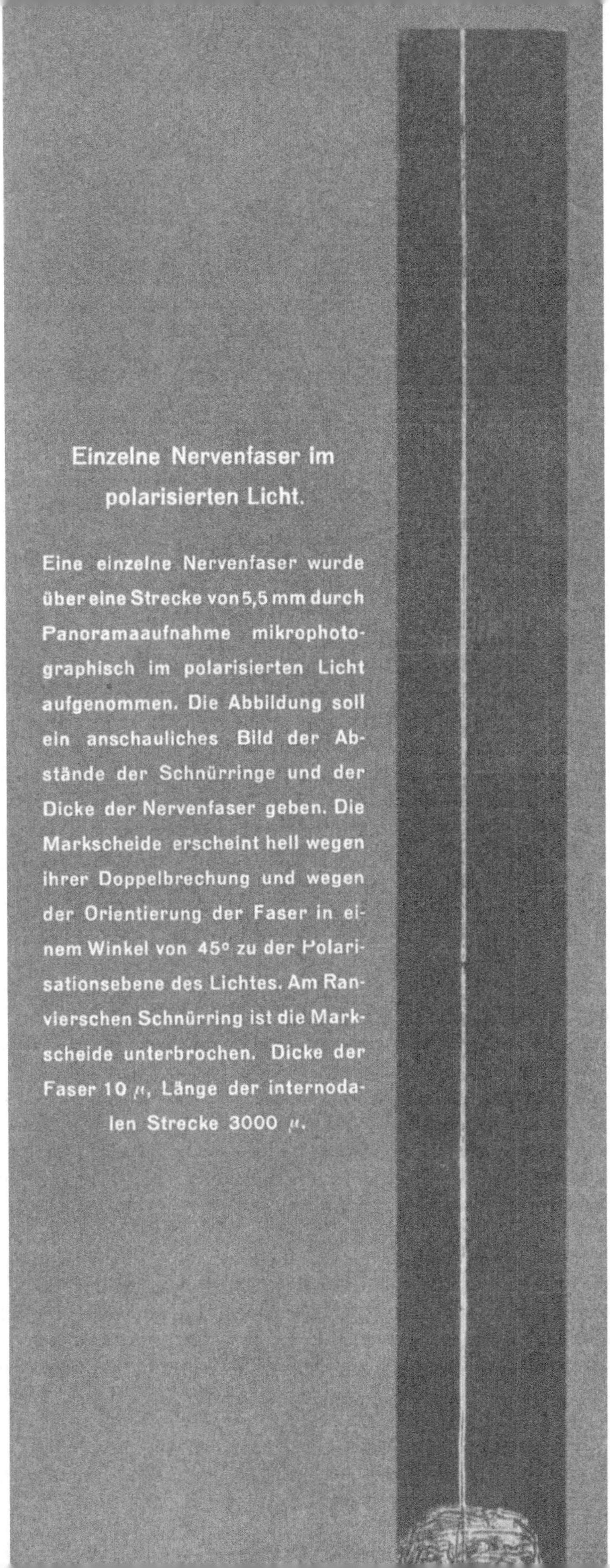
Einzelne Nervenfaser im polarisierten Licht.
Eine einzelne Nervenfaser wurde über eine Strecke von 5,5 mm durch Panoramaaufnahme mikrophotographisch im polarisierten Licht aufgenommen. Die Abbildung soll ein anschauliches Bild der Abstände der Schnürringe und der Dicke der Nervenfaser geben. Die Markscheide erscheint hell wegen ihrer Doppelbrechung und wegen der Orientierung der Faser in einem Winkel von 45° zu der Polarisationsebene des Lichtes. Am Ranvierschen Schnürring ist die Markscheide unterbrochen. Dicke der Faser 10 μ, Länge der internodalen Strecke 3000 μ.
← Schnürring
← Schnürring

Abb. 2

1. Allgemeiner Bauplan des peripheren Nervensystems

Alle Nervenfasern oder Neuriten sind hochspezialisierte Fortsätze von Nervenzellen. Die zu den Muskeln ziehenden, *motorischen* Nerven entspringen aus Zellen, die im Vorderhorn des Rückenmarkes liegen. Sie treten in der vorderen (ventralen) Wurzel aus dem Rückenmark heraus und laufen gebündelt zu ihren verschiedenen Erfolgsorganen. Die in der Peripherie liegenden Sinneszellen (Rezeptoren) werden von Nerven «versorgt», deren Zellen neben dem Rückenmark in den Spinalganglien liegen. Diese Fasern wachsen im embryonalen Leben von dort aus in die Peripherie, sie leiten aber während des ganzen Lebens ihre Signale in umgekehrter, zentripetaler Richtung (afferente oder *sensible* Nerven). Mit dem Rückenmark sind die Spinalganglien durch die hinteren (dorsalen) Wurzeln verbunden. Die Nervenzelle im Spinalganglion muß daher zwei Fortsätze entsenden, einen zentrifugalen nach der Peripherie und einen zentripetalen nach dem Rückenmark. Sie müßte daher, im Gegensatz zu den Vorderhornzellen im Rückenmark, die nur einen zentrifugalen Neurit besitzen, bipolar sein. Bei den Fischen ist das während des ganzen Lebens, bei den höheren Wirbeltieren aber nur in der Embryonalzeit der Fall. In der späteren Entwicklung entsteht vor der Nervenzelle ein T-Stück zwischen zentripetalem, zentrifugalem und zellverbindendem Ast, so daß die Zelle bis zur Abzweigung nur *einen* direkten Fortsatz entsendet (pseudounipolare Zelle). (Eine Ausnahme bilden beim Menschen die Fasern des 8. Hirnnerven, die bipolare Zellen haben.) Die Verbindung geht in diesem T-Stück von der Peripherie direkt in das Rückenmark weiter und «läuft an der Zelle vorbei», denn die Verbindung mit der Zelle ist wahrscheinlich für die rasche Übermittlung eines Signals belanglos.

Im Rückenmark kann die Bahn ganz kurz auf der gleichen Seite enden (Reflexbahn) oder ein Stück weit aufsteigen (mittellange Bahn), oder auf der gleichen Seite bis zu den Hinterstrangkernen aufsteigen, oder sogar mit einem ganz langen Ast auf der Gegenseite bis zum Thalamus hinaufreichen (Tractus spinothalamicus). Neben afferenten Bahnen, die von Sinneszellen kommen, sind auch Bahnen der frei in der Peripherie endenden Nerven, an der zugehörigen Zelle des Spinalganglions vorbei, über die hintere Wurzel mit dem Rückenmark verbunden.

Neben den Nerven des in seinem Funktionsziel auf die Außenwelt gerichteten, *animalen* Teiles des Nervensystems (willkürliche Bewegung und bewußte Empfindung, unwillkürliche Steuerung der Körperhaltung und unwillkürliche Lageempfindung) verlaufen im ganzen Körper auch noch die Neuriten der vegetativen Bahnen, die mit ihren Zentren das *vegetative* Nervensystem bilden.

Sein Funktionsziel liegt im Körper und ist doppelsinnig. Der *Orthosympathicus* ist ergotrop, d. h. leistungssteigernd, Reserven mobilisierend und einseitige Höchstleistungen erzwingend. Der Parasympathicus ist *histotrop*, d. h. ökonomisierend, Reserven aufbauend und durch Verteilung der Leistungen entlastend. Diese funktionell gesehene Einteilung ist von HESS[1]) erstmals klar formuliert worden. Die *orthosympathischen* Nerven entspringen aus Zellen im Seitenhorn des Rückenmarkes und verlassen es in den vordern Wurzeln, ziehen zum Grenzstrang und von dort zu den Organen. Soweit *parasympathische* Nerven das Rückenmark verlassen, entspringen sie ebenfalls aus Zellen im Seitenhorn; sie gehen aber nur teilweise über die ventralen Wurzeln. Diese bestehen somit zur Hauptsache aus efferenten, die dorsalen Wurzeln dagegen aus afferenten Fasern (Regel von BELL [1811] und MAGENDIE [1822]). In der vorderen Wurzel sind aber auch afferente orthosympathische Nebenbahnen in geringer Anzahl vorhanden und entspringen vermutlich aus Zellen im Spinalganglion und im sympathischen Grenzstrang, und umgekehrt führt die hintere Wurzel efferente, parasympathische, hauptsächlich schweißhemmende und gefäßerweiternde Fasern, die aus Zellen des Seitenhornes im Rückenmark entspringen. Die Regel von BELL und MAGENDIE gilt also nur für die Mehrzahl der Fasern und wird von diesen Minderheiten durchbrochen. Alle efferenten, vegetativen Fasern enden entweder im Grenzstrang, in Eingeweideganglien oder in Ganglien der Organe, von wo aus die Leitung von einer neuen Nervenzelle mit eigenem, neuem Neurit übernommen wird. Man spricht von einer Umschaltstelle oder *Synapse*. Die bis zu der Synapse führende Faser wird als präganglionäre Faser, die nach der Synapse die Weiterleitung übernehmende als postganglionäre Faser bezeichnet. Die präganglionären Fasern sind immer *markhaltig*, die postganglionären Fasern nennt man *marklos* (vgl. S. 63).

Aus dem Rückenmark treten im ganzen 31 Nervenpaare aus, 8 im Gebiet des Halsmarkes, 12 im Gebiet des Brustmarkes, 5 im Gebiet des Lendenmarkes, 5 im Gebiet des Sakralmarkes und 1 Steißbeinnervenpaar. Jedes Paar besteht aus motorischen, sensiblen, histotropen und ergotropen Anteilen. Mit dem Grenzstrang des Sympathicus bestehen direkte Verbindungen vom 1. Brustnervenpaar bis zum 2. Lendennerven. Man bezeichnet diese Verbindungen als die thorakolumbale Ausstrahlung des Sympathicus. Sie reicht bis zum 3. Lendennerven, wobei die letzten austretenden Nervenpaare nicht mit dem Grenzstrang in Verbindung treten, sondern direkt zu einem Eingeweideganglion ziehen (Ganglion mesentericum caudale). Die histotropen Wurzeln des Parasympathicus dagegen liegen im Sacralabschnitt (Sacralnerven 2–4) und für die über die dorsalen Wurzeln austretenden, bereits erwähnten Fasern, wahrscheinlich im ganzen Gebiet des Rückenmarkes.

Aus dem Kopfteil treten zwölf Nervenpaare aus. Von diesen sind drei rein sensibel (Riechleitung, optische Leitung, n. statoacusticus), die übrigen gemischt motorisch, sensibel und parasympathisch. Die parasympathischen Fasern werden als craniale Wurzeln des Parasympathicus zusammengefaßt (n. oculomotorius, facialis, glossopharyngeus, vagus).

[1]) HESS, W. R.: Klin. Wschr. *5*, 30 (1926).

In allen Fällen ist *die Einheit* immer der Neurit und seine Nervenzelle, mit ihren eventuellen weiteren Verästelungen (Dendriten). Diese funktionelle und strukturelle Einheit wird als das *Neuron* bezeichnet (WALDEYER 1891). Schematisch ist ein solches Neuron (es ist ein motorisches Neuron) in Abb. 1 dargestellt. Die Nervenfaser entspringt an einer als Ursprungskegel in der Nervenzelle deutlich differenzierten Stelle des Zelleibes und unterscheidet sich dadurch von den übrigen Fortsätzen (Dendriten). Innerhalb des Zentralorgans ist sie zunächst nackt, im weiteren Verlauf dann aber mit einer Markscheide bekleidet. Beim Verlassen des Zentralorgans tritt eine weitere, nicht zum Neuron gehörende, aber eng mit ihm verbundene Hülle, die SCHWANNsche Scheide oder das Neurolemm mit eigenen Kernen als Schutz um die Nervenfaser. Dieser Hülle entspricht im Zentralnervensystem die Oligodendroglia (DEL RIO HORTEGA[1]); LINELL und TOM[2])), der aber wesentliche Potenzen des Neurolemms fehlen (vgl. S. 184).

Beim Wirbeltier sind die motorischen, die sensiblen und die präganglionären ortho- und parasympathischen Nervenfasern *markhaltig*. Die Dicke des Nervenmarkes und der Durchmesser der Fasern ist allerdings sehr verschieden. Die postganglionären Fasern des Orthosympathicus werden als marklos bezeichnet, sehr wahrscheinlich sind sie sehr *markarm* und besitzen eine mit gewöhnlichen Färbemethoden nicht nachweisbare Markscheide. Wir wollen die Bezeichnung markarm beibehalten.

Bei den wirbellosen Tieren kommen besondere Fasern vor, mehrere 100 μ dick, die als Riesenfasern bezeichnet werden (besonders beim Tintenfisch und Regenwurm) und sich ganz besonders zum Studium der Erregungsleitung eignen, weil sie leicht zu isolieren sind.

2. Die histologischen Bauelemente des peripheren Nerven

Die größte Faserzahl und damit den größten Querschnitt hat der periphere Nerv kurz nach dem Austritt aus dem Rückenmark, dort, wo sich die vordere und hintere Wurzel vereinigt. Von da an wird er durch fortwährende Verästelung immer feiner, je weiter man ihn in die Peripherie hinaus verfolgt. Alle Äste sind in einem gemeinsamen Bindegewebe, dem Epineurium, eingelagert, und jeder einzelne Ast ist von einer eigenen Hülle, dem Perineurium, umgeben. Auch die feinsten Nervenäste sind immer Bündel von parallelliegenden, einzelnen Nervenfasern, von denen jede wieder durch eine eigene Hülle, das Endoneurium, von den andern abgetrennt ist. Nur an ganz wenigen Stellen (z. B. in der Membrana basihyoidea des Frosches und in der Hornhaut des Auges) kommen einzelne Nervenfasern isoliert vor. In allen Nerven sind sie aber die letzte unteilbare Einheit, das eigentliche leitende Element, und müssen als sol-

[1]) RIO HORTEGA, P. DEL: Mem. de la real. Soc. esp. hist. nat. *14*, 1 (1928).
[2]) LINELL, E. A. u. TOM, M. I.: Anat. Rec. *48*, Suppl., 27 (1931).

ches isoliert betrachtet werden. KATO[1]) und seine Schüler, besonders TASAKI[2]), haben die Methode entwickelt, mit der einzelne Nervenfasern, bei Kalt- und Warmblüter lebend, isoliert werden können. Durch diese wunderbare Technik haben die japanischen Forscher zuerst die Baueinheit des Nerven, dann diejenige des Muskels (einzelne Muskelfaser) und schließlich sogar beide gemeinsam in lebenden Präparaten der Untersuchung zugänglich gemacht. Der Fortschritt, der hier auf dem Gebiete der Nervenphysiologie erzielt wurde, ist vergleichbar mit dem Fortschritt in der Chemie eines Stoffgemisches, wenn es gelingt, aus dem Gemisch die einzelnen Komponenten als Kristalle zu isolieren. Die Beschreibung, die die japanischen Forscher von ihrer Technik gegeben

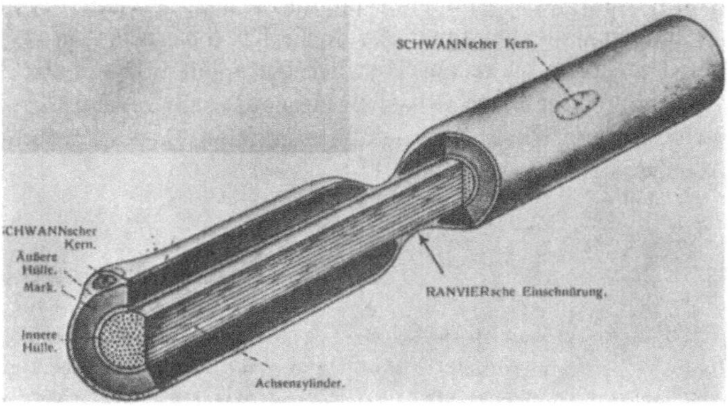

Abb. 3. *Markhaltige Nervenfasern, schematisch.* Man beachte die Lage der SCHWANNschen Kerne, die Einbettung des Myelins und den Verlauf der Hülle am Schnürring. (Nach Clara[3]).)

haben, ist so gut, daß es uns in Bern möglich war, auch ohne persönlichen Kontakt, sie in relativ kurzer Zeit zu erlernen. Abb. 2 zeigt eine Mikrophotographie einer einzelnen lebenden Faser aus dem den Schneidermuskel, m. sartorius, versorgenden Nerven des ungarischen Frosches (*Rana esculenta* var. *ridibunda*). Der Nerv enthält etwa 100 Fasern, die, bis auf eine, alle wegpräpariert werden. Als letzte Faser muß natürlich eine motorische übrigbleiben, was nach einiger Übung rechtzeitig erkannt werden kann. Diese einzelne Faser versorgt eine Gruppe von zugehörigen Muskelfasern, die bei Reizung durch Vermittlung über die einzelne Faser (indirekte Reizung) isoliert zucken (Nerv-Muskel-Präparat) und damit jederzeit die Prüfung auf Leitung und Erregbarkeit der Nervenfaser möglich machen. Reizt man dagegen den Muskel direkt, so zucken immer alle Muskelfasern, wenn der Reiz genügende Stärke hat. Die einzelnen Nervenfasern können in einer passenden Nährflüssigkeit während vielen Stunden, ohne wesentliche Veränderungen zu zeigen, am Leben gehalten werden.

Die markhaltige Nervenfaser besteht aus drei Bauelementen: der *Achsenzylinder* (Axon) ist der innere, durchlaufende Teil, umgeben von einem Markhohlzylinder, der *Markscheide*, und eingekleidet von einer Hülle, der SCHWANN-

[1]) KATO, G.: Microphysiology of Nerve (Tokio 1934).

[2]) TASAKI, I.: Amer. J. Physiol. 125, 367 (1939); 380 (1939); *127*, 211 (1939); Pflügers Arch. *244*, 125 (1940).

[3]) CLARA, M.: Das Nervensystem des Menschen (Leipzig 1942).

schen Scheide oder dem *Neurolemm* mit eigenen Kernen (SCHWANNsche Kerne oder Lemmoblasten). In regelmäßigen Abständen tritt eine Einschnürung auf, die nach ihrem Entdecker RANVIERscher Schnürring, auch kurz *Schnürring* genannt wird. Durch die Einschnürungen entstehen Zwischenstücke (internodale Strecken), die bei der abgebildeten Faser 3 mm lang sind (beim Menschen zirka 1 mm) und heute als ganz besondere funktionelle Einheiten betrachtet werden (vgl. S. 141). Der Markhohlzylinder hat immer nur die Länge einer internodalen Strecke und bildet eine internodale Scheide, die von dem äußerst feinen Neurolemm umkleidet ist. In jedem internodalen Stück ist der zum Neurolemm gehörige Kern. Sehr wahrscheinlich ist das Neurolemm ganz um den Markhohlzylinder herumgeschlagen, so daß auch zwischen Axon und Markscheide eine trennende Membran liegt, oft auch Axolemm oder Achsenzylinderscheide genannt. An lebenden Fasern ist sie im gewöhnlichen Licht nicht sichtbar, wohl aber bei der Untersuchung im ultravioletten Licht. Die Anordnung der SCHWANNschen Kerne ist sehr regelmäßig. Ihre Lage ist bezüglich der Faserachse von einem internodalen Abschnitt zum nächsten immer um 180° verschoben (vgl. Abb. 1).

Technik der Präparation lebender Einzelfasern

Eine ausgezeichnete Beschreibung der Präparation haben KATO[1]) und später TASAKI[2]) je in englischer Sprache gegeben. Als Kaltblüternerv haben sie die Nerven der japanischen Kröte (*Buffo vulgaris*) benützt. Wir sind, von diesen Beschreibungen ausgehend, zu einer *eigenen* Technik gelangt, die, den europäischen Verhältnissen angepaßt, sich auf Frösche beschränkt (*Rana esculenta* und *temporaria*). Wir haben ferner gefunden, daß das Nerv-Muskel-Präparat mit dem parallelfaserigen und relativ dünnen m. sartorius sich zu quantitativen Versuchen gut eignet. Die folgende Beschreibung stützt sich auf eigene Erfahrungen und auf diejenigen, die Frau M. HUTTON-RUDOLPH[3H]) in zweijähriger Arbeit und Fräulein M. LANG in meinem Laboratorium gesammelt haben. Der Sartoriusnerv hat um 100 Fasern, die alle in einer einzigen Nervenscheide (Perineurium) liegen. Der Nerv wird von seiner Abzweigung im n. ischiadicus bis zum Muskel frei präpariert. Da er streckenweise zwischen den Oberschenkelmuskeln und der Fascie und nicht in eigentlichen Bindegewebslagen verläuft, kann er bei der makroskopischen Präparation nur unter Mitnahme von anhängenden Gewebsresten mit Sicherheit ganz unverletzt freigelegt werden. Diese Bestandteile werden bis zur völligen Freilegung belassen und vorderhand nicht abgelöst. Das Nerv-Muskel-Präparat wird nach der Isolierung zunächst ½ bis 1 Stunde in eine von TASAKI angegebene Lösung eingelegt. Diese Lösung hat sich als weit überlegen auch in unseren Versuchen erwiesen. Ihre Zusammensetzung ist: NaCl 0,65%, KCl 0,014%, $CaCl_2$ 0,012%, $NaHCO_3$ 0,02%, NaH_2PO_4 0,001%, Glukose 0,2%. Diese Lösung muß immer frisch und mit größter Sorgfalt her-

1) KATO, G.: Microphysiology of Nerve (Tokio 1934).

2) TASAKI, I.: Amer. J. Physiol. *125*, 367 (1939); *127*, 211 (1939), Pflügers Arch. *244*, 125 (1940).

3H) HUTTON-RUDOLPH, M.: Photochemische Versuche an einzelnen Nervenfasern. Diss. Bern 1944.

gestellt werden. Besonders für die Bereitstellung des $CaCl_2$ darf nur Calcium crystallisatum pro analysi verwendet werden, und außerdem muß, wegen der unvermeidlichen Wasseraufnahme dieses Präparates, nicht nur das Kristallwasser, sondern auch das aufgenommene Wasser durch Chloridtitration immer wieder bestimmt werden. Zur feineren Präparation verwenden wir das Präparationsmikroskop (Abb. 4). Unter dem Mikroskop wird bei schwacher Vergrößerung

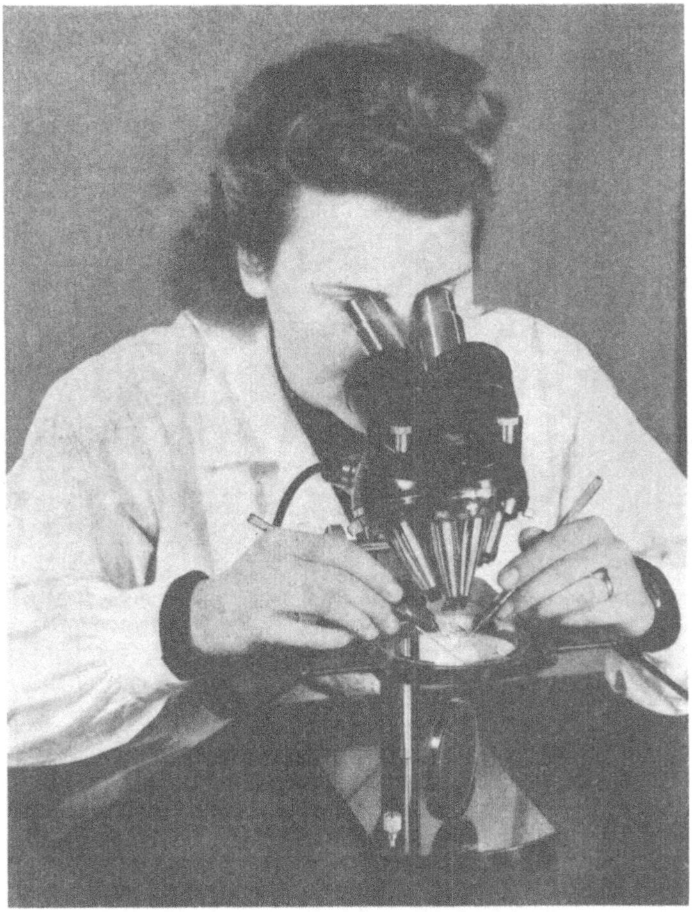

Abb. 4. *Freilegung einer einzelnen Nervenfaser unter dem Präparationsmikroskop.* Das Nerv-Muskel-Präparat ist auf der Glasplatte sichtbar. Mit den feinen Präpariernadeln werden die überzähligen Nervenfasern durchtrennt und beseitigt, bis eine einzige Faser in intaktem Zustand übrigbleibt.

(32fach) mit zwei feinen, vorn lanzettenförmig abgeflachten spitzen Nadeln das Bindegewebe direkt an der Eintrittsstelle des Nerven in den Muskel mit wiegenden Bewegungen durchtrennt, vom Nerven gelöst und ähnlich wie ein Gummifingerling über den Nerven zentralwärts zurückgeschoben, bis mindestens eine Strecke von 3 cm freiliegt. In einem möglichst kleinen Tropfen von Tasaki-Lösung, der den Nerven eben gerade vor Austrocknung schützt, wird unter starker Vergrößerung (72fach) das Perineurium ungefähr 1 cm vom Muskel entfernt gespalten und nach oben und unten wie ein Schlauch in der Richtung des Nerven

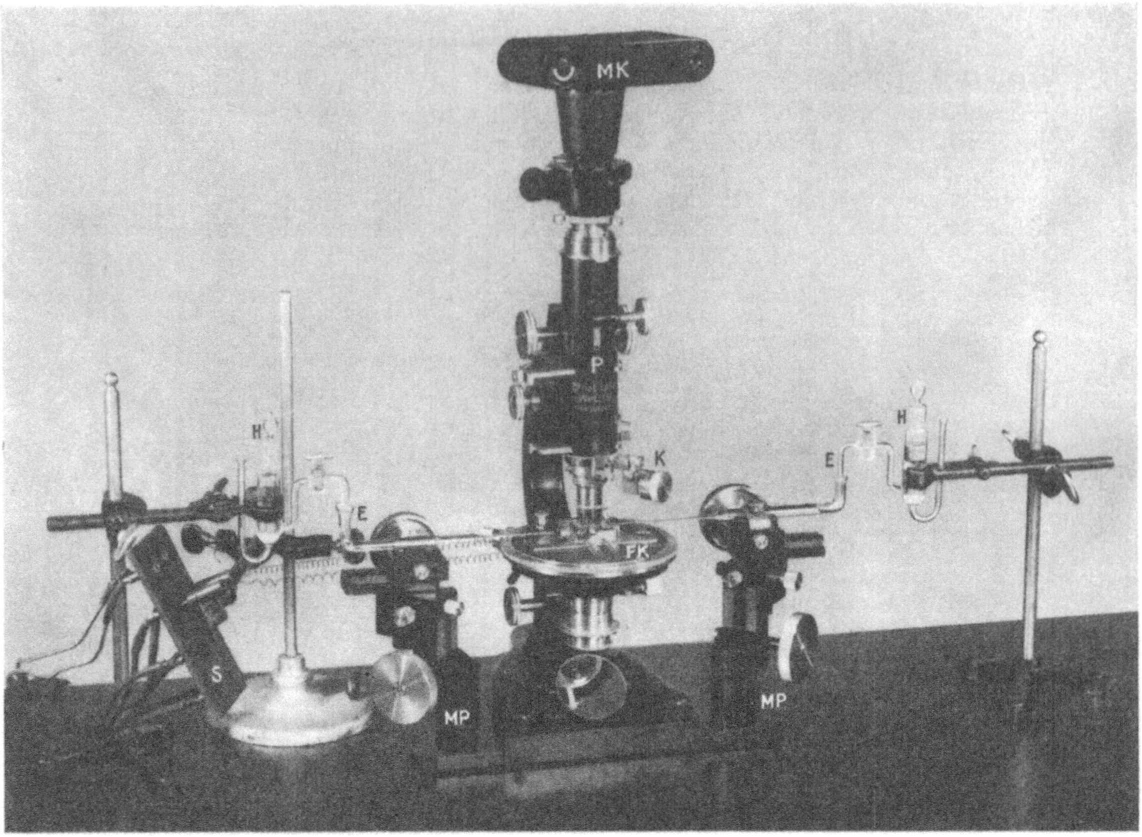

Abb. 5a. *Anordnung zur polarisationsoptischen, elektrischen und mikrophotographischen Aufnahme von lebenden einzelnen Nervenfasern.*

P	Polarisationsmikroskop;
K	Kompensator nach Berek;
MK	Mikrophotographische Kamera;
FK	feuchte Kammer mit Stutzen zur Einleitung von Gasen und 4 Elektroden
EE	Ableitelektroden aus Glas zu den unpolarisierbaren Kalomelelektroden; die Ableitelektroden sind mit Ringer-Lösung gefüllt.
MP	Mikromanipulator;
H	Kalomelhalbzelle;
S	Schaltbrett zur Zuführung der Reizströme und der elektronischen Spannung.

zurückgestoßen, bis die jetzt frei werdenden Faserbündel 3–4 mm weit vom Perineurium befreit sind. Die bisherigen Operationen dürfen bei korrekter Ausführung nie zu Zuckungen des Muskels führen. Die etwa 100 Fasern werden jetzt vorsichtig in möglichst wenig Tasaki-Lösung flach ausgebreitet und eine nach der anderen durchtrennt, wobei jedesmal eine Gruppe von Muskelfasern einmal zuckt, wenn der zugehörige motorische Nerv durchschnitten wird. Man lernt in

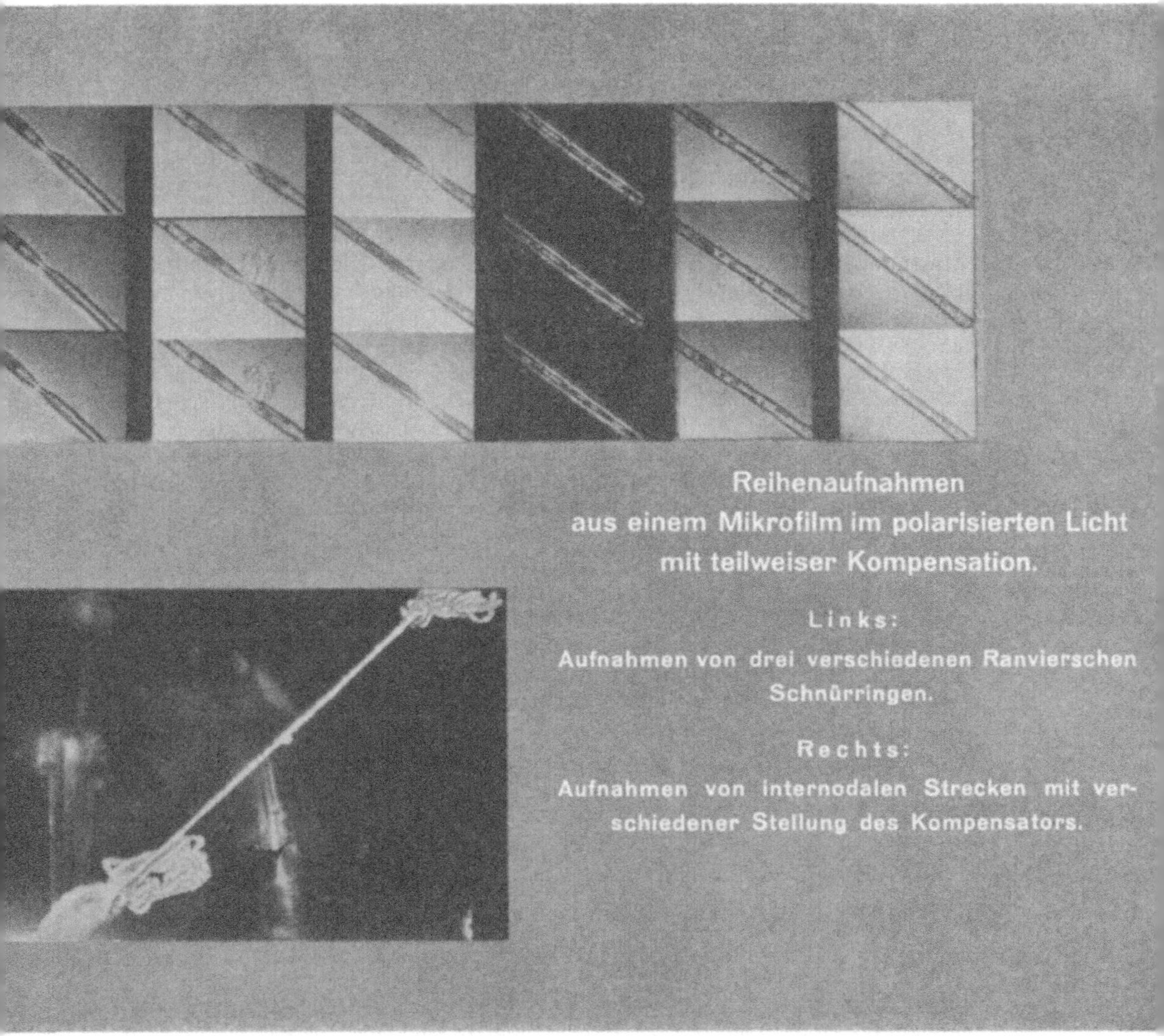

Abb. 5b. Links unten: Einzelne Faser, mit angelegten Miktro-Glas-elektroden.

dieser Weise sehr bald die motorischen von den sensiblen Fasern im Mikroskop unterscheiden. Eine geeignet erscheinende motorische Faser läßt man stehen und beseitigt alle übrigen. Diese Faser wird auf 3–4 mm oder mehr ganz freigelegt, so daß mindestens einer oder mehrere RANVIERsche Schnürringe mitpräpariert sind. Bei *Rana esculenta* beträgt der Abstand zwischen zwei RANVIERschen Schnürringen 2–3 mm, je nach Durchmesser der Faser. Zwischen der Länge der internodalen Strecke und der Faserdicke besteht ein Zusammenhang. Mit einer feinen galvanischen Pinzette wird distal gereizt, um die Güte des Präparates zu prüfen. Bei jedem Reiz kontrahiert sich immer das gleiche eng umschriebene Bündel von Muskelfasern und kann besonders gut bei Beobachtung der Reflexlichter auf dem Muskel erkannt werden. Gute Präparate haben eine sehr konstante und niedrige Reizschwelle, gleichgültig, ob der distale ganze Nerv oder eine Stelle der Einzelfaser gereizt wird. Falls die durch die isolierte Nervenfaser versorgten Muskelfasern zufälligerweise auf der Unterseite des Muskels liegen, ist die Kontraktion schwer zu beobachten. Nach beendeter Präparation kommt das ganze Präparat entweder in den hängenden Tropfen der feuchten Kammer *FK* (Abb. 5) oder auf eine Spezialkammer (vgl. S. 103) mit Brückenisolatoren (nach TASAKI[1]) oder auf einen Objektträger. Zur Übertragung wird der Nerv mitsamt der Einzelfaser in einem Überschuß von Tasaki-Lösung schwimmend auf den Muskel geschoben. Der Muskel kann in dieser Weise sehr leicht transportiert werden, ohne Schädigung der sehr empfindlichen Faser. Mit dieser Technik sind alle Aufnahmen von Einzelfasern in diesem Buche durchgeführt worden.

KATO und seine Schüler haben seit **1930** in bewundernswerter Weise auf allen Gebieten solche Präparate hergestellt und neben Kaltblüternerven in neuerer Zeit auch Warmblüternerven isoliert (vgl. [2]). Aber auch in Amerika und England hat diese neue Technik dort, wo sie gebraucht wurde, Ergebnisse von größter Bedeutung geliefert (vgl. [3]). Sinngemäß angewendet, ist die beschriebene Präparation an allen Nerven möglich.

Der *Achsenzylinder* erscheint im polarisierten Licht bei gekreuzten Nicols fast ganz dunkel und optisch leer. Er besitzt nur eine sehr schwache Doppelbrechung, die positiv bezüglich der Faserachse ist (größerer Brechungsindex parallel zur Faserachse) und bei lebenden Fasern aber kaum sichtbar wird. Auch im Ultramikroskop ist im Achsenzylinder keine feinere Struktur nachzuweisen. (APATHY [1897] und GÖTHLIN [1913]; ETTISCH und JOCHIMS[4], AUERBACH[5]). Erst bei histochemischer Anfärbung, z. B. mit Methylenblau oder Toluidinblau (BETHE[6]) wird eine innere Struktur sichtbar, und es tritt eine Differenzierung in Neuroplasma und Neurofibrillen auf. Die Fibrillen durchziehen, ähnlich wie Leitungskabel, die Nervenfaser in der ganzen Länge und wurden als das leitende Element angesprochen (BETHE). Da sie in der lebenden Faser bei direkter mikroskopischer Beobachtung nicht zu sehen sind, sind sie zweifellos Kunstprodukte der histochemischen Behandlung. Die mikroskopische Gitteranalyse durch LANGELAAN[7]) hat das deutlich gezeigt. Eine submikroskopische, optisch-interferometrisch nachweisbare Längsstruktur von 0,3—0,4 μ Gitterabstand ist schon beim frischen Nerven vorhanden. Sobald die Färbung auf Neurofibrillen (BIELSCHOWSKY-GROSZ) durchgeführt wird, geht diese feine Struktur verloren und macht einer groben und damit sichtbaren Fibrillenstruktur Platz. Das lebende Protoplasma des Axons hat offenbar eine feine Längsstruktur, die erst bei entsprechender chemischer Behandlung das Bild von Fibrillen gibt. Ein Äquivalent zu der Fibrille ist wohl sicher schon in der lebenden Faser vorhanden und vielleicht auch einmal direkt

---

1) TASAKI, I.: Amer. J. Physiol. *125*, 367 (1939), 380 (1939), *127*, 211 (1939). PFLÜGERS Arch. *244*, 125 (1940).

2) KATO, G.: Abh. z. exakten Biologie *2* (Berlin 1941).

3) ANNUAL REVIEWS OF PHYSIOLOGY: Vol. I–VI (1939–1944).

4) ETTISCH, G. u. JOCHIMS, J.: Pflügers Arch. *215*, 519 (1927); *215*, 675 (1927).

5) AUERBACH, L.: Pflügers Arch. *222*, 493 (1929).

6) BETHE, A.: Allg. Anatomie u. Physiologie des Nervensystems (Leipzig 1903).

7) LANGELAAN, J. W.: Arch. Néerl. de Physiol. *22*, 72 (1937).

nachweisbar. Vorläufig ist der lebende Achsenzylinder für die direkte Beobachtung aber optisch leer und recht flüssig, denn er kann bei Verletzung zum Auslaufen gebracht werden.

RICHARDS, BURN-STEINBACH und ANDERSON[1]) haben mit dem Elektronenmikroskop Ausstriche, die sie von Riesennervenfasern des Tintenfisches durch Auspressen des Achsenzylinders erhalten hatten, untersucht. Fibrillen von 150 bis 500 Å = 0,015–0,05 μ Dicke konnten beobachtet und vermessen werden. Oft zeigten sie eine Zickzackstruktur, aus der die Autoren schließen, daß die

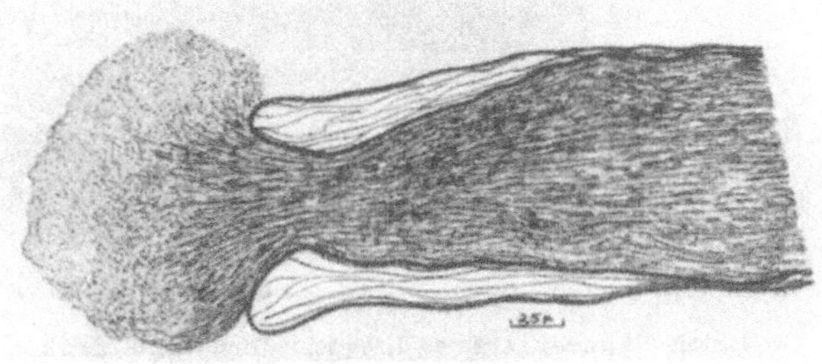

Abb. 6. *Verletzte Riesenfaser vom Stellanerven der Sepia.* Die Faser wurde 12 Minuten vor der Aufnahme durchschnitten, und der Inhalt fließt aus der Schnittstelle aus. Man beachte die Fibrillenstruktur des Achsenzylinders. (Nach YOUNG[2]).)

Einheit der Fibrille ein Teilchen von 150 × 500 Å sei, welches durch Zusammenschluß mit anderen die Fibrille ergibt. Das Teilchen ist äußerst labil und konnte nach Auswaschung des Präparates mit Meerwasser nicht mehr beobachtet werden, was mit der Feststellung von BEAR, SCHMITT und YOUNG[3]) übereinstimmt, daß die Doppelbrechung von ausgepreßten Achsenzylindern im Meerwasser rasch verlorengeht. Die Untersuchungen über die Doppelbrechung des Achsenzylinders, über die noch eingehend berichtet wird (vgl. S. 57), haben gezeigt, daß die Orientierung von Feinstrukturelementen im Achsenzylinder sehr gering ist und bestenfalls ein ganz lockeres Gerüst bilden kann. *In vivo* hat dieses Gerüst submikroskopische Dimensionen.

Die *Markscheide* der lebenden Nervenfaser ist im natürlichen Licht nicht sehr deutlich, im polarisierten Licht bei gekreuzten Nicols dagegen sehr schön als heller Rand zu sehen (vgl. Abb. 2). Sie zeigt im polarisierten Licht Einkerbungen, deren Richtung wechselt. Durch sie entstehen zylindrokonische Segmente, die schachtelhalmartig ineinandergesteckt sind. Im histochemisch behandelten Präparat werden die Einkerbungen sehr deutlich und, nach ihrem Entdecker, SCHMIDT-LANTERMANNsche Einkerbungen oder *Incisuren* genannt. Durch besondere Behandlung können sie als Golgi-Trichter sichtbar gemacht werden. An der lebenden Nervenfaser sind die Incisuren sehr fein, im polarisierten Licht aber immer schön erkennbar, da sie nicht doppelbrechend sind und sich als feine dunkle Unterbrechung aus der doppelbrechenden und daher

[1]) RICHARDS, A. G., BURN-STEINBACH, H., u. ANDERSON, T. F.: J. cell. a. comp. Physiol. *21*, 129 (1943).

[2]) YOUNG, J. Z.: J. Physiol. *83*, 27 P. (1934).

[3]) BEAR, R. S., SCHMITT, F. O. u. YOUNG, J. Z.: Proc. Roy. Soc. B. *123*, 505 (1937).

hellen Markscheide herausheben; vgl. Abb. 7. Entgegen allen anders lautenden Angaben, wonach die Incisuren Kunstprodukte der histochemischen Behandlung sein sollen, betone ich, daß sie im polarisierten Licht *an jeder lebenden* Einzelfaser im ganz frischen Zustand zu sehen sind, mit dem Altern des Präparates aber an Deutlichkeit und scheinbar auch an Häufigkeit zunehmen, was aber wahrscheinlich nur eine Frage der Sichtbarkeit ist.

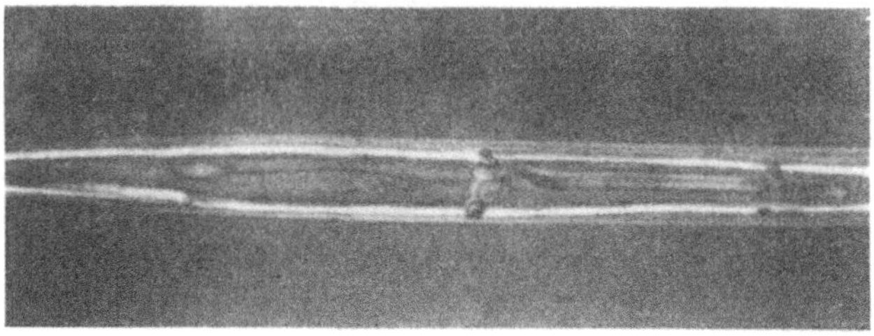

Abb. 7. *Incisuren an einer lebenden einzelnen Nervenfaser im polarisierten Licht photographiert*

a) Durch Einschalten eines Kompensators wurde das Gesichtsfeld aufgehellt und die doppelbrechende Markscheide entsprechend verdunkelt. Die Incisur in der Markscheide ist sehr deutlich, und außerdem zeigt die Aufnahme im optischen Querschnitt ihren ringförmigen Verlauf um die Faser herum.

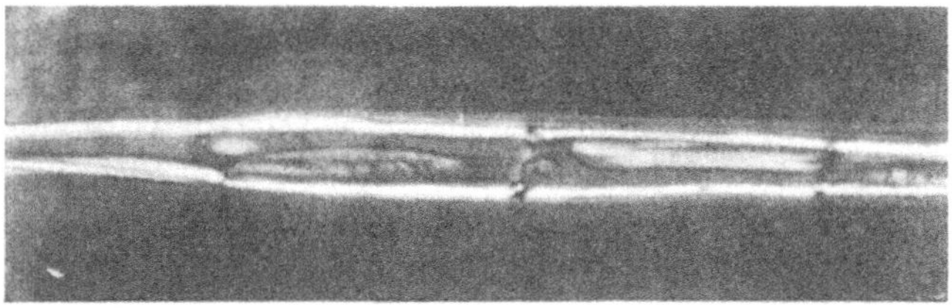

b) Dieselbe Faser ohne Kompensation. Die Inzisur in der doppelbrechenden Markscheide ist noch deutlicher, dagegen ist ihr ringförmiger Verlauf um den Achsenzylinder herum weniger gut zu sehen. (Lebende Nervenfaser von 9 μ Durchmesser im hängenden Tropfen mit Spezialöl-immersion mikrophotographisch aufgenommen. Eigene Aufnahme.)

Die Quermembran

Die von uns erstmals an lebenden Einzelfasern durchgeführte polarisationsoptische Analyse hat eine für das Verständnis des Erregungsvorganges grundlegende Tatsache «an das Licht gebracht». Abb. 8 zeigt Mikrophotographien von RANVIERschen Schnürringen lebender Einzelfasern im polarisierten Licht. Mit einem Kompensator wurde bei diesen Aufnahmen eine bestimmte Phasendifferenz fest eingestellt, so daß sowohl die anisotropen wie auch die isotropen Strukturen in verschiedenen Graden der Grautönung erscheinen. Durch diesen optischen Kunstgriff wird mit einemmal im RANVIERschen Schnürring eine ganz deutlich ausgebildete *Membran* sichtbar! Da alle aufgenommenen Fasern *lebend* waren, ist die Bildung eines Kunstproduktes von vorneherein ausgeschlossen. Wir werden später auf die große Bedeutung dieser Membran für den Erregungsvorgang besonders zurückkommen (vgl. S. 254). Neu ist die Feststellung des Vorhandenseins einer solchen Membran nicht. BETHE (10) hat sie schon beschrieben und «Siebmembran» genannt, weil er färberisch nachweisen konnte, daß die Fibrillen durch diese Membran hindurchtreten, während das Axoplasma nicht übertreten kann. Bei Kompression des Achsenzylinders kommt es zu einer Aufblähung des Inhaltes bis an diese Membran heran. Man kann die Membran mit den Trennwänden (Schotten) in den Schiffen vergleichen, durch die aus Sicherheitsgründen das Schiff in einzelne schwimmfähige Kammern unterteilt ist. Nachdem bei Verletzung des Nerven das Axoplasma leicht ausfließt, könnte der Membran eine solche Sicherheitsfunktion zukommen. Wir werden aber sehen, daß ihr außerdem eine ganz grundlegende Bedeutung beim Vorgang der Erregung zukommt («*Theorie der Quermembran*»). CAJAL[2]) nannte diese Membran «cementing disk» und schrieb ihr mehr die Rolle einer Stütz- oder Verbindungsmembran zu. Ich möchte für diese Membran den Namen *Quermembran* oder Transversalmembran vorschlagen und gleichzeitig nochmals unterstreichen, daß die Studien an lebenden Einzelfasern deutlich gezeigt haben, daß die Quermembran ein reelles und mit richtiger optischer Einstellung immer nachweisbares Strukturelement der Nervenfasern ist.

Neben diesen an der lebenden Faser mikroskopisch sichtbaren Strukturen sind an fixierten und gefärbten Präparaten noch eine ganze Reihe von strukturellen Einzelheiten beobachtet worden, von denen man am lebenden Nerven nichts sieht. Bei solchen Strukturen ist immer das Bedenken nicht zu unterdrücken, es handle sich um Kunstprodukte, die durch die für ein so zartes Protoplasmagebilde sehr drastischen Arten des Wasserentzuges und der chemischen Behandlung entstanden seien. Durch geeignete Färbeverfahren läßt sich die SCHWANNsche Scheide sehr schön darstellen. Vom Lemmoblast (SCHWANNscher Kern), der auf der Faser liegt und von Protoplasma umgeben ist, strahlen Protoplasmastränge in longitudinaler Richtung bis zu den beiden Schnürringen je am Ende der internodalen Strecke aus. Durch transversale Balken (Trabeculae) sind diese Streifen zu einem Netz verbunden, das die ganze internodale Strecke einhüllt. (Die SCHWANNsche Scheide bildet ein Reticulum um die Markscheide herum.) Besonders auffallend sind Ringe, die den Stellen entsprechen, an denen in der Markscheide Incisuren (SCHMIDT-LANTERMANN) auftreten. Hier steht die SCHWANNsche Scheide in Verbindung mit dem Gerüst, das der Markscheide die nötige Festigkeit gibt. Neben den genannten Ringen (fissurale Ringe) kommen aber auch in der Struktur der SCHWANNschen Scheide solitäre Ringe vor, die nicht an Stellen liegen, wo die Markscheide durch Incisuren unterbrochen ist. Ihre Unabhängigkeit geht besonders schön hervor, wenn das Gerüst der Markscheide durch Imprägnation sichtbar gemacht ist

[1]) BETHE, A.: Allg. Anatomie u. Physiologie des Nervensystems (Leipzig 1903).
[2]) CAJAL, S. RAMON Y: Degeneration and Regeneration of the Nervous System (Oxford 1928).

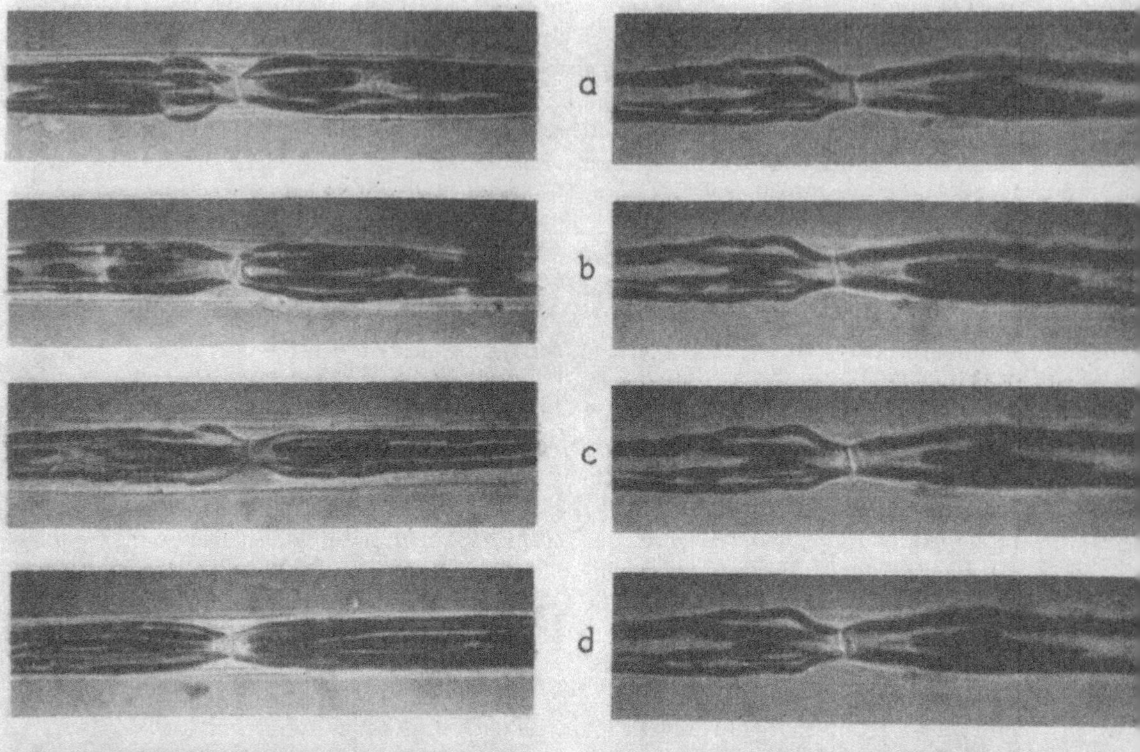

Abb. 8. Ranviersche *Schnürringe lebender Fasern im polarisierten Licht.*

In der linken Kolonne sind Einzelaufnahmen von Froschnervenfasern verschiedenster Herkunft zusammengestellt. Auf allen Aufnahmen ist die Membran im RANVIERschen Schnürring deutlich zu sehen. Die unterste Aufnahme der linken Kolonne zeigt, wie bei einer absterbenden Faser durch Quellungsvorgänge eine Aufblähung der Membran von der linken Seite her erfolgt ist. In der rechten Kolonne ist derselbe Schnürring in verschiedenen Phasen vor, während und nach elektrischer Reizung photographiert wie folgt:

a) vor der Reizung;
b) während der Reizung mit 200 Reizen pro Sekunde;
c) während der Reizung in der 2. Minute;
d) dieselbe Faser in der 5. Minute, nach vorangegangenem Reiz während 3 Minuten und vorangegangener Ruhepause von 2 Minuten;
e) dieselbe Faser nach 10 Minuten;
f) dieselbe Faser nach 15 Minuten;
g) dieselbe Faser nach 20 Minuten.

Durch die Reizung ist eine irreversible Schädigung gesetzt worden, die zu einer schweren Auflockerung der Membran geführt hat. (Gleiche Aufnahmetechnik wie Abbildung 7.)

und die trichterartige Verbindung der einzelnen zylindrokonischen Segmente zeigt. CAJAL betont, daß die Substanz, die als Kittsubstanz in den Incisuren die zylindrokonischen Elemente zusammenhält, histochemisch anders reagiert als das Reticulum der SCHWANNschen Scheide und auch ganz anders aufgebaut ist als die Siebmembran im Schnürring.

Eine weitere histologisch und für unsere folgenden Betrachtungen (vgl. S. 141) wichtige Einzelheit ist von NAGEOTTE[1]) am Schnürring gefunden worden und nach CAJAL in Abb. 11 wiedergegeben. Nach Fixation in Formol-Pyridin entsteht das Bild *B* vom Schnürring und man sieht, wie rückläufig *dornartige Fortsätze* in die Markscheide laufen und eine Verbindung mit dem Axon kurz vor der Siebmembran herstellen. Es wird später gezeigt werden, daß in der Markscheide konzentrische, dünne Eiweißzylinder liegen, die vor dem Schnürring mit dem Mark zusammen gegen den Achsenzylinder hin umgebogen verlaufen. Bei Betrachtung der Abb. 11 *B* hat man den deutlichen Eindruck, daß vom Schnürring her die *Anheftstelle der Eiweißzylinder* am Axon färberisch dargestellt wurde. Abb. 11 *A* zeigt das vergleichbare Bild mit einer rasch wirkenden Silberlösung, die die Siebmembran *b* und die Anfänge des Achsenzylinders imprägniert hat und nur am Schnürring zur Wirkung kam, weil an allen übrigen Stellen die Markscheide als chemischer Isolator wirksam ist. Wir werden auf diese wichtigen strukturellen Einzelheiten, denen bis jetzt viel zu wenig Aufmerksamkeit geschenkt wurde, bei der Besprechung des Erregungsvorganges wieder zurückkommen.

Unklar sind die Verhältnisse bei dem sogenannten *Neurokeratingerüst* des Nerven. Auf Grund von Versuchen über Löslichkeit und Verdaubarkeit wurde ein bei Alkoholbehandlung des Nerven sich in der Markscheide entwickelndes, gut sichtbares Spongiosagerüst von EWALD und KÜHNE 1877 und dann von KÜHNE und CHITTENDEN 1890 als keratinartig angesprochen (Neurokeratin hat nach ARGIRIS[2]) die Zusammensetzung C 56,6; H 7,4; N 14,2; S 2,3; O –;

[1]) NAGEOTTE, J.: C. r. Soc. Biol. *62*, 628 (1910); Arch. mikr. Anat. *77*, 245 (1911).
[2]) ARGIRIS zit. n. HAMMARSTEN, O.: Lehrbuch d. physiol. Chemie (München 1926).

und einen großen Gehalt an Cystin). Die Darstellung erfolgt immer erst nach Herauslösen der Nervenlipoide mit Lipoidlösungsmitteln (Alkohol), wodurch natürlich auch das Eiweißgerüst verändert wird. BLOCK[1]) bezweifelt aber

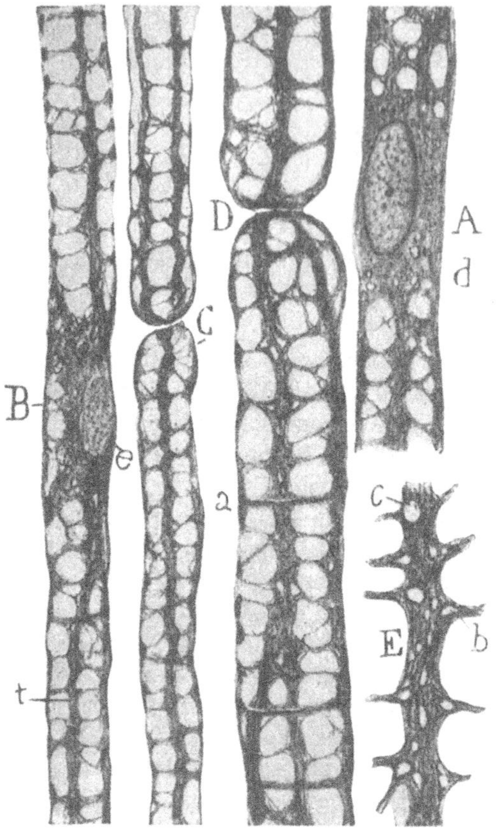

Abb. 9

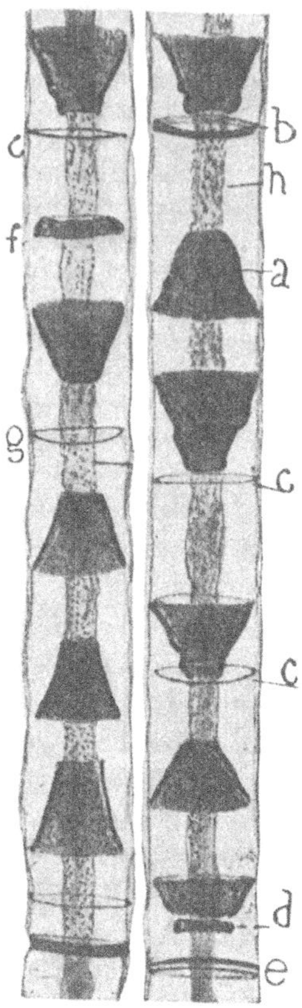

Abb. 10

Abb. 9. *Mit Silber imprägnierte Nervenfaser der Katze.*
A und *B* zytoplasmatische Regionen um den SCHWANNschen Kern herum;
D RANVIERscher Schnürring an einer dicken Faser;
C RANVIERscher Schnürring an einer dünnen Faser;
E longitudinale Balken (stark vergrößert);
a fissurale Ringe;
b und *c* Vakuolen;
e Kern;
t longitudinale Trabecula. (Nach CAJAL[2]).)

Abb. 10. *Nervenfasern des Kaninchens in Formolpyridinmangan fixiert und mit Silber imprägniert.*
a Inzisur mit Trichter;
b, *c*, *e* und *g* solitäre Ringe;
h Axon. (Nach CAJAL[2])

[1]) BLOCK, R. J.: J. Biol. Chem. *94*, 647 (1932); *119*, 765 (1937); *120*, 467 (1937); *121*, 411 (1937). BLOCK, R. J.: Yale J. Biol. Med. *9*, 445 (1937).

[2]) CAJAL, S. RAMON Y: Degeneration and Regeneration of the Nervous System (Oxford 1928).

auch auf Grund von Analysen der Aminosäuren die Zuordnung des «Neurokeratins» zu den übrigen Keratinen, so daß wir die Bezeichnung nur in Anführungszeichen beibehalten wollen. Im sichtbaren Licht ist von dem «Neurokeratingerüst» an der lebenden Nervenfaser nichts zu sehen. Ganz anders sind die Verhältnisse aber bei der Untersuchung lebender Nervenfasern im kurzwelligen Ultraviolett. Solche Untersuchungen sind zwar von MASSAZZA¹) ohne Erfolg durchgeführt worden. Abb. 12 zeigt im Gegensatz zu diesen negativen Ergebnissen aber *eigene* Aufnahmen von lebenden Einzelfasern im

A Präparat, mit verdünnter und schnellwirkender Silberlösung erhalten; *B* nach Fixation in Formolpyridinmangan; *a* zylindrisches Band mit dornartigen Fortsätzen. (Nach NAGEOTTE³).) *b* Siebmembran; *c* SCHWANNsche Scheide; *d* Axon. (Nach CAJAL.)

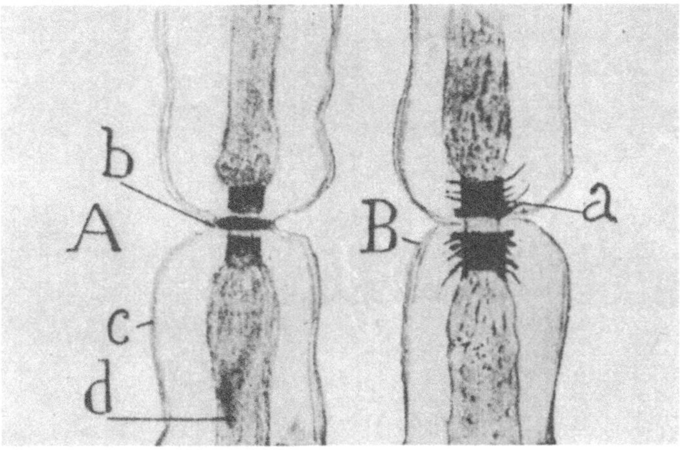

Abb. 11. *Schnürring, in schnellwirkender Silberlösung behandelt.*

kurzwelligen Ultraviolett ($\lambda = 257$ mμ). Das deutlich sichtbare Netzgerüst, das besonders am Schnürring, der in der Mitte des Bildes zu sehen ist, sehr deutlich zeichnet, wird auf diesen Aufnahmen wahrscheinlich durch die starke Absorption, vor allem des Cystins, sichtbar. Bei langwelligem Ultraviolett (λ 300 mμ) ist noch kaum etwas zu sehen, und erst mit der Verkürzung der Wellenlänge über 282 mμ und 275 mμ bis auf 257 mμ wird das Gerüst sichtbar. Wie das Korbgeflecht einer Fischreuse, schlägt es am Schnürring gegen den Achsenzylinder um und nimmt ihn in das Innere auf. An der internodalen Strecke ist das Netzgerüst nicht so deutlich zu sehen. Es nimmt an Schärfe der Zeichnung mit dem Altern der Faser vom Schnürring aus gegen die internodalen Strecken hin zu. Diese Beobachtung macht es wahrscheinlich, daß eine gewisse Denaturierung auch hier, trotz erhaltenem Leben der Faser, schon vorliegt und daß dadurch die auf den Mikrophotographien so deutlich sichtbare Zeichnung entsteht. Der Schnürring ist nach den Untersuchungen von TASAKI²) die einzige Stelle, an der der lebende Neurit chemisch überhaupt zugänglich ist. Wenn

¹) MASSAZZA, A.: Arch. ital. Anat. Embriol. *26*, 89 (1928).

²) TASAKI, I.: Amer. J. Physiol. *125*, 367 (1939); 380 (1939); *127*, 211 (1939); PFLÜGERS Arch. *244*, 125 (1940).

³) Siehe Seite 33.

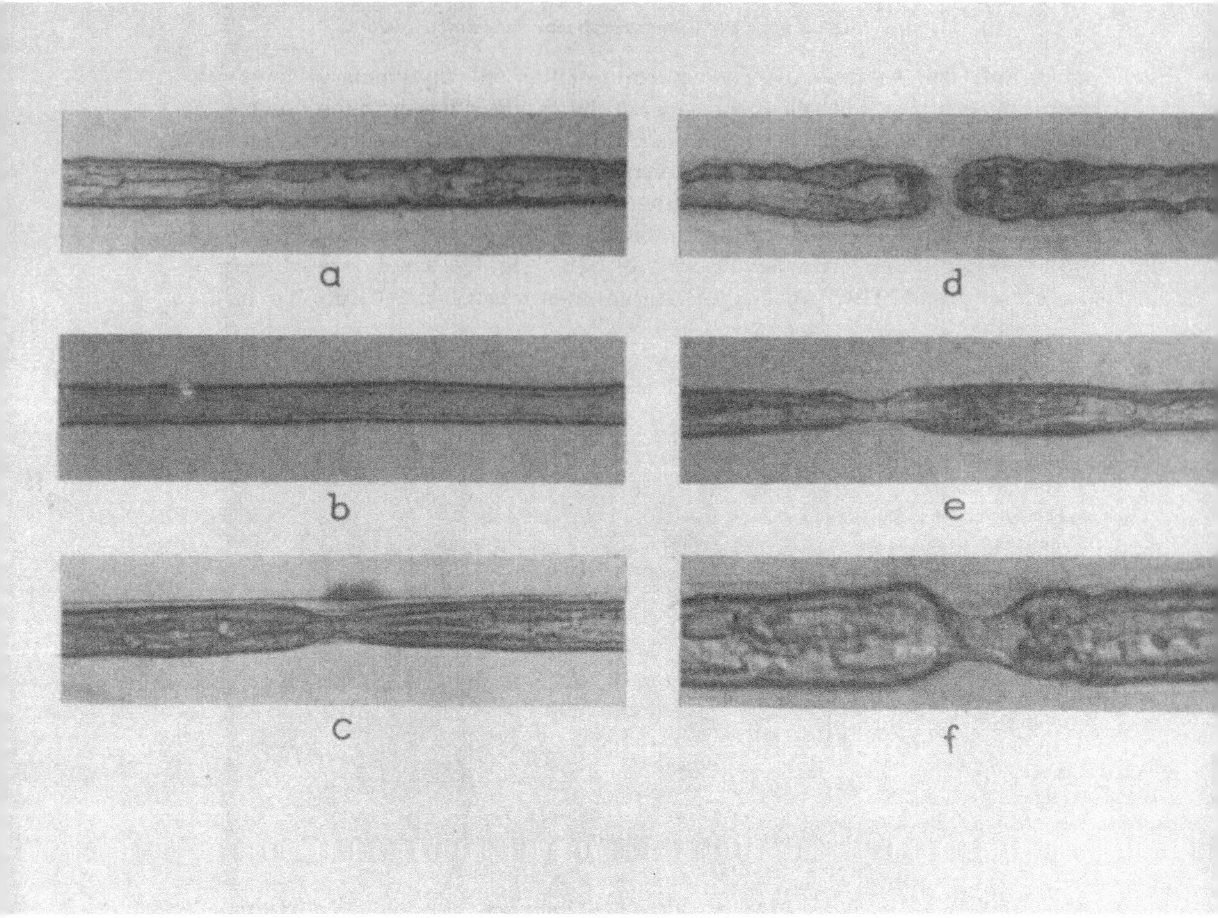

Abb. 12. *Ultraviolettlicht-Mikrophotographien einzelner Nervenfasern.*

a Lebende einzelne Nervenfaser von 8 μ Durchmesser, internodale Strecke;

b internodale Strecke einer lebenden Nervenfaser, an der die doppelte Konturierung, hervorgerufen von Axolemm und Neurolemm besonders schön zu sehen ist;

c RANVIERscher Schnürring, leicht gedehnt. Man beachte das Einschlagen des Neurolemms und die Übergangsstelle zum Axolemm;

d RANVIERscher Schnürring ungedehnt. Während der Aufnahme wurde der Schnürring durch die einwirkenden Strahlen abgetötet;

e RANVIERscher Schnürring, an dem besonders deutlich die Quermembran erkennbar ist;

f RANVIERscher Schnürring, aufgenommen mit Glyzerinimmersion 2,5 mm, mit größtem Auflösungsvermögen. Man beachte die leicht nach links vorgewölbte Quermembran im Schnürring und die Anheftungsstelle der Markscheide am Achsenzylinder, die im Querschnitt ähnlich erscheint wie die Backen eines Schraubstockes. Aufgenommen mit Quarzmonochromat. $\lambda = 275$ mμ; *Cd*-Funken.

auch die größte Sorgfalt auf die Zusammensetzung der Nährlösung verwendet wird, so ist doch eine langsame, vom Schnürring ausgehende Veränderung, sei es durch Verlust der selektiven Permeabilität der Membran oder durch Quellung nicht zu vermeiden. Sie spiegelt sich in der zunehmend schärfer werdenden Zeichnung des Netzgerüstes mit dem Altern der Faser. Das Bild zeigt, daß die einzelne lebende Nervenfaser ein maschenartiges Stützgerüst enthält, dessen Verstärkung besonders am Schnürring deutlich ist. Damit ist durch die Methode der Ultraviolettmikroskopie ein weiteres fragliches Bauelement des Neuriten *erstmals am lebenden Präparat* sichtbar gemacht worden.

Ob es sich hierbei um das «Neurokeratingerüst» handelt oder ob in der Ultraviolettaufnahme das Reticulum, das von der SCHWANNschen Scheide um die Markscheide herumgebildet wird, sichtbar wurde, kann ich nicht entscheiden. Es scheint mir wesentlich zu sein, daß *in vivo* ein Netzgerüst mit starker Ultraviolettabsorption um die Markscheide herumgeschlagen ist, daß dieses Gerüst am RANVIERschen Schnürring verstärkt ist und sich fischreusenartig nach innen umschlägt. Es ist möglich, daß bei entsprechender Behandlung mit Alkohol aus diesem Netzgerüst das Kunstprodukt entsteht, das als «Neurokeratingerüst» beschrieben wurde. *In vivo* ist auf jeden Fall das in der Abb. 12 sichtbare, stark absorbierende Netzgerüst vorhanden!

Die markhaltige Nervenfaser besteht somit aus Unterabteilungen, die als *internodale Einheiten oder Internodien* bezeichnet werden können. Jedes Internodium besteht aus einem Innenzylinder, dem Axon, welcher oben und unten je durch eine Quermembran von den benachbarten Einheiten abgetrennt ist. Um das Axon herum liegt die Markscheide, deren Mark gegen das Axon durch das Axolemm und nach außen durch das Neurolemm abgedichtet ist. Das Neurolemm ist durch ein Netzgerüst verstärkt, welches am Schnürring nach innen einschlägt. Außerdem sind am Schnürring besondere Anheftungen des Markes sichtbar, die in das Mark hinein ausstrahlen und offenbar für Festigkeit sorgen. Ob an diesen Anheftstellen der Übergang vom Neurolemm zum Axolemm unterbrochen ist oder nicht, scheint unbekannt zu sein. Das Axolemm und das Neurolemm sind aus Stoffen aufgebaut, die eine viel stärkere Ultraviolettabsorption besitzen als der Achsenzylinder und das zwischen den beiden Hüllen liegende Myelin. Es entsteht daher im Ultraviolettbild die charakteristische, doppelte Konturierung des Myelins, die in Abb. 12 sehr deutlich zu sehen ist. Die stark vergrößerte Aufnahme des Schnürringes in Abb. 12*f*, die mit einer Glyzerin-Quarz-Immersion und maximalem Auflösungsvermögen gewonnen wurde, zeigt aber, daß an der Anheftstelle der Eiweißzylinder, dem Übergang von Axolemm zu Neurolemm die Konturierung gewellt oder gezahnt verläuft und auf keinen Fall einfach gebaut ist.

Im internodalen Teil ist die Markscheide durch Incisuren (SCHMIDT-LANTERMANN) in zylindrokonische Segmente unterteilt, die schachtelhalmartig aneinander grenzen. Ob ihnen eine Bedeutung für die Ernährung des Nerven zukommt, ist nicht sicher, wenn es auch mehrfach angenommen wurde.

Der *marklose Nerv* zeigt diese Struktureinzelheiten nicht. Er ist in der ganzen Länge positiv doppelbrechend und besitzt eine viel deutlichere Fibrillenstruktur. Im Zentralnervensystem der Wirbeltiere sind die marklosen Fasern ohne Neurolemm zu finden, in den peripheren Nerven besitzen sie ein Neurolemm. Die marklosen, sogenannten REMAKschen Fasern des Sympathicus haben kein Neurolemm.

Unter den Nervenfasern der *Wirbellosen*, die sich durch eine viel deutlichere Fibrillenstruktur von den Fasern der Wirbeltiere unterscheiden, nehmen die sogenannten *Riesennervenfasern* eine besondere Stellung ein. Tintenfisch und Regenwurm liefern hier die besten Objekte zum Studium. Bei der Riesennervenfaser des Tintenfisches kann der Achsenzylinder verhältnismäßig leicht von der Markscheide getrennt werden, so daß sich dieses Präparat zum Studium der Verteilung bestimmter Stoffe und Eigenschaften auf die beiden Strukturen besonders gut eignet.

Ein besonderer Nerv, auf den schon FICK (1904) aufmerksam gemacht hat, ist der n. olfactorius, der besonders beim Hecht sehr stark entwickelt ist. Es ist ein mächtiger, angeblich markloser Nerv (Gehirnteil), bei dem zahllose Fibrillen in einem Neuroplasma eingelagert sind. BOVERI schrieb diesem Plasma die Eigenschaften von Mark zu, so daß im Riechnerv die Fibrillen in Mark eingebettet ein Ganzes bilden. Dem entspricht auch die Beobachtung von AMBRONN, daß dieser Nerv negative Doppelbrechung bezüglich der Faserachse zeige und somit eher aus feinen markhaltigen Nervenröhren bestehe. Die Einordnung dieses Nerven als «markloser» Nerv muß also auf jeden Fall aufgegeben werden. Interessant bleibt aber die sehr langsame Aktion dieses Nerven, die GARTEN (1903) in berühmten Versuchen zur Registrierung der Aktionspotentiale mit den damals noch recht trägen Instrumenten ausgenützt hat.

3. Einteilung der Nervenfasern in Gruppen

a) Physikalische Einteilung

Die Prüfung der verschiedenen Fasern eines gemischten Nerven mit elektrischen Methoden hat gezeigt, daß sich die einzelnen Neuriten, je nach der Dicke des Achsenzylinders und je nach der Dicke der Markscheide sehr verschieden verhalten.

Läuft eine Erregungswelle durch eine Nervenfaser, so tritt eine elektrische Begleiterscheinung auf, die man das Aktionspotential nennt. Die Front der Erregungswelle wird durch eine äußerst kurze und ziemlich starke, negative, elektrische Schwankung angezeigt, das *Spitzenpotential*. Ihm folgen zwei länger dauernde Nachschwankungen, die zeitlich teilweise ineinanderfallen und daher nur als Resultante registriert werden können, das *negative* und das *positive* Nachpotential. Die elektrisch meßbare Geschwindigkeit, mit der das Spitzenpotential über den Neuriten wegläuft, ist die *Fortpflanzungsgeschwindigkeit* der Erregungswelle. Die Messungen haben nun ergeben, daß gerade die Fortpflanzungsgeschwindigkeit sehr stark von dem Bau der Faser abhängt. Es ist also möglich, durch Messung der Fortpflanzungsgeschwindigkeit eine Einteilung der verschiedenen Fasern in Gruppen vorzunehmen. Die trägheitsfreie Registrierung mit modernen Geräten (Gleichstromverstärker und Elektronenstrahloszillograph) hat es aber auch noch möglich gemacht, Größe und Zeitdauer der einzelnen Potentiale an einer bestimmten Stelle des Neuriten zu messen; ferner kann durch zeitlich gestaffelte Prüfreize bestimmt werden, wie lange es dauert, bis eine bestimmte Stelle des Neuriten nach einmaliger erfolgreicher Reizung durch einen zweiten Prüfreiz von fünffacher Stärke erneut gereizt werden kann, eine Zeit, die als absolute Refraktärperiode bezeichnet wird, da der Nerv in der Zwischenzeit nicht ansprechbar ist. Durch Prüfreize kann man außerdem feststellen, wann die letzte Spur der vorhergehenden Erregung ganz verwischt ist, eine Größe, die man Periode der latenten Addition nennt, und es kann außerdem noch der Einfluß des Sauerstoffmangels auf die Fähigkeit der Erregungsbildung und Leitung untersucht werden. BISHOP, ERLANGER und GASSER und ihre Mitarbeiter haben gefunden, daß alle diese Größen zur Charakterisierung der Nervenfasern brauchbar und nützlich sind.

Technik der Aufnahme von Aktionspotentialen

Der Kathodenstrahl- oder Elektronenstrahloszillograph hat in der elektrischen Meßtechnik ganz neue Möglichkeiten geschaffen. Die früher verwendeten Spiegelgalvanometer, dann das Saitengalvanometer und das Quecksilber-Kapillarelektrometer und schließlich die mechanischen Oszillographen waren alle, je zu ihrer Zeit, vollkommene Instrumente und haben in der Hand guter Beobachter ganz hervorragende Ergebnisse geliefert. Sie haben aber alle mehr oder weniger einen ganz großen Nachteil: sie besitzen Trägheit. Wohl hat man in zunehmendem Maße versucht, diese Trägheit zu überwinden und ist darin zu sehr beachtlichen Konstruktionen gelangt (Saitengalvanometer, Matthews-Oszillograph, Schleifenoszillograph). Aber für die ganz getreue Wiedergabe kurzzeitiger Vorgänge ist ein praktisch trägheitsfreies Meßinstrument, wie der Elektronenoszillograph, *das* überlegene Instrument. Es besitzt nur einen Nachteil: da die zur Ablenkung des Elektronenstrahles notwendigen Spannungen relativ groß sind, ist das Instrument nur in Verbindung mit Verstärkern zu gebrauchen. Aber auch auf diesem Gebiet sind besonders von GASSER und ERLANGER und ihren Schülern so große Fortschritte erzielt worden, daß heute die elektronenoszillographische Registrierung der Aktionspotentiale eines Nerven (Spitzenpotential und Nachpotentiale) kein nennenswertes Problem mehr ist.

Die Aktionspotentiale des Nerven sind in der Größenordnung von $^1/_{100}$ Millivolt bis einige Millivolt. Es sind steile Spannungszacken, deren Analyse Frequenzen bis 10^4 Hertz (Schwingungen pro sec.) liefert. Der Elektronenstrahloszillograph gibt aber nur etwa einen Ausschlag von 1 mm/Volt. Die Aktionspotentiale müssen also 10^6—10^4fach verstärkt werden, um zu brauchbaren Ausschlägen im Meßinstrument zu führen. Gute Verstärkerschaltungen für neurophysiologische Zwecke sind u. a. von ADRIAN, BRONK und PHILIPS[1]), ERLANGER und GASSER[2]), HOLZER[3]), KÖNIG[4]), MATTHEWS[5]), PETITPIERRE[6]), SCHAEFER[7]), SCHMITT[8]), SKOTNICKY[9]) angegeben worden. Abb. 13 zeigt den Verstärker von KÖNIG, der uns durch seine Stabilität und Störfreiheit besonders gute Dienste leistet.

Dem Verstärkungsgrad ist bei jedem Verstärker eine bestimmte Grenze gesetzt durch den sogenannten Brummspiegel des Instrumentes. Die zu registrierende Änderung muß in Mikrovolt gemessen ein Vielfaches des Brummspiegels sein, damit sie sich nach erfolgter Verstärkung um das 10^5-10^6fache klar aus der allgemeinen Unruhe, die unvermeidlich ist, heraushebt. Die Tendenz bei der Konstruktion von Verstärkern geht dahin, den Brummspiegel möglichst niedrig zu halten, um damit das «Auflösungsvermögen» des Verstärkers möglichst groß zu machen. Ein anderes Postulat ist die Frequenzbreite, die amplitudengetreu verstärkt werden muß. Für Aktionspotentiale muß der Verstärker zwischen 1 Hz und 10^5 Hz frequenzunabhängig verstärken. Erfolgt die Übertragung des zu verstärkenden Vorganges von Stufe zu Stufe über Kapazitäten und Widerstände, so spricht man von einem CR-Verstärker, erfolgt sie nur über Widerstände, von einem Gleichstromverstärker. Der CR-Verstärker ist für mittlere und hohe Frequenzen gut und zuverlässig zu bauen und besitzt einen stabilen Nullpunkt und sehr hohen Verstärkungsgrad. Der Gleichstromverstärker ist besonders für niedrige Frequenzen geeignet und weitgehend frequenzunabhängig. Er ist schwer auf einem stabilen Nullpunkt zu halten und hat bei gleicher Stufenzahl einen geringeren Verstärkungsgrad. Die für die zeitgetreue Wiedergabe maßgebliche Zeitkonstante CR der Übertragungskreise beim n-stufigen CR-Verstärker muß aber n-mal so groß gewählt werden, wie beim einstufigen Verstärker, wenn die gleiche Gesamtzeitkonstante erreicht werden soll, eine Tatsache, auf die KÖNIG[4]) eindrücklich hingewiesen hat. In dieser Hinsicht ist der Gleichstromverstärker weit überlegen.

Der nach einmaliger Reizung des Nerven mit der individuellen Fortpflanzungsbeschwindigkeit jeder Fasergruppe über den Nerven weglaufende elektrisch faßgare Aktionszustand wird mit unpolarisierbaren Elektroden entweder an zwei Oberflächenstellen abgegriffen (*diphasische* Registrierung des Aktionspotentials) oder an einer Oberflächenstelle und einer unerregbaren Stelle abgeleitet. Unerregbar sind alle Stellen, an denen die Membran verletzt ist oder ihre relative Impermeabilität und damit ihre Polarisation eingebüßt hat. Die Depolarisation der Zellmembran kann durch Schneiden, Verbrennen, Ätzen, Cocain oder Kaliumchlorid erfolgen. Die so erhaltenen Registrierungen der Aktionspotentiale werden als *monophasisch* bezeichnet. Alle modernen Registrierungen sind nur noch monophasisch.

---

1) ADRIAN, E. D., BRONK, D. W. u. PHILIPPS, G.: J. Physiol. *74*, 115 (1932).
2) ERLANGER, J., u. GASSER, H. S.: Electrical signs of nervous activity (Philadelphia 1937).
3) HOLZER, W.: Pflügers Arch. *244*, 205 (1941).
4) KÖNIG, H.: Helv. physica acta *13*, 381 (1940).
5) MATTHEWS, B. H. C.: J. Physiol. *93*, 25 P. (1938).
6) PETITPIERRE, CL.: Helv. physiol. acta *2*, 53, 71 (1944).
7) SCHAEFER, H.: Elektrophysiologie I. Bd. (Wien 1940).
8) SCHMITT, O. H.: Rev. sci. Instr. *8*, 126 (1937).
9) SKOTNICKY, T.: Pflügers Arch. *246*, 59 (1942).

Das einmalig oder mehrfach auftretende Aktionspotential des Nerven wird im Elektronenstrahloszillograph als Funktion der Zeit dargestellt, indem der Elektronenstrahl durch eine elektrische Zeitablenkung in der Abszisse rhythmisch mit konstanter Geschwindigkeit über die Breite des Auffangschirmes verschoben wird. Das Aktionspotential wird vom Verstärker als Ordinatenablenkung auf den Oszillographen gegeben. Es entsteht so die Kurve der Abb. 15 (vgl. S. 43).

a) Frontansicht des Verstärkers. In der Mitte der eingebaute Elektronenstrahloszillograph. Ganz links der Regelwiderstand und die Regelkapazität zur Kompensation des Brummstromes. Anschließend die Potentiometer zur Nullpunktsregulierung und darüber zwei Schaltknöpfe zur Eichung einer Eichspannung von 1 mV Gleichstrom oder 1 mV Wechselstrom.

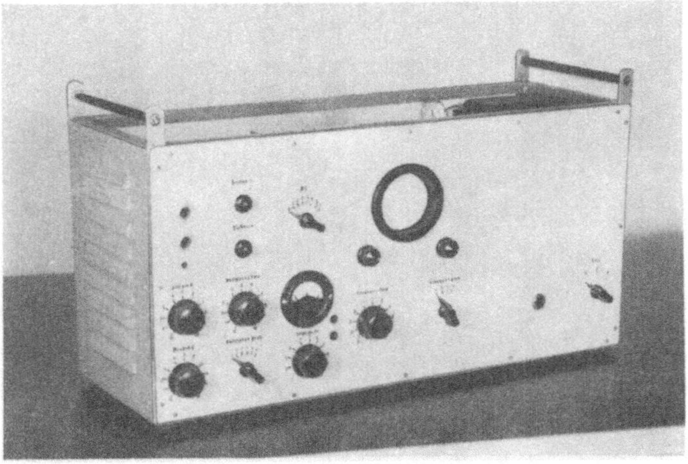

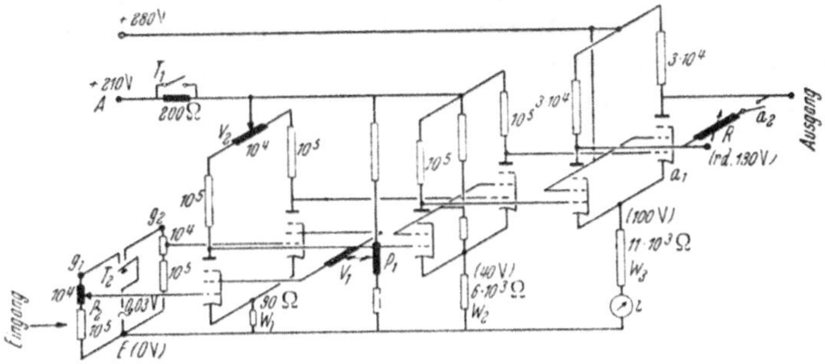

Abb. 13. *Gleichstromverstärker* (Nach KÖNIG[1]).)

Schaltschema. Der Verstärker verstärkt Spannungsdifferenzen im Eingang weitgehend unabhängig von äußeren Störungen. Netzspeisung und Unabhängigkeit von Netzspannungsschwankungen, hohe Gegenkontaktverstärkung von $2 \cdot 10^4$, bei mehrhundertfach kleinerer Gleichtaktverstärkung, konstanter Nullpunkt sind die Vorteile dieser Schaltung. Nicht gezeichnet ist ein Wechselstromkompensator in Serie zur Eichung, der eine Netzspannung beliebiger Größe einkoppelt und die Grundwelle der netzsynchromen Spannung kompensiert.

Regulierungen: mit V_1 und P_1: Arbeitspunkt;
mit V_2 und T_1: Abgleich der geschlossenen Brücke;
mit P_2 und T_2: Abgleich der offenen Brücke;
mit V_1 (fein): Überwachung des Arbeitspunktes.

[1]) KÖNIG, H., Helv. physica acta *13*, 381 (1940).

Um die Zeitablenkung mit dem Auftreten des Aktionspotentials genau zu synchronisieren, muß das Reizgerät mit dem Zeitablenkgerät relaisartig gekoppelt werden, wie es Abb. 14 zeigt. Durch diese Schaltung wird bei jedem Reiz eine Zeitablenkung eingeleitet. Es entsteht damit auf dem Schirm ein einmaliges oder bei rhythmisch wiederholter Reizung ein stehendes Bild, welches photographisch festgehalten werden kann.

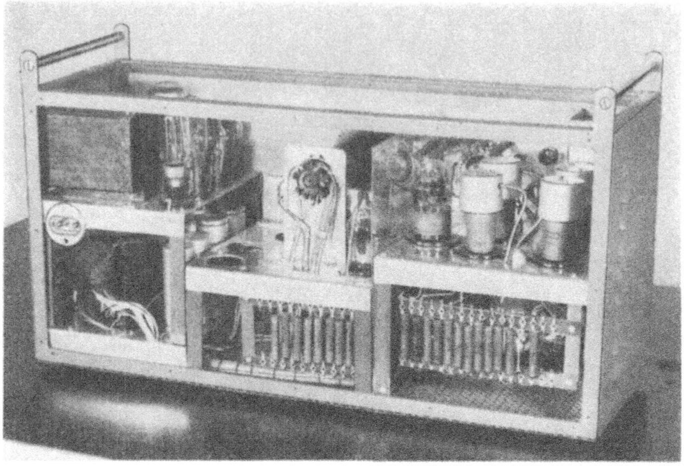

Der Verstärker von hinten geöffnet.

Das registrierte Aktionspotential verändert sich um so stärker und löst sich in einzelne Wellen auf, je weiter die Registrierstelle von der Reizstelle entfernt ist. ERLANGER und seine Mitarbeiter haben durch sinnreiche Versuche, vor allem mit dem bis zur Zehenspitze frei präparierten Ischiadicusnerven (resp. n.

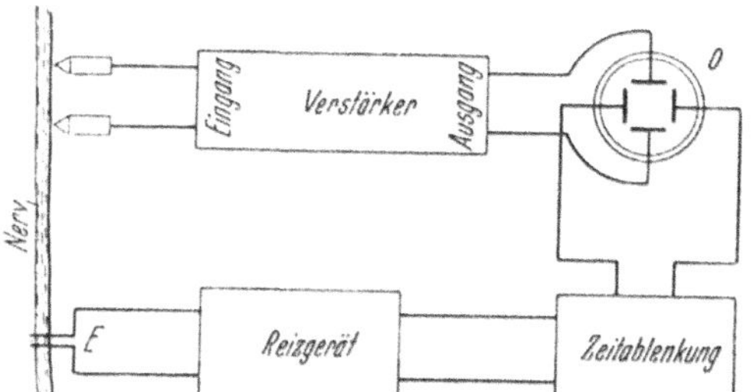

Abb. 14. *Prinzip der Schaltung des Elektronenstrahloszillographen.*

Der nach einmaliger oder wiederholter elektrischer Reizung des Nerven auftretende Aktionsstrom wird durch unpolarisierbare Elektroden abgeleitet und im Verstärker so verstärkt, daß er im Elektronenstrahloszillograph 0 eine Ablenkung des Strahles in der Senkrechten verursacht. Im Reizmoment muß aber auch die waagrechte Zeitablenkung beginnen, damit die Aktionsstromkurve entsteht. Dies geschieht durch relaisartige Kopplung der Zeitablenkung mit dem Reizgerät.

peronaeus im untern Abschnitt) auf Längen von bis zu 15 cm und durch Ableitung der Aktionspotentiale in verschiedenen Abständen den schlüssigen Beweis erbringen können, daß: 1. die verschiedenen Nervenfasern ganz verschiedene Geschwindigkeit der Erregungsleitung haben, 2. in den Nerven Gruppen von Nervenfasern mit gleicher oder sehr ähnlicher Geschwindigkeit der Erregungsleitung bestehen, 3. die Dicke der Nervenfaser und ihre Markhülle einen entscheidenden Einfluß auf die Geschwindigkeit der Erregungsleitung ausübt, 4. jeder gemischte Nerv ein ganz charakteristisches «Spektrum» der Geschwindigkeiten der Erregungsleitung und ein ganz analoges «Spektrum» der Faserdicken aufweist.

Zur Illustration ist in Abb. 15 eines der Beweisstücke für diese heute allgemein anerkannte Erkenntnis wiedergegeben. Es zeigt das Aktionspotential bei Ableitung im Abstand von 21, 41, 85 und 143 mm von der Reizelektrode. Nahe der Reizstelle ist das Aktionspotential noch scheinbar einheitlich, aber schon löst sich eine unabhängige β-Welle ab. Im Abstand von 85 mm ist sie klar abgelöst, weil sie langsamer läuft und daher zeitlich später an der registrierenden Elektrode ankommt, und bei 143 mm ist es ganz deutlich, daß hier zwei unabhängige Vorgänge mit verschiedenen

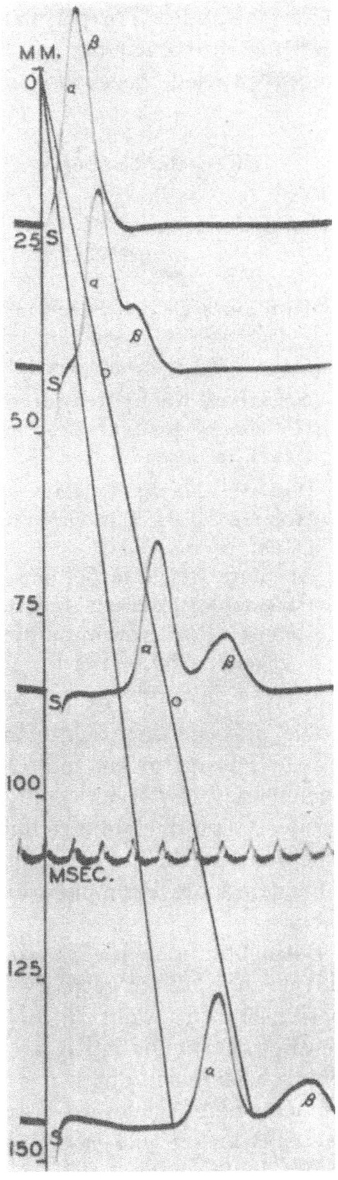

Abb. 15. *Linearität der Fortpflanzung der Aktionspotentialwellen.*

Ordinate: Abstand der Meßstelle von der Reizstelle in mm.

Abszisse: Zeit.
Man beachte das Zeitsignal, welches Millisekunden angibt. (Nach ERLANGER[1].)

Bei dem 2. Aktionspotential sieht man schon deutlich, wie sich die langsamere β-Welle abhebt. Je weiter der Vorgang über dem Nerven wegläuft, desto stärker wird die Differenzierung.

[1]) ERLANGER, J., u. GASSER, H. S.: Electric signs of nervous activity (Philadelphia 1937).

Fortpflanzungsgeschwindigkeiten vorliegen. Die Linearität der zeitlichen Verzögerung, die für die α-Welle und die β-Welle durch Einzeichnung der die Fußpunkte verbindenden Linien deutlich gezeigt ist, hat sich immer wieder erwiesen.

Manche Nervenfasern teilen sich allerdings in Äste auf, von denen jeder einzelne eine andere Fortpflanzungsgeschwindigkeit hat. Dieser Umstand kompliziert die Untersuchung, wie ERLANGER zeigen konnte. Er hat aber auf die im folgenden wiedergegebene Einteilung in Gruppen keinen Einfluß.

Tabelle 1.
Eigenschaften der A-, B- und C-Fasern bei Katze und Kaninchen.
(Nach GRUNDFEST[1].)

Gruppe	A	B	C
Durchmesser der Faser in μ . . .	20–1	3	markarm
Leitungsgeschwindigkeit in m/sec .	100–5	14–3	< 2
Dauer des Spitzenpotentials in msec	0,4–0,5	1,2	2,0
Negatives Nachpotential:			
Höhe in % des Spitzenpotentials . .	3–5%	kein n. N.P.	3–5%
Dauer in msec	12–20	—	50–80
Positives Nachpotential:			
Höhe in % des Spitzenpotentials . .	0,2%	1,5–4%	1,5%
Dauer in msec	40–60	100–300	300–1000
Absolute Refraktärperiode in msec .	0,4–1,0	1,2	2,0
Periode der latenten Addition . . .	0,2	0,2	2,5
Reihenfolge der Empfindlichkeit gegenüber O_2-Mangel	2.	1.	3.

Die ausgedehnten Untersuchungen haben zur Unterscheidung von *drei* großen Fasergruppen, mit Unterteilung in Untergruppen, geführt. Man bezeichnet sie mit ERLANGER[2]) unverbindlich als die Gruppen A, B und C. In Tabelle 1 sind die hauptsächlichen qualitativ und quantitativ faßbaren Unterscheidungsmerkmale der drei Gruppen zusammengestellt, wie sie aus den eingehenden Untersuchungen an der Katze und am Kaninchen sich ergeben haben.

Betrachtet man die Faserdurchmesser in den verschiedenen Gruppen, so fällt es auf, daß ein gewisses Überlappen vorliegt. Eine Faser von 2 μ Durchmesser könnte sowohl zur A- oder B-Gruppe gehören. Erst die Beiziehung der weiteren Merkmale läßt die eindeutige Unterscheidung zu. A- und B-Fasern unterscheiden sich durch das negative Nachpotential (vgl. S. 258), das bei den B-Fasern nicht nachweisbar ist, ferner in der Zeitdauer des Spitzenpotentials, die bei B-Fasern viel größer ist als bei irgendeiner A-Faser, die alle fast gleiche Dauer des Spitzenpotentials haben, und in der Dauer des Nachpotentials. Un-

[1]) GRUNDFEST, H.: Ann. Rev. Physiol. *2*, 213 (1940).

[2]) ERLANGER, J., u. GASSER, H. S.: Electrical signs of nervous activity (Philadelphia 1937).

terschiede in der Sauerstoffmangel-Empfindlichkeit sind angedeutet, Unterschiede in der Reizschwelle sind ebenfalls vorhanden, in der Tabelle aber nicht aufgeführt (Bishop und O. Leary[1]) und Grundfest[2])). Alle Unterschiede sind mehr quantitativer Art und nie qualitativ, trotzdem sie eine deutliche Aufteilung der Nervenfasern in drei Hauptgruppen und noch eine weitere Unterteilung in Untergruppen A_α, A_β, A_γ, A_δ, B_1, B_2, B_3 zulassen.

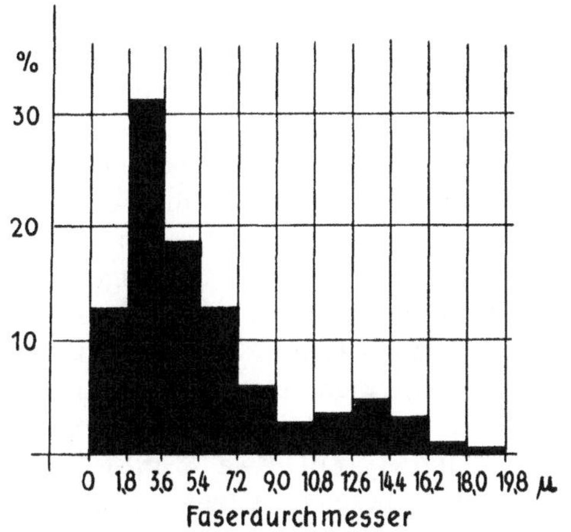

Abb. 16. *Dickenverteilung der Fasern eines Nerven, nach prozentualen Anteilen geordnet.*

Ordinate: Prozentanteil der Fasern bestimmter Dickenbreite.
Abszisse: Faserdurchmesser in μ. (Nach Gutmann und Sanders[4]).)

Genaue Vermessungen sämtlicher Fasern der gemischten Nerven sind mehrfach und bei verschiedenen Tieren vorgenommen worden. Besonders sorgfältig ist der n. saphenus der Katze mit etwa 2500 Fasern vermessen worden (Gasser und Grundfest[3])). Trägt man die Häufigkeit des Vorkommens eines bestimmten Durchmessers (mit einer gewissen Meßbreite) als Funktion der Größe des Durchmessers auf, so erhält man eine Häufigkeitskurve (Populationskurve) mit ausgesprochenen Maxima und Minima. Eine in relativ grober Vermessung am n. peronaeus des Kaninchens von Gutmann und Sanders[4]) gewonnene Populationskurve zeigt Abb. 16. Die Gesamtzahl der Fasern dieses Nerven schwankt zwischen 6000 und 9000. Zwei Maxima bei 1,8—3,6 μ und 12,6—14,4 μ sind deutlich zu erkennen und entsprechen der Fasergruppe B und A. Alle marklosen Nerven C sind bei dieser Zählung in der Gruppe 0—1,8 μ untergebracht, mit einer Häufigkeit von etwa 12%. 82% aller Fasern sind kleiner als 8 μ und nur 18% sind größer. Die Population der dicken Fasern entspricht den A-Fasern, wenn auch ihre Durchmesser nach Tabelle 1 von 20—1 μ gerechnet

1) Bishop, G. H., u. O'Leary, J.: Amer. J. Physiol. *126*, 434 (1939).
2) Grundfest, H.: Amer. J. Physiol. *127*, 252 (1939).
3) Gasser, H. S., u. Grundfest, H.: Amer. J. Physiol. *127*, 393 (1939).
4) Gutmann, E., u. Sanders, F. K.: J. Physiol. *101*, 489 (1943).

werden. Die B-Gruppe enthält Fasern, die nicht größer als 3 μ sind. Aus diesem Grund ist die Häufigkeitskurve der kleinen Population unsymmetrisch und auf der rechten Seite höher als auf der linken. Bildet man den Mittelwert über alle Fasern, dann erhält man einen mittleren Faserdurchmesser von etwa 5,4 μ.

Die Prüfung der Frage, ob zu der Gruppierung der Nervenfasern in äußerlich unterscheidbare Gruppen eine Zuordnung in entsprechende funktionelle Gruppen (motorische, sensible, autonome Fasern) vorgenommen werden kann, ist verlockend und erscheint zunächst einfach. Die genaue Untersuchung hat aber gezeigt, daß es nicht so einfach ist wie es den Anschein hat. Eine Tatsache schien der einfachen Zuordnung recht zu geben: alle motorischen Nervenfasern bilden die Untergruppe α der Hauptgruppe A, die sensiblen Fasern dagegen bilden mehrere Untergruppen. Darin könnte man den Ausdruck der Tatsache sehen, daß es nur *eine* motorische Qualität, dafür aber *mehrere* Sinnesqualitäten (Getast, Schmerz, Kälte, Wärme usw.) gibt. Ein erster Versuch von ERLANGER (1927) schien diese Hypothese zu bestätigen. Am Hund wurde am n. femoralis ein reiner Hautast und ein reiner Muskelast untersucht. Der Muskelast enthielt nur Fasern der Gruppe A_α (Fortpflanzungsgeschwindigkeit der Erregungswelle 90 m/sec), einen sehr geringen Anteil von B-Fasern und eine sehr schwache Gruppe C. Der Hautast dagegen enthielt zwei Arten von Fasern der A-Gruppe, A_β und A_γ (mit etwa 73 m/sec), einen sehr deutlichen Anteil von Fasern, die mit A_δ bezeichnet wurden (mit 20 m/sec) und einige C-Fasern. Daraus wurde der Schluß gezogen, A_α seien die motorischen Fasern, A_β, A_γ und A_δ Sinnesfasern der Haut und C Schmerzfasern. Die weiteren Untersuchungen haben aber leider gezeigt, daß Fasern *gleicher* Funktion in der Dicke im Verhältnis 1:3, ja sogar 1:4 variieren können, so daß sie Gruppen mit einer viel größeren Streuung bilden, als der Unterteilung in A, B und C entspricht.

Berücksichtigt man diese deutliche Streuung und weiterhin noch die Tatsache, daß die Verhältnisse bei Mensch, warmblütigem Tier, Kaltblüter und niederen Tieren noch weitere Varianten aufweisen, so kann im großen und ganzen bei aller Vorsicht nur etwa folgende Zuordnung der Fasertypen zu bestimmten Funktionen festgehalten werden:

Die Untergruppe α der A-Fasern sind die schnelleitenden Signalübermittler für die Muskelsensibilität und für die motorischen Impulse, die zur Muskelkontraktion führen. Sie übertragen beim Mensch mit 120—60 m/sec (HEINBECKER, BISHOP und O'LEARY[1])), bei Hund und Katze mit 92—84 m/sec bzw. 60—30 m/sec (ERLANGER[2])). LLOYD[3]) hat für den Streckreflex eine einheitliche Fasergruppe zur Übermittlung des afferenten Signals gefunden, in der alle Fasern mit 116 m/sec leiten. Berührungsreize dagegen werden ganz allgemein von den A-Fasern über die hinteren Wurzeln zentripetal geleitet. Beim Frosch sind auch Temperaturreize mit Leitung in A_β- und A_γ-Fasern beschrieben

---

[1]) HEINBECKER, P., BISHOP, G. H., u. O'LEARY, J.: Arch. Neurol. u. Psychiatr. *31*, 34 (1934); *35*, 1233 (1936).

[2]) ERLANGER, J.: Amer. J. Physiol. *82*, 644 (1927).

[3]) LLOYD, D. P. C.: J. Neurophysiol. *6*, 293 (1943).

(ERLANGER[1])). Noch etwas langsamer sind die A_δ-Fasern, die zwar bei der Katze auch Berührungsreize weiterleiten (ADRIAN, CATTELL und HOAGLAND[2])), aber auch als Leiter der raschen Schmerzempfindung (1. Komponente) beschrieben sind (ZOTTERMANN[4])). Neuere Untersuchungen von QUENSEL[5]) machen geltend, daß sogar A_β-Fasern beim Menschen einen Schmerzzustand übermitteln, der als Kribbelschmerz vom Nervenverletzten angegeben wird, beim Normalen aber auch nach Aufhebung der Anämie anklingt. Den «Schraubstockschmerz» bringt QUENSEL in Verbindung mit A_{γ_1}-Fasern.

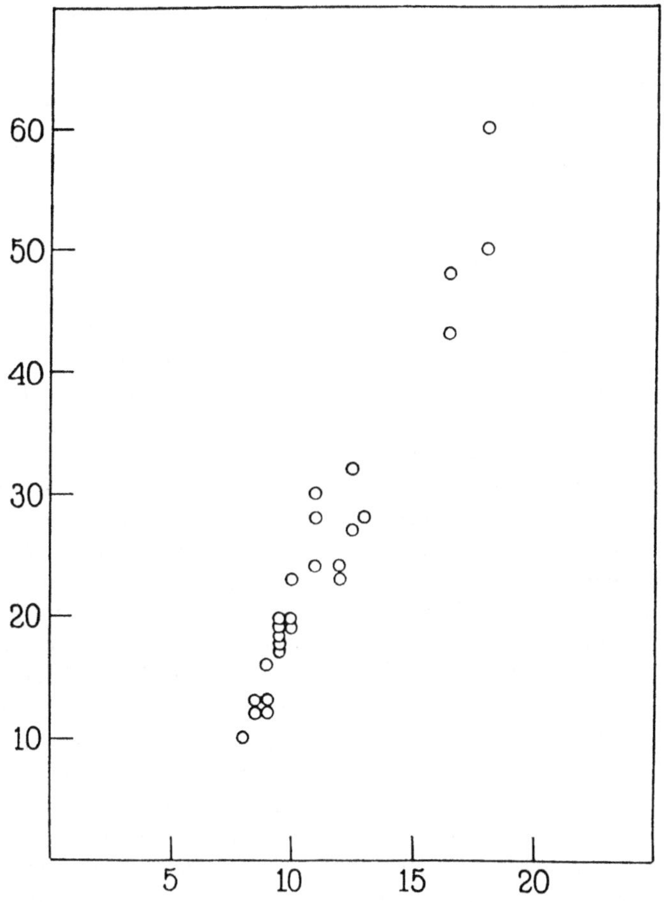

Abb. 17. *Zunahme der Fortpflanzungsgeschwindigkeit mit dem Wachstum eines Tieres.*

Ordinate: Geschwindigkeit in m pro Sekunde; *Abszisse:* Länge des Beines vom Femurkopf bis zu den Zehenspitzen beim heranwachsenden Kätzchen. Die Abbildung zeigt, wie die Geschwindigkeit der schnellsten A-Faser im Bein des Kätzchens mit dem Wachstum des Tieres linear zunimmt. (Nach HURSH[3]).)

Die B-Fasern gehören in der Regel dem autonomen Nervensystem an. Die Gruppe B_1 ist im allgemeinen afferent und überträgt z. B. im nervus vagus mit

[1]) ERLANGER, J : Amer. J. Physiol. *82*, 644 (1927).
[2]) ADRIAN, E. D., CATTELL, McK., u. HOAGLAND, H.: J. Physiol. *72*, 377 (1931).
[3] HURSH, J. B.: Amer. J. Physiol. *127*, 131 (1939).
[4]) ZOTTERMANN, Y.: J. Physiol. *95*, 1 (1939).
[5]) QUENSEL, W.: Pflügers Arch. *248*, 1 (1944).

einer Geschwindigkeit von 27 m/sec Impulse von den Eingeweiden nach dem verlängerten Mark. Die langsamere Gruppe B_1 ist efferent und leitet vegetative Impulse zu den inneren Organen.

Die C-Gruppe besteht in der Regel aus den marklosen postganglionären Fasern des Orthosympathicus (lang) und des Parasympathicus (kurz). Eine Ausnahme machen vielleicht die postganglionären Ciliarnerven, die zur Gruppe der B-Fasern gerechnet werden. Die C-Faser ist gegen Sauerstoffmangel sehr resistent und leitet langsam. Sie kann motorische und sensible Impulse übermitteln. Sie beteiligt sich sensibel an der Leitung der 2. Schmerzkomponente und führt zur Wahrnehmung visceraler Schmerzen im Körperinnern und in der Peripherie zur Wahrnehmung der besonderen Schmerzqualität, die QUENSEL[1]) als Kausalgie bezeichnet.

Die Geschwindigkeit der Leitung spielt im Gesamtorganismus aber noch eine ganz andere Rolle und kann schon deshalb nicht in einfacher Weise der Leitungsfunktion zugeordnet sein. HURSH[2]) fand, wie Abb. 17 zeigt, bei kleinen Kätzchen ein langsames Anwachsen der Leitungsgeschwindigkeit mit dem Wachstum des Tieres, gemessen an der Pfotenlänge[3]). Durch diese Korrelation entsteht immer die gleiche zeitliche Verzögerung für die vom Zentralnervensystem nach der Peripherie und von der Peripherie zum Zentralnervensystem geleiteten Impulse. Diese Tatsache scheint für die Koordinierung der Bewegungen des Tieres notwendig zu sein. Bei den Cephalopoden haben PUMPHREY und YOUNG[4]) gefunden, daß diejenigen motorischen Nerven, die weiter vom Zentralnervensystem abgelegene Muskeln versorgen, eine höhere Leitungsgeschwindigkeit besitzen als diejenigen, deren Übermittlungsweg kürzer ist. Die Leitungsgeschwindigkeit eines Nerven hängt also sicher auch von der besonderen Aufgabe ab, die er im Organisationsplan des Tierkörpers zu versehen hat.

Die Verschiedenheit der Leitungsgeschwindigkeit in den Fasergruppen, die gleiche Funktion haben, ist eine Einrichtung, die für das Zustandekommen der zentralen Verarbeitung der eingehenden Nachrichten von der größten Bedeutung ist. Wir wissen vorläufig sehr wenig von diesen Dingen, aber wir können mit Sicherheit sagen, daß die Zusammenfassung von Fasern verschiedener Reizschwelle und verschiedener Fortpflanzungsgeschwindigkeit zusammen mit den Variationen ihrer zentralen und peripheren Endigungen zu einer funktionellen Gruppe ein ganz wesentliches Bauprinzip des Nervensystems ist. Wie wichtig es ist, zeigen leider die schlechten Erfolge der Regenerationen nach Nervenverletzungen. Damit die normale Funktion wiederkehrt, genügt es nicht, daß eine gewisse Zahl von Nervenfasern die alten Bahnen zur Peripherie wieder findet. So lange nicht gleichartige Gruppen verschiedenartig leitender Fasern in annähernd gleicher Verteilung, wie vor der Verletzung durch Regeneration

---

[1]) QUENSEL, W.: Pflügers Arch. *248*, 1 (1944).

[2]) HURSH, J. B.: Amer. J. Physiol. *127*, 131 (1939).

[3]) Bei der Ratte haben ALBE-FESSARD u. BONVALLET (C. r. Soc. biol. *138*, 448 (1944)) die gleiche streng lineare Beziehung zwischen Fortpflanzungsgeschwindigkeit und der 3. Wurzel aus dem Körpergewicht beim Wachstum gefunden.

[4]) PUMPHREY, R. J., u. YOUNG, J. Z.: J. exp. Biol. *15*, 453 (1938).

entstehen, und das ist nur unter ganz günstigen Bedingungen der Fall, kehrt die normale Funktionstüchtigkeit des Organs nicht zurück. Es müssen sich die ganz bestimmten Fasergruppen mit funktioneller Gleichheit, von denen wir vorläufig sehr wenig wissen, wieder gebildet haben.

Die physikalische Untersuchung der Nerven hat Gruppen mit verschiedener Geschwindigkeit der Fortpflanzung der Nervenerregung unterscheidbar werden lassen. Die vorgenommene Gruppierung in schnelle A-Fasern, mittelschnelle B-Fasern und langsame C-Fasern ist eine rein technische und mit dieser Beschränkung zweckmäßige Einteilung. Funktionell bestehen ebenfalls Gruppen, die aber Fasern mit ganz verschiedener Fortpflanzungsgeschwindigkeit umfassen. Die Zuordnung gewisser technisch unterscheidbarer Fasergruppen zu bestimmten Funktionen ist daher nur sehr beschränkt gültig. Der physikalische Maßstab, mit dem die Nervenfasern gemessen und eingeteilt werden, kann leider den biologischen Verhältnissen nur einseitig Rechnung tragen, da Fasern, die bestimmten Sinnesfunktionen dienen, weitgehend auf die verschiedensten Durchmesser verteilt sind, eine Tatsache, die neuerdings von GASSER[1]) besonders betont wurde.

b) Chemische Einteilung

O. LOEWI[2]) hat in einer Reihe von glänzenden Arbeiten, beginnend mit dem Jahre 1921 gezeigt, daß die Wirkung der antagonistischen Herznerven, n. vagus (parasympathisch) und n. accelerans (orthosympathisch) durch die Vermittlung von zwei Stoffen erfolgt, die offensichtlich bei Ankunft von Erregungen je an den Nervenenden freigesetzt werden. Er nannte diese Stoffe: *Vagus-* und *Accelerans*stoff und erkannte, daß sie durch ihre biologische Wirkung die Übertragung der entsprechenden Nachricht zwischen Nervenende und Erfolgsorgan vermitteln. In späteren Untersuchungen wurde gezeigt, daß der Vagusstoff mit dem *Azetylcholin*[3]), der Acceleransstoff mit dem *Adrenalin*[4]) identisch ist. Damit begann eine veränderte Auffassung von der Übertragung von Nachrichten zwischen Nervenende und zugehörigem Erfolgsorgan im Denken der Physiologen Platz zu finden, wenn sie auch nicht ganz neu war.

Schon 1904 hatte ELLIOTT[5]) die Vermutung geäußert, an den Enden orthosympathischer Nerven werde jedesmal, wenn eine Erregungswelle ankomme,

---

[1]) GASSER, H. S.: Research. Publ. Ass. Res. Nerv. Ment. Diseases *22*, 44 (1943).

[2]) LOEWI, O.: Pflügers Arch. *189*, 239 (1921); *203*, 408 (1924); *204*, 461 (1924); *204*, 629 (1924). LOEWI, O., u. NAVRATIL, E.: Pflügers Arch. *206*, 123 (1924); *206*, 135 (1924); *214*, 678 (1926); *214*, 689 (1926). LOEWI, O.: Die chemische Übertragung der Nervenwirkung (Stockholm 1937).

[3]) Azetylcholin ist der Essigsäureester des Cholins.

$$HO \cdot N(CH_3)_3 \cdot CH_2 \cdot CH_2OH, \text{ Cholin}$$
$$HO \cdot N(CH_3)_3 \cdot CH_2 \cdot CH_2OOCCH_3 \text{ Azetylcholin.}$$

[4]) Adrenalin ist β—(3,4,-Dioxyphenyl)-äthanol-methylamin

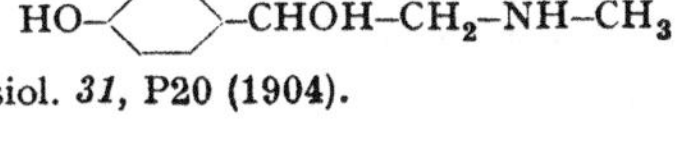

[5]) ELLIOTT, T. R.: J. Physiol. *31*, P20 (1904).

Adrenalin frei. Diese prophetische Äußerung wurde erst sehr viel später verstanden und gewertet, als die Erweiterung der Befunde von LOEWI durch die Arbeiten der Schulen von DALE[1]) und CANNON[2]) die Allgemeingültigkeit der chemischen Nachrichtenvermittlung zwischen Nerv und Erfolgsorgan und an den Synapsen zeigte. Azetylcholin entsteht nicht nur an den Enden des Vagus, sondern ganz allgemein an allen Enden markhaltiger Nerven. Seine Bildung bei der Ankunft von Erregungswellen wurde an den Enden motorischer Nerven, am Ende aller parasympathischen Nerven in den Organganglien und am Ende der präganglionären orthosympathischen Nerven in den Synapsen nachgewiesen. Adrenalin wurde dagegen mehrfach an den Enden der postganglionären (marklosen) Nerven gefunden. DALE[3]) schlug daher schon im Jahre 1933 die Unterscheidung in *cholinergische* und *adrenergische* Nervenfasern vor, je nach der Art des am Ende frei werdenden Vermittlers, trotzdem die Einteilung damals nur für die para- und orthosympathischen Nerven gelten konnte. Die Erkennung der cholinergischen Natur der motorischen Nerven ist erst von 1934 an durch die grundlegende Arbeit von DALE und FELDBERG[4]) eingeleitet worden.

Eine besondere und umstrittene Stellung in diesem System nehmen die sensiblen Nerven ein. DIKSHIT[5]) hat die Frage, ob auch an den zentralen Enden der sensiblen Nerven Azetylcholin entsteht, dadurch zu beantworten versucht, daß er kleinste Dosen von Azetylcholin in die Seitenventrikel des Großhirns injizierte. Er beobachtete am Atemrhythmus und am Herzschlag ähnliche Veränderungen wie bei Reizung des n. vagus und schloß daraus, daß die reflektorische Vagussteuerung der Atmung und des Herzens durch Freiwerden von Azetylcholin an den afferenten Enden und chemische Übertragung der Erregung auf die efferenten Vagusäste zustande kommt. Die große Schwierigkeit bei der Lösung der Frage liegt darin, daß die Enden der sensiblen Nerven tief im Rückenmark und Gehirn liegen und daher der Untersuchung fast nicht zugänglich sind. Man ist daher auf die Beobachtung in möglichst benachbarten Regionen angewiesen. So haben FELDBERG und SCHRIEVER[6]) den Liquor cerebrospinalis untersucht, eine Flüssigkeit, die zwar durch eine Membranschranke vom Gehirnblut abgetrennt und durch ziemlich beträchtliche Substanzstrecken von den Enden der sensiblen Nerven entfernt ist. Sie fanden trotzdem, daß bei starker zentraler Reizung des n. vagus tatsächlich eine Vermehrung von Azetylcholin im Liquor nachweisbar ist. Der Befund ist aber nicht so schlüssig wie er zunächst erscheint, denn die Vagusreizung hat noch andere Erscheinungen zur Folge, die sekundär zu Azetylcholinfreisetzung führen können. Erstickung und intravenöse Injektion von Adrenalin führen beispielsweise allein schon zu einer Erhöhung des Azetylcholingehaltes im Liquor. Anderer-

[1]) DALE H., H.: Reizübertragung durch chemische Mittel im peripheren Nervensystem (Wien 1935).

[2]) CANNON, W. B., u. ROSENBLUETH, A.: Autonomic Neuro-effector Systems (New York 1937).

[3]) DALE, H. H.: J. Physiol. *80*, 10P (1933).

[4]) DALE, H. H., u. FELDBERG, W.: J. Physiol. *81*, 320 (1934).

[5]) DIKSHIT, B. B.: J. Physiol. *80*, 409 (1933).

[6]) FELDBERG, W., u. SCHRIEVER, H.: J. Physiol. *86*, 277 (1936).

seits haben aber CORTELL, FELDMANN und GELLHORN[1]) gesehen, daß bei Blockierung der Cholinesterase im Gehirn (die ohne diese Maßnahme die Beseitigung der gebildeten Azetylcholinmengen besorgt) eine deutliche Zunahme des Gehaltes in den Hemisphären und im Hirnstamm meßbar wird. Sie fanden ferner, daß Strychnin, durch welches die Reaktionsbereitschaft des Zentralnervensystems ungeheuer vermehrt wird, beim Frosch zu einer starken Zunahme des Azetylcholingehaltes führt.

BÜLBRING und BURN[2]) haben am durchströmten Rückenmark des Hundes gefunden, daß Azetylcholininjektionen zu starker Tätigkeit der motorischen Vorderhornzellen führen und daß diese Wirkung durch Physostigmin (Eserin) ganz wesentlich verstärkt wird. Werden Erregungswellen zentripetal in das Zentralnervensystem geschickt, so enthält die Durchströmungsflüssigkeit Azetylcholin. Das Azetylcholin spielt also auch für die zentrale Übertragung eine wichtige Rolle, wobei die Frage offen bleibt, ob es die Erregbarkeit der Nervenzellen erhöht und somit natürlicherweise der an sie gelangenden Erregung den Weg bahnt, oder ob es direkt erregend wirkt.

Wenn diese Versuche auch nicht direkt dafür beweisend sind, daß bei Erregung an den Enden der sensiblen Nerven Azetylcholin gebildet wird, so zeigen sie doch, daß auch im Zentralnervensystem dem Azetylcholin eine wichtige Rolle zukommt.

Von besonderer Bedeutung für die allgemeine chemische Einteilung der Nerven sind die alten Versuche von LANGLEY und ANDERSON[3]) geworden, auf deren Beweiskraft DALE[4]) aufmerksam gemacht hat. Die genannten Autoren haben versucht, durch künstliche Vereinigung Nerven verschiedenster Art miteinander zum Verwachsen zu bringen. Dabei ist es ihnen nicht gelungen, durch präganglionäre Fasern des Halssympathicus (die wir heute als cholinergische Fasern erkannt haben) degenerierte postganglionäre Bahnen (die wir als adrenergisch erkannt haben) funktionell zu ersetzen. Es gelang auch nie, motorische Fasern durch postganglionäre Fasern zu ersetzen, während die Ersatzversuche immer dann erfolgreich waren, wenn Fasern, deren cholinergische Natur heute feststeht, als Ersatzmaterial für andere cholinergische Nerven verwendet wurden. Diese Versuche haben in einem Zeitpunkt chemische Unterschiede im Gesamtaufbau der verschiedenen Neuronen in einer Weise dargetan, wie man sie sich heute nicht besser wünschen könnte. Sie zeigten aber auch, daß der sensible Nerv etwas Besonderes ist und sich nicht als Ersatz für motorische Nerven eignet. WEISS[5]) hat allerdings in Regenerationsversuchen an Kröten gesehen, daß die aus den hinteren Wurzeln peripherwärts auslaufenden Fasern, die zweifellos zum größten Teil sensibel sein müssen, sich auch mit quergestreiften Muskeln funktionell vereinigen konnten. Umgekehrt haben aber

[1]) CORTELL, R., FELDMANN, J., u. GELLHORN, E.: Amer. J. Physiol. *132*, 588 (1941).

[2]) BÜLBRING, E., u. BURN, J. H.: J. Physiol. *100*, 337 (1941).

[3]) LANGLEY, J. N., u. ANDERSON, H. K.: J. Physiol. *30*, 439 (1904).

[4]) DALE, H. H.: Reizübertragung durch chemische Mittel im peripheren Nervensystem (Wien 1935).

[5]) WEISS, P.: J. comp. Neurol. *61*, 135 (1935); *66*, 481 (1937).

wieder die Azetylcholinbestimmungen von LOEWI und HELLAUER[1]) scheinbar gezeigt, daß für sensible Nerven ein cholinergischer Mechanismus überhaupt nicht in Frage kommt. Sie fanden nämlich im n. opticus des Rindes gar kein Azetylcholin und in den hinteren Wurzeln von Katze und Hund nur Spuren dieses Stoffes. Entweder müßte in den sensiblen Nerven Azetylcholin gefunden oder der Schluß gezogen werden, daß in sensiblen Nerven an keiner Stelle Azetylcholin frei wird. Durch die Entdeckung von NOYONS[2]), daß die Froschlunge als Präparat eine ganz unerwartete Empfindlichkeit gegenüber Azetylcholin besitzt – reagiert sie doch noch auf Mengen von 10^{-16} g – ist die Möglichkeit des Nachweises geringer Mengen von Azetylcholin ganz gewaltig verbessert worden. BRECHT und CORSTEN[3]) haben mit diesem neuen Hilfsmittel die Streitfrage, ob im sensiblen Nerven ein cholinergischer Mechanismus besteht oder nicht, in gewissem Sinne entschieden. Die Einführung einer neuen Methodik war deswegen schon wünschbar, weil inzwischen LISSÁK und PÁSZTOR[4]) mit dem Froschherzen als Testpräparat 0,05–0,2 γ Azetylcholin pro Gramm Nervensubstanz in sensiblen Nerven von Hund und Katze und CHANG[5]) und Mitarbeiter eine noch größere Menge gefunden hatten und damit doch wieder wahrscheinlich schien, daß auch die sensiblen Nerven cholinergisch seien. BRECHT und CORSTEN zeigten, daß aus einem künstlich angelegten Querschnitt aus sensiblen Nerven bei Reizung Azetylcholin in die Badeflüssigkeit austritt, wie es bei den bekannten cholinergischen motorischen, parasympathischen und orthosympathischen präganglionären Nerven schon festgestellt worden war (vgl. S. 284). Es war daher nicht verwunderlich, daß sie in Bestätigung der Befunde von LISSÁK und PÁSZTOR und von CHANG und Mitarbeitern eine gut faßbare Menge von Azetylcholin im sensiblen Nerven fanden. BRECHT und CORSTEN kommen zum Schluß, die Sonderstellung der sensiblen Nerven könne aufgegeben werden und diese Nerven seien in der Gruppe der cholinergischen Nerven unterzubringen. Dieser Schlußfolgerung schließe ich mich mit einem kleinen Vorbehalt an. Es ist auffallend, daß die Menge von Azetylcholin, die bei der Erregung sensibler Nerven freigesetzt wird, sehr viel kleiner ist, als diejenige bei der Erregung der übrigen cholinergischen Nerven und daß der Gehalt der Nerven an Azetylcholin ebenfalls viel geringer ist als bei allen übrigen cholinergischen Nerven und es paßt dazu, daß der Gehalt an Cholinesterase (dem azetylcholinspaltenden Ferment) nach Bestimmungen von HELLAUER[6]) nur $^1/_{20}$ des Gehaltes dieses Fermentes in motorischen cholinergischen Nerven ist. Es scheint mir, daß die sensiblen Nerven zwar cholinergisch sind, daß aber doch besondere Verhältnisse vorliegen, die vielleicht mit dem Eingreifen eines noch unbekannten, für sensible Nerven charakteristischen Faktors zusammenhängen. Es könnte ähnlich sein, wie es beim Ak-

[1]) LOEWI, O., u. HELLAUER, H.: Pflügers Arch. *240*, 769 (1938).
[2]) DIJKSTRA, C., u. NOYONS, A. K. M.: Arch. int. Physiol. *49*, 257 (1939).
[3]) BRECHT, K., u. CORSTEN, M.: Pflügers Arch. *245*, 160 (1941).
[4]) LISSÁK, K., u. PÁSZTOR, J.: Pflügers Arch. *244*, 120 (1940).
[5]) CHANG, H. C., HSIEH, W. M., LEE, L. Y., LI, T. H., u. LIM, R. K. S.: Chin. J. Physiol. *14*, 19 (1939).
[6]) HELLAUER, H.: Pflügers Arch. *242*, 382 (1939).

tionsstrom des Nerven der Fall war. Solange man ihn mit groben Hilfsmitteln untersuchte, schien er einheitlich zu sein, und erst die feinere Analyse hat zur Unterscheidung von Gruppen und Untergruppen geführt. Etwas Ähnliches wird nach meiner Meinung die verfeinerte Erforschung der chemischen Faktoren der Erregungsbildung liefern — aber erst wenn die Methoden genügend ausgebaut sind.

Ganz neue Ausblicke eröffnen die Feststellungen von KWIATKOWSKI[1]). Er hat in den gefäßerweiternden Nerven der Haut Histamin in ziemlich großer Menge nachweisen können, während vorwiegend cholinergische Nerven wenig oder kein Histamin enthalten. Bei Reizung der hinteren (ventralen) Wurzeln, die efferente gefäßerweiternde Nerven enthalten, entsteht Histamin oder eine histaminähnliche Substanz an den Nervenenden und ist im venösen Blut nachweisbar. Dieser letzte Befund ist schon von LEWIS und MARVIN[2]) bezüglich der Freisetzung eines vasodilatatorisch wirkenden Stoffes in der Haut (H-Substanz) bei Reizung der hinteren Wurzeln erhoben worden. Die Erkennung als Histamin wurde dadurch verzögert, daß durch die Freisetzung von Histamin außerdem reflektorisch Azetylcholin an den Arteriolen freigesetzt wird und dadurch die Verhältnisse kompliziert (DALE[3])). Es scheint mir, daß man heute auf Grund der Ergebnisse von KWIATKOWSKI eine dritte Gruppe unterscheiden muß, die *histaminergischen* Nerven, auch wenn es nicht feststeht, ob hoher Histamingehalt schon ein Anzeichen einer besonderen Natur des Nerven ist. Die histaminergischen Nerven verhalten sich auf jeden Fall anders als die cholinergischen Fasern, denn bei der Degeneration (vgl. S. 170) verlieren die cholinergischen Fasern sofort ihren hohen Gehalt an Azetylcholin, während die histaminergischen Fasern Histamin anhäufen!

Die chemische Einteilung unterscheidet somit auch drei verschiedene Arten von Fasern: *cholinergische, adrenergische* und eventuell *histaminergische* Fasern. Die adrenergischen Fasern sind identisch mit den C-Fasern der physikalischen Einteilung. Wie die cholinergischen und histaminergischen Fasern zu den beiden Gruppen A und B stehen, ist noch ganz unabgeklärt. Eine einfache Zuordnung ist auf keinen Fall möglich, so wenig es möglich war, motorische, sensible, präganglionäre und postganglionäre vegetative Fasern in den physikalisch unterscheidbaren Gruppen einfach unterzubringen. Auch hier ist der Maßstab, mit dem gemessen wird, inadäquat und liefert nur ein Teilbild des ganzen Aufbaues.

4. Die Feinstruktur der Nervenfasern

Die Methoden, die uns zu der Erkennung der Feinstrukturen in Geweben führen, sind sehr verschieden. Gemeinsam ist ihnen, daß durch sie die Grenze der optischen Vergrößerung und Abbildung, die durch das Auflösungsvermögen der Weißlichtmikroskopie gezogen ist, unterschritten werden kann. Diese Un-

---

1) KWIATKOWSKI, H.: J. Physiol. *102*, 32 (1943).

2) LEWIS, T., u. MARVIN, H. M.: Heart *14*, 27 (1927).

3) DALE, H. H.: J. Physiol. *80*, 10 P. (1933).

terschreitung erfolgt aber immer auf Kosten der direkten Anschaulichkeit der gewonnenen neuen Erkenntnisse. Die älteste und erste dieser Methoden ist die Benützung des polarisierten Lichtes, um Anisotropien in der Struktur zu entdecken und meßbar zu machen. Sie ist auf alle Objekte anwendbar, die entweder Doppelbrechung (verschiedene Brechung des Lichtes je nach Einfallrichtung) oder Dichroismus (verschiedene Absorption des Lichtes je nach Einfallrichtung) besitzen, und hat in sehr vielen Fällen gute Aufschlüsse über die Feinstruktur gegeben. Seit ABBE gezeigt hat, daß das Auflösungsvermögen des Mikroskops durch die Wellenlänge des einfallenden Lichtes begrenzt ist, ist eine zweite Methode entwickelt worden, die Ultraviolettmikroskopie, die zur Beobachtung der Objekte monochromatisches Licht von Wellenlängen unter 300 mμ benützt. (Meist werden die Wellenlängen 280 mμ, 275 mμ oder 257 mμ genommen, vgl. S. 94.) Damit wird das Auflösungsvermögen des Mikroskops um etwa 100% erhöht und gleichzeitig kann die Ultraviolettabsorption der Zellbestandteile, die im Sichtbaren ungefärbt sind, zur Entstehung sehr kontrastreicher Bilder führen. Die dritte Methode ist im Anschluß an die Verwendung von Elektronen zu Abbildungszwecken entstanden und benützt magnetische oder elektrische Linsen zur Herstellung des Bildes (Elektronenmikroskop). Mit ihr konnte die Grenze des Auflösungsvermögens bis zu den Dimensionen großer Moleküle vorgeschoben werden; leider aber mit dem Nachteil, daß nur getrocknete und in feinster Schicht vorliegende Objekte zur Beobachtung kommen, so daß lebendes, biologisches Material in der Elektronenmikroskopie nicht gebraucht werden kann.

Die vierte und feinste Methode benützt die Beugung der ganz kurzwelligen Röntgenstrahlen an den atomaren und molekularen Raumgittern oder Faserstrukturen. Das entstehende Röntgendiagramm kann vermessen werden, falls eine bestimmte Regelmäßigkeit der Anordnung vorliegt und erfahrungsmäßig zu einem Strukturbild gedeutet werden.

a) Doppelbrechung und Feinstruktur

Ein biologisches Objekt wird als doppelbrechend bezeichnet, wenn es linear polarisiertes Licht in elliptisch polarisiertes Licht verwandelt. Bei jedem solchen Objekt lassen sich eine oder zwei Achsen finden, in denen diese Verwandlung nicht auftritt. Diese Achse ist die optische Achse. Doppelbrechende Körper besitzen verschiedenen Brechungsindex in zwei oder allen drei Richtungen des Raumes. Trägt man die Brechungsindizes von einem Punkt aus als Vektoren im doppelbrechenden Körper ein, so entsteht ein Ellipsoid als Umhüllende aller Endpunkte der Vektoren. Ist das Ellipsoid ein Rotationsellipsoid, so kann es durch den Mittelpunkt in einer Richtung in eine kreisförmige Schnittfläche zerlegt werden. Die auf ihr senkrecht stehende Achse nennt man die optische Achse und alle Körper mit diesen Eigenschaften nennt man einachsig doppelbrechend. Ist das Ellipsoid nicht rotationssymmetrisch, dann gibt es zwei Schnitte mit kreisförmiger Schnittfläche, die gegeneinander geneigt sind, und

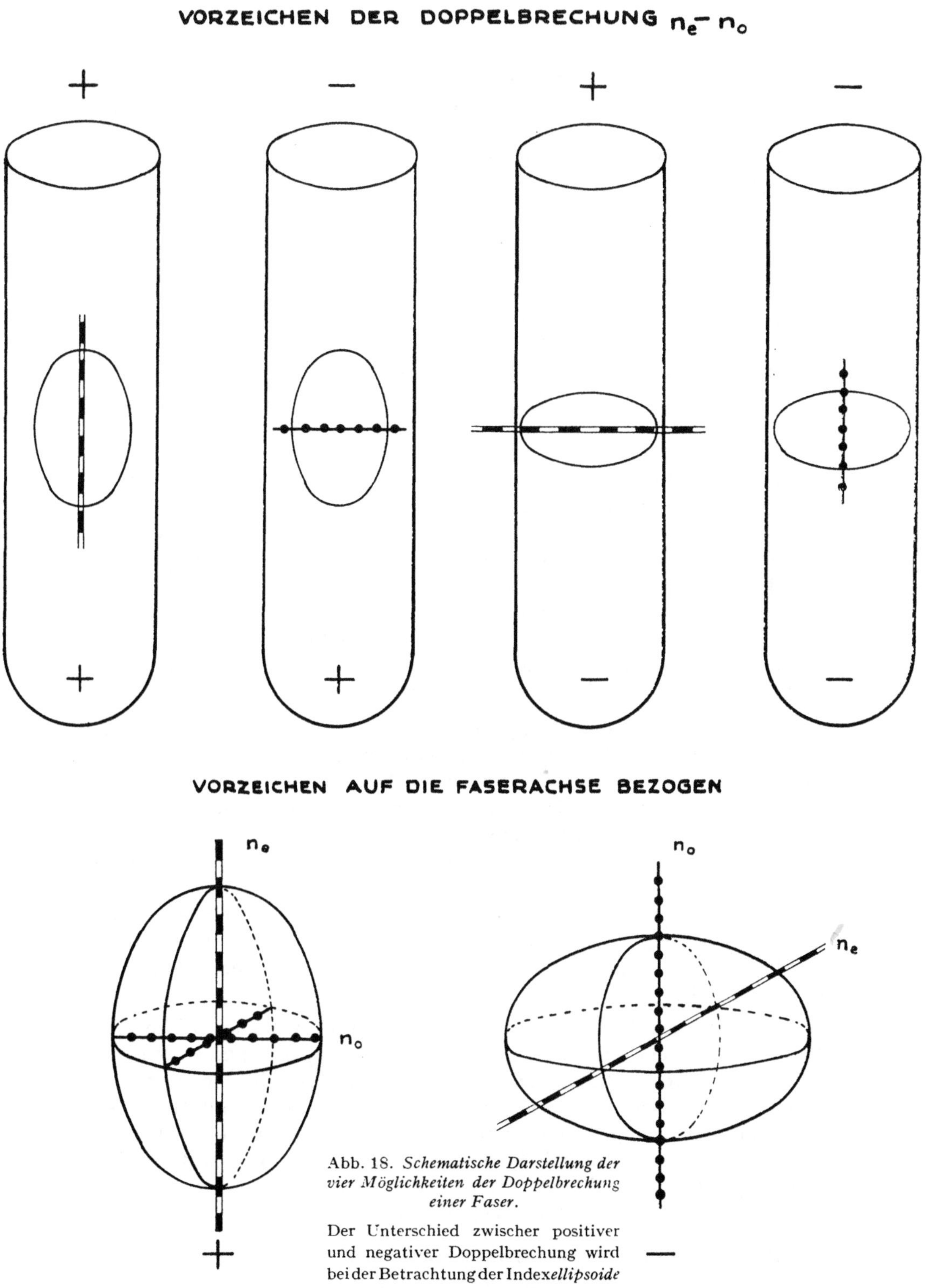

Abb. 18. *Schematische Darstellung der vier Möglichkeiten der Doppelbrechung einer Faser.*

Der Unterschied zwischer positiver und negativer Doppelbrechung wird bei der Betrachtung der Index*ellipsoide* sofort deutlich, während die Indexellipse unbestimmt bleibt.

damit zwei optische Achsen. Man nennt solche Körper *zweiachsig*. Der Nerv ist einachsig doppelbrechend und kann durch ein Rotations-Indexellipsoid oder in flächenhafter Zeichnung durch eine Indexellipse dargestellt werden. Die Größe der Doppelbrechung wird durch die Differenz der beiden maximalen Brechungsindizes für den ordentlichen und außerordentlichen Strahl gemessen. Bezeichnet man den Brechungsindex des außerordentlichen Strahles mit n_e und denjenigen des ordentlichen Strahles mit n_0[1]), so ist ein Objekt positiv doppelbrechend, wenn $n_e - n_0 > 0$, negativ doppelbrechend, wenn $n_e - n_0 < 0$. Bei Faserstrukturen kann die optische Achse in der Faserachse liegen oder senkrecht dazu. Man bezieht die Doppelbrechung aus Gründen der Einfachheit gern auf die gut sichtbare Faserachse, was aber zu Verwirrung Anlaß geben kann. Abb. 18 zeigt, daß vier Fälle möglich sind, die genau voneinander abgegrenzt werden müssen. Die Lage und die Größe der Brechungsindizes sind in der Abb. 18 als Achsen einer Ellipse, der Indexellipse, angegeben. Positive Doppelbrechung zeigt die 1. und 3. Faser in der Abbildung, denn bei ihnen ist $n_e - n_0 > 0$. Im ersten Falle ist die Doppelbrechung auf die Faserachse bezogen positiv, im zweiten Falle aber negativ. Ebenso verhält es sich bei der 2. und 4. Faser, bei denen die zweite, auf die Faserachse bezogen, positiv zu sein scheint. Eine Unterscheidung der verwechselbaren Fälle 1 und 2 resp. 3 und 4 liefert erst die Beobachtung eines Querschnittes des Objektes in konoskopischer Beleuchtung, was nicht immer leicht durchzuführen ist und am lebenden Objekt meist nicht gelingt. Sehr oft bleibt daher eine gewisse Unsicherheit über das Vorzeichen der Doppelbrechung bestehen und die Angaben müssen in bezug auf die gut sichtbare Längsachse der Struktur gemacht werden.

Ist ein biologisches Objekt doppelbrechend, so kommen drei Ursachen, getrennt oder in den meisten Fällen sogar miteinander, für die Entstehung der Anisotropie in Frage. Voraussetzung für die Entstehung der Anisotropie ist immer die Orientierung oder das Bestehen einer Vorzugsrichtung. Ist diese vorhanden, so kann die Doppelbrechung herrühren: 1. von der geordneten Einlagerung von anisotropen Mizellen oder Riesenmolekülen mit Eigendoppelbrechung, 2. von der geordneten Einlagerung von an sich isotropen Formelementen in einem Medium von anderem Brechungsindex (Stäbchen- oder Blättchendoppelbrechung), 3. von einseitigen Zugkräften, die eine optische Anisotropie in der Zugsrichtung nur so lange erzeugen, als sie wirksam sind (photoelastischer Effekt).

Der reine photoelastische Effekt, der an ganz isotropen Medien bei Zug auftritt, muß abgegrenzt werden gegenüber dem *scheinbaren* photoelastischen Effekt, der dadurch zustande kommt, daß unter dem Einfluß des Zuges ungeordnete, aber anisotrope Mizellen in eine Vorzugsrichtung geordnet werden, wodurch ihre Eigendoppelbrechung, ihre Formdoppelbrechung oder beides zur Geltung kommt. Diese ordnende Wirkung kann nicht nur von einseitigen Zug- oder Druckkräften ausgeübt, sondern auch durch Strömung, elektrisches Feld oder magnetisches Feld künstlich bewirkt werden.

---

[1]) In der Kristallographie mit ε und ω bezeichnet.

Technik der Bestimmung der Doppelbrechung

Für die Bestimmung der Größe und des Vorzeichens der Doppelbrechung kleiner lebender Objekte, wie es die in Abb. 2 dargestellten Nervenfasern sind, kommt nur das Polarisationsmikroskop in Frage. Es muß mit einem guten Polarisator ausgerüstet sein. Die früher verwendeten Glasplattensätze oder Nicolprismen kommen heute bei modernen Instrumenten nicht mehr in Frage, sondern haben dem GLAN-THOMPSON-Prisma aus Kalkspat oder dem aus drei Teilen zusammengesetzten Prisma nach AHRENS Platz gemacht. Sie liefern sehr gleichmäßig polarisierte helle Gesichtsfelder und werden in der Regel in verschiedenen Qualitäten, je nach den Anforderungen, die gestellt werden, geliefert. Die meisten Objektive, besonders diejenigen mit hohem Auflösungsvermögen, besitzen eine mehr oder weniger große Doppelbrechung, die bei den Messungen störend wirkt. Für Meßzwecke kommen daher nur besonders ausgesuchte Achromate in Frage (Apochromate sind nicht brauchbar). Der Analysator, der entweder im Tubus montiert ist oder auf das Okular aufgesetzt wird, muß ebenfalls gut ausgesucht sein. Als Tubusanalysator muß er außerdem durch eine entsprechende zylindrische Linse astigmatisch auskorrigiert werden. Als Meßgerät kommen Kompensatoren zur Verwendung, durch die eine meßbar veränderliche Phasenverzögerung hervorgerufen werden kann, die so eingestellt wird, daß die vom Objekt herrührende Phasenverzögerung gerade aufgehoben wird.

Ein doppelbrechendes Objekt mit einem Unterschied der Brechungsindizes von $n_e - n_0$ ruft in einer Schichtdicke d eine Phasenverzögerung zwischen ordentlichem und außerordentlichem Strahl von

$$\Gamma = (n_e - n_0) \cdot d \qquad (1)$$

hervor.

Ist die Phasenverzögerung $\lambda/_4$, so ist das austretende Licht zirkulär polarisiert, ist sie $\lambda/_2$, so ist es linear polarisiert, aber um 90^0 in der Polarisationsebene gedreht, ist sie λ, so schwingt das austretende Licht wieder in der Ebene des einfallenden Lichtes mit linearer Polarisation.

Verwendet man monochromatisches Licht, so ist diese Bedingung für das gesamte Licht erfüllt. Verwendet man weißes Licht, so macht sich die Dispersion der Doppelbrechung bemerkbar. Beträgt die Phasendifferenz 550 mμ, so wird das Licht dieser Wellenlänge vom gekreuzten Analysator nicht durchgelassen, dasjenige der längeren und kürzeren Wellenlängen ist aber nach beiden Seiten zunehmend elliptisch polarisiert und kann um so reichlicher den Analysator passieren, je weiter die Wellenlänge von 550 mμ entfernt ist. Zerlegt man das Licht spektral, so erhielte man im vorliegenden Fall eine dunkle Bande bei 550 mμ, deren Lage somit ein direktes Maß für die Größe der Phasendifferenz wäre. Durch photographische Registrierung des Spektrums konnten unter Anwendung dieses Prinzips erstmals sehr rasche Änderungen der Doppelbrechung eines biologischen Objektes (Muskel, v. MURALT[1H])) registriert werden. Seither hat die Entwicklung der photoelektrischen Registriertechnik es möglich gemacht, die bei einmal vorgenommener Kompensation zu erwartenden Helligkeitszunahmen bei Veränderung der Phasendifferenz im Objekt genauestens zu messen. SCHMITT und SCHMITT[2]) haben mit einer Apparatur, die noch 0,00025 %

[1H]) MURALT, A. v.: Pflügers Arch. *230*, 299 (1932).

[2]) SCHMITT, F. O., u. SCHMITT, O. H.: J. Physiol. *98*, 26 (1940).

Änderung der Lichtintensität angezeigt hätte, nach der noch immer unentdeckten Änderung der Doppelbrechung des Nerven bei der Erregung ausgeschaut, ein Effekt, nach dem schon VALENTIN 1871 und HERMANN 1880 gesucht hatten. SCHMITT und SCHMITT verwandten als Objekt die Riesenfaser von *Loligo*, die zu den sogenannten metatropen Fasern (vgl. S. 63) gehört, konnten aber gar keine Änderung messen, so daß die Schwankung, falls sie vorhanden wäre, geringer sein müßte als die Empfindlichkeit der benützten Apparatur.

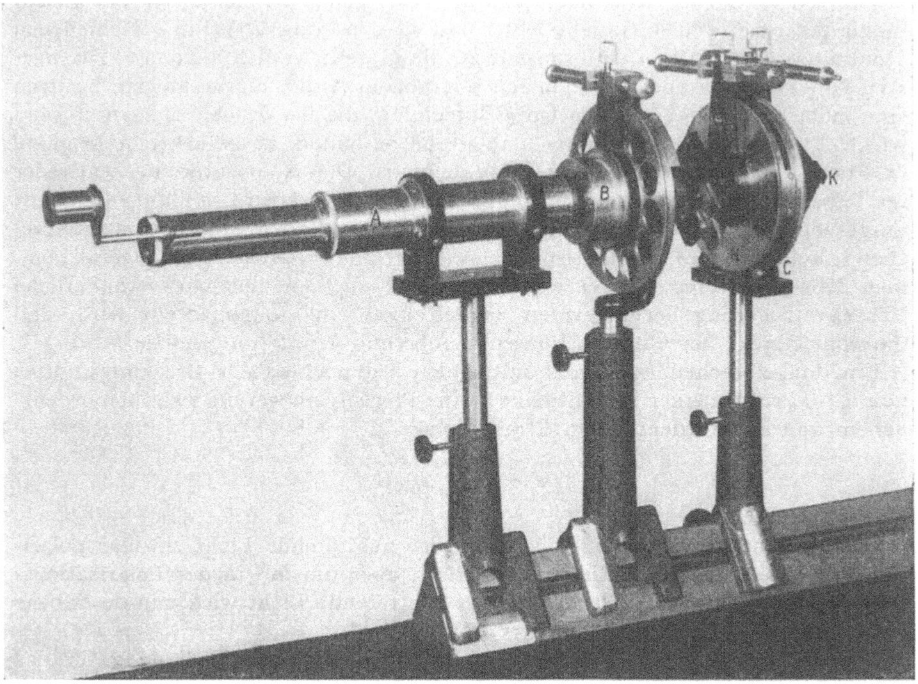

Abb. 19. *Kompensator nach dem Prinzip von* SZIVESSY[1]).

A Kollimatorfernrohr zur Beobachtung im parallelen Licht,
B Analysierendes Nikolprisma mit Ablesegenauigkeit von ½ Minute,
C Doppelteilkreis mit dem veränderlichen Halbschatten *H* und der Kompensatorplatte *K*. Ablesegenauigkeit ½ Minute. (Lichtquelle und Mikroskop sind nicht sichtbar.)

Als Kompensator zur genauen Messung der Doppelbrechung kommen verschiedene Ausführungen, mit verschiedener Empfindlichkeit zur Verwendung. Der Quarzkeilkompensator nach SOLEIL-BABINET gestattet etwa auf $\lambda/_{500}$ bis $\lambda/_{1000}$, je nach Bedingungen, genau zu messen, der Kompensator nach BEREK[2]), der die Verdrehung einer Quarzplatte um eine senkrecht zum Strahlengang stehende Achse benützt, auf $\lambda/_{200}$. Die feinsten Messungen können mit der auf BRACE zurückgehenden Methode gemacht werden. Sie ist in dem von KÖHLER[3])

[1]) SZIVESSY, G., u. DIERKESMANN, A.: Z. f. Instrkde. *52*, 337 (1932).
[2]) BEREK, M.: Ann. d. Phys. *58*, 165 (1919).
[3]) KÖHLER, A.: Z. f. wiss. Mikr. *38*, 29 (1921).

angegebenen Verfahren für mikroskopische Zwecke verwirklicht. Die höchste Genauigkeit erreicht aber die Methode des veränderlichen Halbschattens von SZIVESSY[5]), mit der noch Phasendifferenzen von $\lambda/_{20\,000}$ gemessen werden können. Eine solche Meßapparatur zeigt Abb. 19.

Besondere Schwierigkeiten bieten aber die biologischen Objekte und insbesondere Nervenfasern, weil sie aus mindestens zwei optisch verschiedenen zylindrischen resp. hohlzylindrischen Elementen aufgebaut sind. Sie haben daher im Strahlengang variierende Dicke und sind wegen der verschiedenen Lage der optischen Achsen im inneren und äußeren Zylinder außerdem noch besonders kompliziert (vgl. Abb. 23). An Stelle der einfachen Formel (1), die nur für planparallele doppelbrechende Schichten gilt, tritt die von BEAR und SCHMITT[1]) entwickelte Formel

$$\Gamma_{\max} = (n_c - n_0)\,(d_1 + 2\,d_2)\cos^{-1}\left(\frac{d_1 + 2\,d_2}{3\,d_1}\right)\cdot\frac{1}{3}\,, \tag{2}$$

worin $\Gamma_{\max}$ der vom äußeren Hohlzylinder herrührende maximale Wert der Phasendifferenz ist, d_1 der Durchmesser des inneren und d_2 derjenige des äußeren Hohlzylinders. Unter Benützung dieser Formel können einwandfreie Messungen an der Stelle stärkster Doppelbrechung durchgeführt werden.

Es versteht sich von selbst, daß für Meßzwecke nur die ganz scharfe Einstellung des Polarisators und Analysators auf 90° und des Objektes mit der Achse auf 45° in Frage kommt. Diese Einstellungen können mit ausreichender Genauigkeit nur mit empfindlichen Halbschattenplatten (vgl. Abb. 19) durchgeführt werden.

Für biologische Objekte hat eine von WIENER durchgeführte theoretische Betrachtung größte Bedeutung erlangt. Ein Mischkörper, bestehend aus kleinsten *an sich isotropen* Stäbchen, die parallel gebündelt in einem isotropen Medium liegen, ergeben insgesamt einen Aufbau, der Formdoppelbrechung zeigt. Man nennt solche Mischkörper: Stäbchenmischkörper. Die optische Achse liegt in der Längsachse der Stäbchen und die Doppelbrechung ist nach WIENER positiv (vgl. Abb. 20):

$$n_e^2 - n_0^2 = \frac{V_1 \cdot V_2 \cdot (n_1^2 - n_2^2)^2}{(V_1 + 1)\; n_2^2 + V_2 \cdot n_1^2}\,, \tag{3}$$

worin V_1 und V_2 die Volumina der Stäbchen und des Mediums, n_1 und n_2 die entsprechenden Brechungsindizes sind.

Besteht der Mischkörper aus Blättchen, so liegt die optische Achse senkrecht zur Blättchenebene und die Doppelbrechung ist negativ:

$$n_e^2 - n_0^2 = -\frac{V_1 \cdot V_2 \cdot (n_1^2 - n_2^2)^2}{V_1 n_1 + V_2 n_2^2}\,, \tag{4}$$

worin V_1 und V_2 die Volumina der Blättchen und des Mediums, n_1 und n_2 die entsprechenden Brechungsindizes sind.

Biologische Objekte zeigen selten Formdoppelbrechung allein, sondern die Formelemente besitzen immer noch einen gewissen Anteil von Eigendoppelbrechung. Daraus ergeben sich neben den reinen Formdoppelbrechungen 4 Möglichkeiten des Zusammenwirkens:

---

[1]) BEAR, R. S., u. SCHMITT, F. O.: J. opt. Soc. Amer. *26*, 206 (1936).

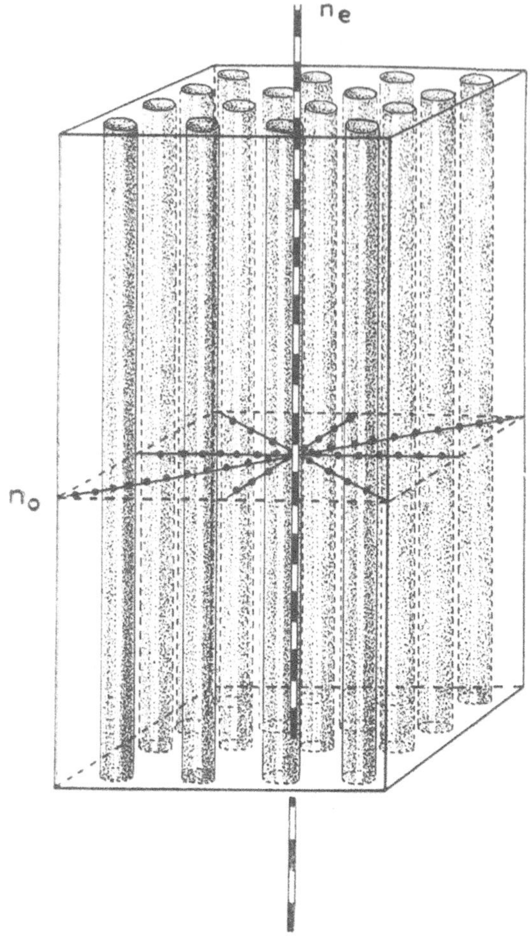

Abb. 20a. *Stäbchenmischkörper.*

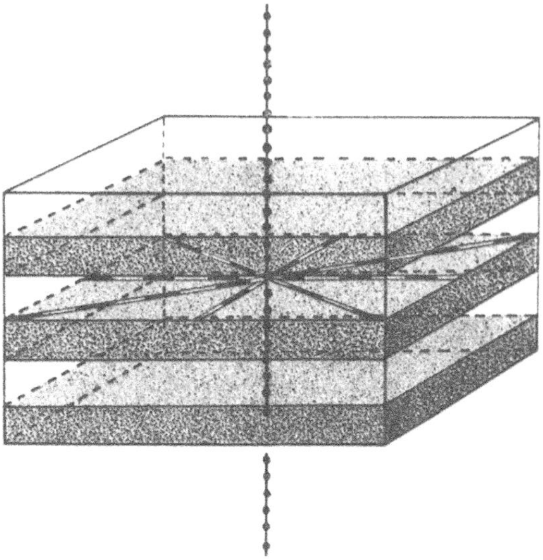

Abb. 20b. *Blättchenmischkörper.*

1. Stäbchendoppelbrechung mit positiver Eigendoppelbrechung der Stäbchen,
2. Stäbchendoppelbrechung mit negativer Eigendoppelbrechung der Stäbchen,
3. Blättchendoppelbrechung mit positiver Eigendoppelbrechung der Blättchen,
4. Blättchendoppelbrechung mit negativer Eigendoppelbrechung der Blättchen.

Durch Imbibitionsversuche mit Flüssigkeiten von höherem oder niedrigem Brechungsindex n_2 kann geprüft werden, welcher Fall vorliegt. Je nachdem, ob sich die Doppelbrechung eines Stäbchenmischkörpers mit Veränderung des Brechungsindex des Mediums verändert, handelt es sich um einen reinen Mischkörper oder einen Mischkörper mit positiver oder negativer Doppelbrechung der Stäbchen. Für einen Blättchenmischkörper ergeben sich dieselben Zusammenhänge, nur mit negativem Vorzeichen.

Die chemischen Bestandteile, die zur Doppelbrechung in der Nervenfaser Anlaß geben, sind hauptsächlich die Lipoide und Eiweiße in der Markscheide

Abbildung 21

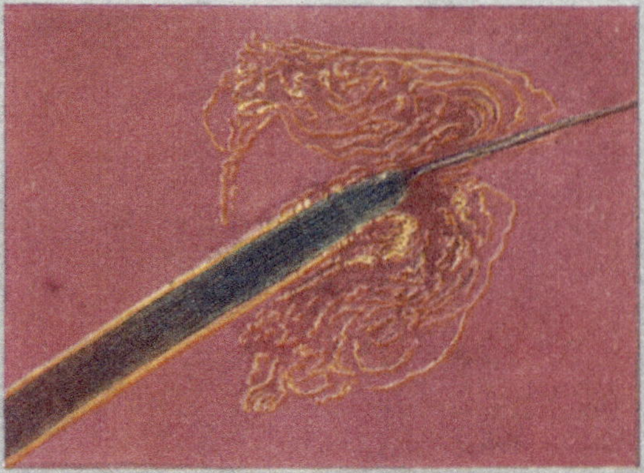

a

a) Ganzer Nerv, mit der Aufsplitterungsstelle in Subtraktionslage. Das Perineurium ist gelb, die Markscheiden sind blau. Der Abgang der einzelnen Nervenfaser ist deutlich zu sehen.

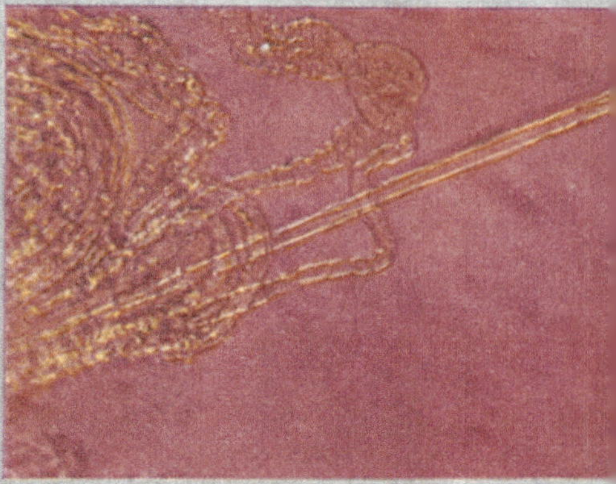

b

b) Abgang einer einzelnen Nervenfaser in Additionslage in stärkerer Vergrößerung. Man beachte die Inzisuren.

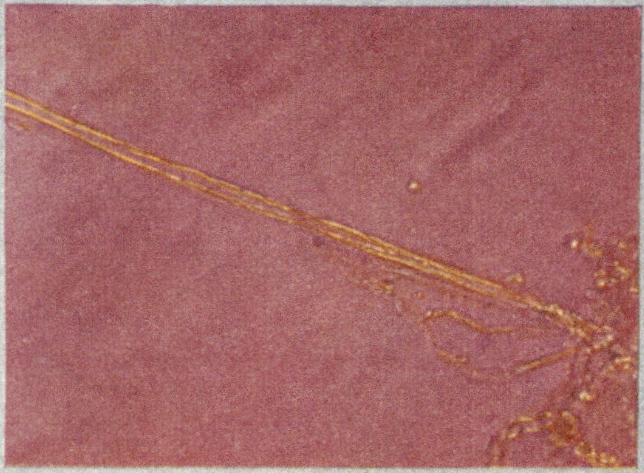

c

c) Schnürring in Additionslage.

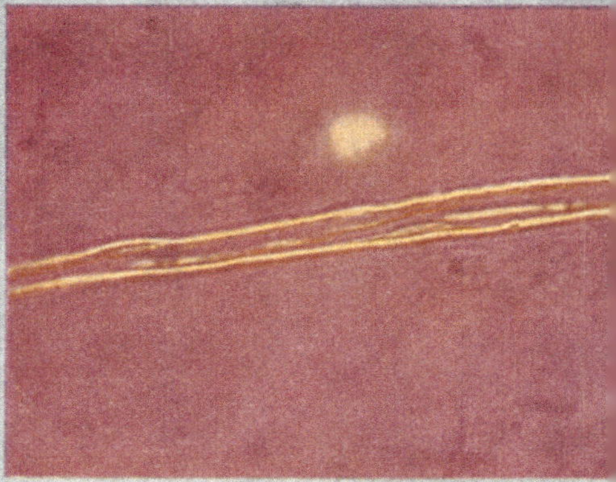

d

d) Internodale Strecke in Additionslage mit stärkerer Vergrößerung.

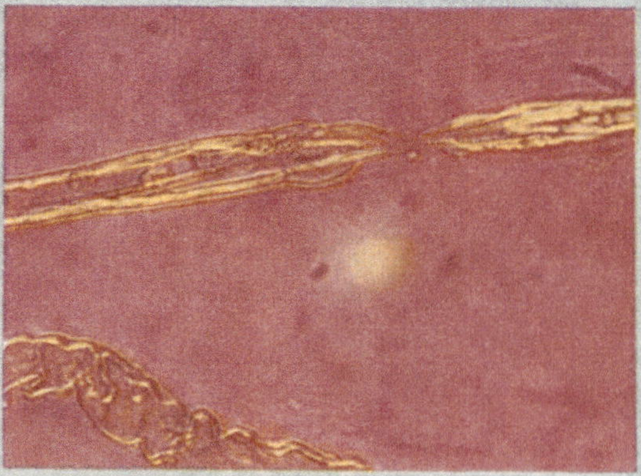

e

e) Schnürring in Additionslage bei stärkster Vergrößerung.

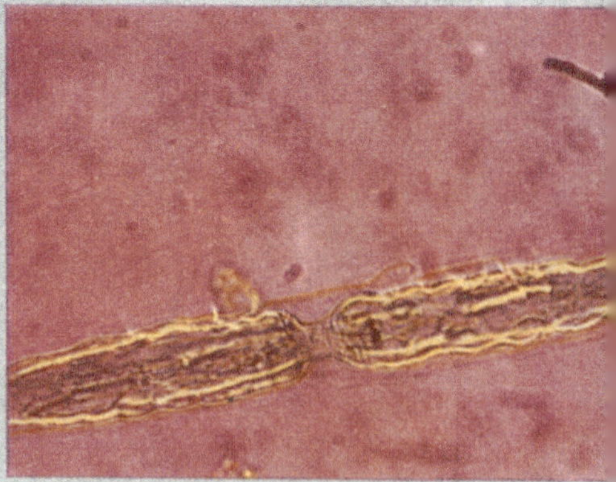

f

f) Schnürring in Additionslage.

und nebensächlich die Eiweiße im Achsenzylinder. Wieweit aus dem optischen Verhalten auf die Art ihrer Einlagerung geschlossen werden kann, haben erst die letzten Jahre und vor allem der Vergleich mit den Ergebnissen der Röntgenanalyse gezeigt.

Die Doppelbrechung des Nerven ist 1849 von EHRENBERG entdeckt worden. VALENTIN stellte 1861 fest, daß, bezogen auf die Faserachse, beim markhaltigen Nerven eine (scheinbare) negative Doppelbrechung vorliegt, während KLEBS (1865) die Aufklärung geben konnte, daß die optische Achse radiär zur Faserachse ist und daß die Doppelbrechung der so orientierten Elemente positiv ist (vgl. Abb. 18). Die markhaltige Nervenfaser zeigt nur scheinbar negative Doppelbrechung, wie es besonders schön bei Verwendung eines Gipsplättchens Rot I hervortritt. Abb. 21 zeigt Farbenaufnahmen einer *lebenden*, einzelnen Nervenfaser im polarisierten Licht unter Vorschaltung eines Gipsplättchens Rot I in Additionsstellung (+ 45°). Die Farbtafel vermittelt nur einen schwachen Eindruck vom Glanz und von der Farbenpracht der wirklichen Bilder dieser lebenden Fasern. Die Verwendung einer besonderen feuchten Kammer hat es sogar möglich gemacht, mit der Ölimmersion lebende Fasern zu untersuchen. (Abb. 21 d, e, f). (Ein Reflexlicht, das auf den Bildern d und e deutlich zu sehen ist, ist bei der Verwendung dieser Kammer nicht zu vermeiden.) Die Markscheide zeigt die fallende Interferenzfarbe gelb, weil die Faser bezüglich der Längsrichtung in Additionslage (+ 45°) gebracht wurde und die optische Achse der radiären Lipoidkomponente somit in Subtraktionslage kommt (−45°).

Im Gegensatz zur Markscheide ist der Achsenzylinder schwach positiv doppelbrechend bezüglich der Längsachse der Faser. Bei genauer Betrachtung der Abb. 21 ist die ganz leichte Blaufärbung im Achsenzylinder, besonders am RANVIERschen Schnürring zu sehen (steigende Interferenzfarbe!). Diese konnte zwar nur auf Grund der Kenntnis des wertvollen von LAVES und ERNST[1]) angegebenen Hilfsmittels der «Subparallelstellung» sichtbar gemacht werden und wird damit zum erstenmal in dieser Weise gezeigt. GÖTHLIN[2]) hat allerdings die positive Doppelbrechung des Achsenzylinders schon zum Ausgangspunkt einer gründlichen Untersuchung gemacht. Die Tatsache als solche ist sogar noch früher von AMBRONN und FRIEDLÄNDER (vgl.[3])) beschrieben worden.

Für quantitative Messungen eignet sich der Achsenzylinder des Tintenfisches wegen seiner bemerkenswerten Größe besonders gut. In Meerwasser ist die Doppelbrechung nur $n_e - n_0 = 0{,}00015$, während SCHMITT und BEAR[4]) im Nervenmark des Froschischiadicus für Fasern von 9—17 μ Durchmesser $n_e - n_0 = 0{,}011$ fanden. Die Doppelbrechung der Markscheide ist also rund 100mal größer als diejenige des Achsenzylinders, wenn angenommen werden darf, daß sich ein Frosch-Achsenzylinder nicht sehr stark vom Achsenzylinder

[1]) LAVES, F., u. ERNST, TH.: Naturwiss. *31*, 68 (1943).

[2]) GÖTHLIN, G. F.: Die doppelbrechenden Eigenschaften des Nervengewebes. Svensk. Akad. Handlirgar *51*, (1913).

[3]) Vgl. SCHMIDT, W. J.: Die Bausteine des Tierkörpers in polarisiertem Lichte (Bonn 1924).

[4]) SCHMITT, F. O., u. BEAR, R. S.: J. cell. a. comp. Physiol. *9*, 261 (1937). J. opt. Soc. Amer. *26*, 206 (1936).

des Tintenfisches unterscheidet. Der flache Verlauf der bei Imbibitionsversuchen von BEAR, SCHMITT und YOUNG[1]) gefundenen Formdoppelbrechungskurve zeigt weiter, daß nur wenige orientierte Teilchen im Achsenzylinder vorhanden sind. Die Autoren schätzen den Anteil an orientiertem Eiweiß auf 10% und glauben, daß dieser Anteil ein Netzgerüst bildet, an dem sich unter unnatürlichen Bedingungen das restliche Eiweiß zu sichtbaren Neurofibrillen niederschlägt. GÖTHLIN[2]) bezeichnete den Achsenzylinder als *proteotrop*, weil seine Doppelbrechung von geordneten Eiweißmizellen herrührt. Die Markscheide, die gegenüber dem Achsenzylinder ein optisch negatives Verhalten zeigt, in

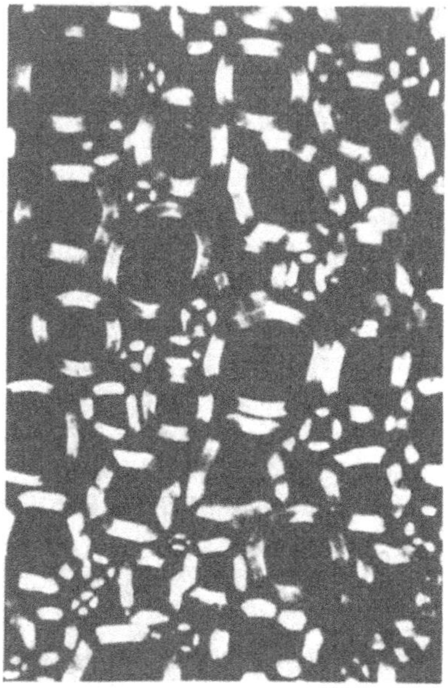

a

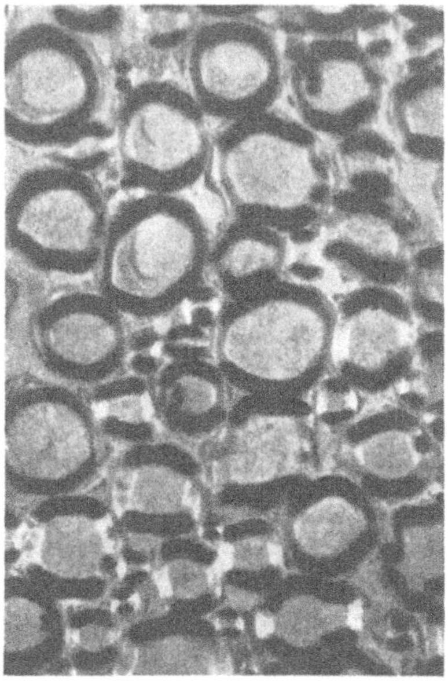

b

Abb. 22. *Querschnitte markhaltiger Nervenfasern im polarisierten Licht.*
a Zwei gekreuzte Nikols ohne Kompensation;
b zwei gekreuzte Nikols mit Kompensation durch eine 1/16 λ Glimmerplatte. Osmierte Nervenfasern der Katze nach SCHMIDT[3]).

Wirklichkeit aber auch positiv doppelbrechend ist, aber mit radiär stehender optischer Achse, nannte er *myelotrop*. Löst man die Lipoide der Markscheide durch Behandlung mit Alkohol oder Äther heraus, so kehrt das Vorzeichen der Doppelbrechung der ganzen Faser um, weil jetzt die positive Komponente des Achsenzylinders und eine versteckte, gleichsinnig wirkende Komponente der Markscheide merkbar werden. Diese versteckte Komponente ist immer vorhanden und beruht auf der Anwesenheit von Eiweißblättchen, die in kon-

[1]) BEAR, R. S., SCHMITT, F. O., und YOUNG, J. Z.: Proc. Roy. Soc. B. *123*, 505 (1937).

[2]) GÖTHLIN, G. F.: Die doppelbrechenden Eigenschaften des Nervengewebes. Svensk. Akad. Handlirgar *51* (1913).

[3]) SCHMIDT, W. J.: Z. f. Mikr. *54*, 390 (1937).

zentrischen Zylindern in der Markscheide liegen und durch ihre Form und die Einlagerung in ein Medium von anderem Brechungsindex eine ausgesprochene Formdoppelbrechung (Blättchendoppelbrechung) besitzen. Abb. 23 zeigt die Einlagerung dieser negativ einachsigen Komponente, die dadurch bezüglich der Faserachse positiv wirkt und die positive Doppelbrechung des Achsenzylinders verstärkt. Ihr Vorhandensein ist durch die Arbeiten von MEZZINO[1]), SCHMIDT[2]) und CHINN und SCHMITT[3]) erwiesen. GÖTHLIN hatte gefunden, daß Tränkung der markhaltigen Fasern mit Glyzerin nur zu einer

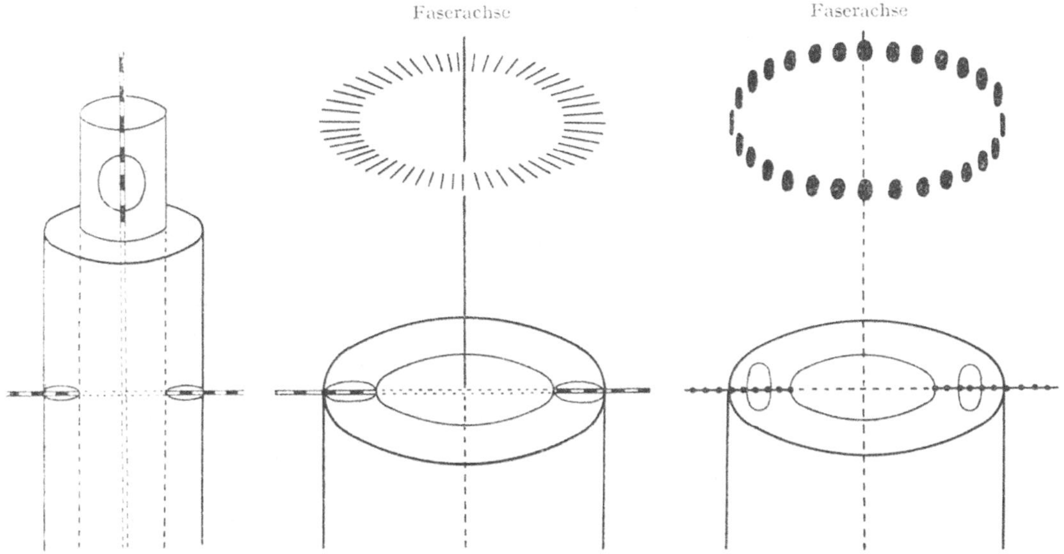

Ganze Faser — Markscheide mit Lipoidkomponente allein — Markscheide mit Eiweißkomponente allein

Abb. 23. *Schematische Darstellung der verschiedenen Komponenten der Doppelbrechung einer einzelnen Nervenfaser.*

Der Achsenzylinder ist positiv doppelbrechend, mit optischer Achse in der Faserachse. Die Markscheide mit der Lipoidkomponente ist positiv doppelbrechend, mit optischer Achse radiär. Die Eiweißkomponente allein wäre negativ doppelbrechend, aber viel schwächer als die Lipoidkomponente, so daß die Resultante der beiden Komponenten eine positive Doppelbrechung mit radiärer optischer Achse ist.

geringen Änderung der Doppelbrechung oder zu Gleichbleiben führte. Er nannte alle Nerven, die sich so verhielten, manifest *myelotrop*. Hierzu gehören alle markhaltigen Nerven der Wirbeltiere, die Nervenfasern der Garnelen, die Neurochorde der Anneliden und einiger Schizopoden und die Riechnerven der Wirbeltiere. Wir wissen heute, daß durch das Glyzerin (besonders in verdünnten Lösungen) der Brechungsindex erhöht und damit die Formdoppel-

[1]) MEZZINO, L.: Riv. Biol. *13*, 31 (1931).

[2]) SCHMIDT, W. J.: Die Doppelbrechung von Karyoplasma, Zytoplasma und Metaplasma (Berlin 1937).

[3]) CHINN, P., und SCHMITT, F. O.: J. cell. a. comp. Physiol. *9*, 288 (1937).

brechung des Eiweißblättchenmischkörpers ungefähr aufgehoben wird, so daß die auf die Lipoide bezügliche Komponente der Doppelbrechung deutlicher wird.

Bei den grauen Nerven der höheren Wirbellosen (Arthropoden, Mollusken), bei den Nerven der Netzhaut der Wirbeltiere und den Nervenästen, die keine Markscheide mehr haben, fand GÖTHLIN ein ganz anderes Verhalten. Bei ihnen kehrt die Doppelbrechung bei Einbettung in Glyzerin um und verändert das Vorzeichen. Im natürlichen Zustand sind diese Nerven positiv in bezug auf die Faserachse. Durch die Behandlung werden sie negativ, da die positive Formdoppelbrechung der Eiweißstäbchen durch das Glyzerin weitgehend aufgehoben wird und eine maskierte, negative Komponente hervortritt. GÖTHLIN nannte diese Nerven metatrop und glaubte, daß diese Umkehr der Doppelbrechung mit der drastischen Dehydratation der Markscheide durch das Glyzerin in Zusammenhang stehe.

Die marklosen Fasern des Sympathikus (REMAKsche Fasern) der Wirbeltiere bilden eine dritte Gruppe, die sowohl im natürlichen wie im behandelten Zustand positive Doppelbrechung zeigt. GÖTHLIN nannte sie stabil proteotrope Nerven.

In einfacher Weise lassen sich diese teilweise widersprechenden Befunde deuten, wenn die neueren Ergebnisse von SCHMIDT[1]) und SCHMITT[2]) und seinen Mitarbeitern (BEAR, CHINN, CLARK, PALMER) zusammenfassend betrachtet werden. Die Markscheide besitzt als Ganzes eine positive Doppelbrechung, bei der die optische Achse radspeichenartig liegt. Diese Doppelbrechung ist die Resultante von zwei Komponenten: a) einer positiven Doppelbrechung, die von den radiär orientierten Lipoiden herrührt, b) einer negativen Doppelbrechung ($n_e - n_0 < 0$), die von zirkulär orientierten Lagen von Eiweiß herrührt. Die Komponente a) ist hauptsächlich von der Eigendoppelbrechung der orientierten Moleküle und nur ganz nebensächlich von ihrer Formdoppelbrechung verursacht. Die Komponente b) besteht zur Hauptsache aus der Formdoppelbrechung des durch die zylindrischen Eiweißschichten entstehenden Blättchenmischkörpers. In ganz untergeordnetem Maß kann eventuell noch eine Eigendoppelbrechung der Eiweißmizellen vorliegen, sie ist aber nicht sicher. Abb. 23 gibt eine schematische Darstellung der Verhältnisse. Im Axon ist die positive Doppelbrechung mit der der Faserachse parallel laufenden optischen Achse eingezeichnet. Die Markscheide hat dort, wo sie optisch allein wirkt, positive Doppelbrechung mit einer zur Faserachse senkrecht stehenden optischen Achse. Wie sich diese Doppelbrechung aus zwei Komponenten als Resultante ergibt, ist im rechten Teil der Abbildung gezeichnet, unter der Annahme, daß die Markscheide einmal nur aus Lipoiden, das andere Mal nur aus Eiweißblättchen aufgebaut wäre. Auf die tatsächlichen Verhältnisse der Größenordnungen der entsprechenden Doppelbrechungen ist im Interesse der Deutlichkeit der schematischen Abbildung gar keine Rücksicht genommen. Es

---

[1]) SCHMIDT, W. J.: Die Doppelbrechung von Karyoplasma, Zytoplasma und Metaplasma (Berlin 1937). Z. f. Zellforsch, *23*, 657 (1936). Z. f. wiss. Mikr. *54*, 159 (1937).

[2]) SCHMITT, F. O.: Biological Reviews *14*, 27 (1939); Physiological Reviews *19*, 270 (1939).

zeigt sich somit, daß die Markscheide aus konzentrischen Eiweißzylindern, die durch Lagen orientierter, radiär gestellter Lipoide getrennt sind, aufgebaut ist. Der Bau hat große Ähnlichkeit mit dem Bau eines Kabelmantels in der Technik. Es ist hier interessant zu vermerken, daß die Kabelgleichung der Elektrotechnik die elektrischen Verhältnisse am Nerven sehr gut in vielen Hinsichten wiedergibt (vgl. BRÖMSER[1]).

Seither haben neuere Imbibitionsversuche und Extraktionsversuche wesentlich zur Klärung der Verhältnisse beigetragen. SCHMIDT[2]) hat besonders das Neurokeratin-Netzwerk, das beim Herauslösen der Lipoide mit Lösungsmitteln entsteht, polarisationsoptisch genauer untersucht. In schwachem Alkohol (30–50%) trennen sich die Lipoide aus ihrer Eiweißbindung in kleinen Tröpfchen, die ein deutlich positives Achsenkreuz zeigen. Gleichzeitig entsteht das Neurokeratin-Netzwerk, dessen Struktur von der Tropfengröße abhängt. Je konzentrierter das Lösungsmittel ist, desto kleiner sind die Tröpfchen.

Erst die Verbindung mit den Ergebnissen der Röntgenuntersuchung haben aber über die Eiweißlipoidstruktur der Markscheide entscheidende Aufschlüsse geben können.

b) Röntgendiagramm und Feinstruktur

Der Gedanke, die atomare und molekulare Feinstruktur eines Kristalls als Gitter zur Erzeugung von Beugungsbildern mit entsprechend kurzen Wellenlängen einer elektromagnetischen Strahlung zu verwenden, ist von M. v. LAUE (1912) in genialer Weise erfaßt und verwirklicht worden. Der Chemie und der Biologie hat die neue Methode seither größte Dienste geleistet, um in kleinsten Dimensionen inter- und intramolekulare Anordnungen und Gruppierungen zu untersuchen. An biologischen Objekten kann die Methode unter günstigen Bedingungen über folgende vier wichtigen Punkte der Feinstruktur Auskunft geben: 1. Abstand der Ebenen, in denen bestimmte Atome oder Moleküle angeordnet sind, 2. bestehende Vorzugsrichtungen innerhalb des Gewebes, 3. Größe der ausgerichteten Teile und Grad ihrer Ausrichtung, 4. Struktur der Ebenen, in denen die Bauelemente liegen (vgl. BIJVOET, KOLKMEIJER und MAC GILLAVRY[3]) und MEYER und MARK[4]). Sehr störend ist bei allen Geweben der Wassergehalt, da durch das Wasser die scharfe Ausbildung der Diagramme gestört wird. Die Trocknung der Gewebe liefert dann in der Regel die gewünschten scharfen Bilder, sie ist aber immer unbefriedigend, da durch die Trocknung jedes Gewebe abstirbt und nicht mehr als nativ bezeichnet werden kann.

---

[1]) BRÖMSER, P.: Nervenleitungsgeschwindigkeit, Ermüdbarkeit und elektrotonische Erregbarkeitsänderungen des Nerven. Theorien der Nervenleitung. Hdb. d. norm. path. Physiologie *IX*, 212 (1929).

[2]) SCHMIDT, W. J.: Z. f. Zellforsch. *23*, 657 (1936); Z. f. wiss. Mikr. *54*, 159 (1937).

[3]) BIJVOET, J. M., KOLKMEJER, N. H., u. MACGILLAVRY, C. H.: Röntgenanalyse von Kristallen (Berlin 1940).

[4]) MEYER, K. H., u. MARK, H.: Der Aufbau der hochpolymeren organischen Naturstoffe (Leipzig 1940).

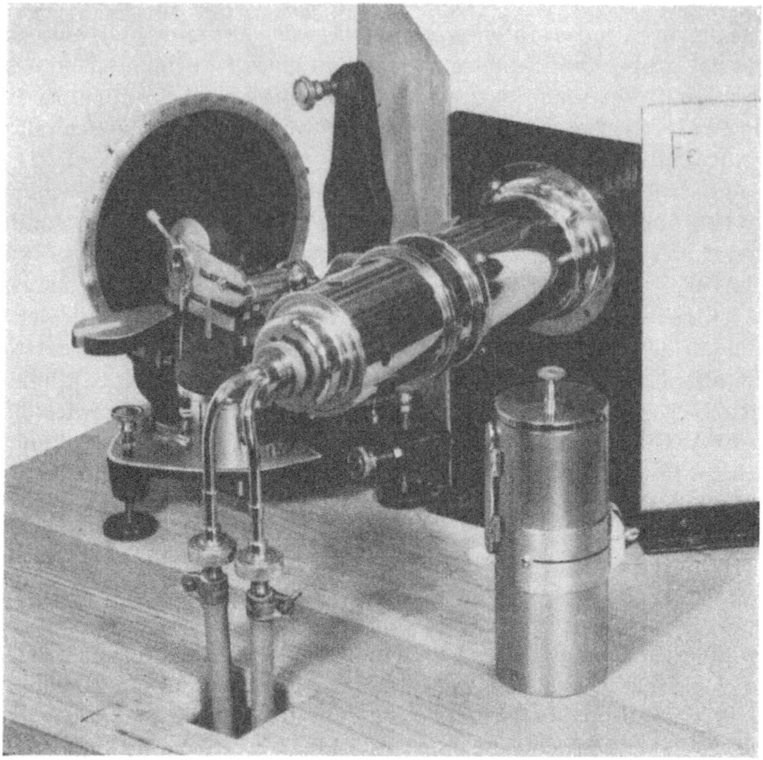

Abb. 24a. *Ausführungsform einer Apparatur zur Aufnahme von Röntgendiagrammen.* (Aufnahme: Mineralogisches Institut der Universität Bern)

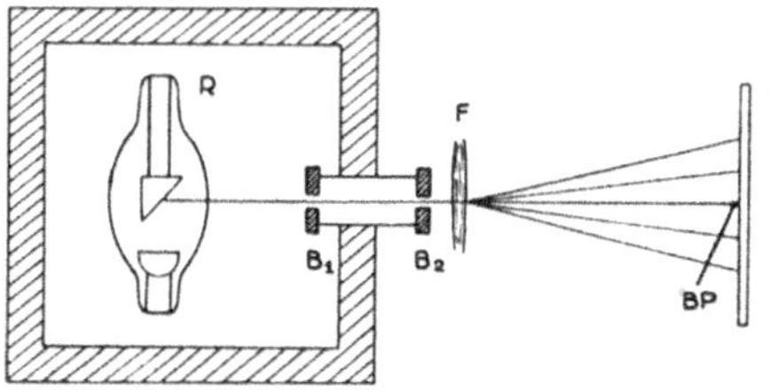

Abb. 24. *Schema der Anordnung zur Gewinnung von Röntgendiagrammen.*
R Röntgenröhre mit der Antikathode;
B_1 und B_2 feine Blenden zur Ausblendung eines engen monochromatischen Strahlenbüschels;
F Faserstruktur biologischer Herkunft;
P aufnehmende photographische Platte;
BP Bleiperlen zur Ausblendung des Primärstrahles.

Technik der Aufnahme von Röntgendiagrammen

Verwendet man einen durch Blenden gut gerichteten monochromatischen Röntgenstrahl von einer Wellenlänge von 1–2 Å[1]) beispielsweise und läßt man diesen Strahl durch eine Faserstruktur *F* hindurchtreten (vgl. Abb. 24), so erhält man auf einer photographischen Platte *P* neben dem Primärstrahl in verschiedenen Abständen weitere geschwärzte Stellen, die durch Beugung der Rönt-

[1]) 1 Å $= 1.10^{-7}$ mm.

genstrahlen und Interferenz der abgebeugten Strahlen entstanden sind. Soweit regelmäßig vorliegende Strukturelemente von der Größenordnung von Å in der Faser vorhanden sind, beteiligen sie sich an der Entstehung dieses Röntgeninterferenz-Diagramms. Die Schwärzung kann verschieden gezeichnet sein. Man spricht, je nach der Form, von Ringen, von Ringen mit verschärften Stellen, von Sicheln und von Punkten. Damit der Primärstrahl durch seine übergroße Intensität nicht zu Überstrahlungserscheinungen der Platte führt und damit eventuell die dem Primärstrahl nahegelegenen Beugungsmaxima überdeckt, wird der Primärstrahl durch eine auf einen kleinen Halter montierte, genau zentrierte Bleiperle abgeblendet. Bei biologischem Material ist diese Abdeckung und ihre genaueste Zentrierung besonders wichtig, da die Abstände, die zur Beugung Anlaß geben, groß und damit die interessierenden Ablenkungswinkel immer nur klein sind. Für monochromatisches Licht gilt für den Abstand d zwischen orientierten Ebenen im Objekt die von BRAGG aufgestellte Beziehung

$$d = \frac{n \cdot \lambda}{\sin \Theta}, \tag{5}$$

worin λ die Wellenlänge des monochromatischen Strahles und Θ der Winkel des abgebeugten Strahles ist. Je größer die verwendete Wellenlänge ist, desto größere Abstände können gemessen werden; je kleiner die Abstände werden, desto größer werden bei gleicher Wellenlänge die Winkel der abgebeugten Strahlen, und umgekehrt, je größer die Abstände, desto kleiner der Ablenkungswinkel. Die Beziehung (5) gilt nicht nur für die einfache Wellenlänge λ, sondern auch noch für die höheren ganzen Vielfache, nur nimmt dann die Intensität sehr stark ab.

Faserstrukturen werden mit der Achse immer senkrecht in den Strahlengang gebracht, und die erhaltenen Bilder werden auch immer so wiedergegeben, daß die Senkrechte der langen Faserachse entspricht. Unter dieser allgemein anerkannten Übereinkunft darf man dann von äquatorial oder meridional angeordneten Schwärzungsmaxima (Punkte oder Sicheln) sprechen. Äquatoriale Schwärzungen rühren von Strukturen her, bei denen die Ebenen in oder nahe in der Faserachse liegen, meridionale Schwärzungen von solchen, die senkrecht oder nahe senkrecht zur Faserachse stehen. Die meisten biologischen Objekte haben einen niedrigen Grad von Symmetrie und liefern nie die exakt auswertbaren Punktbilder der Kristalle.

Damit die verhältnismäßig großen Abstände der Ebenen (Identitätsperioden) von 100 und mehr Å auf den Platten noch merkliche Maxima neben dem Primärstrahl liefern, muß die Bleiperle P sehr klein und der Strahl sehr gut zentriert sein. Als längste brauchbare Wellenlänge verwendet man die K-Strahlung von Kupfer, Eisen oder Chrom. Als Abstand Objekt—photographische Platte können Abstände von 20—40 cm in Frage kommen. Als Monochromator kann die Reflexion an einem Kristall (für Kupferstrahlung eignet sich Pentaerythritol) benützt werden, um ganz reines Licht und gute Parallelität zu bekommen. Die schädliche Wirkung der Strahlung auf das Objekt ist sehr verschieden. BOEHM[1]) fand am Muskel eine sehr rasche Schädigung. SCHMITT, BEAR und CLARK[2]) haben am Nerven mit Hilfe der Aktionsströme die Wirkung untersucht und gefunden, daß bei 10 Minuten langer Durchstrahlung die Aktionsströme

[1]) BOEHM, G.: Koll. Z. *62*, 22 (1933).

[2]) SCHMITT, F. O., BEAR, R. S., u. CLARK, G. L.: Science *82*, 44 (1935); Radiology *25*, 131 (1935).

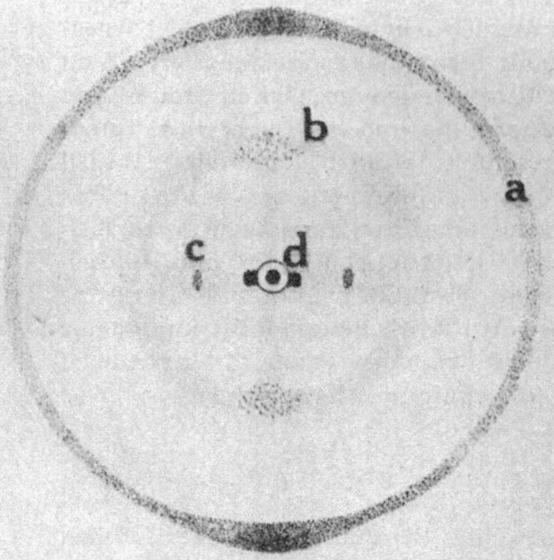

8

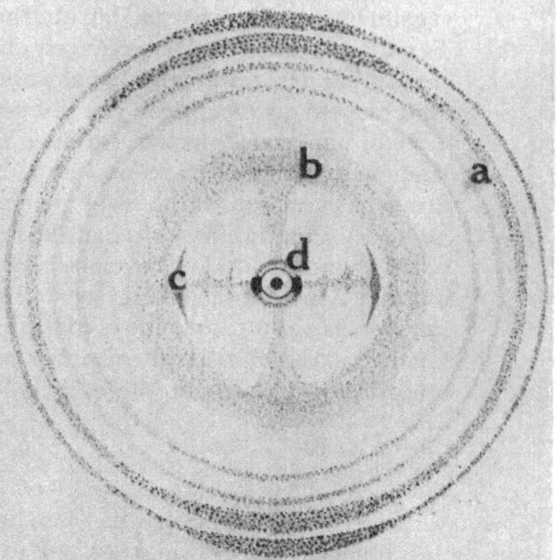

9

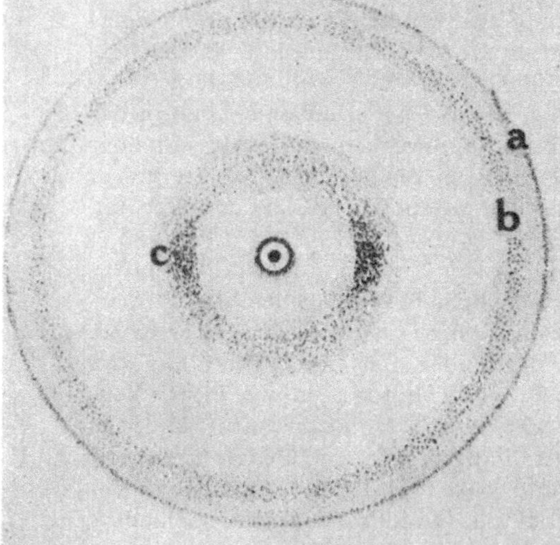

10

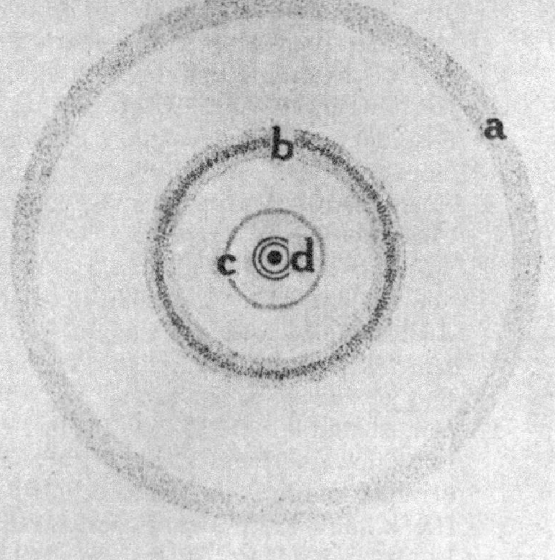

11

Abb. 25 (nebenstehend). *Ergebnisse röntgendiagraphischer Aufnahmen an Nerven.* (Schematisiert nach SCHMITT, BEAR und CLARK[1]).)

Oberes linkes Bild (8): Aufnahme von einem frischen markhaltigen Nerven. *a* meridional mit Sicheln verstärkter Ring 4,7 Å; *b* meridionaler Fleck 9,4 Å; *c* äquatorialer Fleck 15,5 Å; *d* äquatoriale Punkte mit großer Identitätsperiode.

Oberes rechtes Bild (9): Gestreckter und getrockneter markhaltiger Nerv. *a* meridional akzentuierte Ringe mit 4,2, 4,67, 5,2 und 5,8 Å; *b* meridional akzentuierter Ring mit 10 Å; *c* äquatorialer Punkt mit 11,5 Å; *e* äquatorial akzentuierte Ringe mit großer Identitätsperiode.

Unteres linkes Bild (10): Hummer- oder Krabben-Scherennerv, in Alkohol dehydriert und gestreckt. *a* Ring 4,2 Å; *b* Ring 4,8 Å; *c* äquatoriale Sichel 11,5 Å;

Unteres rechtes Bild (11): Künstliche Faser aus einer Nukleoproteinlösung, gesponnen in alkoholischer Essigsäure. *a* Ring 4,8 Å *b* ,91—11,5 Å; *c* 23 Å; *d* 48 Å.

unverändert oder sogar etwas vergrößert waren. Die Nervenröntgenogramme haben, wegen dieser Unempfindlichkeit des Materials, eine erhebliche Bedeutung erlangt.

Die ersten Röntgenaufnahmen von Nerven sind von HERZOG und JANKE[2]), HANDOVSKY und THIESSEN[3]), CLARK[4]), HANDOVSKY[5]) und G. BOEHM[6]) gemacht worden. Besonders eingehend waren die Untersuchungen von BOEHM im Jahre 1933. Er stellte fest, daß vom Nerven Röntgendiagramme erhalten werden, die meridionale Sicheln mit einer Identitätsperiode von 4,8 Å zeigen, deren Entstehung auf ausgerichtete Lipoidmoleküle und Aggregate mit radiärer Stellung der Achse zur Längsachse des Nerven zurückzuführen ist. Der Lipoidgehalt und der Gehalt der Nerven an Bindegewebe variiert aber, je nach Nervenart, sehr stark. BOEHM wählte daher für seine Untersuchung vier verschiedene Nerven aus, die ganz verschieden aufgebaut sind. Tabelle 2a gibt eine Übersicht.

Tabelle 2a.

Art	Verhalten	Bindegewebe	Gerichtetes Lipoid	Achsen-zylinder
Peripherer Nerv . . .	myelotrop	63 %	28 %	9 %
Milznerv	proteotrop	61 %	—	39 %
Riechnerv	metatrop	fast 0	wenig	100 %
Scherennerv	proteotrop	fast 0	—	100 %

Der Milznerv zeigte unter diesen Nerven den stärksten Anteil an gerichtetem Bindegewebe, welches zur Ausbildung von zwei Äquatorialpunkten mit 11 Å Identitätsperiode beim getrockneten, 17 Å beim frischen Nerven führte. Der periphere Nerv zeigte diese Punkte auch noch, die beiden anderen Nervenarten dagegen nicht. Die Neurofibrillen (vgl. S. 28) sind, falls sie überhaupt *in vivo* in irgendeiner Form präformiert sein sollten, was sehr zweifelhaft ist, röntgenographisch nicht nachzuweisen.

1) SCHMITT, F. O., BEAR, R. S., u. CLARK, G. L.: Science *82*

2) HERZOG, R. O., u. JANKE, W.: Festschr. Kaiser Wilhelm Ges. 118 (1921).

3) HANDOVSKY, H., u. THIESSEN, P. W.: Nachr. Ges. Wiss. Göttingen 147 (1930).

4) CLARK, J. H., u. Mitarb.: Radiology *17*, 485 (1931).

5) HANDOVSKY, H.: Koll. Z. *62*, 203 (1933).

6) BOEHM, G.: Koll. Zschr. *62*, 22 (1933).

Vom Jahre 1935 an erschienen die schönen Arbeiten von F. O. SCHMITT und seinen Mitarbeitern, die zu einer weitgehenden Klärung der röntgenographisch erfaßbaren Feinstruktur geführt haben. SCHMITT, BEAR und CLARK[1]) erweiterten die Zahl der untersuchten Nervenarten über die von BOEHM gewählten hinaus, um über den störenden Anteil des Bindegewebes am Zustandekommen der Bilder einen zuverlässigen Aufschluß zu erhalten. Im Corpus callosum ist fast gar kein Bindegewebe vorhanden und die Markscheiden sind (ohne Unterbruch durch Schnürringe) durchlaufend angeordnet. Die motorischen vorderen Wurzeln enthalten zwar RANVIERsche Schnürringe, aber auch sie sind fast frei von Bindegewebe. Die sensiblen Wurzeln besitzen mehr Bindegewebe als die motorischen, aber immer noch wenig im Vergleich zum n. ischiadicus, der ebenfalls benützt wurde. Als marklose Nerven kamen die Scheren- und Beinnerven von Krebsen und Hummern zur Untersuchung. Abb. 23 zeigt schematisiert die hauptsächlichen Merkmale der Röntgendiagramme dieser vier verschiedenen Nervenarten. Beim frischen, markhaltigen Nerven sind meridionale Punkte mit 9,4 Å, meridionale Sicheln mit 4,6–4,8 Å, äquatoriale Punkte mit 15,5 Å und 40–48 Å gefunden worden. Trocknet man den Nerven, so gehen die Punkte mit 15,5 Å in einen Ring mit äquatorialer Verschärfung mit 11,5 Å über, die äquatorialen Punkte mit 40–48 Å werden Sicheln und die meridionalen Sicheln mit 4,7 Å werden breiter. Der Grad der Ordnung geht bei der Trocknung zwar etwas verloren, dafür wurden aber Untergruppen entdeckt, die durch Extraktionsversuche näher bestimmt werden konnten. Die meridionalen Sicheln bilden bei vorsichtiger und langsamer Trocknung folgende Untergruppen: 4,2 Å; 4,7 Å; 5,2 Å; 5,8 Å. Nach Extraktion der Gesamtlipoide mit einem Gemisch von 5% Alkohol und 95% Benzin verschwindet die Orientierung vollständig und es bleibt nur noch je ein Ring von 4,7 Å und 40–45 Å übrig. Die Autoren glauben, daß die Phosphatide im Nerven zu den kleineren Perioden von 4,2 und 4,7 Å Anlaß geben und daß das Cholesterin den beiden größeren von 5,2 und 5,8 Å entspricht. Mit sehr feinen Blenden, großem Abstand und kleinsten sorgfältig zentrierten Bleiperlen wurden aber noch sehr viel größere Perioden entdeckt. Am frischen Nerven des Ochsenfrosches wurden folgende interessanten Perioden gefunden: 85,5; 56,8; 42,7; 34,2 Å. Sie alle stellen verschiedene Ordnungen (n in Formel (5)) der gleichen Identitätsperiode von 171 Å dar, nämlich 2., 3., 4. und 5. Ordnung. Dieser Ebenenabstand wurde bei fast allen Amphibiennerven immer wieder aufgefunden, während die Säugetiernerven 184 Å zeigen. Diese Periode ist somit ein *wesentliches Strukturelement* der Markscheide. Von welchen Elementen rührt sie her? Diese Frage kann nur aus der Verbindung der röntgenoptischen Befunde mit den polarisationsoptischen Ergebnissen heraus beantwortet werden.

Der Achsenzylinder des frischen Nerven liefert gar kein Röntgendiagramm, weil das Axoplasma sehr stark solvatisiert ist und weil höchstens 10% des Eiweißes (vgl. S. 76) in orientierter Form vorliegt. Erst bei Wasserentzug durch Alkohol konnte von der Riesennervenfaser des Tintenfisches ein desolvatisierter Zylinder gewonnen werden, der aber nur zwei, für denaturiertes Eiweiß cha-

---

[1]) SCHMITT, F. O., BEAR, R. S., u. CLARK, G. L.: Science *82*, 44 (1935); Radiology *25*, 131 (1935).

rakteristische Ringe lieferte (SCHMITT, BEAR und CLARK[1])). Es war daher naheliegend, den Bestandteilen der Markscheide vermehrte Aufmerksamkeit zu schenken, denn nur die Markscheide liefert brauchbare Röntgendiagramme.

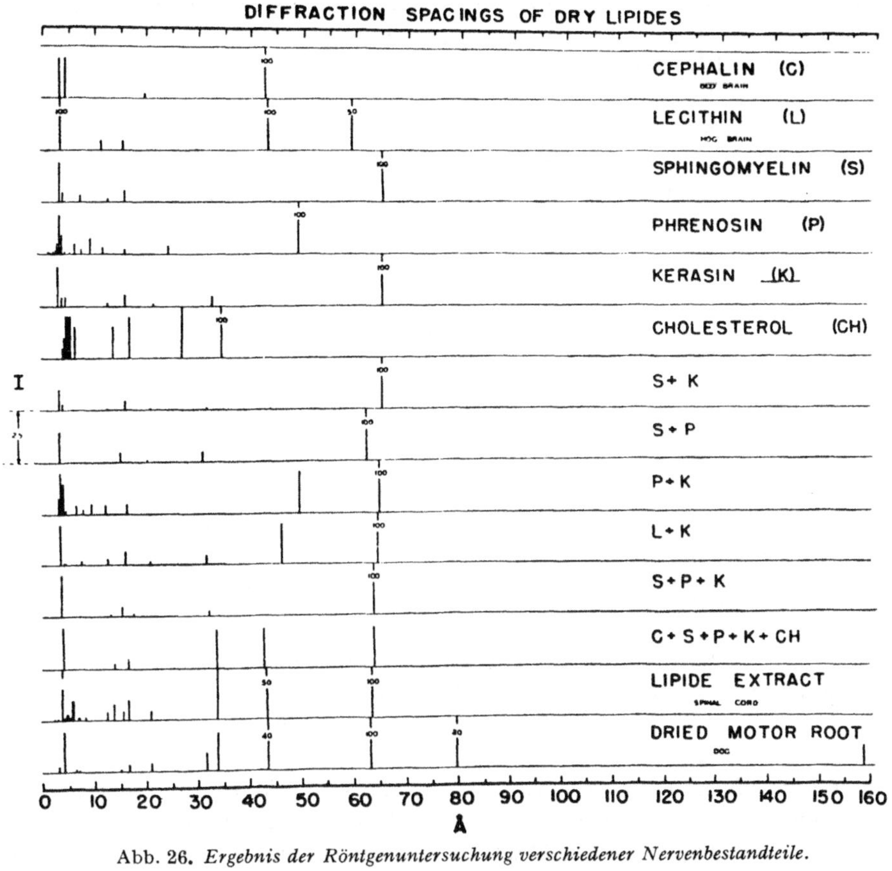

Abb. 26. *Ergebnis der Röntgenuntersuchung verschiedener Nervenbestandteile.*
Die Abbildung enthält schematisch die Lage der verschiedenen Identitätsperioden in reinen Lipoiden und Gemischen. Die Höhe der angegebenen Striche gibt ungefähr die Intensität wieder, ihre Lage in bezug auf die Abszisse gibt die Identitätsperiode in Å an. Die Röntgendiagramme sind mit einem Lipoidextrakt aus dem Rückenmark und einer getrockneten *motorischen Nervenwurzel* vom Hund verglichen. (Nach BEAR, PALMER und SCHMITT[1].)

c) Ergebnisse der Polarisationsoptik und der Röntgenoptik

Wie Abb. 27 zeigt, besteht die Markscheide abwechselnd aus radiär angeordneten Lipoidlagen und zirkulär gestellten Eiweißblättchen. Die radiär gestellten Lipoide sind einachsig positiv doppelbrechend und wirken wegen der Lage ihrer Achsen so, daß die Nervenfaser in der Längsachse fallende Interferenzfarben erzeugt, also scheinbar negativ doppelbrechend ist. Die Eiweißlamellen

[1]) SCHMITT, F. O., BEAR, R. S., u. CLARK, G. L.: Science *82*, 44 (1935); Radiology *25*, 131 (1935).

dagegen besitzen beinahe reine negative Blättchendoppelbrechung mit ebenfalls radiär gestellter optischer Achse. Sie wirken optisch gegen die von den Lipoiden her bestehende positive Anisotropie. Bezogen auf die Faserachse dagegen ist der von den Eiweißblättchen herrührende Anteil aber scheinbar positiv. Sorgfältige Imbibitionsversuche von SCHMITT und seinen Mitarbeitern haben gezeigt, daß es sich bei dieser Komponente nur um eine Formdoppelbrechung handelt, die bei Erhöhung des Brechungsindexes (vgl. S. 59) ganz verschwindet.

Die an Röntgendiagrammen von reinen Lipoiden gewonnenen Abstände sind nach BEAR, PALMER und SCHMITT[1]) in Abb. 26 zusammengestellt und mit dem motorischen Nerven verglichen. Der Abstand von 34 Å wird dem Sterin, derjenige von 44 Å dem Lezithin und Kephalin und derjenige von 63–67 Å dem

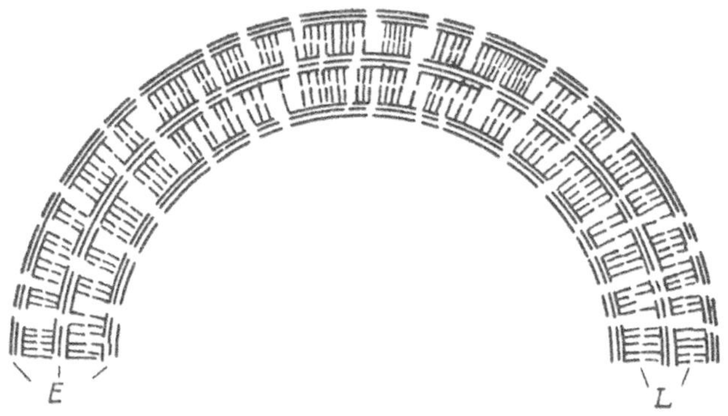

Abb. 27. *Schema des Feinbaues der Markscheide einer Nervenfaser.* Eiweißschichten in Plättchenkonzentrierung, Lipoidschichten in Radspeichenstruktur zwischen den Eiweißschichten. (Nach SCHMIDT.)

Sphingomyelin und den Cerebrosiden zugesprochen. Wird ein Säugetiernerv getrocknet, so nimmt die große Periode von 18,4 Å auf 15,9 Å ab und es erscheinen drei Ringe von 63,5, 44 und 34 Å, die den Lipoiden genau entsprechen, da offenbar die Trocknung zur Bildung separater Lipoidphasen in der Struktur führt. Lipoide allein liefern aber nie mehr als 65 Å und es muß daher die große Periode von 184 bzw. 159 Å auf der besonderen Verbindung mit dem Eiweiß und dem Wasser im Nerven beruhen. Die neurokeratinogene Struktur ist offenbar so angeordnet, daß zwischen zwei konzentrischen Eiweißblättchenringen zwei Lipoidmoleküle mit ihren Paraffinketten in radiärer Stellung ausgerichtet Platz haben. Nimmt man hierfür 134 Å an, dann bleiben 25 Å für die Eiweißblättchen. SCHMITT und PALMER[2]) glauben, daß die Lipoide in molekularen Doppelschichten liegen und von molekularen Eiweißschichten unterbrochen sind. Polarisationsoptisch läßt sich die Eiweißschicht als Blättchenschicht erkennen, wobei aber über die Art der Anordnung der Eiweiße

[1]) BEAR, R. S., PALMER, K. J., u. SCHMITT, F. O.: J. cell. a. comp. Physiol. *17*, 335 (1941).
[2]) SCHMITT, F. O., u. PALMER, K. J.: Cold Spring Harbor Symposia *8*, 94 (1940).

in diesen Blättchen nichts Näheres ausgesagt werden kann. Einen sehr ähnlichen Aufbau hat auch die Membran der Erythrozyten, die als Modell solcher Membranen gelten kann.

Auf S. 59 wurde erwähnt, wie mit Hilfe der von BEAR und SCHMITT[1]) entwickelten Formel die Doppelbrechung der komplizierten zylindrischen Nervenfaser angenähert ermittelt werden kann. Nachdem der Feinbau durch die Kombination polarisationsoptischer und röntgenographischer Betrachtungen sich einigermaßen abzuzeichnen beginnt, ist der nächste Schritt in der Erkenntnis der Versuch diese Daten quantitativ mit der Funktion des Nerven zu verbinden. Die Doppelbrechung der markhaltigen Nervenfasern des Frosches ist $n_e - n_0 = 0{,}011$. Dieser Betrag ist sehr hoch, wenn man bedenkt, daß er die Resultante der positiven Lipoid- abzüglich der negativen Eiweißkomponente ist. Aber auch über die Orientierung der Lipoide sagt der Wert etwas aus: Ammoniumoleatkristalle haben eine Doppelbrechung $n_e - n_0 = 0{,}023$; Lezithin 0,017; Filme von Bariumstearat 0,06 (BLODGETT und LANGMUIR[2])). Der Orientierungsgrad der Lipoide in der Markscheide ist demnach sehr groß!

Die Bedeutung der Faserdicke für die Geschwindigkeit der Leitung der Erregungswelle eröffnet die Frage: Wie verhält sich die Doppelbrechung bei Fasern verschiedener Fortpflanzungsgeschwindigkeit? Abb. 28 orientiert über Messungen an Froschnerven, die von SCHMITT und BEAR[3]) veröffentlicht wurden. (Unsere eigenen Messungen haben diese Beobachtungen voll bestätigt.) Die Doppelbrechung ist für die radiären Lipoide positiv, für die longitudinalen Eiweiße (scheinbar) negativ aufgetragen, um den ganzen Übergang von der marklosen dünnsten bis zur markhaltigen dicksten Faser in einer Kurve festzuhalten. Der Übergang von der «markhaltigen» zur «markarmen» Faser erfolgt bei einer Faserdicke von 2 μ; unterhalb 2 μ Faserdicke überwiegt die Eiweißkomponente, oberhalb 2 μ überwiegt die Lipoidkomponente bezüglich der Gesamtdoppelbrechung und bei 2 μ halten sie sich gerade die Waage. Dabei darf nicht vergessen werden, daß die Eiweißkomponente nochmals aus zwei Teilen besteht: a) aus dem Blättchenmischkörper im Mark, b) aus der Faserstruktur im Achsenzylinder. Merkwürdig ist die Tatsache, daß der Grad der Myelinisation einer Nervenfaser (gemessen an der Doppelbrechung) nach oben und unten eine feste Grenze zu haben scheint.

An einzelnen Nervenfasern des Meerschweinchens haben wir im Bereich von $3-15\mu$ eine konstante Doppelbrechung von $n_e - n_0 = 0{,}008$ gefunden. Es scheinen beim Warmblüter etwas andere Verhältnisse vorzuliegen.

DUNCAN[4]) und SCHMITT und BEAR[5]) glauben, daß die Stabilität der Feinstruktur von dem Durchmesser des Achsenzylinders abhängig ist, und daß diese Tatsache der Grund dafür ist, daß auch entwicklungsgeschichtlich erst mit der

---

[1]) SCHMITT, F. O., u. BEAR, R. S.: J. cell. a. comp. Physiol. *9*, 261 (1937). J. opt. Soc. Amer. *26*, 206 (1936).

[2]) BLODGETT, K. B. u. LANGMUIR, T.: Phys. Rev. *51*, 964 (1937).

[3]) SCHMITT, F.O., u. BEAR, R. S.: J. cell. a. comp. Physiol. *9*, 261 (1937).

[4]) DUNCAN, D.: J. comp. Neurol. *60*, 437 (1934).

[5]) SCHMITT, F. O., u. BEAR, R. S.: J. cell. a. comp. Physiol. *9*, 261 (1937).

Erreichung eines ganz bestimmten Faserdurchmessers die Myelinisation möglich wird.

Besonders interessant ist der Zusammenhang zwischen *Myelinisation und Fortpflanzungsgeschwindigkeit* der Erregungswelle. Die Beziehung, die zwischen Fortpflanzungsgeschwindigkeit und Axondicke besteht, ist von GASSER und GRUNDFEST[1]) quantitativ gefaßt worden. Sie haben gefunden, daß zwischen

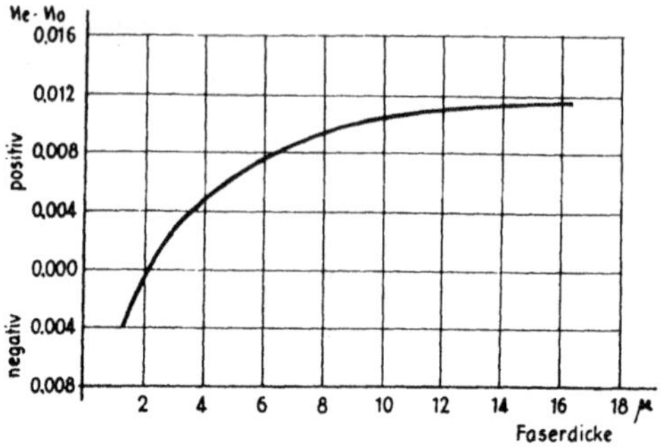

Abb. 28. *Beziehung zwischen Doppelbrechung der Nervenfaser und Faserdurchmesser.* Die Doppelbrechung ist in dieser Kurve in Abhängigkeit von der Faserdicke aufgetragen. Fasern von 2 μ Durchmesser und weniger haben scheinbar negative Doppelbrechung, weil die Messung auf eine optische Achse bezogen ist, die senkrecht zur Fasernachse steht. In Wirklichkeit haben aber die markarmen Fasern von 2 μ und weniger Durchmesser positive Doppelbrechung, mit der optischen Achse parallel zur Fasernachse. Die Abbildung zeigt, daß der Übergang von markarmen zu markhaltigen Nerven kontinuierlich ist, und daß die Myelinisation einen Grenzwert besitzt. (Nach SCHMITT und BEAR[2]).)

Fortpflanzungsgeschwindigkeit v in m/sec und Axondicke d, ausgedrückt in Mikron die lineare Beziehung $8{,}7 \cdot d = v$ besteht.

Diese Beziehung gilt für die Fasern des Phrenicus der Katze. Die vergleichenden Untersuchungen verschiedener Fasern bei den verschiedensten Tierarten hat nun aber in den letzten Jahren immer deutlicher gezeigt, daß die *Myelinisation der Faser*, neben der Dicke des Axons, eine mindestens ebenso groбe Rolle spielt. Die Axondicke der Riesenfaser von *Loligo* beispielsweise beträgt 637 μ, beim nervus saphenus der Katze aber nur 2,3 μ. Beide Fasern leiten aber mit einer Fortpflanzungsgeschwindigkeit v von 25 m/sec. Eindrücklich werden diese Verhältnisse durch die Werte der Tabelle 2b demonstriert.

Die Tabelle zeigt deutlich, daß eine Faser um so dünner sein kann, bei gleicher Leitungsgeschwindigkeit, je mehr Mark sie verhältnismäßig enthält, d. h. je stärker sie myelinisiert ist. SCHMITT hat aber auch noch darauf aufmerksam gemacht, daß es nicht nur die Menge des Markes ist, sondern auch seine Organisation, d. h. eine Faser leitet um so schneller, je höher die Doppelbrechung des Myelins ist. Gleichzeitig nimmt aber auch die Ermüdbarkeit der Faser ab und die sehr schnell leitenden stark myelinisierten Fasern der Warmblüter, die verhältnismäßig dünne Axone haben, sind praktisch unermüdbar. Nachdem die

[1]) GASSER, H. S., u. GRUNDFEST, H.: Amer. J. Physiol. *127*, 393 (1939).
[2]) SCHMITT, F. O., u. BAER, R. S.: J. cell. a. comp. Physiol. *9*, 261 (1937).

Tabelle 2b.
(Nach TAYLOR[1])

Faserart	Durchmesser der ganzen Faser	Durchmesser des Axons	Verhältnis g	Fortpflanzungsgeschwindigkeit
Loligo, Riesenfaser . .	650 μ	637 μ	0.98	25 m/sec
Regenwurm, Riesenfaser	100 μ	90 μ	0.90	25 ,,
Garnele, Riesenfaser .	50 μ	43 μ	0.87	25 ,,
Frosch, Ischiadicus . .	10 μ	7.3 μ	0.73	25 ,,
Katze, Saphenus . . .	4 μ	2.3 μ	0.58	25 ,,

Doppelbrechung aber zur Hauptsache von den Phosphatiden abhängt, können diese Befunde auch folgendermaßen ausgesprochen werden: je größer der Gehalt an orientierten Phosphatiden ist, desto größer ist die Fortpflanzungsgeschwindigkeit und die Unermüdbarkeit der Faser. *Die Markscheide ist ein Akkumulator, der das Axon in der Erregungsbildung und Fortleitung um so wirksamer beeinflußt, je höher der Grad der Myelinorganisation ist.*

5. Das chemisch nachweisbare Baumaterial

Bei oberflächlicher Überlegung scheint es immer besonders hoffnungsvoll zu sein, auf dem Wege über die qualitative und quantitative chemische Analyse eine biologische Maschine, wie den Muskel oder den Nerven, verstehen zu können. Enttäuschung ist jedesmal der Lohn solcher Bemühungen. So wenig die chemische Analyse der Farben eines Rembrandt-Bildes den inneren Gehalt wiedergeben kann, so unzulänglich ist auch die chemisch-analytische Betrachtungsweise eines biologischen Systems. Sie ist zwar notwendig, um die Bausteine wenigstens kennenzulernen, und besonders nützlich dann, wenn es gelingt, diejenigen Bausteine zu ermitteln, die bei der Aktion mit chemischen Umwandlungen in besonderer Art beteiligt sind, aber von dieser Erkenntnis bis zu einem angenäherten Verständnis des Funktionierens der lebendigen Maschine ist ein weiter Weg, der bis jetzt weder beim Muskel noch beim Nerven erfolgreich beschritten werden konnte. Beim Muskel steht wenigstens fest, daß das Myosin unter den verschiedenen Eiweißbausteinen das kontraktile Eiweiß ist, und es ist so gut wie sicher, daß die Verkürzung des Myosins die mechanische Energie liefert. Wie aber die gebundene chemische Energie des Muskels in mechanische Energie transformiert wird, ist trotz größter Fortschritte auf dem Gebiet der Muskelchemie noch dunkel geblieben. Beim Nerven ist die Situation noch ungünstiger, indem kaum irgendwelche Ansätze zu einem Verständnis der chemischen Vorgänge, geschweige denn zu einer Vorstellung von der Umsetzung chemischer Energie in den besonderen Zustand, den wir «Erregung» nennen, bestehen. Außerdem ist es schwierig, genügend Nervenmaterial für die chemische Bearbeitung zu gewinnen, so daß schon aus diesem Grunde die «Nervenchemie» noch ganz in den Anfängen steckengeblieben ist.

[1]) TAYLOR, G. W.: J. cell. a. comp. Physiol. *18*, 233 (1941).

Um eine gewisse Ordnung in die chemischen Bestandteile eines biologischen Systems zu bringen, ist es zweckmäßig, zwischen Stoffen zu unterscheiden, die sich in irgendeiner Weise bei der Aktion beteiligen, sei es durch chemische Umwandlung oder durch Veränderung ihres physikalisch-chemischen Zustandes, und solchen Stoffen, die bei der Aktion unbeteiligt bleiben und mehr als Gerüst für die Maschine dienen. Die Grenze wird oft schwer zu ziehen sein und sehr von den jeweiligen Fortschritten der Erkenntnis abhängen. Stoffe, denen scheinbar keine Bedeutung zukommt, können plötzlich wichtig werden, wenn erst einmal ihre Stellung im Getriebe erkannt wird.

Wie bei allen tierischen Geweben, steht auch beim Nerven der *Wassergehalt* im Vordergrund. Bei den meisten Nerven liegt er um 70%. ABDERHALDEN und WEIL[1]) haben folgende Werte gefunden:

Mensch	68,7%
Hund	69,7%
Katze	67,3%
Hase	64,5%
Rind	64,9–67,2%
Pferd	69,3%,

CHEVALLIER[2]) gibt für den Menschen 66,3, HALLIBURTON[3]) 61,3% an.

Weitere Hauptbestandteile sind die Eiweiße und dann, als Besonderheit des Nerven, die Lipoide. Über die Eiweiße des Nerven liegen sehr spärliche Angaben vor und es erscheint dringend nötig, hier genauere Untersuchungen anzustellen. CHEVALLIER[2]) gibt den Eiweißgehalt der Nerven mit 36,8% an. Auf Grund des Verhaltens bei der Hitzekoagulation werden zwei globulinartige Eiweißkörper, das Neuroglobulin α und das Neuroglobulin β unterschieden, ferner Neurokeratin, Nukleoproteide und als Komplex der Achsenzylinder-Eiweiße das Neuronin. Das Neuroglobulin α gerinnt beim Warmblüter etwa bei 47°, bei den Vögeln etwas höher, bei 50–53°, beim Frosch dagegen schon bei 40°. Das Neuroglobulin β gerinnt erst bei höheren Temperaturen von 70–75°.

Der Achsenzylinder der Riesennervenfaser des Tintenfisches löst sich sehr gut, mit Ausnahme einiger granulärer Rückstände, die nicht einmal in molarer Natronlauge in Lösung gehen, in Neutralsalzen in isotonischen Lösungen. Der Eiweißgehalt ist etwa 3–4% und der Wassergehalt bei diesem Nerven fast 90%; das Eiweiß macht 30–40% der Trockenbestandteile des Axons aus. Der Rest sind hauptsächlich Salze, freie Aminosäuren und Lipoide (BEAR und SCHMITT[4]). BEAR, SCHMITT und YOUNG haben dieses Eiweiß *Neuronin* genannt und angegeben, daß es ein Nucleo- oder Pseudonucleoprotein sein muß, da eine Histonfraktion durch Behandlung mit Alkali abgespalten werden kann und eine nucleinsäureähnliche Fraktion nach Säurebehandlung frei wird. Irgendwelche moderne Untersuchungen über die Eiweiße des peripheren Nerven

[1]) ABDERHALDEN, E., u. WEIL, A.: Hoppe-Seylers Z. phys. Chemie *81*, 207 (1913); *83*, 424 (1913).

[2]) CHEVALLIER, J.: Hoppe-Seylers Z. phys. Chemie *10*, 97 (1886).

[3]) HALLIBURTON, W. D.: Ergebnisse Physiol. *4*, 23 (1905).

[4]) BEAR, R. S., SCHMITT, F. O., u. YOUNG, J. Z.: Proc. Roy. Soc. B. *123*, 520 (1937).

liegen aber meines Wissens überhaupt nicht vor und in dem neuesten Werk über Eiweiße von COHN und EDSALL[1]) sind die Nerveneiweiße überhaupt nicht erwähnt. Die Aminosäuren des Nerven sind von ABDERHALDEN und WEIL untersucht worden und verteilen sich etwa wie folgt:

Glykokoll	–	Lysin	0,28%
Alanin	0,24%	Arginin	0,26%
Valin	0,20%	Tyrosin	0,17%
Leucin	0,38%	Prolin	0,04%
Serin	0,01%	Tryptophan	+
Glutaminsäure	0,59%	Histidin	0,04%

Die hauptsächlichen Lipoide des Nerven sind die Phosphatide (Lezithin, Kephalin und Sphingomyelin), Cerebroside (Cerebron, Kerasin, Nervon und Oxynervon) und Cholesterin. Sie verteilen sich etwa wie folgt:

‰ des Gesamtextraktes	marklose Nerven	markhaltige Nerven
Lezithin	98‰	29‰
Kephalin	237‰	124‰
Cerebroside	60‰	182‰
Cholesterin	470‰	250‰

Außerdem sind noch folgende Bestandteile festgestellt worden: Kreatin und Kreatinphosphorsäure, Adenosintriphosphorsäure, Purinbasen, Inosit, Cholin, Azetylcholin, Aneurin, Neuridin, Cholinesterase, Peroxydase, Dehydrogenasen, Lipasen, Amylasen, Glutathion, Adenosintriphosphatase, Katalase usw. GERARD und TUPIKOVA[2]) haben sich besonders eingehend mit den Phosphaten des Nerven beschäftigt. Sie fanden, daß 70% der Phosphate des Froschnerven in Aceton unlöslich, aber in Alkohol löslich sind. 70% des Phosphors ist somit in Phosphatiden wie Lezithin, Kephalin und Sphingomyelin gebunden. 20% der Phosphate gehen in Aceton in Lösung und können möglicherweise auch noch Phosphatide sein und nur 10% sind in organischen Lösungsmitteln unlöslich. Der Phosphorgehalt des Froschnerven ist 425 mg%, davon sind nur 10% säurelösliches Phosphat. Im säurelöslichen Phosphat sind 7 mg% anorganisches Phosphat, 9 mg% Kreatinphosphorsäure, 6 mg% Pyrophosphat und 18 mg% nicht spaltbares Phosphat enthalten.

ALCOCK und LYNCH[3]) haben die Asche beim nervus medianus des Pferdes untersucht und gefunden, daß 0,98% des Frischgewichtes des Nerven als Gesamtasche erhalten wird. Davon entfallen auf Schwefel 0,12%, Phosphor 0,25%, Kalium 0,13% und Chlor 0,27%.

Neben allen diesen Bestandteilen des Nerven, die mengenmäßig stärker hervortreten, hat sich das Interesse neuerdings aber ganz anderen Bausteinen zugewendet, die zwar nur in Spuren im Nerven vorkommen, deren Bedeutung

[1]) COHN, E. J., u. EDSALL, J. T.: Proteins, Amino Acids and Peptides (New York 1943).
[2]) GERARD, W., u. TUPIKOVA, N.: J. cell. a. comp. Physiol. *13*, 1 (1939).
[3]) ALCOCK, N. H., u. LYNCH, G. R : J. Physiol. *42*, 107 (1911).

aber in ihrem engen Zusammenhang mit dem Erregungsvorgang liegt. Für diese Bausteine habe ich die Bezeichnung *Aktionssubstanzen* eingeführt[1H]).

Es sind dies: Azetylcholin, Aneurin, Kalium und A_4 beim cholinergischen Nerven und Adrenalin beim adrenergischen Nerven. Es ist daher lohnend, die quantitativen Verhältnisse etwas genauer anzusehen.

*Azetylcholin*bestimmungen am Nerven sind häufig durchgeführt worden. Über einige Ergebnisse orientiert Tabelle 3. Pro Gramm Nerv werden je nach Extraktionsverfahren und Tierart 0,2–15 γ Azetylcholin gefunden. Eine Ausnahme bilden, wie schon erwähnt, die sensiblen Nerven, die einen sehr niedrigen Gehalt an Azetylcholin aufweisen. Nachdem ABDON[2]) aber zeigen konnte, daß der größte Anteil des Azetylcholins im Nerven in einer unwirksamen Vorstufe, die wir *Proazetylcholin* nennen werden (vgl. S. 288), vorliegt und daß die Freisetzung zu Azetylcholin durch verschiedene Eingriffe wie Hitze, Säure usw. erfolgen kann, ist es weitgehend eine Frage der Technik der Extraktion, wenn größere Unterschiede im Azetylcholingehalt gefunden werden.

Bezüglich des *Aneurin*gehaltes sind die Angaben vorläufig spärlich. Über die bisher vorliegenden Messungen orientiert Tabelle 4. Beim Warmblüter scheint der allergrößte Teil des Aneurins im Nerven in einer gebundenen Form vorzuliegen.

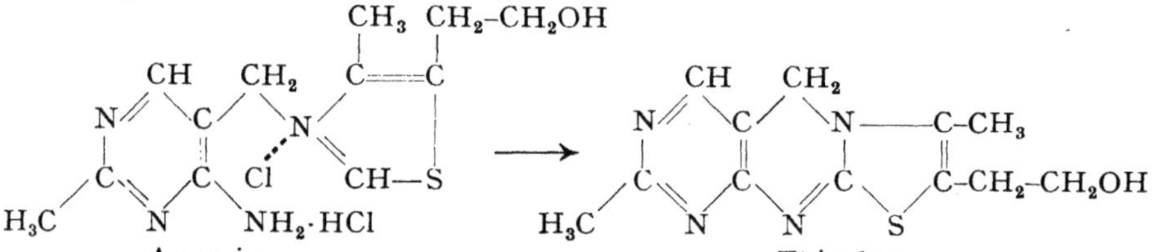

Die große Bedeutung, die dem Aneurin beim Erregungsvorgang zukommt (vgl. S. 293), legte die Frage nahe, ob das Aneurin im Nerven nicht auch direkt färberisch nachweisbar sei. Wird Aneurin in alkalischem Milieu mild oxydiert, so entsteht das *Thiochrom*, dessen violettstichig, blaue Fluoreszenz KUHN, WAGNER-JAUREGG, V. KLAVEREN und VETTER[3]) entdeckt haben und es darauf rein darstellten. JANSEN[4]) hat diese Umwandlung als Test zur quantitativen Auswertung des Aneurins als erster verwendet und allgemein eingeführt. Diese Reaktion liefert aber auch das Verfahren, um im Nerven färberisch das Aneurin direkt sichtbar zu machen, wie es von V. MURALT[5H]) eingeführt wurde.

Technik der Aneurinfärbung peripherer Nerven

Durch milde Oxydation mit Kaliumferricyanid wird Aneurin bei alkalischer Reaktion in Thiochrom übergeführt. Das Thiochrom besitzt eine starke blauviolette Fluoreszenz mit einem Maximum bei 438 mμ und zwei Maxima der Ultra-

---

1H) MURALT, A. V.: Naturwiss. *27*, 265 (1939).

2) Vgl. ABDON, N. O., und LJUNGDAHL-OESTBERG, K.: Acta physiol. Scand. *8*, 103 (1944).

3) KUHN, R., WAGNER-JAUREGG, TH., V. KLAVEREN, F., u. VETTER, H.: Hoppe-Seylers Z. phys. Chemie *234*, 196 (1935).

4) JANSEN, B. C. P.: Rec. trav. chim. Pays-Bas *55*, 1046 (1936).

5H) MURALT, A. V.: Pflügers Arch. *247*, 1 (1943).

Tabelle 3.

Tier	Nerv	ACH	Methoden	Autoren	Literatur
Pferd	sympathischer Nerv	2,8 γ/g Nerv (D. v. 3 Werten)	Trichloressigsäure rectus abdominis + Eserin	CHANG u. GADDUM	J. Physiol. *79*, 255 (1933)
Hund	n. splanchnicus	7,8 γ/g Nerv (D. v. 5 Werten)	Trichloressigsäure Eserinisierte Blutegel	BARSOUM	J. Physiol. *84*, 259 (1935)
	n. vagosympathicus	5,2 γ/g Nerv (D. v. 4 Werten)	id.	id.	id.
	n. hypogastricus	4 γ/g Nerv	id.	id.	id.
	n. ischiadicus	2,2 γ/g Nerv (D. v. 5 Werten)	id.	id.	id.
	Plexus brachialis	2,1 γ/g Nerv (D. v. 2 Werten)	id.	id.	id.
	Chiasma opticum	1 γ/g	id.	id.	id.
	hint. Nervenwurzeln	0 γ/g	Eserinisierte Blutegel	HELLAUER	Pflügers Arch. *242*, 382 (1939)
	vord. Nervenwurzeln	10 γ/g			
	cervicaler n. vagus	8 γ/g Nerv	Bicarbonatfreies Ringer-Dialysat + Physostigmin (1 : 50000)	LISSAK	Amer. J. Physiol. *125*, 778 (1939)
	n. ischiadicus	4 γ/g	Test: normales Froschherz	id.	id.
	n. phrenicus	1,5 γ/g	id.	id.	id.
	Plexus mesentericus sup.	2 γ/g	id.	id.	id.
	thorac. sympathischer Grenzstrang (inkl. Ganglien)	12 γ/g (Alle diese Zahlen v. LISSAK sind D. v. 10 Werten)	id.	id.	id.

Tabelle 3 (Fortsetzung).

Tier	Nerv	ACH	Methoden	Autoren	Literatur
Hund (Fortsetzg.)	n. opticus	0,05 γ/g Nerv (D. v. 10 Werten)	Bicarbonatfreies Ringer-Dialysat + Eserin (1 : 50000) Test: Froschherz	LISSAK u. PASZTOR	Pflügers Arch. *244*, 120 (1940)
	Tractus opticus	0,19 γ/g (D. v. 10 Werten)	id.	id.	id.
	n. saphenus	0,02 γ/g (D. v. 10 Werten)	id.	id.	id.
	n. vagus	1,57–4 γ/g	Ringer-Physostigmin Test: Blutegel	KWIATKOWSKI	Naunyn-Schmiedebergs Arch. *177*, 154–158 (1935)
	n. ischiadicus	0,2–3,1 γ/g	Blutdruck der Katze	id.	id.
	sympathisches Ganglion	2 γ/g	Trichloressigsäure Test: rectus abdominis des Frosches	DIKSHIT	Quart. J. exp. Physiol. *28*, **243** (1938)
	n. vagus	5,5 γ/g	id.	id.	id.
	n. ischiadicus	1,2 γ/g	id.	id.	id.
	vord. Nervenwurzeln	9–10 γ/g	Ringer-Eserin in Hitze oder Trichloressigsäure Test: Blutegel	LOEWI und HELLAUER	Pflügers Arch. *240*, 769 (1938)
	hint. Nervenwurzeln	0,08 γ/g	id.	id.	id.
Katze	Ganglion cervicale sup.	14 γ/g (D. v. 5 Werten)	Trichloressigsäure Test: rectus abdominis des Blutegels, Blutdruck der Katze	BROWN und FELDBERG	J. Physiol. *86*, 290 (1936 a)

Tabelle 3 (Fortsetzung).

Tier	Nerv	ACH	Methoden	Autoren	Literatur
Katze (Fortsetzg.)	Ganglion cervicale sup.	14–24 γ/g	Trichloressigsäure Test: rectus abdominis des Blutegels, Blutdruck der Katze	Brown u. Feldberg	J. Physiol. *88*, 265 (1936 b)
	n. opticus	0,3 γ/g (?)	Trichloressigsäure Test: Blutegel, Blutdruck Katze	McIntosh	J. Physiol. *99*, 436 (1941)
	n. trigeminus (n. ophtalmicus)	0,8 γ/g	id.	id.	id.
	n. trigeminus (n. maxillaris)	0,3–0,6 γ/g	id.	id.	id.
	n. lingualis	2–2,5 γ/g	id.	id.	id.
	n. acusticus	< 0,8 γ/g	id.	id.	id.
	n. laryngeus sup. (r. internus)	1,2–2,0 γ/g	id.	id.	id.
	n. saphenus	0,4–1,2 γ/g	id.	id.	id.
	hint. Nervenwurzeln (Lumbalgegend)	0,04–0,1 γ/g	id.	id.	id.
	n. oculomotorius	15 γ/g	id.	id.	id.
	n. facialis	6 γ/g	id.	id.	id.
	n. accessorius	10 γ/g	id.	id.	id.
	n. hypoglossus	11–14 γ/g	id.	id.	id.

Tabelle 3 (Fortsetzung).

Tier	Nerv	ACH	Methoden	Autoren	Literatur
Katze (Fortsetzg.)	n. recurrens	13 γ/g	Trichloressigsäure Test: Blutegel, Blutdruck der Katze	McIntosh	J. Physiol. *99*, 436 (1941)
	n. phrenicus	10—16 γ/g	id.	id.	id.
	vord. Nervenwurzeln (Lumbalgegend)	12—18 γ/g	id.	id.	id.
	Plexus brachialis	6 γ/g	id.	id.	id.
	n. ischiadicus	4—6 γ/g	id.	id.	id.
	n. peronaeus	4 γ/g	id.	id.	id.
	n. tibialis	2,5 γ/g	id.	id.	id.
	n. femoralis	7 γ/g	id.	id.	id.
	cervicaler n. vagus	6—9 γ/g	id.	id.	id.
	praeggl. cervicaler sympathicus	18—30 γ/g	id.	id.	id.
	n. splanchnicus	17 γ/g	id.	id.	id.
	n. hypogastricus	15 γ/g	id.	id.	id.
	n. mesentericus	4 γ/g	id.	id.	id.
	Ganglion ciliare	12 γ/g	id.	id.	id.
	Ganglion cervicale sup.	18—37 γ/g	id.	id.	id.
	Ganglion stellaris	44 γ/g	id.	id.	id.
	thorac. sympathischer Grenzstrang	32 γ/g	id.	id.	id.
	Gangl. mesentericum inf.	40 γ/g	id.	id.	id.

Tabelle 3 (Fortsetzung).

Tier	Nerv	ACH	Methoden	Autoren	Literatur
Katze (Fortsetzg.)	Ganglion nodosum	6–7 γ/g	Trichloressigsäure Test: Blutegel, Blutdruck der Katze	McIntosh	J. Physiol. *99*, 436, (1941)
	hint. Nervenwurzeln	0 γ/g	Test: Blutegel	Hellauer	Pflügers Arch. *242*, 382 (1939)
	vord. Nervenwurzeln	20 γ/g	id.	id.	id.
	cervicaler n. vagus	10 γ/g (D. v. 10 Werten)	Bicarbonatfreies Ringer-Dialysat + Physostigmin 1 : 50000 Test: Froschherz	Lissak	Americ. J. Physiol. *125*, 778 (1939)
	cervicaler sympathischer Grenzstrang	11 γ/g	id.	id.	id.
	Ganglion cervicale sup.	16 γ/g	id.	id.	id.
	n. ischiadicus	3,5 γ/g	id.	id.	id.
	n. phrenicus	1,8 γ/g	id.	id.	id.
	Plexus mesentericus sup.	1,5 γ/g	id.	id.	id.
	thorac. symp. Grenzstrang (inkl. Ganglion)	14 γ/g	id.	id.	id.
	n. opticus	0,02 γ/g	Bicarbonatfreies Ringer-Dialysat + Eserin 1 : 50000 Test: Froschherz, Blutegel, rectus abdominis	Lissak und Pasztor	Pflügers Arch. *244*, 120 (1940)
	Tractus opticus	0,16 γ/g	id.	id.	id.
	n. saphenus	0,21 γ/g	id.	id.	id.

Tabelle 3 (Fortsetzung).

Tier	Nerv	ACH	Methoden	Autoren	Literatur
Katze (Fortsetzg.)	n. ischiadicus	0,8–3,6 γ/g	Ringer + Physostigmin Test: Blutegel, Blutdruck der Katze	Kwiatkowski	Naunyn-Schmiedebergers Arch. *177*, 154–158 (1935)
	Ganglion cervicale sup.	28 γ/g (D. v. 35 Werten)	Locke + HCl + Eserin Test: rectus abdominis	Feldberg	J. Physiol. *101*, 432 (1943)
	cervicaler sympathischer Grenzstrang	31 γ/g (D. v. 17 Werten)	id.	id.	id.
	n. vagus	8,7 γ/g (D. v. 3 Werten)	id.	id.	id.
	n. phrenicus	6,2 γ/g	id.	id.	id.
	lumbale vord. Nervenwurzeln	21,5 γ/g (D. v. 2 Werten)	id.	id.	id.
	lumbale hint. Nervenwurzeln	< 0,25 γ/g	Test: Blutdruck der Katze	id.	id.
	vord. Nervenwurzeln	20 γ/g	Ringer ⊥ Eserin in Hitze oder Trichloressigsäure Test: Blutegel	Loewi und Hellauer	Pflügers Arch. *240*, 769 (1938)
	hint. Nervenwurzeln	0,25 γ/g	id.	id.	id.
Kaninchen	n. ischiadicus	4,3 γ/g (D. v. 8 Werten)	Kochen in isotonischem NaCl Test: Blutegel, Froschherz	Hellauer und Umrath	Z. Biol. *99*, 624 (1939)
	Medulla	3,3 γ/g	Test: Blutegel	Hellauer	Pflügers Arch. *242*, 382 (1939)
	n. ischiadicus	4 γ/g	id.	id.	id.

Tabelle 3 (Fortsetzung).

Tier	Nerv	ACH	Methoden	Autoren	Literatur
Kaninchen (Fortsetzg.)	cervicaler n. vagus	8 γ/g (D. v. 10 Werten)	siehe oben	LISSAK	siehe oben
	cervicaler sympathischer Grenzstrang	6 γ/g (D. v. 10 Werten)	id.	id.	id.
	Ganglion cervicale sup.	14 γ/g	id.	id.	id.
	n. ischiadicus	2,5 γ/g	id.	id.	id.
	n. phrenicus	1,4 γ/g	id.	id.	id.
	hint. Nervenwurzeln	0,007 γ/g (D. v. 3 Werten)	Ringer-Eserin in Hitze nach LOEWI-HELLAUER Test: Froschlunge	BRECHT und CORSTEN	Pflügers Arch. *245*, 160 (1942)
Rind	n. opticus	0 γ/g	siehe oben	H. HELLAUER	Pflügers Arch. *242*, 382 (1939)
	n. vagus	7 γ/g	id.	id.	id.
	praeggl. n. sympathicus	11 γ/g	id.	id.	id.
	praeggl. n. splanchnicus	4,3 γ/g	id.	id.	id.
	postggl. n. sympathicus	1,4 γ/g	id.	id.	id.
	postggl. n. splanchnicus	0,6 γ/g	id.	id.	id.
	hint. Nervenwurzeln	0,004 γ/g (D. v. 7 Werten)	id.	BRECHT und CORSTEN	siehe oben
	nn. optici	0,031 γ/g (D. v. 8 Werten)	id.	id.	id.

Tabelle 3 (Fortsetzung).

Tier	Nerv	ACH	Methoden	Autoren	Literatur
Rind (Fortsetzg.)	n. vagus	0,24–0,8 γ/g	siehe oben	Kwiatkowski	siehe oben
	n. ischiadicus	0,32 γ/g	id.	id.	id.
	Plexus brachialis	0,8 γ/g	id.	id.	id.
	praeggl. n. sympathicus cervicalis	10,8 γ/g (D. v. 4 Werten)	id.	Loewi und Hellauer	id.
	postggl. n. sympathicus	1,4 γ/g (D. v. 4 Werten)	id.	id.	id.
	n. vagus	7–11 γ/g	id.	id.	id.
	n. opticus (ohne Dura mater)	0 γ/g	id.	id.	id.
Frosch	n. ischiadicus (1) = *Rana temporaria* (2) = *Rana esculenta*	5 γ/g (D. v. 17 Werten) 6,7 γ/g (D. v. 12 Werten)	Kochen in isotonischem NaCl Test: Blutegel, Froschherz	Hellauer und Umrath	id.
	n. ischiadicus	5 γ/g (D. v. 50 Werten)	Test: Blutegel	Hellauer	Pflügers Arch. *242*, 382 (1939)
	n. ischiadicus (1) = gereizt (2) = ungereizt	(1) 0,24 γ/g (2) 0,15 γ/g	Einschießen in flüssige Luft Extraktion, Trichloressigsäure während 5–15 Minuten Test: Blutegel	v. Muralt	Pflügers Arch. *245*, 604 (1942)

Tabelle 3 (Fortsetzung).

Tier	Nerv	ACH	Methoden	Autoren	Literatur
Frosch (Fortsetzg.)	n. ischiadicus	0,24 γ/g	hypotonische Eserinlösung während 15 Minuten Test: Froschherz	v. MURALT und v. SCHULTHESS	Helv. physiol. acta *2*, **435** (**1944**)
Schaf	Ganglion cervicale sup.	13 γ/g (D. v. 7 Werten)	Locke + HCl + Eserin Test: rectus abdominis	FELDBERG	J. Physiol. *101*, **432** (**1943**)
	cervicaler sympathischer Grenzstrang	18 γ/g (D. v. 8 Werten)	id.	id.	id.
Mensch (wegen Osteosarkom amputiert)	n. ischiadicus	0,45 γ/g	siehe oben	KWIATKOWSKI	siehe oben
Meer-schweinchen	n. ischiadicus	0,5 γ/g	hypotonische Eserinlösung während 15 Minuten Test: Froschherz mit HCl: ung. 10mal mehr	v. MURALT und v. SCHULTHESS	Helv. physiol. acta *2*, **435** (**1944**)
Ratte	n. ischiadicus	1,67 γ/g	Test: Froschherz	LISSAK, KOVACS und NAGY	Pflügers Arch. *247*, **124** (**1944**)

violettabsorption bei **375** mμ und **358** mμ bei pH 7 (KUHN[1]), STÄMPFLI[2H])). Auf die Bildung des Thiochroms hat die Ferricyankalimenge und die Konzentration der Lauge (NaOH) einen wesentlichen Einfluß, wie HARRIS und WANG[3]) in einer methodisch sehr gründlichen Arbeit nachgewiesen haben. Durch Methanolzusatz kann die Fluoreszenzfarbe, die licht- und sauerstoffempfindlich ist, fixiert werden.

Frische Nerven werden mit dem Mikrotom in gefrorenem Zustand (durch Kohlensäureschnee) mit gut gekühltem Messer geschnitten. Die Schnitte werden in Ringer-Lösung eingelegt und von dort in eine 10prozentige Formalin-Ringer-Lösung zur Fixierung übertragen. Nach 40–100 Minuten werden die Schnitte 10 Minuten lang in die «Färbelösung», bestehend aus 1% Kaliumferricyanid und $n/_{10}$ NaOH gebracht, dann gewässert und in Glyzerin auf einem Objektträger mit Deckglaskitt unter Abschluß des Sauerstoffes als Dauerpräparat montiert und im Dunkeln aufbewahrt.

Das Verfahren liefert saubere und haltbare Präparate mit guter Fluoreszenz.

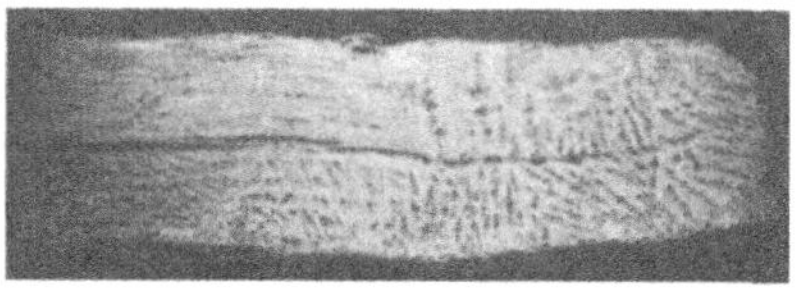

Abb. 29a. Längsschnitt eines n. ischiadicus vom Frosch. Fluoreszenzaufnahme 5 Minuten Belichtung.

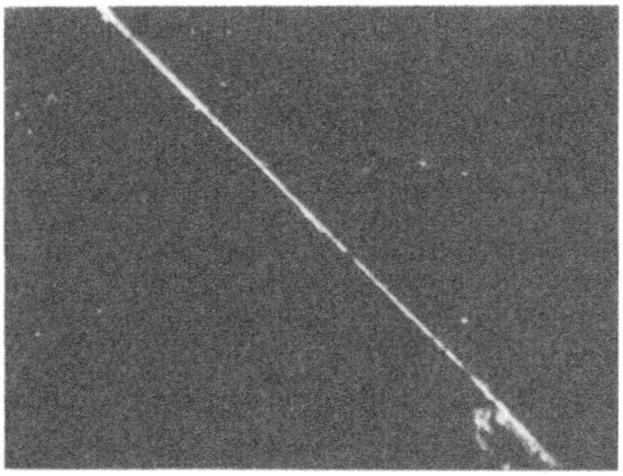

Abb. 29b Einzelfaser eines n. ischiadicus vom Frosch. Fluoreszenzaufnahme 5 Minuten Belichtung.

Abb. 29a zeigt eine Fluoreszenzaufnahme von einem Längsschnitt des Ischiadicus vom Frosch. Auffallend sind neben den deutlich fluoreszierenden Faserzügen die dunkeln Stellen, dort wo der Nerv nicht ganz längs, sondern leicht quer getroffen wurde. Bei genauerer Betrachtung zeigt sich, daß die dunkeln Stellen von quergetroffenen Achsenzylindern herrühren müssen. Daß diese Beobachtung richtig ist, zeigt Abb. 29b, mit einer Einzelfaser des n. ischiadicus vom Frosch, bei der am RANVIERschen Schnürring gar keine Fluoreszenz nachweisbar ist. Da der Achsenzylinder der thiochromgefärbten Nervenfasern nicht fluoresziert, ist der Farbstoff folglich in der Markscheide eingelagert Diese Beobachtung hat zu einer Reihe von Überlegungen geführt, die im folgenden nur kurz wiedergegeben seien:

1. Ist der fluoreszierende Stoff des Nerven aus dem Aneurin bei der Färbung entstandenes Thiochrom?

---

[1]) KUHN, R., WAGNER-JAUREGG, TH., v. KLAVEREN, F. u. VETTER, H.: Hoppe-Seylers Z. phys. Chemie *234*, 196 (1935).

[2H]) STÄMPFLI, R.: Helv. physiol. acta *1*, 265 (1943).

[3]) HARRIS, L. J., u. WANG, Y. L.: Biochemic. J. *35*, 1054 (1941).

Tabelle 4.
Freies und gebundenes Aneurin in Nerven und Gehirn

Tier	Organ	freies Aneurin in γ pro g	gebundenes Aneurin in γ pro g	Methode	Autor	Literatur
Frosch	n. ischiadicus	1,2	3,5	Thiochrom / manometrisch	WYSS	Helv. physiol. acta *2*, 121 (1944)
	n. ischiadicus	—	0,6 (ungereizte Nerven) bis 2,7 (gereizte Nerven)	Phycomyces	v. MURALT u. ZEMP	Pflügers Arch. *246*, 746 (1943)
Ratte	Gehirn	0,3	6,0	Thiochrom	WESTENBRINK u. GOUDSMIT	Nature *142*, 150 (1938)
	Gehirn	0,8–1,0	2,5–3,5	Thiochrom	RITSERT	Klin. Wschr. *18*, 1370 (1939)
	Gehirn	0,3	2,3	Thiochrom (modif.)	WIEDENBAUER	Klin. Wschr. *18*, 1613 (1939)
	Gehirn	1,9	3,5	Thiochrom	DE CARO u. BUTTURINI	Bol. Soc. Ital. Biol. sper. *15*, 406 (1940)
	Gehirn	0,8	3,1	Thiochrom u. Phycomyces	v. MURALT	unveröffentlicht
	n. ischiadicus	0,7	1,6	Thiochrom u. Phycomyces	id.	id.
	Rückenmark	1,0	—	Thiochrom	RITSERT	Klin. Wschr. *17*, 1397 (1938)
Schwein	n. obturatorius	0,26	0,39	Thiochrom	SANZ	Pflügers Arch. *247*, 317 (1943)

Tabelle 4 (Fortsetzung).
Freies und gebundenes Aneurin in Nerven und Gehirn

Tier	Organ	freies Aneurin in γ pro g	gebundenes Aneurin in γ pro g	Methode	Autor	Literatur
Taube	Gehirn	0,1	2,5	Thiochrom	DE CARO u. BUTTURINI	lit. cit.
Meerschweinchen	Gehirn	0,2	3,2	Thiochrom (modif.)	WIEDENBAUER	lit. cit.
	n. ischiadicus	0,1	1,0	Thiochrom/manometrisch Extraktion mit 0,04 n-H_2SO_4 und Sand im Mörser zerrieben.	v. MURALT u. WYSS	Helv. physiol. acta *2*, **445** (1944)
Kaninchen	Großhirnrinde	0,6	2	Thiochrom u. Phycomyces	v. MURALT	unveröffentlicht
	Zwischenhirn	0,4	2,1	Extraktion: in n-HCl 1 Stunde bei 98°	id.	id.
	Rückenmark	0,4	2,2		id.	id.
	Medulla oblongata	0,5	2,5		id.	id.
	n. vagus	0,3	1,2		id.	id.
	n. phrenicus	0,7	0,8		id.	id.
	n. ischiadicus	0,5	0,7		id.	id.

Das menschliche Auge besitzt ein sehr feines Unterscheidungsvermögen für Farbnuancen. Stellt man zwei Fluoreszenzmikroskope nebeneinander auf und betrachtet mit dem einen Pflanzenzellen, die mit Lösungen von reinem Thiochrom angefärbt werden, mit dem anderen ein auf Grund des Eigengehaltes an Aneurin nach der neuen Methode «gefärbtes» Präparat, so ist die Übereinstimmung im Farbton in allen Nuancen vorhanden[1]). Ohne Oxydation mit Kaliferricyanid, bei sonst gleicher Behandlung, zeigen die Nerven die Fluoreszenzfarbe nicht. Aber nicht nur dieser grobe Unterschied weist darauf hin, daß es sich um Thiochrom oder ein ganz ähnliches Produkt handeln muß. Von zehn Nerven wurden 30 μ dicke Gefrierschnitte hergestellt, die nach der neuen Methode «angefärbt» wurden. Durch Zentrifugieren wurden die Schnitte von der Färbelösung abgetrennt, fein zerrieben und mit Isobutylalkohol (gutes Lösungsmittel für Thiochrom) extrahiert. Auch die «Färbelösung» wurde mit Isobutylalkohol ausgeschüttelt. Sie lieferte eine schwache, aber deutliche Thiochromfluoreszenz, der Nervenextrakt hingegen eine kräftige Thiochromfluoreszenz. STÄMPFLI[2H]) hat gefunden, daß Thiochromlösungen von Ultraviolettlicht bei 375 mμ maximal photochemisch zersetzt werden. Die Isobutylalkoholextrakte «gefärbter» Nerven werden in gleicher Weise zersetzt, aber mit dem Unterschied, daß selbst bei langdauernder Bestrahlung immer noch ein resistenter, fluoreszierender Rest übrigbleibt. Neben dem Thiochrom entstehen somit im Nerven noch andere fluoreszierende Stoffe, die nicht thiochromartig sind. Solange der Farbstoff im Nervenschnitt vorhanden ist, ist er sehr resistent gegenüber der photochemischen Wirkung des eingestrahlten Lichtes. Es muß sich hierbei um eine Schutzfunktion handeln, die von den gleichzeitig anwesenden Eiweißen oder Lipoiden ausgeübt wird. Die Absorptionsanalyse (vgl. S. 99) zeigt, wie das Aneurinmaximum bei Behandlung des Nerven mit Kaliumferricyanid verschwindet, und auch hierin liegt ein überzeugendes Argument, denn gleichzeitig tritt in den Extrakten so behandelter Nerven das Thiochrommaximum bei 376 mμ auf.

2. Merkwürdig und unabgeklärt ist die Resistenz der Nervenpräparate gegenüber eingestrahltem Ultraviolett. Die charakteristische Fluoreszenz «bleicht» nur ganz langsam mit der Zeit aus. Allerdings ist das nur der Fall, wenn die Schnitte in Glyzerin eingelegt sind. In allen anderen Einbettungsmitteln diffundiert der «Farbstoff» sofort aus den Nerven heraus. Bestrahlt man die Nerven vor der Färbung, d. h. zerstört man das anwesende Aneurin mit ziemlicher Sicherheit photochemisch (es sei denn, auch hier liege eine Schutzfunktion der Eiweißkörper des Nervengewebes vor), so ist die nach Anfärbung beobachtete Fluoreszenz *viel stärker* als ohne Vorbestrahlung. STÄMPFLI[3H]) hat gefunden, daß bei Bestrahlung verschiedener Thiazolderivate neue, stark fluoreszierende Stoffe entstehen, unter denen einer das *Vitachrom* von KARRER und SANZ[4H])

[1]) Demonstration von W. SCHOPFER u. A. v. MURALT an der Tagung des Vereins der Schweizer Physiologen, Januar 1942, vgl. Verh. Schweiz. Physiol.

[2H]) STÄMPFLI, R.: Über den photochemischen Zerfall von Vitamin B, Thiochrom und Thiazol. Diss. (Bern 1942).

[3H]) STÄMPFLI, R.: Helv. physiol. acta *1*, 265 (1943).

[4H]) KARRER, P., und SANZ, M.: Helv. chim. acta. *26*, 1778 (1943).

bezüglich seiner Konstitution abgeklärt und synthetisiert werden konnte. Es erscheint wahrscheinlich, daß durch die Vorbestrahlung des Nerven die Bildung solcher Stoffe, die den Charakter von Dithiazolylen haben, eingeleitet wird. In dieser Weise erscheint die an und für sich merkwürdige Zunahme der Fluoreszenz bestrahlter Nerven verständlich.

3. Die Tatsache, daß das Thiochrom und die übrigen fluoreszierenden Stoffe in der Markscheide erscheinen und daß der Achsenzylinder auch im Fluoreszenzbild optisch leer bleibt, war sehr unerwartet und legt verschiedene Fragen vor. Thiochrom ist ein oberflächenaktiver Stoff, und es wäre denkbar, daß es nach erfolgter Bildung in die Markscheide hinausdiffundiert und damit nur scheinbar das Bild der Einlagerung des Aneurins an dieser Stelle vortäuscht. Wenn diese Deutung im Hinblick auf die vorhandenen Membranen und die Diffusionswege nicht sehr wahrscheinlich erscheint, so muß sie doch so lange im Auge behalten werden, bis, durch die direkte Absorptionsmessung an Achsenzylinder und Markscheide getrennt, die einseitige Einlagerung *in vivo* bewiesen ist (solche Versuche sind im Gange).

Es gibt aber doch einige Anhaltspunkte dafür, daß das Aneurin vor allem in der Markscheide liegt. NACHMANSOHN und STEINBACH[1]) haben an der Riesennervenfaser des Tintenfisches chemisch den Cocarboxylasegehalt nach der Methode von LOHMANN und SCHUSTER[2]) getrennt für Achsenzylinder und Markscheide bestimmt und gefunden, daß in der Markscheide viel mehr Cocarboxylase vorhanden ist als im Achsenzylinder. In der gleichen Arbeit wurde auch die Verteilung der Cholinesterase (vgl. S. 93) gemessen und die ebenso erstaunliche Feststellung gemacht, daß dieses Ferment fast ausschließlich in der Markscheide vorkommt, also eingelagert in die Phosphatidstruktur, in nächster Nähe der «Cholinlager». Die Verteilung zwischen Cocarboxylase und freiem Aneurin beim markhaltigen Nerven beträgt nach den mit einer verfeinerten Titriermethode von SANZ[3H]) ermittelten Werten 1:2. Damit wird es in hohem Maße wahrscheinlich, daß die Orte chemischer Vorgänge, an denen die Phosphatide als Cholin- und Phosphatdonatoren und das Aneurin als Phosphatakzeptor beteiligt sind, in der Markscheide oder an der Grenzfläche Mark-Achsenzylinder zu suchen sind. Das sind aber gerade die strukturellen Elemente, die als Energiespeicher durch ihre Ausbildung die Unermüdbarkeit der Nervenfaser sicherstellen.

Der Gehalt der Nerven an Cholinesterase ist mit verschiedenen Methoden gemessen worden. Die teilweise umgerechneten Resultate zeigt Tabelle 5, worin Q die von 100 mg Substanz in 60 Minuten gespaltene Menge Azetylcholin in mg bedeutet.

Die Cholinesteraseaktivität der Nerven ist am größten in der Nähe der Synapsen, wo viel Azetylcholin gebildet wird, sie ist aber auch auf der Leitungsstrecke recht hoch. Motorische Nerven von Schaf, Hund, Rind und Frosch enthalten mehr Cholinesterase als sensible Nerven (CHANG und Mit-

[1]) NACHMANSOHN, D., und STEINBACH, H. B.: Science *95*, 76 (1942).
[2]) LOHMANN, K., und SCHUSTER, Ph.: Naturwiss. *25*, 26 (1937).
[3H]) SANZ, M.: Pflügers Arch. *247*, 317 (1943).

arbeiter[1])). Aber auch die adrenergischen Nerven zeigen eine hohe Cholinesterase-Aktivität (HELLAUER[2])).

Der enge Zusammenhang zwischen Cholinesterasegehalt und nervöser Funktion geht am schönsten aus entwicklungsgeschichtlichen Studien einerseits und

Tabelle 5.

Tier	Organ	Q.	Autor
Hund	Rückenmark grau	7–9	NACHMANSOHN[3])
,,	,, weiß	0,4–0,9	
Kaninchen	Gehirn neugebor.	6,6	NACHMANSOHN[3])
,,	,, 10 Tage alt	7,2	
,,	,, 20 ,, ,,	11,0	
,,	,, erwachsen	10–14	
		Nach Durchtrennung der hinteren Wurzel links rechts links rechts	HOFF und NACHMANSOHN[4])
Katze	hint. Wurzeln	16,1 16,0 10,9 11,7	
,,	vord. ,,	20,4 21,3 14,7 16,3	
	6 Tage nach Durchtrennung maximale Erniedrigung		
Loligo	peripherer Nerv	Scheide 0,42	BOELL und NACHMANSOHN[5])
,,	,, ,,	Axon 0,027	
Ratte	Gehirn	1,45	ZELLER[6])
		Esterasewerte auf Q NACHMANSOHN umgerechnet	
Katze	Herzvorhof	0,75	HELLAUER[7])
Frosch	Herz	0,3	
,,	ZNS	3,0	
Kaninchen	Rückenmark	0,33	
,,	Ischiadicus	0,45	
Frosch	Ischiadicus	0,75	
Hund	Vord. R. M. Wurz.	0,48	
Katze	Hint. ,, ,,	0,75	
Rind	Vagus	0,75	
,,	Symp., prägangl.	2,5	
,,	,, postgangl.	3,75	

1) CHANG, H. C., HSIEH, W. M., LEE, L. Y., LI, T. H., u. LIM, R. K. S: Chin. J. Physiol *14*, 19 (1939).

2) HELLAUER, H., Pflügers Arch. *242*, 382 (1939).

3) NACHMANSOHN, D.: Nature, *140*, 427 (1937). J. Physiol. *93*, 2 P. (1938).

4) HOFF, E. C., u. NACHMANSOHN, D.: Am. J. Physiol. *133*, P 331 (1941).

5) BOELL, E. J., u. NACHMANSOHN, D.: Science *1940*, *II*, 513.

6) ZELLER, E. A.: Helv. chim. acta *25*, 1099 (1942).

7) HELLAUER, H.: Pflügers Arch. *242*, 382 (1939).

aus Untersuchungen über die Veränderung des Gehaltes an diesem Ferment bei der Degeneration anderseits hervor (vgl. S. 175). SAWYER[1]) hat an Amphibien die Bildung des Ferments direkt mit der Entwicklung der funktionellen Aktivität der Nervenzellen in Beziehung setzen können. Bei Salamandern hängt die Fähigkeit, Schwimmbewegungen auszuführen, unmittelbar mit der Aktivierung der Cholinesterase in den Nervenzellen zusammen.

Das *Kalium*, das im Nerven in ziemlicher Menge festgehalten wird, ist mehrfach untersucht worden. Über die Messungen orientiert Tabelle 6.

Tabelle 6.

Tier	Nerv	mg K/g Nerv	Autor
Frosch	Ischiadicus	1,87 im Frühjahr 1,25 im Herbst	FENN, COBB, HEGNAUER und MARSH[2])
Kaninchen	Ischiadicus	2–21	SIMON u. SZELÖCZCY[3])
Kaninchen Hund Katze	Ischiadicus ,, ,,	2,7–4,1 1,1–1,7 2,4–2,7	REX-KISS u. LISSAK[4])
Hund	Ischiadicus	1–6,8	KRAUS, WOLLHEIM und ZONDEK[5])
Hund	ggl. cerv. sup.	2,1	VOGT[6])
Frosch	Ischiadicus	2,1 im Winter	ARNETT u. WILDE[7])
Katze Kaninchen	Ischiadicus ,,	1,5–4,0 1,7–4,1	LISSAK u. KOVACS[8])

Zusammenfassend kann festgestellt werden, daß die chemischen Bausteine des Nerven noch nicht genügend erforscht worden sind, um ein klares Bild zu geben, was Baustoffe, Betriebsstoffe und Aktionssubstanzen (falls diese nicht auch als Betriebsstoffe anzusehen sind) sind. Die Nervenchemie steht weit hinter der Muskelchemie zurück!

6. Das optisch nachweisbare Baumaterial

Einen ganz neuen Weg der Untersuchung der Bausteine von biologischen Systemen hat CASPERSSON[9]) eingeschlagen. Er hat die Methoden der Absorp-

[1]) Sawyer, C. H.: J. exp. Zool. *92*, 1 (1943).
[2]) FENN, W. O., COBB, D. M., HEGNAUER, H. A., und MARSH, B. S.: Amer. J. Physiol. *110*, 74 (1934).
[3]) SIMON, A., u. SZELÖCZCY, J.: Biochem. Z. *193*, 393 (1928).
[4]) REX-KISS, B., u. LISSAK, K.: Arch. exp. Path., u. Pharm. *197*, 259 (1941).
[5]) KRAUS, F., WOLLHEIM, E., u. ZONDEK, S. G.: Klin. Wschr. *17*, 753 (1924).
[6]) VOGT, M.: J. Physiol. *86*, 258 (1936).
[7]) ARNETT, V., u. WILDE, W. S.: J. Neurophysiol. *4*, 572 (1941).
[8]) LISSAK, K., u. KOVACS, T.: Pflügers Arch. *245*, 790 (1942).
[9]) CASPERSSON, T.: J. R. Micr. Soc. *60*, 8 (1940); Chromosoma *1*, 562 (1940).

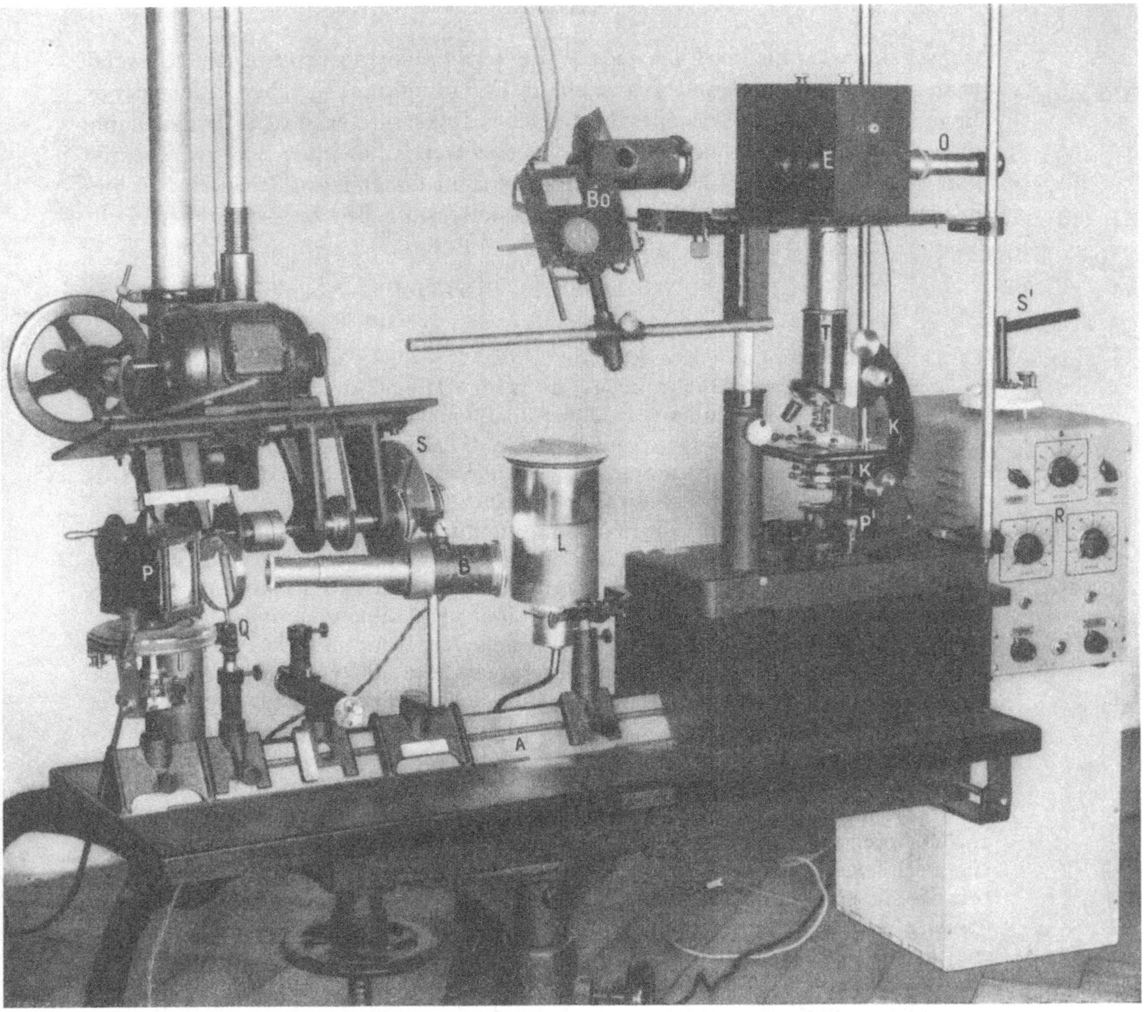

Abb. 30a. *Anordnung zur Aufnahme von Ultraviolett-Absorptionsspektren einzelner Nervenfasern.*

Als Lichtquelle dient eine Quecksilber-Höchstdrucklampe *L*, deren Licht durch die Linse *Q* auf das Quarzprisma *P*, dessen Rückseite aluminisiert ist, geworfen wird. Je nach Stellung des Prismas *P* fällt ein bestimmter Spektralbezirk von $\pm$ 5 mμ Breite und einstellbarer Wellenlänge auf das 2. Prisma *P'*, welches den Strahl nach oben wirft. Im Quarzkondensor *K* wird das praktisch monochromatische Licht auf die feuchte Kammer *FK* konzentriert und gelangt dann in den Mikroskoptubus *T* und über das nicht sichtbare Okular auf die im Kasten *E* mit dem Elektrometer abgeschirmt untergebrachte Photozelle. Mit dem rotierenden Sektor *S*, der während des Laufes verstellbar ist, kann das Licht meßbar geschwächt werden. Die Bogenlampe *BO* dient zur Abbildung des Elektrometerfadens mit dem Fernrohr *O*. Die Reizung der Nervenfaser erfolgt mit dem Reizgerät *R* (eigener Konstruktion von WEIDMANN), mit dem rechteckige Stromstöße in beliebiger Dauer, beliebigem Abstand und beliebiger Stärke gegeben werden können. Die 3 Skalen, die diese Größen einstellen lassen, sind deutlich erkennbar. *R'* ist der Reizschlüssel; *A* optische Bank; *B* Hilfsbeleuchtung.

tionsspektrographie und besonders die Ultraviolettabsorption auf Gewebspräparate angewendet und so ausgebaut, daß in mikroskopischen Dimensionen Lage und ungefähre Konzentration solcher Bausteine entdeckt werden kann, die eine charakteristische Absorption besitzen. Die bewundernswerte Technik von CASPERSSON ist im Hallerianum in Bern für die Messung lebender Nervenfasern ausgebaut worden und hat interessante erste Ergebnisse geliefert.

Technik der Ultraviolett-Absorptionsmessung an einzelnen Nervenfasern

Die 3 Hauptbestandteile des Aufbaues sind:

1. Eine Ultraviolett-Lichtquelle mit einem Monochromator, um wahlweise Licht bestimmter Wellenlänge in das Mikroskop fallen zu lassen.
2. Ein Mikroskop mit Quarzoptik und mit besonderem Mikroschieber.
3. Eine Photozellenanordnung, um quantitativ die Schwächung des Ultraviolettlichtes im Präparat messen zu können.

Als Lichtquelle kommt die Wasserstofflampe, die Quecksilber-Hochdrucklampe, die wassergekühlte Quecksilber-Höchstdrucklampe und der kondensierte Funken zwischen Cadmium- und Magnesiumelektroden in Frage. Die Wasserstofflampe liefert ein sehr gleichmäßiges, aber nicht besonders intensives Ultraviolettkontinuum, die Quecksilberlampen liefern sehr intensive Ultraviolettlinien mit einem kontinuierlichen Untergrund und die kondensierten Funken liefern Ultraviolettlinien mit großen spektralen Abständen, so daß relativ leicht eine rein monochromatische Strahlung auszublenden ist. Je nach der Problemstellung werden die einzelnen Lichtquellen von CASPERSSON und seinen Schülern und auch von uns verwendet.

Als Monochromator kommt entweder ein käuflicher Quarzmonochromator zur Verwendung (Abb. 30c). Wir verwenden für die Versuche mit Nervenfasern einen selbstgebauten vereinfachten Monochromator nach dem Autokollimationsprinzip mit der Quecksilberhochdrucklampe. Bei diesem Monochromator nimmt die eng eingeschnürte Entladung im Quarzröhrchen die Stelle des Eintrittsspaltes des Monochromators ein. Das hat den Vorteil großer Lichtstärke, und da die Dispersion ziemlich groß ist, wird besonders in den kürzeren Wellenlängen der monochromatische Fehler, resp. die Breite des durch den Austrittsspalt austretenden Wellenlängenbandes nicht allzu groß (im Mittel 100 Å). Durch Drehung des Prismas und entsprechende Verschiebung des Austrittsspaltes kann im Bereich von 3000–2300 Å jede Wellenlänge gut eingestellt werden (vgl. Abb. 30).

Als Mikroskop verwenden wir ebenso wie CASPERSSON ein Zeißmikroskop mit Quarzkondensor mit den von M. v. ROHR berechneten Ultraviolettobjektiven und mit Quarzokularen. Etwas besondere Bedingungen entstehen durch die Arbeit mit lebenden Nervenfasern. Diese werden in eine feuchte Kammer zwischen Quarzblättchen eingebracht, wie sie in Abb. 30 zu sehen ist. Die Kammer muß außerdem Reizelektroden und Ableitelektroden oder Platz für den Muskel enthalten, damit während der Messung der einzelnen Nervenfasern fortlaufend ihre Erregungsleitung geprüft werden kann. Außerdem besitzt die Kammer noch Zu- und Ableitungen für Gase, damit unter aeroben oder anaeroben Bedingungen gearbeitet werden kann. Die ganze Kammer muß, ebenso wie es für die Präparate von CASPERSSON eingeführt wurde, als Ganzes verschiebbar sein, damit einmal die Nervenfaser allein und das andere Mal eine Vergleichsstelle in den Strahlen-

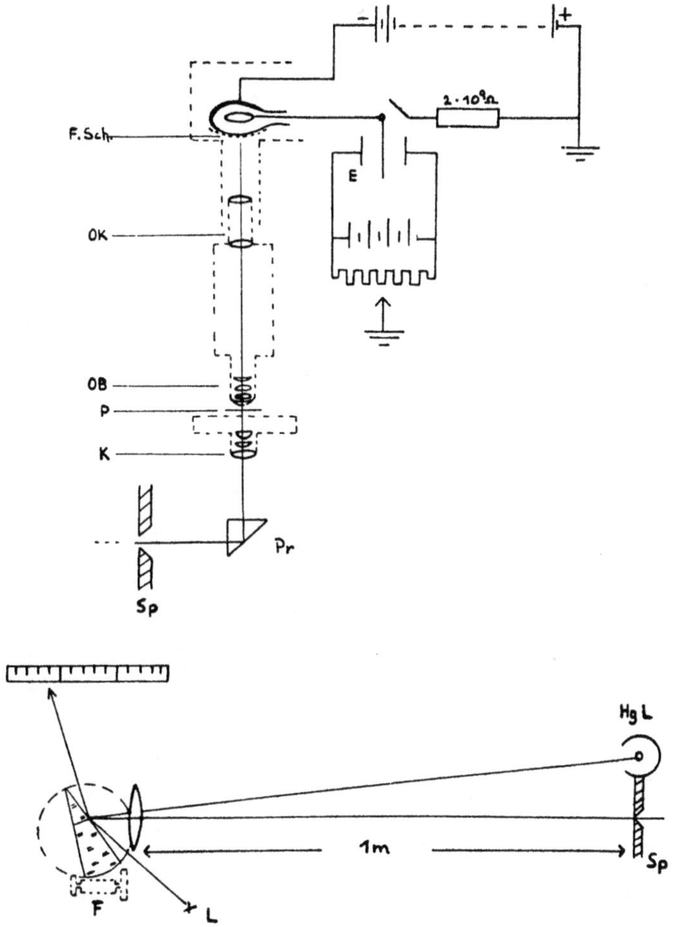

Abb. 30b. *Schema der Anordnung.*

Unterer Teil: Monochromator im Grundriß. Die Quecksilber-Höchstdrucklampe HgL dient als Eintrittsspalt. Das Quarzprisma wird mit dem Feintrieb *F* rotiert. Seine Stellung wird mit einer reflektierten Lichtmarke *L* an einer entfernten Skala ganz genau abgelesen und eingestellt. Je nach Lage des Prismas tritt eine bestimmte Linie oder ein bestimmter Spektralbezirk des Kontinuums durch den Austrittsspalt *Sp* aus.

Oberer Teil: Anordnung im Aufriß. Das monochromatische Licht, welches aus dem Spalt *Sp* austritt, wird vom Prisma *Pr* in den Quarzkondensor *K*, durch das Präparat *P*, das Quarzobjektiv *OB*, das Quarzokular *OK* auf die Photozelle geworfen. Die Photozelle (Kaliumvakuum) trägt an ihrer Vorderwand eine fluoreszierende Schicht (*F. Sch.*) aus Salizylat, welche das kurzwellige Ultraviolett in blaues Fluoreszenzlicht umwandelt. Die Schaltung des Elektrometers *E* ist vereinfacht gezeichnet.

gang gebracht werden kann. Die Verschiebeeinrichtung stellt hohe Anforderungen an die Präzision.

Um kein falsches Licht, das neben der Nervenfaser durchgegangen wäre, zu messen, muß für eine exakte Ausblendung Sorge getragen werden. Wir benützen dazu einen in der Okularebene des Quarzokulars angebrachten feinen Spalt, auf den die erste Abbildung der einzelnen Faser genau passend projiziert wird. Der Spalt mit dem Bild der Faser wird dann in zweiter Abbildung scharf auf die Photozelle projiziert, so daß nur Licht zur Messung gelangt, das entweder die Nervenfaser durchsetzt hat oder bei Verschiebung des Präparates ausschließlich neben der Faser durch die Quarzblättchen der feuchten Kammer durchgelaufen ist.

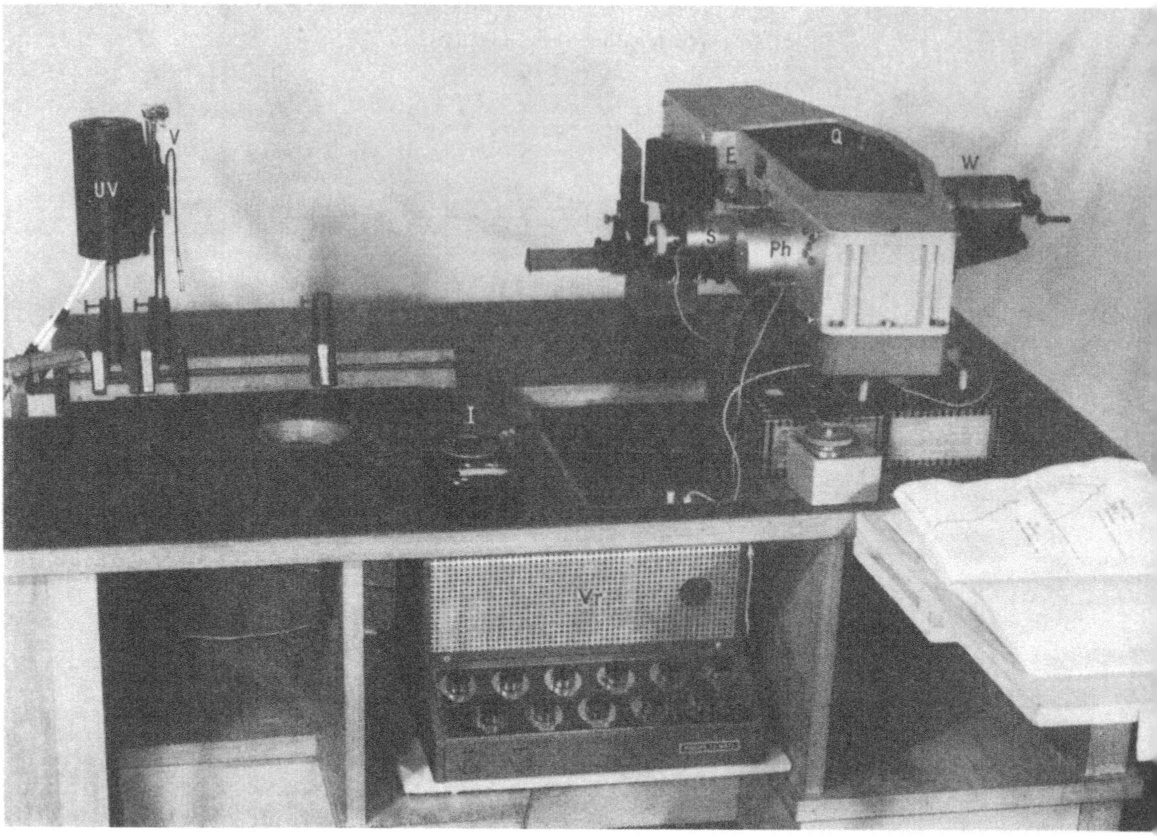

Abb. 30c. *Spiegelmonochromator zur photoelektrischen Aufnahme von Absorptionsspektren im Ultraviolett.*

Das Licht einer Quecksilber-Höchstdrucklampe *UV*, welches Linien und ein intensives Kontinuum enthält, fällt nach Öffnung des Verschlusses *V* auf den Eintrittsspalt *E* des Monochromators. Durch Aluminiumspiegel (nicht sichtbar) wird das Licht parallel gemacht, durchsetzt das Quarzprisma *Q* zweimal und gelangt über den Austrittsspalt auf die im Gehäuse *Ph* untergebrachte Photozelle. Zwischen Austrittsspalt und Photozelle ist der Präparatschieber *S* mit dem wahlweise eine Quarzküvette mit Lösung und Lösungsmittel in den Strahlengang gebracht werden kann. Die Wellenlängentrommel *W* regelt die Stellung des Prismas *Q*. Die Lichtquelle *UV* wird mit Wechselstrom betrieben und liefert somit einen pulsierenden Photostrom, der mit dem Verstärker *Vr* über einen Gleichrichter auf das Ableseinstrument *I* mit regelbarer Empfindlichkeit gegeben wird. Da die Intensitäten der einzelnen Spektralbezirke bei der Quecksilber-Höchstdrucklampe sehr verschieden sind, ist es sehr angenehm, durch Verstellung der Empfindlichkeit des Meßinstruments *I*, die Meßgenauigkeit der jeweiligen Lichtintensität sofort anpassen zu können.

Da alle photoelektrischen Schichten im Ultraviolett eine unangenehme Selektivität besitzen, haben wir für die photoelektrische Messung der Abschwächung des durch die lebende Nervenfaser durchgetretenen Lichtes einen *Kunstgriff* verwendet, der von DÉJARDIN[1]) stammt. Durch Auftragen einer feinen Salizylatschicht wird die Wandung der Photozelle zu einem wirksamen Fluoreszenzschirm. Als photoelektrische Schicht verwenden wir Kalium in einer Vakuumzelle. Fällt ultraviolettes Licht auf die Salizylatschicht, so erregt sie Fluoreszenz. Für das blaue Fluoreszenzlicht ist die Kaliumschicht aber sehr empfindlich, so daß sekundär ein gut meßbarer Photostrom entsteht. DÉJARDIN konnte zeigen, daß die Intensität des Fluoreszenzlichtes eine lineare Funktion der Frequenz der anregenden Strahlung ist, so daß derartige Salizylatschicht-Photozellen direkt die Lichtquanten messen, unabhängig von eventuellen Selektivitäten der photoelektrischen Schicht. Wir haben mit diesen Photozellen sehr gute Erfahrungen gemacht und möchten *diesen Kunstgriff zur allgemeinen Verwendung sehr warm empfehlen.*

Den Photostrom messen wir mit einem Lindemann-Elektrometer in Stromschaltung (Ableitwiderstand $2 \cdot 10^9$ Ohm) oder nach der Auflademethode. In allen Fällen verwenden wir die Methode der Kompensation des Elektrometerausschlages mit einer genau meßbaren Hilfsspannung. Bei der Strommethode wird die Kompensationsspannung über den Hochohmwiderstand, bei der Auflademethode über eine Kapazität an das Elektrometer gebracht.

Bei dem von uns verwendeten einfachen Monochromator ist relativ viel Streulicht dem monochromatischen Licht beigemischt. Um saubere Messungen zu erzielen, muß daher der auf das Streulicht allein entfallende Anteil ermittelt werden. Die Einschaltung einer Glasplatte schneidet alle Wellenlängen unterhalb 330 mμ ab, die Einschaltung der von SCHOTT in Jena entwickelten WG-Filter ermöglicht es, in Stufen bis zur Wellenlänge 270 mμ das kurzwellige Ultraviolett auszuschalten. Mit diesen Hilfsmitteln ist es möglich, den durch das Streulicht allein entstehenden Ausschlag zu messen und ihn von dem mit dem monochromatischen Licht zusammen entstehenden Ausschlag abzuziehen.

Das Ergebnis einer Absorptionsmessung an einer markhaltigen Nervenfaser des Frosches zeigt Abb. 26. Jedes Gewebe streut das Licht bis zu einem gewissen Grade und man darf in erster Annäherung annehmen, daß der Anteil des gestreuten Lichtes mit dem Kehrwert der 4. Potenz der Wellenlänge (proportional $1/\lambda^4$) zunimmt, entsprechend der von RAYLEIGH gefundenen Beziehung. CASPERSSON hat auf dieser Grundlage durch Messung der scheinbaren Absorption im langwelligen Licht und durch Umrechnung den vermutlich auf Streulicht entfallenden Anteil scheinbarer Absorption berechnet und von der gemessenen Absorption abgezogen. Wir haben von dieser Korrektur abgesehen und geben die gemessene Absorptionskurve des Nerven in Abb. 31 unkorrigiert wieder. Auffallend ist das Maximum der Absorption bei 265 mμ und es war die Vermutung naheliegend, es handle sich um ein vom Aneurin des Nerven herrührendes Maximum. Aneurin hat in neutraler Lösung tatsächlich ein Maximum bei 265 mμ, und um jeden Irrtum auszuschließen, wurde in der gleichen mikroskopischen Apparatur mit den gleichen Objektiven und Okularen eine sehr verdünnte Aneurinlösung gemessen, deren Absorptionsspektrum ebenfalls in Abb. 31 wiedergegeben ist. Die Übereinstimmung im Maximum der Absorption ist sehr überzeugend. CASPERSSON[2]) hat darauf aufmerksam gemacht, daß in Zellen die von den Nukleotiden herrührende starke Absorption bei 260 mμ in der Regel alle anderen Absorptionen verdeckt. Ferner hat er gezeigt, daß Eiweiß mit der Tryptophankomponente bei 275—295 mμ absorbiert. Die anderen Aminosäuren haben in Wellenlängen größer als 260 mμ nur eine schwa-

---

[1]) DÉJARDIN, G., u. SCHWEGLER, R.: Rev. Opt. *13*, 313 (1935); *13*, 353 (1935), ferner LATARJET, R.: Rev. Opt. *16*, 171 (1937).

[2]) CASPERSSON, T.: J. R. Micr. Soc. *60*, 8 (1940).

che und unselektive Absorption, dagegen absorbieren sie stark unterhalb von 250 mμ.

Beim Aneurin ist es die Pyrimidinkomponente (vgl. S. 77), die bei 265 mμ die starke Absorption bedingt, außerdem können aber auch Oligonukleotide mit Adenin als Baustein eine starke Absorption in diesem Bereich aufweisen. HYDÉN[1]) hat neuerdings in einer sehr beachtenswerten Studie mit dem Verfahren von CASPERSSON die Verhältnisse des Stoffwechsels in Nervenzellen während dem Wachstum und nach der Funktion untersucht. Da er zwangs-

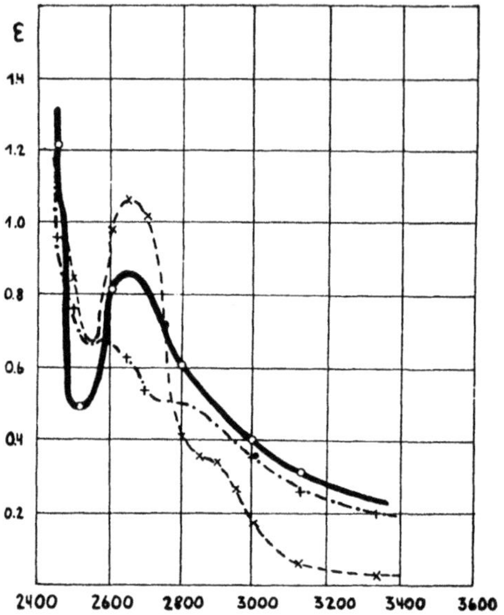

Abb. 31. *Absorptionskurve eines Froschnerven.*
——— Absorption des frischen Ischadicus vom Frosch. Einzelfaserschicht von etwa 100 Fasern.
–·–·– Nach Behandlung mit Kaliumferricyanid. Das Aneurin im Nerven wurde in Thiochrom verwandelt.
– – – – – Absorptionskurve einer reinen Aneurinlösung, bei ganz gleicher Einstellung im Mikroskop aufgenommen.

läufig mit Schnittpräparaten fixierter Nervenzellen arbeiten mußte, glaubt er die Beteiligung von Aneurin und Cocarboxylase an den von ihm festgestellten Absorptionskurven ausschließen zu können, da durch die Präparation der Schnitte diese Bestandteile herausgelöst worden seien. Dies mag zutreffen, wenn auch zu bedenken ist, daß gerade bei Warmblüternerven nach unseren Erfahrungen das Aneurin sehr fest gebunden und gar nicht leicht zu extrahieren ist.

Damit erhebt sich aber die Frage, ob wirklich das Aneurin im Nerven einen meßbaren Anteil an dem an der lebenden Nervenfaser gefundenen Absorptionsmaximum liefert. Durch milde Oxydation mit Kaliumferricyanid im Alkalischen kann Aneurin in Thiochrom verwandelt werden. Mit dieser Technik wurde erstmals das Aneurin im Nervenpräparat direkt sichtbar gemacht (v. MURALT[2H])). Es wurde daher auch bei den Absorptionsmessungen die lebende Nervenfaser abgetötet, schonend mit Kaliumferricyanid und Lauge behandelt und sofort das Absorptionsspektrum bestimmt. Auch dieses Spektrum ist in

[1]) HYDÉN, H.: Protein Metabolism in the nerve all during growth and function. Acta physiol. scand. *6*, Suppl. XVII (1943).

[2H]) MURALT, A. v.: Pflügers Arch. *247*, 1 (1943).

Abb. 31 dargestellt und zeigt deutlich, daß das Maximum bei 265 mμ vermindert ist. Das wäre, wenn Aneurin an dem Maximum beteiligt, auch zu erwarten, denn Thiochrom absorbiert bei 265 mμ nur ganz geringfügig das ultraviolette Licht.

Eine besondere Bedeutung hat CASPERSSON dem Quotienten $\varepsilon_{260}/\varepsilon_{280}$ gegeben, der das Verhältnis der Extinktionen, nach Abzug des Streulichtes, bei 260 mμ und 280 mμ mißt. Dieser Quotient ist ein Maß für das Verhältnis von

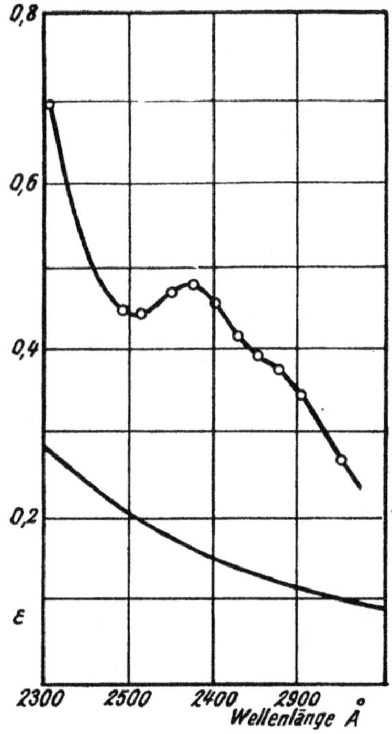

Abb. 32. *Absorptionskurve einer alkoholfixierten Vorderhornzelle.*

Obere Kurve: Absorptionsspektrum von einem Punkte im Zytoplasma. Das Nukleinsäureband bei 2600 Å und das Eiweißband bei 2800 Å treten deutlich hervor.

Untere Kurve: Allgemeiner Verlauf der Kurve für Lichtverlust durch die Streuung an den Gewebselementen. (Nach HYDÉN[1].)

Nucleinbestandteilen zu Eiweiß, wenn man für das Eiweiß eine feste Relation von Tyrosin und Tryptophan annimmt. CASPERSSON nennt ein solches idealisiertes Eiweiß «Standard-Eiweiß» und gibt ihm einen mittleren Gehalt von 5% Tyrosin und 1,5% Tryptophan. Nach den auf S. 76 mitgeteilten Daten scheint das Nerveneiweiß den «Standard»-Bedingungen aber nicht zu genügen. Nach unseren Messungen ist der Quotient $\varepsilon_{260}/\varepsilon_{280}$ im Mittel für den Froschnerven $0{,}92 \pm 5\%$. HYDÉN hat in Nervenzellen im Zustand der Ruhe einen Quotienten von 1,3 gefunden. Nach langdauernder elektrischer Reizung fand er eine Erhöhung des Quotienten auf 1,6. Unter der Annahme, daß als Eiweiß «Standard-Eiweiß» vorliegt, bedeutet das nichts anderes, als daß das Verhältnis Nucleotide: Eiweiß in der ruhenden Nervenzelle 1:20 und in der gereizten Nervenzelle 1:5 ist. Diese Veränderung des chemischen Aufbaues der Nervenzelle läßt vermuten, daß auch am lebenden Nerven eine solche Änderung zu beobachten ist.

[1]) HYDÉN, H.: Protein Metabolism in the nerve all during growth and function. Acta physiol. scand. *6*, Suppl. XVII (1943).

7. Das photochemisch nachweisbare Baumaterial

Die Bestimmung der Absorptionsspektren der lebenden Nervenfaser stieß zu Beginn auf eine große Schwierigkeit, die zum Ausgangspunkt einer gesonderten Untersuchung wurde. Verwendet man intensive Strahlung zur Messung, was mit Rücksicht auf die damit verbundene weniger große Empfindlichkeit der Apparatur und die größere Störfreiheit angenehm schien, dann zeigt es sich, daß die Nervenfaser durch das eingestrahlte Ultraviolett photochemisch verändert wird; sie enthält photosensible Bausteine, deren Bedeutung für den Erregungsvorgang vor allem interessant erschien. Als photosensibler Baustein wurde das Aneurin angesprochen und näher untersucht.

RUEHLE[1]) und UBER und VERBRUGGE[2]) haben die schon länger bekannte Ultraviolettphotosensibilität des Aneurins (vgl. GREWE[3])) genauer gemessen und gefunden, daß Aneurin durch Ultraviolettlicht gespalten wird und daß auch die beiden Komponenten Thiazol und Pyrimidin photosensibel sind, so

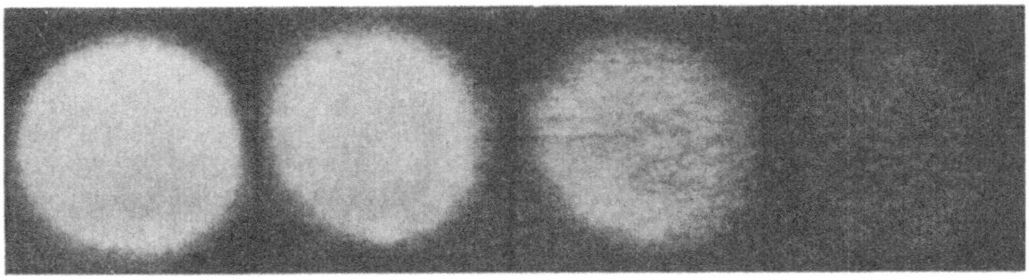

10′ 20′ 40′ 80

Abb. 33. *Aneurinzerfall in Abhängigkeit von der Bestrahlungszeit.*
Auf Filtrierpapier werden Proben der verschieden lang bestrahlten Lösungen aufgebracht und zu Thiochrom entwickelt. Die Abnahme der Fluoreszenz, die in der Abbildung deutlich zu sehen ist, ist ein direktes Maß für die Menge des bei der Bestrahlung zerstörten Aneurins. (Fluoreszenzaufnahme, Herotarfilter, Belichtung 3 Min.)

daß die Aufspaltung noch weitergeht. STÄMPFLI[4H]) hat nun mit einer originellen Anordnung diese photochemische Wirkung näher untersucht. Abb. 33 zeigt den Zerfall des Aneurins in Tropfen, die auf Filtrierpapier aufgebracht und bestrahlt wurden. Anschließend wurde der Tropfen zu Thiochrom durch milde Oxydation im Alkalischen entwickelt und im Fluoreszenzlicht photographiert. Je weniger Aneurin übrigbleibt, desto geringer wird die Thiochrommenge nach der Entwicklung, und durch photoelektrische Photometrie kann die Zerfallskurve Abb. 34 mit diesem Verfahren gewonnen werden. Die Wellenlängenabhängigkeit der Zersetzung des Aneurins konnte STÄMPFLI dadurch sehr schön sichtbar machen, daß er Gelatineplatten mit Aneurinlösungen imprägnierte und im Spektrographen mit dem ganzen Ultraviolettspektrum verschieden lang exponierte. Es entstehen überall dort, wo photochemische Zer-

[1]) RUEHLE, A. E. J.: J. amer. chem. Soc. *57*, 1887 (1939).
[2]) UBER, F. M., u. VERBRUGGE, F.: J. biol. Chem. *134*, 273 (1940); *136*, 81 (1940).
[3]) GREWE, R. E.: Ergebn. d. Physiol. *39*, 192 (1937).
[4H]) STÄMPFLI, R.: Über den photochemischen Zerfall von Vitamin B_1, Thiochrom u. Thiazol. Diss. (Bern 1942).

setzungen erfolgen, weißliche Niederschläge und damit ein sehr instruktives Bild der Strahlenwirkung. Abb. 35 zeigt eine solche Bestrahlungsplatte. Licht längerer Wellenlänge als 300 mμ ist völlig unwirksam. Das Maximum der

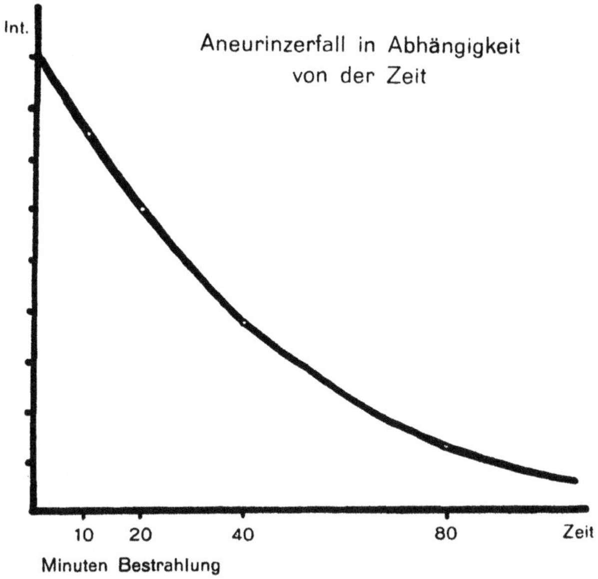

Abb. 34. *Zerfallskurve des Aneurins bei der Bestrahlung.*
Ordinate: Aneurinmenge. Abszisse: Bestrahlungszeit.
Die Kurve wurde photometrisch durch Auswertung der Abbildung erhalten.

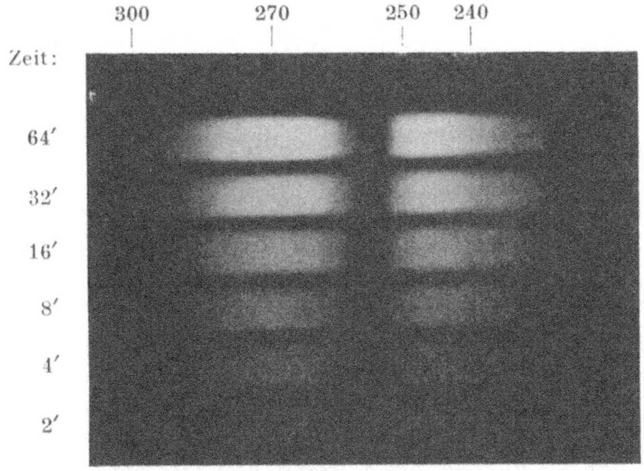

Abb. 35. *Spektrographischer Versuch mit Aneurinplatten.*

Eine Gelatinplatte wurde mit Aneurin bei pH 7,4 imprägniert und im Spektrograph verschieden lang exponiert. Ordinate: Expositionszeit; Abszisse: Wellenlänge. Es entsteht bei der Bestrahlung ein weißlicher Niederschlag, der auf der Aufnahme deutlich zu sehen ist.

photochemischen Wirkung liegt zwischen 250 und 260 mμ. Bei den kürzeren Wellenlängen unterhalb 240 mμ ist keine Wirkung zu sehen, weil die Lichtquelle hier nicht mehr genügend intensiv ist und die Gelatine der Schicht sehr stark absorbiert.

Damit waren die Voraussetzungen zur Messung an lebenden Nervenfasern gegeben. Diese Messungen können befriedigend nur mit lebenden Einzelfasern durchgeführt werden, denn am ganzen Nerven würden ja nur die peripher liegenden Fasern vom Licht getroffen.

Technik der photochemischen Versuche mit einzelnen Nervenfasern

Das Nerv-Muskel-Präparat mit einzelner motorischer Faser wird nach der auf S. 24 beschriebenen Technik hergestellt. Die Versuchskammer, in die das Präparat gebracht wird (vgl. Abb. 36), ist nach dem von Tasaki[1]) angegebenen Prinzip des Brückenisolators gebaut. Als Unterlage dient eine Quarzplatte, auf der drei Glaskapillaren («Gräte») so aufgekittet sind, daß zwischen *I* und *II* und *II* und *III* je eine Rinne entsteht. Die Rinne *II*/*III* wird mit Ringer-Lösung gefüllt, über die Rinne *I*/*II* spannt sich die Einzelfaser frei in der Luft («Brücke»). Die Bestrahlung erfolgt nur an der in Abb. 36 angegebenen Stelle. An diese Stelle kann entweder eine internodale Partie des Nerven oder ein Schnürring gebracht und dort bestrahlt werden. Als Elektroden zur Messung der Reizschwelle (Rheobase) und der Chronaxie des Nerven dienen unpolarisierbare Kalomelhalbzellen, die bei *K* in den Paraffintrog und bei *A* in die Nähe des dort intakten ganzen Nerven gebracht werden. Abb. 37 zeigt die Versuchskammer mit dem Nerv-Muskel-Präparat und den Elektroden und unter der Präparatplatte auch noch den Quarzkondensor, durch den das einfallende Ultraviolettlicht auf den äußerst kleinen Bezirk konzentriert wird.

M. Hutton-Rudolph[2H])[3H]) hat mit dieser Apparatur in einer ausgedehnten und sehr schönen Untersuchung gefunden, daß die Wirkung der Bestrahlung ganz verschieden ist, je nachdem ob eine internodale Strecke oder ein Ranvier-

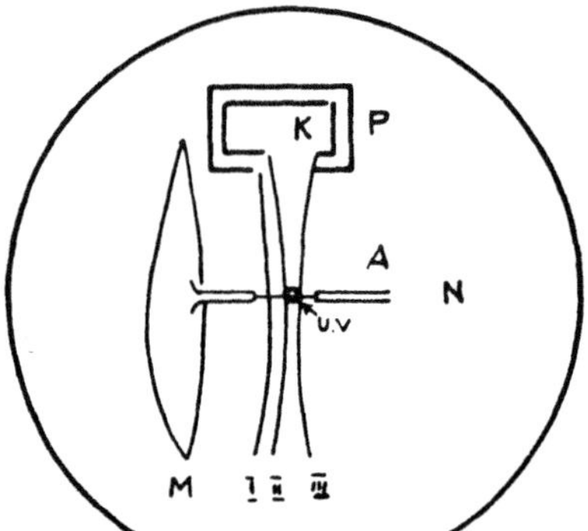

Abb. 36. *Schema der Versuchskammer.* N = Nerv, M = Muskel, I, II, III = Gräte, A = Anode, K = Kathode, $U.V.$ = Bestrahlungsstelle, P = Paraffintrog.

scher Schnürring bestrahlt wird und je nach der Zusammensetzung des Lichtes.

Abb. 38 zeigt ein Beispiel von 32 gleichartigen Versuchen mit dem für die internodale Strecke charakteristischen Verlauf. In der Vorphase zeigt die Ein-

[1]) Tasaki, I.: Pflügers Arch. *244*, 125 (1940).

[2H]) Hutton-Rudolph, M.: Helv. physiol. acta *1*, C15 (1943).

[3H]) Hutton-Rudolph, M.: Photochemische Versuche an einzelnen Nervenfasern (Diss. Bern 1944).

zelfaser eine ganz konstante Rheobase. Sobald die Bestrahlung beginnt, sinkt die Rheobase sofort ab, d. h. die Reizschwelle wird niedriger und erreicht nach 2–4 Minuten ein Minimum, das bis zu 50% erniedrigt sein kann. Dann steigt die Rheobase an und erreicht nach etwa 8 Minuten den ursprünglichen Wert wieder. Wir haben diese 1. Phase als *Phase der Übererregbarkeit* bezeichnet. Sie wird bei internodaler Bestrahlung immer beobachtet.

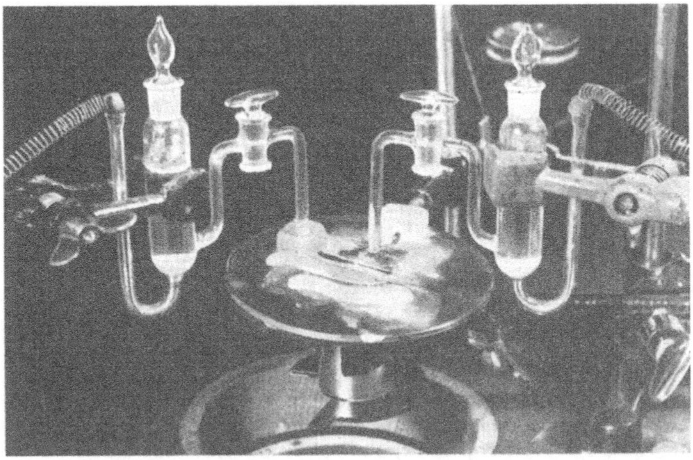

Abb. 37. *Meßanordnung für das Einzelfaserpräparat.* Das Einzelfaserpräparat liegt auf der paraffinierten Messingplatte und überbrückt die in der Mitte deutlich sichtbare Rinne. Die Rinne ist mit Ringer-Lösung gefüllt und kommuniziert mit der links in der Abbildung sichtbaren Kalomel-Ringer-Halbzelle als Elektrode. Die rechts befindliche Kalomelhalbzelle stellt die Verbindung mit einer andern Stelle des Nerven her. Unter der Platte ist der Quarzkondensor sichtbar, auf den Ultraviolettlicht durch die in der Tischplatte sichtbare Öffnung von unten einfällt.

In der 2. Phase steigt die Rheobase steil an und nach kurzer Zeit wird die Faser unerregbar (*Phase der Zerstörung*). Die mittlere Bestrahlungszeit bis zur Zerstörung beträgt 11–15 Minuten, in Extremfällen 9 und 21 Minuten. Die Chronaxie zeigt nicht so deutliche Schwankungen. Sie sinkt in der Phase der Übererregbarkeit nur wenig und behält meist in der Phase der Zerstörung den niedrigen Wert bei, um verzögert hinter der Rheobase langsam zuzunehmen. Die Veränderungen sind auf die bestrahlte Strecke der Nervenfaser lokalisiert. Untersucht man nach der Zerstörung einen proximal, d. h. muskelnahe liegenden neuen Abschnitt der einzelnen Nervenfaser, so erhält man die ursprünglichen Meßwerte für Rheobase und Chronaxie wieder.

Abb. 39 zeigt ein Beispiel aus zwölf Versuchen bei Bestrahlung eines Schnürringes. An dieser Stelle ist der Nerv sehr viel empfindlicher und es setzt sofort die Phase der Zerstörung ein. Entweder ist die Phase der Übererregbarkeit so kurz, daß sie gar nicht gemessen werden kann, oder sie entwickelt sich beim Schnürring gar nicht, weil dort die Substanz, deren Zerstörung die Übererregbarkeit auslöst, nicht vorhanden ist. Wir halten das letztere für die wahrscheinliche Erklärung des eigenartigen Verhaltens des Schnürringes, denn bei Ausschaltung des Ultraviolettanteiles unter 290 mμ konnte an bestrahlten Schnürringen eine stark verzögerte Zerstörungsphase ohne jede Phase der Übererregbarkeit beobachtet werden. Daß vor allem die erste Phase der Übererregbarkeit

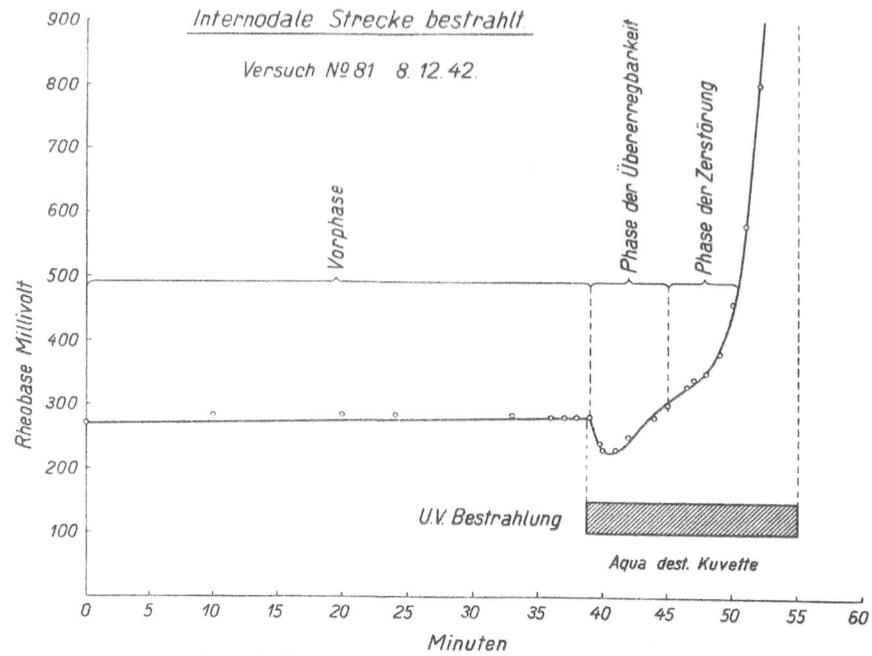

Abb. 38. ***Bestrahlung einer internodalen Faserstrecke.***

Ordinate: Rheobase in Millivolt. Abszisse: Zeit in Minuten. Beispiel von 32 Versuchen. Die Senkung der Rheobase setzt wenige Sekunden nach Beginn der Bestrahlung ein. Das Maximum ist nach 2 Minuten erreicht (Phase der Übererregbarkeit). Anschließend rascher Anstieg bis zur Unerregbarkeit (Phase der Zerstörung). Die Bestrahlungszeit bis zur Zerstörung beträgt 17 Minuten.

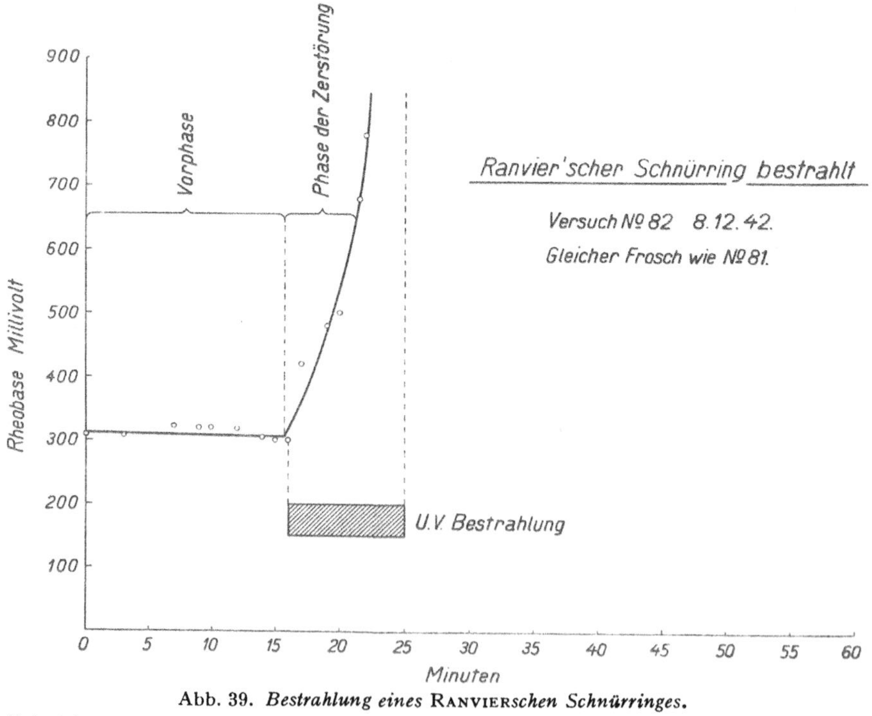

Abb. 39. *Bestrahlung eines* RANVIER*schen Schnürringes.*

Beispiel aus 12 Versuchen. Ordinate: Rheobase in Millivolt. Rascher Anstieg der Rheobase. Abszisse: Zeit in Minuten.

von der Zerstörung eines Stoffes herrührt, der ein sehr ähnliches Absorptionsspektrum wie das Aneurin besitzen muß, hat M. Hutton-Rudolph indirekt, aber sehr überzeugend zeigen können. Schaltet man eine Quarzküvette mit einer Aneurinlösung vor das Präparat in den Strahlengang, dann bleibt die photochemische Wirkung vollständig aus! Abb. 40 zeigt einen solchen Versuch und zeigt auch gleichzeitig, wie sofort nach Entfernung der Aneurinlösung der charakteristische Verlauf der photochemischen Wirkung auftritt. Verdünnt

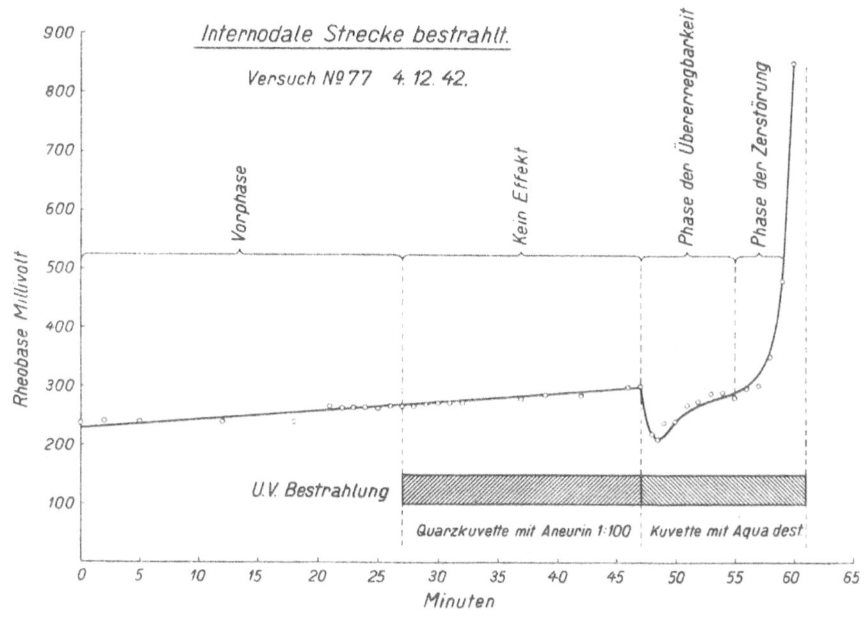

Abb. 40. ***Bestrahlung unter Ausschaltung der Wellenlängen unterhalb 300 mμ durch ein Aneurinfilter 1:100.***

Abszisse: Zeit vor und während der Bestrahlung mit Ausschaltung des kurzwelligen *U. V.* unter 300 mμ. Zeit während der Bestrahlung mit Einschluß des kurzwelligen *U. V.*. Mit Einsetzen der kurzwelligen Bestrahlung setzt der charakteristische Effekt ein.

man allerdings die absorbierende Aneurinlösung, so fällt der vollständige Schutz dahin und es kommt der in Abb. 41 dargestellte Verlauf zur Beobachtung, der zeigt, daß Wellenlängen im Bereich von 280 mμ und 300 mμ eine geringe, aber deutliche Wirkung haben. Über 300 mμ ist das Ultraviolettlicht völlig wirkungslos. Schaltet man das kurzwellige Ultraviolett bis 265 mμ aus, so tritt der photochemische Effekt sehr viel rascher ein und es scheint, als ob die 1. Phase das Optimum etwa dort hat, wo in der Absorptionskurve des Nerven das Maximum gefunden wurde.

Von Bedeutung ist die weitere Beobachtung von Hutton-Rudolph, daß der Bestrahlungseffekt in der Phase der Übererregbarkeit teilweise reversibel ist und daß nach kurzen Bestrahlungen eine deutliche, aber nicht vollständige

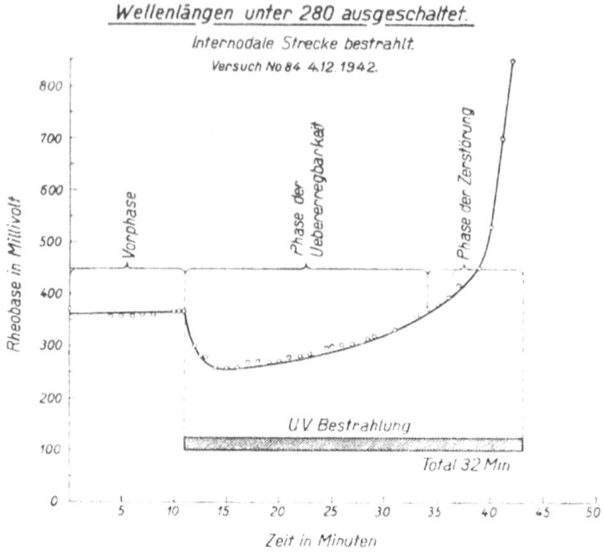

Abb. 41. ***Bestrahlung mit Ausschaltung der Wellenlängen unterhalb 280 m durch Aneurinfilter 1: 1000.*** Der Bestrahlungseffekt ist vorhanden, aber verzögert. Abbildungen 38—41 sind im gleichen Maßstab gezeichnet.

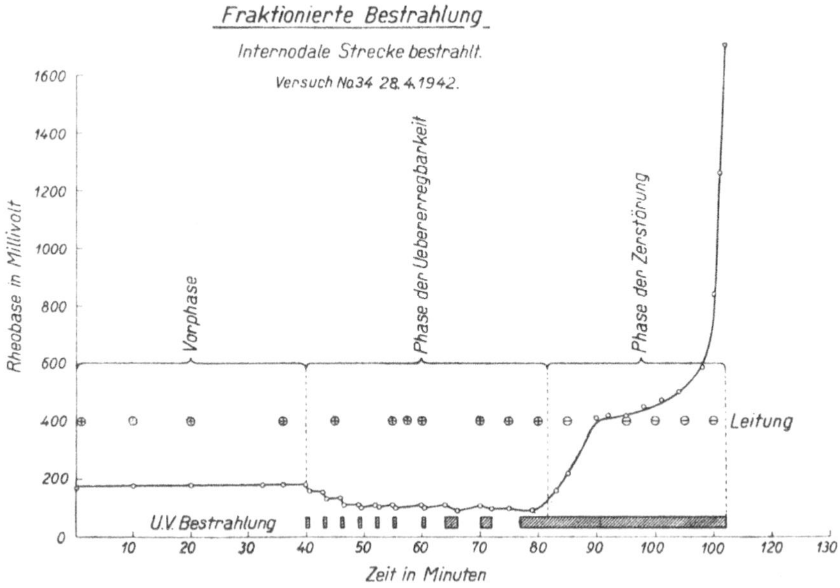

Abb. 42. *Ordinate: Rheobase in mV. Abszisse: Zeit in Minuten.*
Die typische Rheobasensenkung ist vorhanden. Beim Aufhören der Bestrahlung tritt jedesmal eine Erholung ein. Die Lichtintensität ist schwächer als bei den Versuchen Abb. 38—41.

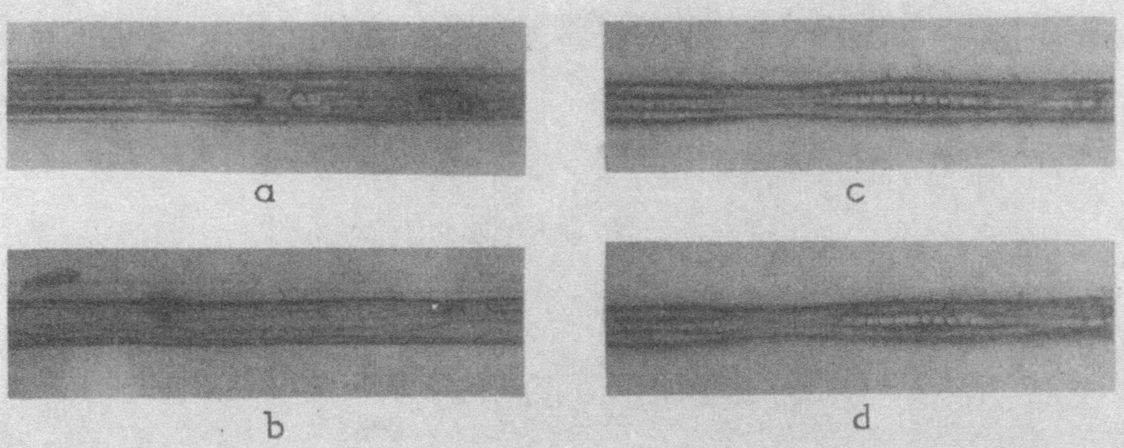

Abb. 43. *Wirkung der Bestrahlung einer einzelnen Nervenfaser mit der Wellenlänge λ 257 mμ und Mikroaufnahme mit der gleichen Wellenlänge.*

Die Aufnahme *a* zeigt die internodale Strecke einer lebenden Nervenfaser zu Beginn des Versuches. Aufnahme *b* nach 5 Minuten Bestrahlung. Aufnahme *c* nach 15 Minuten Bestrahlung. Bei der Aufnahme *d* hat die Faser vor der Aufnahme eben gerade noch geleitet, nach der Aufnahme war die Leitung unterbrochen. Man sieht, wie die Leitung der Faser so lange bestehen bleibt, als der Achsenzylinder keinen Unterbruch erleidet. In Abbildung 43*d* erfolgt der Unterbruch und damit die Aufhebung der Leitung.

Erholung auftritt. In der Phase der Zerstörung dagegen gehen die Prozesse, wenn sie einmal ausgelöst sind, irreversibel weiter, auch wenn mit der weiteren Bestrahlung aufgehört wird. Diese Beobachtung, zusammen mit dem charakteristischen Verlauf der photochemischen Wirkung, haben uns zu folgenden Schlußfolgerungen geführt:

1. In der Phase der Übererregbarkeit wird ein photosensibler Stoff zerstört, der am Schnürring nicht vorkommt und vermutlich in der Markscheide eingelagert ist. Entweder übt dieser Stoff eine erhöhende Wirkung auf die Reizschwelle aus (man nennt solche Wirkungen *bathmotrop* und bezeichnet Erhöhung als negativ bathmotrop, Erniedrigung als positiv bathmotrop) oder die bei der Spaltung entstehenden Produkte erniedrigen die Reizschwelle. Als mutmaßlicher Stoff mit starker Photosensibilität kommt Aneurin in Frage. Es wird später gezeigt werden (vgl. S. 312), daß das Aneurin im Nerven eine negativ bathmotrope Wirkung hat, und es ist bekannt, daß im Anfangsstadium der Aneurinavitaminose die Reizschwelle der Nerven sinkt, d. h. daß durch Sinken

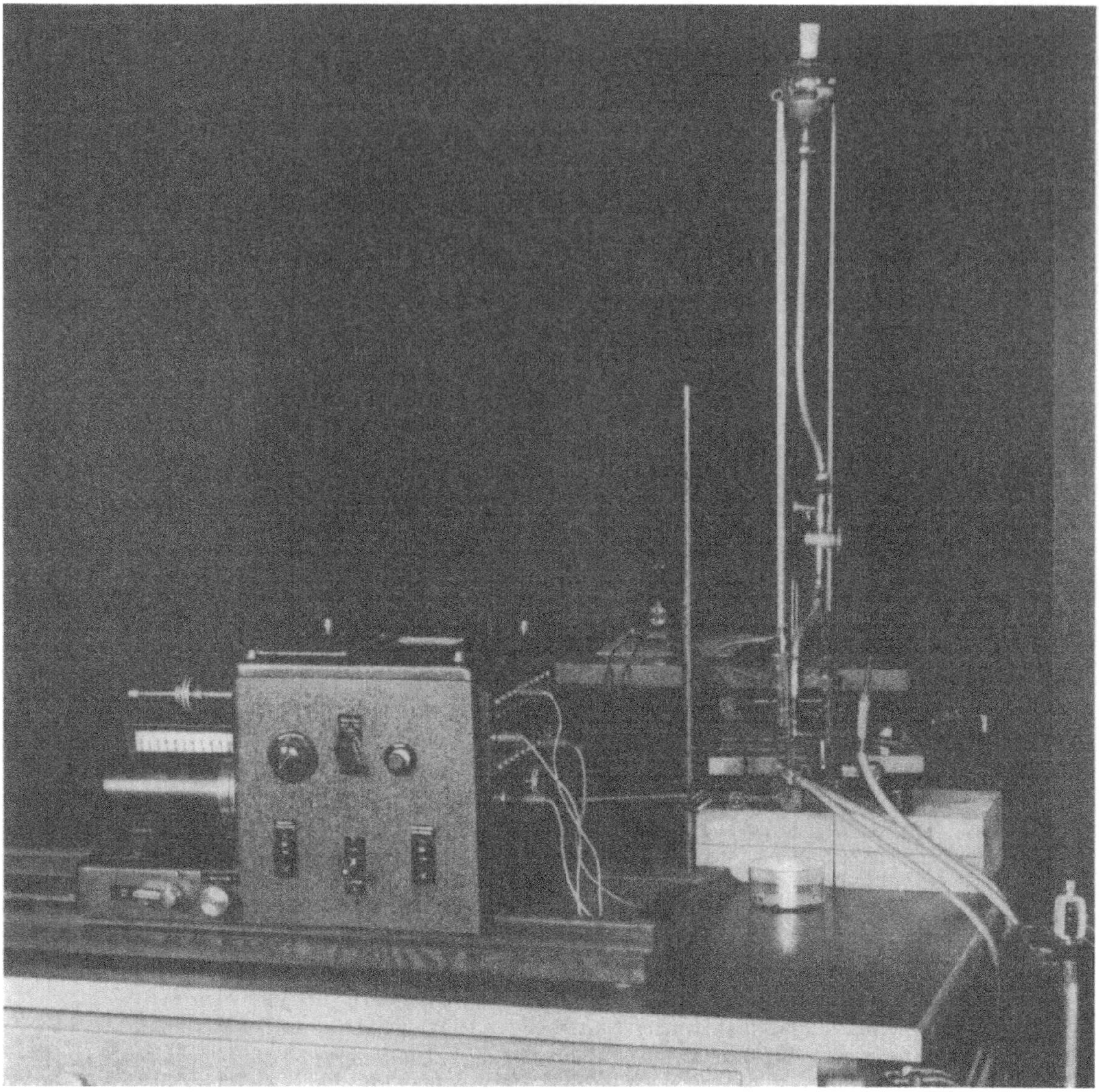

Abb. 44a. *Polarograph.*

Potentiometergehäuse, Galvanometer, Lichtquelle und tropfende Quecksilberelektrode sind von links nach rechts sichtbar. Das Gefäß für die Flüssigkeiten ist an einem Thermostaten, ganz rechts sichtbar, angeschlossen.

Abb. 44b (nebenstehend). *Schema des Polarographen.*

Die tropfende Quecksilberelektrode *K* taucht in die Versuchslösung ein. Vom rotierenden Potentiometer *B* wird eine linear ansteigende Spannung durch den Schleifkontakt *C* abgegriffen. Die Stromspannungskurve wird mit einem Lichtstrahl von *L* über das Galvanometer *G* und den Spalt *S* auf der Filmtrommel *F* registriert, deren Vorschub durch *Al* mit dem rotierenden Potentiometer gekoppelt ist.

des Aneurinspiegels diese negativ bathmotrope Wirkung wegfällt. Es erscheint daher sehr wahrscheinlich, daß bei Bestrahlung der internodalen Strecke das Aneurin zerfällt, womit es seine negativ bathmotrope Wirkung verliert, was sich wiederum in der Erhöhung der Erregbarkeit widerspiegelt.

2. In der Phase der Zerstörung werden die Eiweiße des Nerven denaturiert und damit wird der Nerv irreversibel zerstört. An der internodalen Strecke sind die Eiweiße, besonders des Achsenzylinders, durch die Markscheide besser geschützt als am Schnürring. Die Folge ist die rasche Zerstörung am Schnürring und die verzögerte Zerstörung in den internodalen Abschnitten.

Wie tiefgreifend die Zerstörungen sind, die durch die Bestrahlung gesetzt

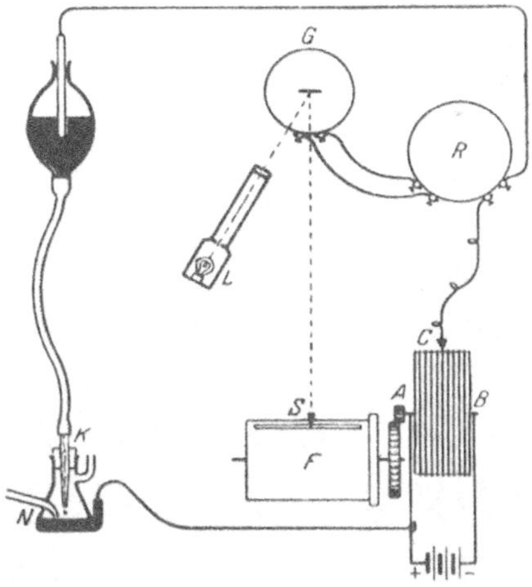

Abb. 44b.

werden, konnte ich durch mikrophotographische Reihenaufnahmen einzelner Nervenfasern während der Bestrahlung, unter Benützung des eingestrahlten kurzwelligen Ultraviolettlichtes, ermitteln. Eine solche Reihenaufnahme ist in Abb. 43 wiedergegeben.

8. Die polarographisch nachweisbaren Aktionssubstanzen

Die Analyse mit Hilfe des Polarographen (HEYROVSKI[1]) hat sich auf vielen Gebieten der biologischen Chemie als ein unentbehrliches Hilfsmittel erwiesen. Als Anode oder Kathode wird eine tropfende Quecksilberelektrode verwendet, die eine stark polarisierbare Elektrode mit automatisch sich erneuernder Oberfläche darstellt. Als Gegenelektrode wird bei biologischen Flüssigkeiten am besten eine indifferente Kalomelelektrode genommen, die durch eine Tonporenmembran elektrolytisch an die zu untersuchende Flüssigkeit angeschaltet wird. Oft wird aber auch der Boden des Gefäßes mit Quecksilber vollgeschüttet und elektrisch mit eingetauchtem Platindraht, der, mit Ausnahme der Spitze, in ein Glasrohr eingeschmolzen ist, abgeleitet («Bodenquecksilber»). Wird der bei linear ansteigender, äußerer Spannung zwischen beiden Elektroden flie-

[1]) HEYROVSKI, J.: Polarographie (Berlin 1941).

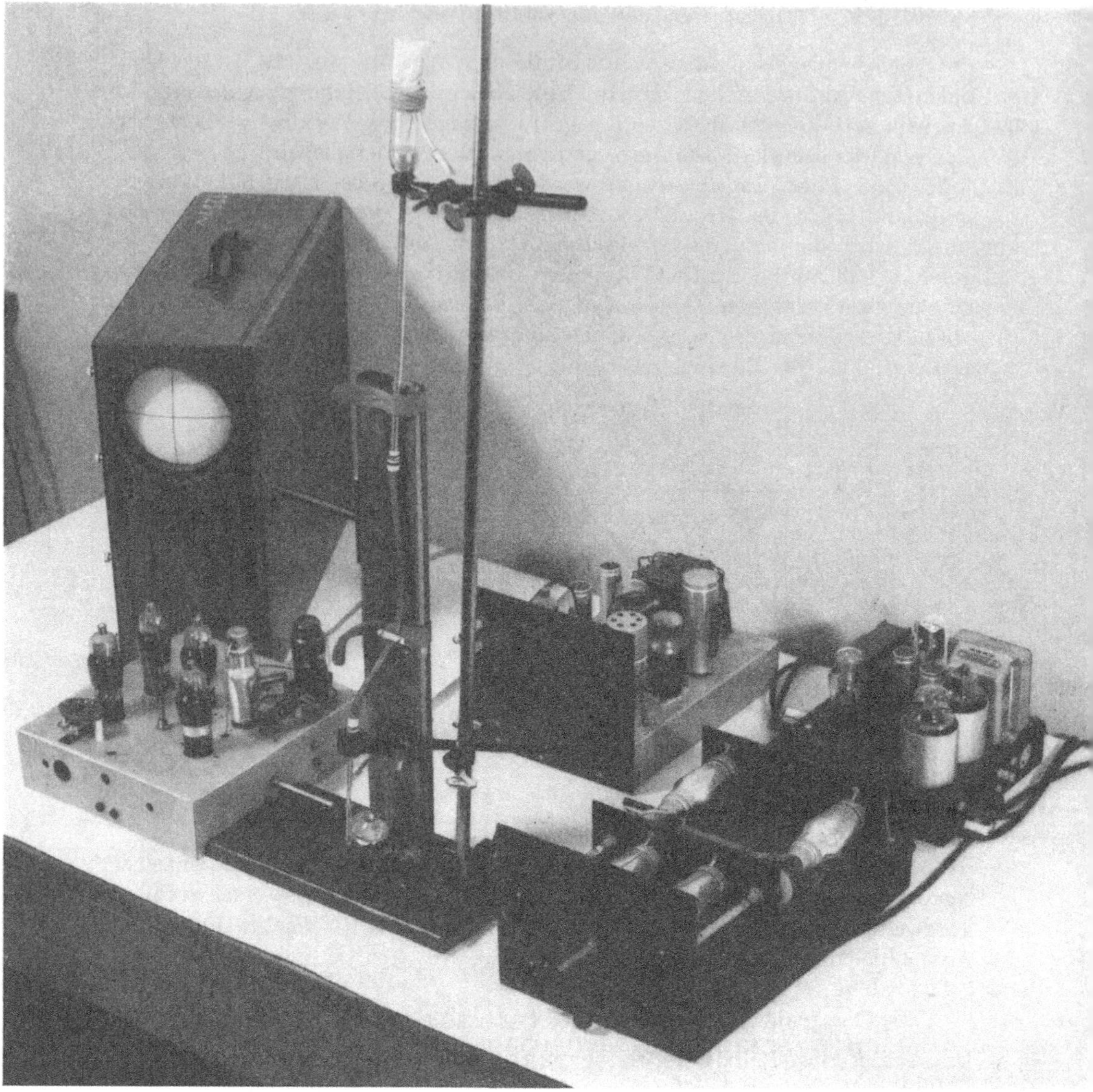

Abb. 45a. *Schnellpolarograph.* (Nach WEIDMANN.)

Abb. 45b (nebenstehend).

Die tropfende Quecksilberelektrode mit dem Elektrolytgefäß mit Bodenquecksilber ist in der Mitte abgebildet. Der Verstärker V_I verstärkt den durch die Flüssigkeit fließenden Strom. Der Verstärker V_E verstärkt die zwischen den Elektroden liegende Spannung. Durch das Kippgerät K wird eine linear langsam ansteigende und dann sehr rasch wieder auf 0 abfallende Kippspannung erzeugt. Durch das Synchronisiergerät S wir die Tropfenbildung und die Kippspannung synchronisiert.

ßende Strom gemessen, so zeigt es sich, daß er je nach der chemischen Zusammensetzung der Flüssigkeit einen ganz charakteristischen Verlauf hat und «Stufen» zeigt. Die Lage der Stufe bezüglich der Spannung ist eine für jeden Stoff spezifische Größe, die Höhe der Stufe, d. h. der Stromzuwachs in der Stufe, ist ein Maß für die vorhandene Menge des Stoffes. Man kann auf diese Weise in unbekannten und bekannten Stoffgemischen sehr exakte, qualitative und quantitative Analysen in einem Arbeitsgang durchführen.

Technik der polarographischen Bestimmung

Der Polarograph in der gebräuchlichen Ausführung besteht aus der tropfenden Quecksilberelektrode, dem Analysengefäß, der indifferenten Elektrode, dem variablen Potentiometer, dem Galvanometer und der Stromquelle. Wie diese Elemente geschaltet werden, zeigt Abb. 44. Als variables Potentiometer wird

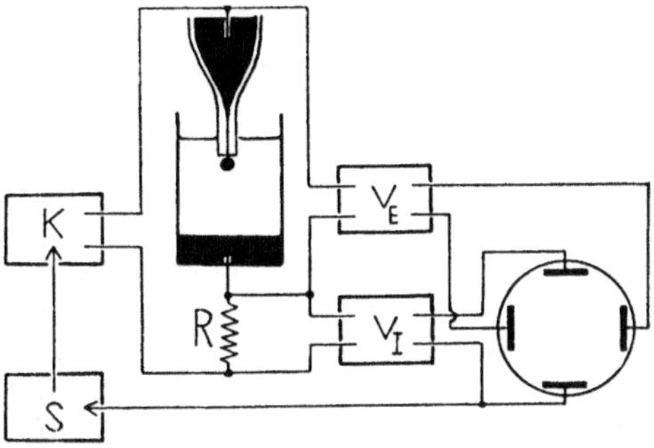

Abb. 45b.

ein auf einer großen Walze durch motorischen Antrieb gleichmäßig verschiebbarer Schleifdraht verwendet. Mit diesem Antrieb gekoppelt ist eine Filmtrommel, die ebenfalls rotiert und die Bewegung des Lichtzeigers vom Galvanometer als Stromspannungskurve photographisch fortlaufend registriert. Es entstehen dadurch charakteristische Bilder, vorausgesetzt, daß durch eine passende Grundlösung eine gute «Beruhigung» der Ausschläge gesichert wird. Als Grundlösung hat sich nach orientierenden Versuchen mit Tylose, Gelatine, Natriumbicarbonat, Lithiumchlorid und Lithiumhydroxyd die gewöhnliche Ringerlösung ohne Bicarbonat als besonders geeignet erwiesen. Das Polarogramm (die Stromspannungskurve) ist temperaturabhängig und muß daher bei konstanter Temperatur aufgenommen werden. Abb. 44a zeigt die ganze Anordnung mit einem Durchflußthermostaten, durch den die Temperatur im Analysengefäß etwa auf $\pm 0{,}1^0$ konstant gehalten werden kann. Besonders wichtig ist eine genaue Einregulierung des pH der Lösungen, welche am besten bei biologischen Flüssigkeiten mit der Glaselektrode vorgenommen wird. Die Sauberkeit des Quecksilbers (Reinigung durch Vakuumdestillation) und der Kapillaren (Reinigung durch Ausglühen) sind weitere wichtige Faktoren. Je nachdem, ob die vom Sauerstoff in Lösung hervorgerufene Stufe gewünscht wird oder nicht, müssen die Lösungen vor der Bestimmung mit reinem Sauerstoff oder Stickstoff (Reinigung über glühendem Kupfer) durchströmt werden.

Die Aufnahme eines Polarogramms kann sich, wenn einmal die charakteristische Stufe bekannt ist, auf den Spannungsbereich, in dem diese Stufe auftritt, beschränken. Trotzdem dauert es immer noch einige Minuten bis die Aufnahme gemacht ist. Will man sehr plötzlich gebildete Stoffe nachweisen, die an irgendeiner Stelle entstehen (z. B. Nervenende) und durch Diffusion in die Umgebung für die Messung verlorengehen, weil sie schon am Entstehungsort in sehr geringer Menge gebildet werden, dann muß man einen anderen Weg einschlagen und gelangt zum *Schnellpolarographen*.

Ein Schnellpolarograph ist von WEIDMANN[1H]) im Hallerianum ganz neu entwickelt worden. An Stelle der bewegten Potentiometerwalze tritt eine durch Verstärkerröhren und Kapazitäten erzeugte linear ansteigende Kippspannung, die entsprechend der Kippfrequenz immer wieder frisch an die Elektroden des Analysengefäßes angelegt wird. Abb. 45 zeigt im Prinzip die Schaltung und eine erste Versuchsanlage, die uns sehr gute Dienste geleistet hat.

Der durch die Flüssigkeit fließende Strom erzeugt an dem Widerstand R einen Spannungsabfall, der ihm proportional ist und nach Verstärkung durch den Verstärker V_1 auf dem Schirm eines Elektronenstrahloszillographen eine senkrechte Auslenkung verursacht. Die über den Elektroden liegende linear ansteigende und immer wieder steil abfallende Kippspannung wird durch den Verstärker V_E auf die waagrechte Auslenkung des Elektronenstrahles gebracht, so daß auf dem Schirm der BRAUNschen Röhre eine Stromspannungskurve entsteht.

Schwingt das Kippgerät unabhängig vom Tropfenabfall, so erhält man kein stehendes Bild, da der Depolarisationsstrom nicht nur mit der Spannung, sondern auch mit der zunehmenden Größe des Quecksilbertropfens wächst. Ein brauchbares Bild auf dem Leuchtschirm wird erhalten, wenn zwischen Kippschwingung und Abfall der Quecksilbertropfen Gleichlauf besteht. Zu diesem Zweck wird die plötzliche Änderung der Stromstärke, die beim Abfall des alten Tropfens entsteht, im Synchronisierungsgerät S elektrisch so hergerichtet, daß sie nur eine einzige Kippschwingung auslöst und dann das Kippgerät bis zum nächsten Tropfenabfall sperrt. Durch diesen Kunstgriff erscheint pro Tropfen immer nur ein einziges Polarogramm auf dem Leuchtschirm. Je nach Wunsch kann durch Veränderung der Kippspannung und der Verstärker entweder das ganze Polarogramm sichtbar gemacht werden, oder es können bestimmte interessante Ausschnitte in entsprechender Vergrößerung gezeigt und photographiert werden (vgl. Abb. 121). Über die Anwendung dieses neuen Polarographen auf die sofortige Erfassung des Austrittes von Aktionssubstanzen an einem Nervenende wird auf S. 305 zurückgekommen.

Die polarographische Untersuchung von frischen Nervenextrakten in Ringer-Lösung hat gezeigt, daß eine interessante Stufe etwa bei 1800 mV, bezogen auf die gesättigte Kalomelelektrode, oder bezogen auf Bodenquecksilber, auftritt, die auf den Aneuringehalt des Nerven zurückgeführt wurde (v. MURALT[2H])). Abb. 46 zeigt das Polarogramm eines Nervenextraktes mit dieser Stufe. Das Erstaunliche an der Beobachtung liegt darin, daß die Aneurinkonzentrationen in Nervenextrakten sehr gering sind und daß daher ein *ganz be-*

[1H]) WEIDMANN, S.: Dissertation (Bern 1946).
[2H]) MURALT, A. v.: Pflügers Arch. *245*, 604 (1942).

sonderer, sehr empfindlicher polarographischer Effekt vorliegen muß. Die Aneurinreduktion an der tropfenden Quecksilberelektrode erfolgt bei –1300 mV (ges. Kalomelelektrode) und ist durch eine deutliche Stufe gekennzeichnet, die aber nicht empfindlicher ist, als die sonst vorkommenden Reduktionsstufen im Polarogramm reiner Substanzen (LINGANE und DAVIS[1])). Ganz anders

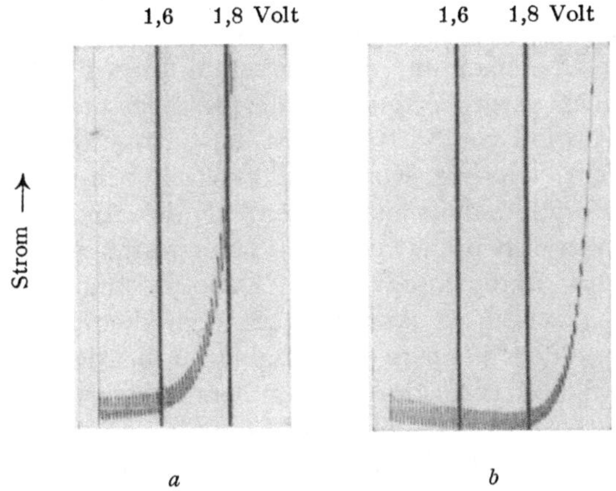

Abb. 46. *a Polarogramm eines frischen Nervenextraktes in Phosphatpuffer.*
b Polarogramm der Extraktionslösung allein.

verhält sich die im Potentialanstieg folgende Stufe, die neuerdings von WOLLENBERGER[2]) genau untersucht wurde. Er fand, daß mit reinem Aneurin in Ammoniumchlorid, Borsäure oder Phosphatpuffer eine Stufe bei –1700 mV

Tabelle 7.
Abhängigkeit der Stromstärke des katalytischen Stromes von der Aneurinkonzentration. Nach WOLLENBERGER[3])
(m/30 Phosphatpuffer bei pH 5,89; Luftsättigung; 25°C)

Aneurinkonzentration Mol. 10^{-7}/Liter	Strom in Microamp.
0	0
1,5	1,8
2,5	4,5
5,0	8,4
7,5	11,6
10,0	14,4
20,0	24,4
40,0	38,6
60,0	49,1
80,0	54,8
100,0	60,5

[1]) LINGANE, J. J., und DAVIS, O. L.: J. biol. Chem. *137*, 567 (1941).
[2]) WOLLENBERGER, A.: Science *101*, 386 (1945).
[3]) Korrigiert auf den nichtkatalytischen Wasserstoffstrom des Puffers.

(bezogen auf die gesättigte Kalomelelektrode) auftritt, die unter günstigen Bedingungen (Phosphatpuffer m/30, pH 5,89) 4000mal empfindlicher ist als der reine Diffusionsstrom bei Reduktion. Es liegt also eine besondere, sehr wirksame katalytische Wirkung des Aneurins vor, die die polarographische Bestimmung in kleinsten Mengen möglich macht. Tabelle 7 gibt eine Vorstellung von der Empfindlichkeit der Reaktion und Abb. 47a zeigt die Stufe.

WOLLENBERGER nimmt an, daß es sich bei diesem Effekt um eine katalytisch bedingte Herabsetzung der Überspannung des Wasserstoffes gegenüber dem Quecksilber handelt, die einen vergrößerten Zustrom des Wasserstoffes zur Folge hat. Bei einer Konzentration von $3 \cdot 10^{-5}$ m ist der Sättigungswert des Stromes von 90 μA erreicht. Höhere Konzentrationen haben keine weitere Steigerung zur Folge. Es erfolgt somit eine Adsorption des Aneurins, welches eine besondere Kapillaraktivität besitzt und das Sauerstoffmaximum bei der polarographischen Analyse unterdrückt, wie ZAMBOTTI und FERRANTE[1]) gefunden haben. WOLLENBERGER konnte außerdem die Herabsetzung der Oberflächenspannung durch kleinste Aneurinmengen bei der Untersuchung der Kurve der Elektrokapillarität des Quecksilbers in einer kapillar-inaktiven Elektrolytlösung feststellen (vgl. auch die Befunde von v. MURALT, S. 279). Der polarographische Effekt ist sehr spezifisch, denn weder der Pyrimidin- noch der Thiazolanteil zeigen die Stufe, womit auch die von v. MURALT[2H]) gefundene Tatsache zusammenhängt, daß bei Bestrahlung mit kurzwelligem Ultraviolett (vgl. S. 305) die Stufe in den Nervenextrakten sofort verschwindet. Thiochrom und das Produkt einer längeren Einwirkung von Alkali auf Aneurin liefern nach WOLLENBERGER die charakteristische katalytische Stufe auch. Auf Zusatz von Natriumsulfit hingegen verschwindet sie sofort. Cocarboxylase verursacht nur einen ganz geringfügigen Effekt; das Disulfid des Aneurins (ZIMA und WILLIAMS[3])) gibt dagegen einen Effekt, der dem Aneurin in 2facher Molarität genau entspricht. Es kann also nicht gesagt werden, ob der in den Nervenextrakten nachgewiesene Stoff: Aneurin, Cocarboxylase (unwahrscheinlich) oder Aneurindisulfid ist. Es ist auch möglich, daß zwei Stoffe beteiligt sind, die beide aneurinähnlich sind. WEIDMANN[4H]) hat die Nervenextrakte polarographisch eingehend untersucht. Er nennt den im Nervenextrakt vorhandenen Stoff mit aneurinähnlichem, polarographischem Effekt vorläufig A_4, bis seine chemische Identität festgestellt ist. Dieser Stoff A_4 liefert in steigenden Konzentrationen sehr gut ausmeßbare Polarogramme mit einem charakteristischen Anstieg bei 1700 mV (vgl. Abb. 47b). Dieser Anstieg entspricht *genau* der von WOLLENBERGER beschriebenen Stufe bei 1700 mV, geht aber nachher noch darüber hinaus! A_4 ist dialysabel und bleibt bei Sulfosalizylsäurefällung in Lösung. Der Stoff ist aber auch relativ thermostabil. Zweistündiges Kochen bei pH 7, oder in $n/10$ Salzsäure, oder in $n/10$ Natronlauge vermindert seine polarographische Aktivität nicht. Dagegen

[1]) ZAMBOTTI, V., und FERRANTE, A.: Boll. Soc. Ital. Biol. Sper. *14*, 689 (1939).
[2H]) MURALT, A. v.: Pflügers Arch. *245*, 604 (1942).
[3]) ZIMA, O., und WILLIAMS R. R.: Ber. deutsch. chem. Ges. *73*, 941 (1940).
[4H]) WEIDMANN, S.: Exper. *1*, 61 (1945).

wird A_4 durch ultraviolettes Licht zerstört, wie schon von v. MURALT[1H]) festgestellt wurde und wie es für Aneurin charakteristisch ist. Durch Abzählen der Zacken, von denen jede einem Tropfen entspricht und durch Ausmessung kann ein sehr gut reproduzierbares, relatives Maß für die Konzentration gefunden werden. WEIDMANN hat gefunden, daß die pH-Abhängigkeit der polarographischen Aktivität in ganz besonderer Weise verläuft und daß sich A_4 in

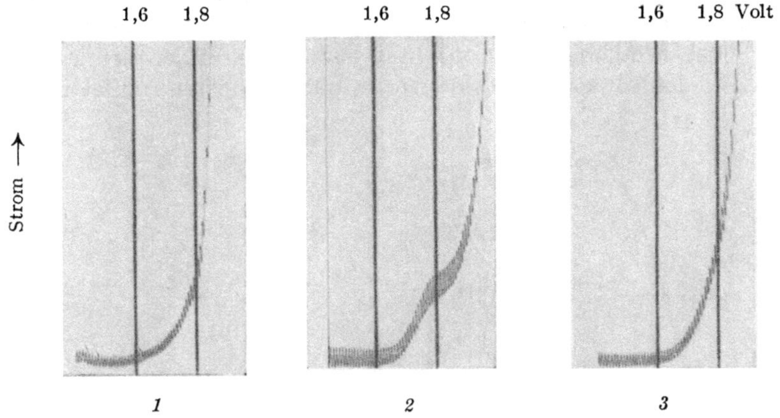

Abb. 47a. *Polarogramme eines gekochten Nervenextraktes und einer Aneurinlösung in Phosphatpuffer.*
1 Nervenextrakt, gekocht 2 Aneurinlösung $2{,}5 \cdot 10^{-7}$, frisch 3 Aneurinlösung, gekocht.

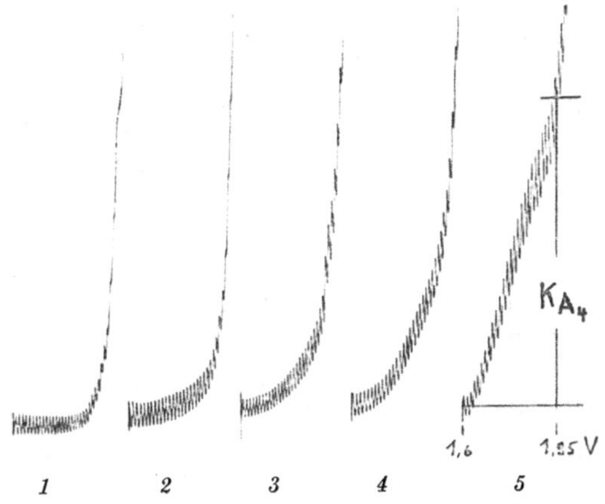

Abb. 47b. *Polarogramme von Nervenextrakten in Ringer-Lösung in steigender Konzentration.*
1 RINGERlösung allein *2—5* steigender Gehalt an A_4.

diesem Verhalten von reinem Aneurin, Cocarboxylase und Adenosintriphosphorsäure unterscheidet. Abb. 48 zeigt das besondere Verhalten von A_4. Bei Verschiebung vom alkalischen zum sauren Gebiet nimmt die Aktivität bis pH 7 zu und nachher ab. Wird die Kurve rückläufig aufgenommen, dann wird das Maximum nicht beobachtet. Beim Stehenlassen bei pH 6,5 ist die polaro-

[1H]) MURALT, A. v.: Pflügers Arch. *245*, 604 (1942).

graphische Aktivität unstabil und geht verloren mit einer Halbwertszeit von 25 Minuten bei 17°. Der Stoff A_4 ist als Baustein der Nervenfaser deswegen interessant, weil er bei der Erregung in vermehrtem Maße freigesetzt wird (vgl. S. 305) und daher eine *Aktionssubstanz* ist. Er kommt auch im Blut vor und hat am Froschherzen eine geringe positiv inotrope Wirkung, wie WEIDMANN und WYSS[1H]) fanden. Der herzwirksame Stoff besitzt die gleiche pH-Abhängigkeit und dieselbe «Regeneration» im Sauren und Alkalischen. Es ist sehr wahrscheinlich, daß es sich um den gleichen Stoff handelt, den schon LISSÁK [2])am Froschherzen beobachtet hat, und vielleicht ist es auch derselbe Stoff, den BERGAMI[3]) «sostanza antiacetylcholina simile» nannte und

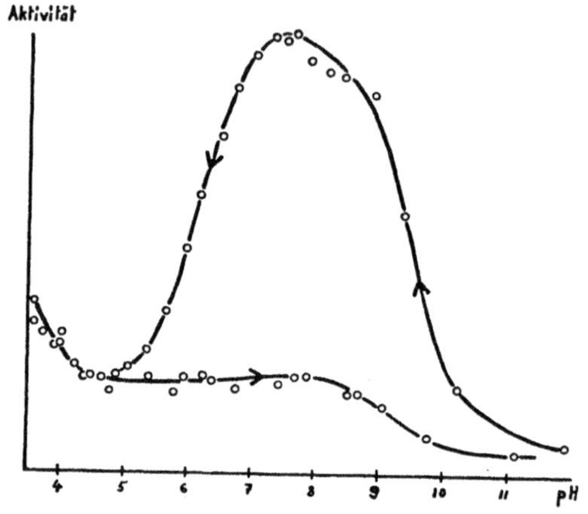

Abb. 48. Das pH eines Nervenextraktes wird durch Zugabe von NaOH bzw. HCl in Richtung der Pfeile geschoben, indem man unterwegs ständig die polarographische Aktivität von A_1 bestimmt.

die auch KAHLSON[4]) aufgefallen ist. Der Stoff A_4 ist ein wichtiger Baustein der Nervenfaser. Er zeigt das gleiche polarographische Verhalten wie Aneurin oder Aneurindisulfid und außerdem noch eine zusätzliche Komponente. Der Tatsache, daß A_4 (vielleicht nur scheinbar) auch Eigenschaften zu haben scheint, die Aneurin oder Aneurindisulfid nicht zeigen, darf nicht zu große Bedeutung zugemessen werden, da WOLLENBERGER ja auch gefunden hat, daß Aneurin nach Behandlung im Alkalischen, bei der es sicher zerstört wurde, ein Spaltprodukt unbekannter Art liefert, das den polarographischen Effekt immer noch zeigt. Der Stoff A_4 ist wohl sicher eine Aneurinverbindung, die im Nerven vorkommt und besondere Eigenschaften hat. Interessant ist der in Abb. 47a, 1 und 3 dargestellte Kochversuch. Durch kurzes Kochen wird das Polarogramm des Aneurins im sauren Phosphatpuffer so verändert, daß es nach dem Kochen große Ähnlichkeit mit dem *ungekochten* Nervenextrakt hat. Wird der Nervenextrakt hingegen gekocht, so verschwindet der charakteristische Anstieg, ebenso wie bei Ultraviolettbestrahlung. Die Abklärung dieser Zusammenhänge, auf die vorläufig nur hingewiesen sei, ist noch im Gange.

1H) WEIDMANN, S., und WYSS, F.: Exper. *1*, 62 (1945).
2) LISSÁK, K.: Amer. J. Physiol. *127*, 264 (1939).
3) BERGAMI, G.: Arch. Istit. biochimico Ital. *3*, 3 (1936).
4) KAHLSON, G.: Arch. exp. Pathol. u. Pharmakol. *175*, 198 (1939).

Überblickt man diese Befunde, so ist der Leser vielleicht erstaunt, welche Bedeutung dem Nachweis des Aneurins mit den verschiedensten, ganz unabhängigen Methoden zugemessen wurde. Mit dem biologischen Test, mit dem Thiochromverfahren, durch Ultraviolettabsorption, durch histologische Thiochromfärbung, durch photochemische Versuche an einzelnen Nervenfasern und zuletzt noch durch das neue polarographische Verfahren wurde immer wieder von neuem gezeigt, daß im Nerven Aneurin in einer besonderen Form vorliegt. Warum diese große Mühe, eingesetzt zum Nachweis *eines einzigen* Bausteines, der außerdem in äußerst kleiner Menge vorkommt? Der Grund dieses großen, experimentellen Aufwandes liegt nicht darin, daß es gilt, den Baustein nachzuweisen, sondern weil es darauf ankommt, seine Veränderungen während der Erregung mit den feinsten physikalischen Methoden zu messen und zu verfolgen; nur diese Methoden sind fein genug, um in den energetischen Mechanismus der Erregung hineinzusehen. Es ist unsere Überzeugung, daß das Aneurin die Schlüsselstellung einnimmt, und daß es sich in Zukunft lohnen wird, diese physikalischen Methoden in der Hand zu haben, um dem schwierigen Problem der Entstehung der Erregung näherzukommen. Im 3. Teil dieses Buches wird von den bisherigen Erfolgen gesprochen werden. Wir befinden uns mitten in einer sehr interessanten Entwicklung eines ganz neuen Gebietes!

9. Die elektrischen Eigenschaften der ruhenden Nervenfaser

Das elektrische Verhalten des ganzen Nerven hat schon im letzten Jahrhundert die Physiologen intensiv beschäftigt. Die Zahl der Untersuchungen ist im 20. Jahrhundert noch weiter angewachsen und selten ist ein Gebiet so ausgiebig bearbeitet worden, wie gerade dieses Kapitel der Nervenphysiologie. Es scheint mir aber, daß auch auf diesem Gebiet die Technik der Isolierung einzelner Nervenfasern eine sehr wesentliche Vereinfachung gebracht hat, die sich erst in den letzten Jahren langsam aus den verschiedenen Arbeiten abzuzeichnen beginnt. Ich stelle daher alle Bedenken zurück und gebe im folgenden eine Darstellung, wie sie sich heute als zwangsläufiges Ergebnis der Arbeiten der letzten Jahre demjenigen aufdrängt, der die einzelne Nervenfaser aus der unmittelbaren Anschauung kennt. Wer sich in das ungeheure Wissen, welches als Folge der Arbeiten am ganzen Nerven angesammelt wurde, vertiefen will, sei auf die zusammenfassende Monographie von SCHAEFER[1]) verwiesen. Es ist meine Überzeugung, daß die komplizierten Verhältnisse, die am ganzen Nerven vorgefunden wurden, teilweise davon herrühren, daß die Messungen an einer Summe von Fasern in einem Verband, der durch Bindegewebe, interstitielle Gewebsflüssigkeit und andere Faktoren noch weiter elektrisch kompliziert ist, durchgeführt werden mußten. Die isolierte Faser ist auch hierin dem reinen Kristall in der Chemie vergleichbar. Ihre elektrischen Eigenschaften sind übersichtlich und verhältnismäßig einfach und klar. Es ist aber wichtig, sich an ganz genaue physikalische Begriffe zu halten. Manche Bezeichnung und manche Vorstellung, die sich in die elektrophysiologische Literatur eingeschlichen

---

[1]) SCHAEFER, H.: Elektrophysiologie, Bd. 1 u. 2 (Wien 1940).

haben, sind heute unhaltbar geworden. Es ist daher notwendig, eine kurze physikalische Betrachtung einzuschalten und klar formulierte Begriffe zu verwenden.

Physik der biologischen Ionenleiter

Die in der Natur vorkommenden Zellen sind alle reine Ionenleiter, die durch Membranen abgegrenzt und unterteilt sind. Wird an einen Ionenleiter von außen durch zwei Elektroden eine Potentialdifferenz angelegt, so können elektromotorische oder ponderomotorische Kräfte entstehen, je nachdem, ob die Ionen frei beweglich oder mit wägbaren Massen fest verknüpft sind. Die elektromotorische Kraft führt zu einer Wanderung der beweglichen Kationen (+) zur Kathode (– Pol) und der Anionen (–) zur Anode (+ Pol). Man sagt dann: es fließt ein Strom und hat damit leider die Vorstellung verknüpft, er «fließe» von der Anode zur Kathode, eine Vorstellung, die wir als veraltet kurz entschlossen ganz fallen lassen müssen. *Unter der Einwirkung eines elektrischen Feldes kommt es zu einer ganz langsamen, gegenläufigen Verschiebung der Ionen.* Sind die Ionen aber nicht frei, sondern gebunden, dann tritt überhaupt keine Wanderung ein und es treten ponderomotorische Kräfte auf, die zu der Erscheinung der Elektrostriktion und damit zu Volumenänderungen führen. Im Protoplasma stehen die elektromotorischen Erscheinungen, in den Membranen die ponderomotorischen Kräfte im Vordergrund.

Die lebende Zelle zeichnet sich ganz allgemein dadurch aus, daß in ihr die Anionen und Kationen *nicht* statistisch verteilt, d. h. *nicht in völliger Unordnung* vorkommen. Entweder sind die Ionen an bestimmten Orten angereichert, oder in Schichten gegenständig geordnet, oder in größere Moleküle vorübergehend eingebaut. Wir wollen *jeden* Zustand *irgendeiner besonderen Ordnung* der Ionen in einem Elektrolyten, sobald er von der statistischen Verteilung abweicht, als *Polarisation des Elektrolyten* definieren. Die *lebende* Zelle ist gemäß dieser neuen Definition *immer* polarisiert. Dadurch entstehen innere elektromotorische Kräfte, die der Tendenz der geordneten Ionen in den ungeordneten Zustand zurückzukehren entsprechen. Je größer die innere elektromotorische Kraft ist, desto größer ist der Ordnungszustand. Zwei einfache Grenzfälle werden in der Regel unterschieden: 1. Die Ionen eines Vorzeichens kommen an einer Stelle gehäuft vor. Die entstehende innere elektromotorische Kraft nennt man ein Konzentrationspotential. 2. Die Kationen und Anionen sind in zwei sich gegenüberstehenden Schichten geordnet. Die entstehende innere elektromotorische Kraft nennt man ein Doppelschichtpotential. Gemäß unserer grundlegenden Definition sind beide Zustände besondere Fälle der Ordnung, d. h. also der Polarisation des Elektrolyten. (In der Elektronenphysik entspricht die Raumladung dem ersten, die Kondensatorladung dem zweiten Fall.) Eine «Entladung» gibt es beim starken Elektrolyten, solange Wasser vorhanden ist, nie! Die elektromotorische Kraft kann zwar zu Null werden, indem der besondere Ordnungszustand der Ionen wieder in den Zustand völliger Unordnung übergeht. Dabei bleiben aber Anionen und Kationen voneinander durch das Dielektrikum Wasser getrennt. Beim schwachen Elektrolyt ist eine «Ladung» oder «Entladung» denkbar, aber nur in der Form, daß der Dissoziationsgrad derjenigen Moleküle zu- oder abnimmt, die durch ihre Dissoziation Ionen liefern. Gemäß unserer Definition ist z. B. ein Eiweiß im isoelektrischen Punkt im Zustand höchster Polarisation, weil es an diesem Punkt ein Zwitterion ist (BJERRUM 1921). Durch Abgleiten vom isoelektrischen Punkt verliert das Eiweißmolekül zwar seine Polarisation, dafür nimmt aber diejenige der Umgebung durch Erhöhung der Kationen- oder Anionenkonzentration zu. Nur in diesem Sinne kann von «Aufladung oder Entladung» gesprochen werden und es wäre auch besser, diese Ausdrücke, die aus der Elektronenphysik stammen, fallen zu lassen.

Jeder polarisierte Elektrolyt wird zu einer Stromquelle, wenn die Ionen aus dem Ordnungszustand abfließen können. Nachdem es eine eigentliche «Entladung» aber nicht gibt, muß ein passender Begriff gesucht werden. Er ergibt sich aus unserer Definition: sobald die Ionen frei werden, entsteht *auf jeden Fall* eine Bewegung, die zu einer Verminderung des Ordnungszustandes führt, d. h. gemäß unserer Definition zu einer *Depolarisation*. Wir nennen daher solche Stromquellen: *Depolarisationsstromquellen*. Sie sind erschöpft, sobald alle Ionen wieder im Zustand der Unordnung sind. Neben dieser Art von Stromquellen gibt es aber noch solche, bei denen eine Erschöpfung deswegen nicht eintritt, weil aus anderen Prozessen fortlaufend freie Energie bezogen wird. Solange solchen Stromquellen freie Energie zur Verfügung steht, liefern sie auch Strom. Wir wollen sie *Umwandlungsstromquellen* nennen. Während bei der Depolarisationsstromquelle das Potential bei Stromlieferung sinkt und sich nicht mehr erholt, bleibt das Potential der Umwandlungsstromquelle solange konstant, als die Nachlieferung freier Energie und damit die Lieferung von Ionen mit der Stromabgabe Schritt halten kann.

Die Frage, die nach diesen allgemeinen Bemerkungen zu stellen ist, lautet: Was ist der lebende Nerv? Eine Depolarisations- oder eine Umwandlungsstromquelle? Die Antwort ist einfach: beides! Sobald die Einzelheiten aber betrachtet werden, wird das Problem sehr komplex und es war unbedingt notwendig, eine saubere physikalische Grundlage zu schaffen, auf der an die Frage herangetreten werden kann.

Tabelle 8.

	innen	außen
Kalium	17,6	0,27
Natrium	3,7	10,8
Kalzium	0,96	0,21
Magnesium	2,4	0,31

Der Ausgangspunkt für das Verständnis der elektrischen Eigenschaften des Nerven ist die ungleiche Verteilung der Elektrolyte. Tabelle 8 orientiert über die Konzentrationen der wichtigsten Kationen in mMol nach Messungen von FENN und seinen Mitarbeitern in der Zusammenstellung von ERLANGER und GASSER[1]).

[1]) ERLANGER, J., u. GASSER, H. S.: Electrical signs of nervous activity (Philadelphia 1937).

Die Konzentration an Kalium ist «innen» 65mal größer als «außen». Beim marklosen Nerven der Krabbe ist das Verhältnis nicht so groß, sondern etwa 10:1, bei der Riesenfaser des Tintenfisches 30:1. Wesentlich ist die Feststellung, daß das frei diffundierende Kaliumkation im Nerven in einem Zustand der Ordnung in hoher Konzentration gegenüber der Umgebung festgehalten wird. Es ist daher oft die Vermutung ausgesprochen worden, daß der Nerv mit einer Konzentrationskette, wie sie in der physikalischen Chemie bekannt ist, verglichen werden kann. Eine Konzentrationskette, bei der ein bewegliches Ion auf der einen Seite die Konzentration c_2, auf der anderen Seite die Konzentration c_1 hat, liefert eine elektromotorische Kraft

$$\mathrm{EMK} = RT \cdot \ln \frac{c_2}{c_1}, \tag{1}$$

worin R die Gaskonstante und T die absolute Temperatur ist. Für einwertige Ionen und Zimmertemperatur kann die Formel vereinfacht wiedergegeben werden

$$\mathrm{EMK\ in\ mV} = 58 \cdot \log_{10} \frac{c_2}{c_1}, \tag{1a}$$

Aus ihr folgt, daß ein Konzentrationsgefälle von 10:1 ($\log \frac{10}{1} = 1{,}0$) eine theoretische elektromotorische Kraft von 58 mV ergeben müßte. An marklosen Nerven sind auch tatsächlich Potentiale von 30—40 mV beobachtet worden. Die markhaltige Faser, die in Paraffinöl gemessen wird, um die störenden Nebenschlüsse teilweise zu beseitigen, zeigt Potentiale von 55 mV, während aus den Messungen an einzelnen Nervenfasern sogar auf 150 mV geschlossen werden kann (Takeuchi und Tasaki[1]). Das Vorzeichen dieser elektromotorischen Kraft ist so, daß die Nervenfaser beim Abgriff «außen» positiv, «innen» negativ ist. Scheinbar stimmt diese Angabe aber nicht mit der Verteilung des Kaliums überein, denn die Kaliumionen sind positive Kationen und sollen, gemäß Tab. 8 im «Inneren» angehäuft sein. Der Widerspruch klärt sich sofort ab, sobald über «außen» und «innen» eine genauere Aussage gemacht wird.

Jede lebende Zelle und somit auch der Nerv ist von einer «Membran» umschlossen. Physikalisch gesprochen ist eine Membran immer eine Grenzfläche mit besonderen Eigenschaften. Sie kann selektiv permeabel sein und kann im lebenden Zustand ihre Eigenschaften ändern. Von W. Ostwald und Bernstein stammt die Vorstellung, daß solche Grenzflächen als Sieb wirksam sind, in der besonderen Form des «Ionensiebes», wobei sie entweder für Anionen oder für Kationen oder mit noch feinereren Unterschieden selektiv permeabel sein können. Michaelis hat dann diesen Gedanken weiter ausgebaut und Modelle solcher Membranen mit verschiedener «Porengröße» angegeben. Neben der Porengröße spielt für die Durchlässigkeit aber auch der Ladungssinn der Membran eine Rolle, so daß ein Anion, welches wegen seiner Größe die Membran wohl passieren könnte, unter Umständen deshalb nicht durchtreten kann, weil es von der negativ geladenen Membran elektrostatisch abgestoßen wird. Umladung der Membran führt in einem solchen Fall zur Umkehr der

---

[1]) Takeuchi, T., und Tasaki, J.: Pflügers Arch. *246*, 32 (1943).

Impermeabilität bezüglich der Ionen. Je nach Porengröße und Ladungssinn der Grenzfläche und je nach Größe der Moleküle oder Ionen und je nach Vorzeichen der Ionen kann eine Grenzfläche mehr oder weniger permeabel oder impermeabel sein. Dabei hat es sich weiter gezeigt, daß bei den Ionen neben der eigentlichen Atomgröße auch die Wasserhülle einen entscheidenden Einfluß ausübt. Die Verschiedenheit der Beweglichkeit der Ionen in der Grenzfläche hat zur Folge, daß gegenüber den Verhältnissen in den angrenzenden Lösungen einseitige Verschiebungen in die Membran und damit Konzentrationspotentiale, die man in diesem Falle Membranpotentiale nennt, entstehen. Membranen führen gemäß unserer Definition zur Polarisation.

Eine Grenzschicht kann aber auch dadurch gebildet werden, daß eine wässerige und eine nichtwässerige Phase aneinander angrenzen. Nach dieser Vorstellung ist die Membran eine nichtwässerige Phase. Auch unter diesen Bedingungen kommt es zur Ausbildung von Membranpotentialen, dann, wenn die Löslichkeit der verschiedenen Ionen in der nichtwässerigen Phase anders ist als in der wässerigen. Diese Vorstellung ist besonders von BEUTNER weiterverfolgt worden. An der Phasengrenzschicht entsteht ein besonderer Zustand der Ionenordnung, eine elektrische Doppelschicht und damit eine elektromotorische Kraft. Das gleiche gilt, wenn eine Membran zwei wässerige Phasen voneinander trennt. Das endgültige Membranpotential ist dann die Resultante der beiden elektromotorischen Kräfte in den beidseitigen Phasengrenzschichten.

Eine Grenzschicht kann aber auch schon ein molekularer Film, bestehend aus monomolekularen oder bimolekularen Lagen von Molekülen, sein. Auch er stellt eine Membran dar und kann sowohl im Sinne von MICHAELIS durch Porengröße und Ladung wie auch im Sinne von BEUTNER als besondere Phase mit besonderen Löslichkeitsverhältnissen betrachtet werden.

WILBRANDT[1]) hat zu dieser Frage die sehr treffende Bemerkung gemacht, daß sich die Duplizität: diphasisches System und Porenmembran in molekularen Dimensionen verwischt und wahrscheinlich nur zwei Seiten des gleichen Grundvorganges darstellt. Es ist eine Frage der Anschauung, ob man die Verteilung von Ionen zwischen Molekülen als Lösung oder als Einlagerung in Poren auffaßt. Diesem Gedanken hat sich auch GERSTNER[2]) in einer überaus klaren und sorgfältig durchgedachten Studie über das elektrische Leitvermögen der Haut angeschlossen.

Beim Nerven wird der Zustand der Ordnung, also das was wir Polarisation nannten, erst dann meßbar, wenn es gelingt, mit einer Meßelektrode durch die Membran hindurch in das Innere zu gelangen, während eine zweite Meßelektrode auf der Membran aufliegt. Die zwischen beiden Elektroden entstehende meßbare elektromotorische Kraft ist ein Maß der Polarisation. Man nennt sie das Membranpotential (unter der Voraussetzung, daß wirklich nur dieses gemessen wird). Die Durchbrechung der Membran hat man auch «Demarkation» genannt. Technisch wird die Demarkation durch Schnitt, Verletzung der Hüllen oder Verbrennung (Hitzekoagulation des Eiweißes und Ver-

---

[1]) WILBRANDT, W.: Erg. Physiol. *40*, 204 (1938).

[2]) GERSTNER, H.: Pflügers Arch. *248*, 120 (1944).

flüssigung der Lipoide) bewerkstelligt. Einwirkung von Kokain oder konzentrierter Kaliumchloridlösung an umschriebener Stelle genügt aber auch schon. Man pflegt zu sagen: durch alle diese Eingriffe werde die Membran an einer Stelle so aufgelockert oder zerstört, daß an dieser Stelle ihre Impermeabilität und damit der Zustand der Ordnung verlorengeht, womit das Zellinnere für die Meßelektrode zugänglich wird. Da alle diese Eingriffe, besonders an der Einzelfaser im Verhältnis zu ihrer feinen Struktur sehr grob sind, kann man ruhig von einer Zerstörung der «Membran» durch Demarkation sprechen, ohne zu wissen, wo diese Membran eigentlich liegt (vgl. S. 139). Man kann sicher sein, daß man an der gewollten Stelle durch den groben Eingriff die Membran «trifft» und ausreichend zerstört.

Das nach erfolgter Demarkation meßbare Potential zwischen «außen» und «Innen» wurde «Demarkationspotential», «Verletzungspotential» oder auch *Ruhepotential* genannt. Wir wollen die Bezeichnung Ruhepotential, die sich allgemein eingebürgert hat, für die durch Abgriff zwischen «außen» und «innen» an der Nervenfaser meßbare elektrische Größe festhalten und sie vorläufig als Maß für den Grad der Polarisation der ruhenden, lebenden Nervenfaser ansehen.

Ohne auf die Feinstruktur der Nervenfaser Rücksicht zu nehmen, sind in Abb. 49 die Verhältnisse in erster Annäherung so dargestellt, wie sie aus der elektrischen Messung des Ruhepotentials sich ergeben. Die eine Meßelektrode liegt an der Oberfläche der Nervenfaser, die andere an der «demarkierten» Stelle. Man erkennt, daß an dieser Stelle durch die Beseitigung der trennenden Membran das in der intakten Faser gegen «außen» abgeschirmte Ruhepotential plötzlich meßbar wird. Die «Demarkation» hat lediglich die Bedeutung, daß man mit der einen Elektrodensonde nach «innen» gelangt, wie man es an großen Pflanzenzellen mit Mikroelektroden, ohne wesentliche Beschädigung der Membran, durchführen kann (vgl. BLINKS[1]).

Als Hauptsitz der Potentialdifferenz ist die unverletzte Stelle der Membran angenommen, wie es BERNSTEIN schon getan hat. Die Tatsache, daß Temperaturänderungen an der unverletzten Stelle, nicht aber an der verletzten, das Ruhepotential beeinflussen, und ebenfalls die von GERARD[2]) gefundene Tatsache, daß Sauerstoffmangel das Ruhepotential bei Wirkung auf die unverletzte Stelle verändert, sind trotz mancher gegenteiliger Meinung (STEINBACH[3])) so deutliche Befunde, daß an dieser Konzeption festgehalten werden muß.

Die unverletzte Membran ist so dargestellt, daß über ihre Beschaffenheit (im Sinne von MICHAELIS oder BEUTNER) nicht mehr ausgesagt wird, als daß es eine Grenzfläche ist, in der Kationen (vor allem Kaliumkationen) angereichert sind. Die zwischen den angelegten Elektroden gemessene EMK, deren Höhe dem Ruhepotential entsprechen soll, kann an der eingezeichneten Ordinate abgelesen werden. Die Darstellung zeigt sofort, worin der Widerspruch

[1]) BLINKS, L. R.: J. gen. Physiol. *23*, 495 (1940); Ann. Rev. Physiol. *4*, 1 (1942).
[2]) GERARD, R. W.: Amer. J. Physiol. *92*, 498 (1930).
[3]) STEINBACH, H. B.: J. cell. a. comp. Physiol. *17*, 57 (1941).

lag, der zwischen Kaliumverteilung und Vorzeichen des Ruhepotentials zu bestehen schien. Bei der chemischen Bestimmung sind die vielen Kaliumionen scheinbar «innen», weil sie in der Membran elektrostatisch festgehalten sind. Bei der elektrischen Bestimmung ist die Membran «außen» aber positiv, eben wegen der Anreicherung an Kaliumionen und das «Innere» der Nervenfaser wird gegenüber der Außenseite der Membran elektrisch negativ. Aus der Abbildung geht aber auch klar hervor, daß zwischen zwei Meßelektroden, die auf gleiche Stellen der Oberfläche aufgelegt werden, keine elektromotorische Kraft auftreten kann. SZABUNIEWICZ[1]) hat allerdings ganz geringfügige Spannungsdifferenzen auch auf der Oberfläche eines ganz intakten Muskels und

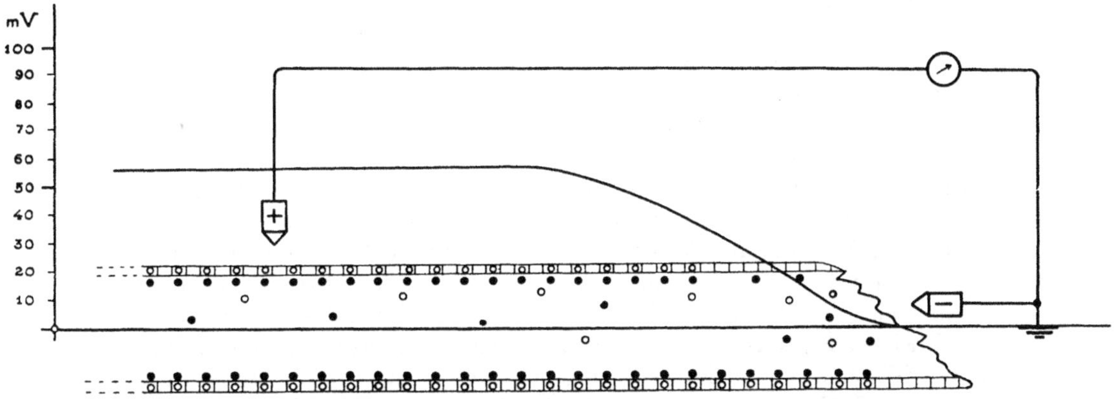

Abb. 49. *Schematische Darstellung der Entstehung des Ruhepotentials im Nerven.*

Der Nerv ist durch je eine Membran, in der die Kationen als Gleitionen elektrostatisch festgehalten. sind, ganz schematisch dargestellt. Im Innern des Nerven sind Anionen und wenig Kationen vorhanden. Wird von einem Querschnitt (rechts in der Abbildung) gegen eine unverletzte Stelle der Oberfläche (links in der Abbildung) abgeleitet, so ist die unverletzte Stelle der Oberfläche positiv gegenüber dem Querschnitt. Das gemessene Ruhepotential ist schematisch eingezeichnet, unter der Annahme, daß die Elektrode an dem Nervenquerschnitt geerdet wurde. Gegen die verletzte Stelle hin fällt das Ruhepotential logarithmisch ab.

○ = Kationen ● = Anionen

Nerven gefunden. Es ist möglich, daß diese elektromotorischen Kräfte reell sind. Für unsere Betrachtung sollen sie auf jeden Fall vernachlässigt werden und wir müssen betonen, daß solche Potentiale anders bezeichnet werden müssen, solange wir unter «Ruhepotential» das schematisch in der Abbildung abgegriffene Potential zwischen «außen» und «innen» verstehen, und an diesem Begriff soll festgehalten werden!

In einem Punkt gibt die schematische Zeichnung der Abb. 49 ein falsches Bild. Die Kationenschicht mit der elektrostatisch fixierten Anionengegenschicht ist nur als Doppelschicht, ohne Berücksichtigung von Konzentrationsdifferenzen und Asymmetrien gezeichnet. Der Abfall gegen die Demarkationsstelle ist analog zu Befunden von GRAHAM und GERARD[2]) am Muskel an-

[1]) SZABUNIEWICZ, B.: Pflügers Arch. *223*, 744 (1930); Acta Biol. exper. (Warszawa) *12*, 277 (38).

[2]) GRAHAM, J., und GERARD, R. W.: zit. n. Ann. Rev. Physiol. *4*, 333 (1942).

genommen worden. Sie haben mit einer Mikroelektrode gefunden, daß das Potential der Membran exponentiell gegen die Schnittstelle hin auf einer Strecke von etwa 2 mm nach Null abfällt. Wenn man bedenkt, daß durch die Gewebssäfte überall Nebenschlüsse entstehen, ist das weiter nicht verwunderlich und ein durch die Demarkation bedingtes Kunstprodukt.

Wird ein Nerv durchschnitten, so beginnt an der Schnittstelle schon nach wenigen Sekunden die Bildung einer «reparativen» Membran. Wir haben diese Beobachtung bei unseren optischen und polarographischen Versuchen (vgl. S. 305) immer wieder gemacht, und GERARD[1]) hat schon 1930 auf diese regenerative Nachbildung aufmerksam gemacht. GUTTMAN[2]) konnte zeigen, daß schon nach 30 Sekunden eine reparative Membran vorhanden ist. Die Folge ist ein *scheinbares* Absinken des Ruhepotentials, das in Wirklichkeit nur eine Verschlechterung der Messung als Folge der reparativen Abdichtung des Zellinneren gegen die Meßelektrode ist. Wird eine frische Schnittstelle angelegt, so ist das volle Ruhepotential sofort wieder da. Aus diesem Grund wurde auch dieses Verhalten in der Abb. 49 nicht berücksichtigt.

Durch welche Faktoren wird das Ruhepotential der Nervenfaser beeinflußt? Von außen kann es durch Anlegen einer äußeren elektromotorischen Kraft, durch Veränderung der Ionenzusammensetzung der äußeren Flüssigkeit, durch Änderung des pH, durch Änderung der Temperatur und durch Erstickung oder Vergiftung beeinflußt werden. Die Reaktion des Nerven auf diese Eingriffe ist teils passiv, teils aber auch aktiv und nur aus der Veränderung des inneren Gleichgewichtes der Zelle heraus zu verstehen. Im letzteren Fall werden innere Reaktionen ausgelöst, die in Verbindung mit den äußeren Einwirkungen das Ruhepotential in komplexer Weise verändern.

Für unsere Betrachtung kommen nur Zusammenhänge in Betracht, die übersehbare Verhältnisse ergeben, da wir ja lediglich zu einem klaren Bild der elektrischen Eigenschaften der ruhenden Nervenfaser gelangen wollen, und es nicht der Zweck dieses Buches ist, das Problem des Ruhepotentials erschöpfend zu behandeln.

Legt man an eine unverletzte Nervenfaser von außen eine elektromotorische Kraft an, so entsteht der Zustand des *Elektrotonus*. Zu der natürlichen Polarisation wird künstlich eine Vergrößerung von außen gesetzt.

Die unter der äußeren Anode und Kathode im Nerven entstehenden Zustände neuer Ionenordnung nennt man *An-* resp. *Katelektrotonus*. Da es sich um aufgezwungene Umordnungen handelt, so wird der Grad der natürlichen Polarisation des Nerven verändert und infolgedessen ist auch das Ruhepotential in der vom Elektrotonus ergriffenen Nervenpartie verändert. Wie ist das Verhalten des Ruhepotentials, d. h. welcher Art sind die aufgezwungenen Neuordnungen? Die Nervenmembran ist für Kationen durchlässig [besonders für Kalium, aber auch in geringerem Grad für Natrium. (DEAN[3]), HEPPEL[4])), für

---

1) GERARD, R. W.: Amer. J. Physiol. *92*, 498 (1930).
2) GUTTMAN, R.: J. cell. a. comp. Physiol. *18*, 403 (1941).
3) DEAN, R. B.: Biol. Symposia *3*, 331 (1941).
4) HEPPEL, L. A.: Amer. J. Physiol. *128*, 449 (1940).

Anionen ist sie schlecht durchlässig, wir wollen sogar sagen undurchlässig, um etwas zu vereinfachen, wenn auch STEINBACH[1]) gefunden hat, daß Chlorid aus dem Nerven austreten kann. COLE und CURTIS[2]) und GUTTMAN und COLE[3]) haben entdeckt, daß die Membran der Riesenfasern des Tintenfisches ein Gleichrichter ist; sie setzt dem Kationeneintritt einen 8fach erhöhten, dem Kationenaustritt einen 13fach erniedrigten Widerstand entgegen (vgl. auch SCHAEFER[4]), MOTOKAWA[5])) und ist somit ein Gleichrichter mit einem angenäherten Gleichrichtereffekt von 1:100, vergleichbar mit guten, technischen Sperrschichten. Für markhaltige Nerven kann mit ähnlichen Wirkungen gerechnet werden (vgl. S. 233). Der Nerv hat aber außerdem die Eigenschaft eines *Kernleiters*. Man versteht darunter einen Leiter, bei dem ein Kern mit dem elektrischen Widerstand R_K von einer Hülle mit dem Widerstand R_H umgeben ist, wobei $R_K \neq R_H$ sein darf, es aber im übrigen nicht darauf ankommt, welche Größe kleiner ist. SCHAEFER[4]) gibt das Verhältnis $R_K : R_H$ in den Grenzen 1:2 bis 1:10 an, weist aber darauf hin, daß es auch umgekehrt sein könne und das ist nach den Messungen an der einzelnen Nervenfaser auch der Fall, was wiederum zeigt, wie sich die Dinge dabei nicht nur vereinfachen, sondern sogar umkehren können! TASAKI und TAKEUCHI[6]) fanden, daß der internodale Achsenzylinder einen Widerstand von 30 MΩ, die Membran einen Widerstand von 40 MΩ hat, und daß der Widerstand im äußeren, die Faser ungebunden Medium, immer bei weitem kleiner ist. Für die Einzelfaser gilt $R_K \gg R_H$. Der Kernleiter führt zur Ausbildung von sogenannten Stromschleifen, d. h. die angelegte elektromotorische Kraft breitet sich auf der Länge der Faser aus, und damit auch ihre Wirkung auf die Ionenordnung, wie das in Abb. 50 zum Ausdruck gebracht ist.

Der Ausdruck «Stromschleife» ist mißverständlich und sollte durch *Feldschleifen* ersetzt werden. Das elektrische *Feld* breitet sich im Elektrolyten aus und führt erst nach einiger Zeit zu einem merklichen Stromfluß, da die Wanderungsgeschwindigkeit der Ionen sehr klein ist. Ist die wirksame Potentialdifferenz nur ganz kurze Zeit angelegt, dann kommt es in einem Kernleiter zu einer über Zentimeter reichende Ausbreitung der Feldschleifen, während sich die Ionen nur in Dimensionen von Å und weniger bewegen!

An der Anode werden die Kationen aus dem äußeren Elektrolyt beim Stromfluß in die Membran hineingetrieben. Da der Ionengleichrichter dieser Bewegung einen 8fach erhöhten Widerstand entgegensetzt, kommt es zu einer Stauung der Kationen, und es entsteht in der Membran ein Kationen-«Berg» unter der Anode, der wegen der Kernleitereigenschaft des Nerven in die Nachbarschaft ausgebreitet ist. Dort, wo die Kathode angelegt ist, werden die Kationen angesaugt und treten aus der Membran aus. Der Ionengleichrichter be-

---

1) STEINBACH, H. B.: J. cell. a. comp. Physiol. *17*, 57 (1941).
2) COLE, K. S., und CURTIS, H. J.: J. gen. Physiol. *24*, 551 (1940).
3) GUTTMAN, R., und COLE, K. S.: Biol. Bull. *81*, 277 (1941).
4) SCHAEFER, H.: Elektrophysiologie. Bd. I (Wien 1940).
5) MOTOKAWA: zit. nach SCHAEFER, H.
6) TASAKI, T., und TAKEUCHI, T.: Pflügers Arch. *244*, 696 (1941).

günstigt diese Bewegung mit einem um $^1/_{13}$ erniedrigten Widerstand, es kommt zu einer Verarmung und es entsteht ein Kationen-«Tal» unter der Kathode, das sich ebenfalls ausbreitet.

Der Kationen-«Berg» an der Anode und die Anode selbst ziehen Anionen im «Inneren» an, die aber nicht durch die Membran können, und es bildet sich ein entsprechender innerer Anionen-«Berg». Der Zustand der Ionenordnung, d. h. die Polarisation und damit das Ruhepotential ist unter der Anode erhöht.

Das Kationen-«Tal» an der Kathode kann weniger Anionen elektrostatisch halten, und außerdem werden sie von der Kathode weggetrieben, so daß sie nach der Anode abwandern. Es bildet sich ein entsprechendes inneres Anionen-

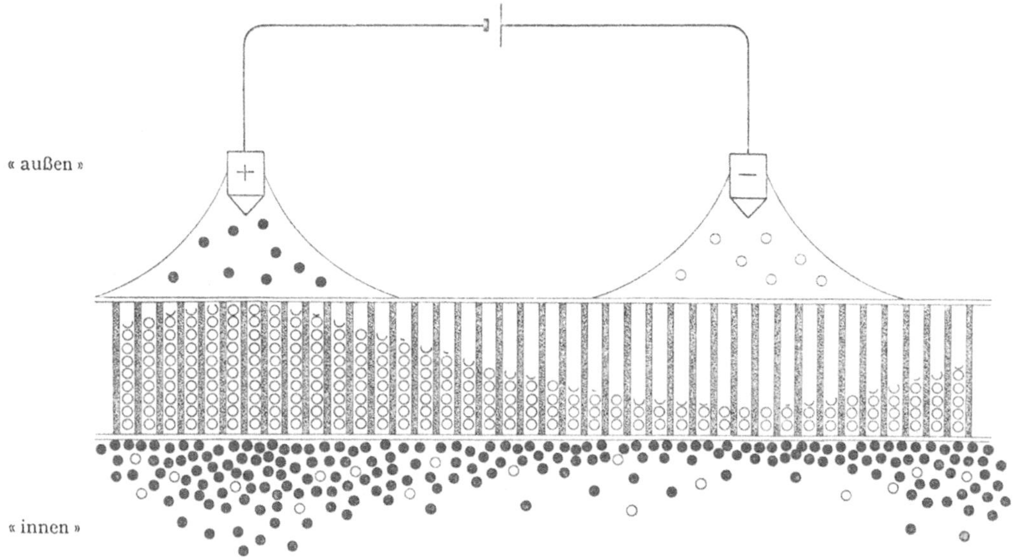

Abb. 50. *Schematisches Bild des Elektrotonus an einem Nerven.*

In der Abbildung ist die begrenzende Membran, welche Kationen als Gleitionen festhält und einen Gleichrichtereffekt besitzt, stark vergrößert gezeichnet. Unter der Anode entsteht eine Anhäufung von Kationen in der Membran und eine entsprechende Ansammlung von Anionen an der anodischen Stelle im Innern der Nervenfaser, das durch den unteren Teil der Zeichnung nur angedeutet ist. Unter der Kathode entsteht eine Verarmung an Kationen in der Membran und eine entsprechende Abnahme der im Innern des Nerven vorhandenen Anionen. Der Ordnungszustand der Jonen wird durch den Elektrotonus erhöht, die Polarisation des Nerven hat zugenommen, trotzdem an der Kathode, für sich allein betrachtet, eine Depression der Polarisation stattfindet. Die Membran ist als «Porenmembran» gezeichnet, bestehend aus einem Grundgerüst, welches eine schwache negative Ladung besitzt und den eingelagerten Kationen, die in den Poren beweglich sind. Die Grenze Wasser-Membran und ebenso die Grenze Membran-Axon ist mit einer weißen Begrenzungslinie angedeutet, um anzuzeigen, daß die Kationen dort beim Überschreiten einen erheblichen Widerstand vorfinden. (Zeichnung in Anlehnung an Gerstners Darstellung.)

«Tal». Der Zustand der Ionenordnung, d. h. die Polarisation und damit das Ruhepotential, ist unter der Kathode erniedrigt.

Diese einfachen Überlegungen sind in Abb. 50 so wiedergegeben, daß die Abbildung für sich selbst spricht. (Hermann hat das Bild von «Berg» und «Tal» in diesem Zusammenhang schon gebraucht, aber in ganz anderer Beziehung, so daß die HERMANNsche Vorstellung mit der oben gegebenen nicht verwechselt werden darf!)

Betrachtet man den Nerv als Ganzes, so stellt die Entwicklung eines Berges an der Anode und eines Tales an der Kathode einen erhöhten Ordnungszustand dar. Wir können also festhalten, daß durch den Elektrotonus die Polarisation künstlich erhöht wird. Beim Wegfall der äußeren elektromotorischen Kraft wird ein solcher Nerv zu einer Depolarisationsstromquelle so lange, bis die zusätzlich erzeugte Ordnung verschwunden ist.

Was passiert, wenn nun plötzlich die äußere elektromotorische Kraft wegfällt? Der «Berg» an der Anode muß abfließen, und zwar wegen der Gleichrichterwirkung vorwiegend nach außen, der innere Anionenüberschuß fließt ebenfalls im Achsenzylinder ab und der anelektrotonische Bereich wird zur Depolarisationsstromquelle, der katelektrotonische zur Polarisationsstromquelle, aber nur bis das Ruhepotential und damit das Gleichgewicht des Zustandes geringerer Gesamtpolarisation erreicht ist (vgl. Abb. 50). STROHL[1]) nannte diesen Vorgang die direkte Welle.

Mißt das Ruhepotential wirklich den Grad der natürlichen Polarisation des Nerven? Diese Frage muß mit Nein beantwortet werden und, zwar aus folgendem Grund: sobald die Membran komplizierter aufgebaut ist, als es in Abb. 54 dargestellt wurde, können in ihr elektrische Doppelschichten oder Zustände besonderer Ionenordnung, Asymmetrien usw., entstehen, die sich teilweise gegenseitig aufheben; was wir dann außen und innen an einer solchen Membran messen, ist nur die elektrische Resultante, das bei der Gesamtbilanz übrigbleibende + und −. In einer Membran könnte sogar ein hoher Grad von Polarisation bestehen, ohne daß nach außen etwas elektrisch meßbar wird, dann nämlich, wenn sich die verschiedenen Ionenordnungen gerade gegenseitig aufheben. Das Ruhepotential des Nerven ist sicher auch nur eine Resultante. Da wir aber über die Anordnung der Ionenordnungen im Inneren nichts Näheres wissen, müssen wir uns mit dem einfachen Bild der Abb. 50 begnügen. Es wundert uns aber nicht, daß unter Umständen sogar eine Umkehr des Vorzeichens des Ruhepotentials gefunden wird, wie sie von BLINKS[2]) beschrieben wurde, der durch Erhöhung der äußeren Kaliumkonzentration eine Abnahme und Umkehr des Ruhepotentials bis auf − 15 mV bekam. Es würde ja genügen, wenn in der Membran zwei Doppelschichten wären, von denen die äußere + 65 mV und die innere − 15 mV hätte. Dann wäre die Resultante so lange + 50 mV, bis z. B. die äußere Schicht durch Einwirkung von Kalium depolarisiert würde, so daß nur noch die innere Schicht mit − 15 mV wirksam ist. Es muß aber auch hier betont werden, daß auch dieses Bild noch zu einfach ist.

WILBRANDT[3]) konnte z. B. zeigen, daß man durch Verbindung einer kationenimpermeablen Membran mit einer anionenimpermeablen bei gleichem

[1]) STROHL, A.: C. R. Soc. biol. *125*, 986 (1937).
[2]) BLINKS, L. R.: J. gen. Physiol. *23*, 495 (1940). Ann. Rev. Physiol. *4*, 1 (1942).
[3]) WILBRANDT, W.: J. gen. Physiol. *18*, 933 (1935).

Elektrolytgehalt auf beiden Seiten zu Ionenordnungen kommt, die eine elektromotorische Kraft von 450 mV ergeben.

Die ursprünglichen Versuche von COWAN[1]), der ein paralleles Verhalten des Absinkens des Ruhepotentials mit steigender Kaliumkonzentration gefunden hat, sind heute bestritten. Es sieht vielmehr so aus, als ob der lebende Nerv, natürlich nur in bestimmten Grenzen der Kaliumkonzentration, sein Ruhepotential gegen aufgezwungene, äußere Beeinflussung «verteidigt». Es liegt eine aktiv reagierende Tendenz zur Erhaltung des Ruhepotentials vor (LORENTE DE NÓ und DAVIS[2])), und nur bei abnormalen Verhältnissen wird der theoretisch aus der Kaliumkonzentration zu erwartende Wert gefunden (CURTIS und COLE[3])).

So schön an und für sich auch die Messungen von COLE und BAKER[4]), GUTTMAN und COLE[5]), COLE[6]) und COLE und GUTTMAN[7]) sind, die gefunden haben, daß die Nervenmembran eine kapazitive Komponente von etwa 1 μF/cm² mit einem dielektrischen Verlust, entsprechend einem parallelgeschalteten Widerstand von einigen hundert Ω hat und eine induktive Komponente von 0,2 H pro cm², so wenig kann damit angefangen werden im Augenblick, wo wir uns ganz im klaren sind, daß der Nerv eine Umwandlungsstromquelle ist. COLE[5]) selbst hat darauf hingewiesen, daß die möglichen Deutungen in dem Augenblick ungeheuer groß, d. h. unbestimmt werden, in dem den Nervenmembranen die Fähigkeit zugeschrieben wird, aus freier Energie chemischer Herkunft ihren Polarisationszustand zu regenerieren. Dazu ist ein hoher Grad molekularer Organisation notwendig und es ist nicht verwunderlich, daß Molekülordnungen zu kapazitiven und selbst induktiven Effekten führen.

Wir stehen heute auf dem Standpunkt, daß jede lebende Nervenmembran auf Kosten chemischer Energie ihre Polarisation ständig gegen die depolarisierenden Prozesse «verteidigt», d. h. aufrechterhält, und daß sie sogar imstande ist, diese Funktion selbst gegen Eingriffe von außen weitgehend aufrechtzuerhalten (vgl. auch COLE und MARMONT[8]), vgl. S. 133).

Von T. TEORELL[9]) und unabhängig davon und viel ausführlicher von K. H. MEYER und SIEVERS[10]) sind theoretische Grundlagen entwickelt worden, die es möglich machen, über die Natur der Membranpotentiale etwas Näheres auszusagen. Durch ein graphisches Verfahren (MEYER) kann man aus mehreren Messungen des Konzentrationspotentials mit gleichem Konzentrationsverhältnis und verschiedenen Absolutkonzentrationen die Konzentration

---

[1]) COWAN, S. L.: Proc. Roy. Soc. B. *115*, 216 (1934).
[2]) LORENTE DE NÓ, R., und DAVIS, L.: Amer. J. Physiol. *133*, P. 336 (1941).
[3]) CURTIS, H. J., und COLE, K. S.: J. cell. a. comp. Physiol. *19*, 135 (1942).
[4]) COLE, K. S., und BAKER, R. F.: J. gen. Physiol. *24*, 771 (1941).
[5]) GUTTMAN, R., und COLE, K. S.: Biol. Bull. *81*, 277 (1941).
[6]) COLE, K. S.: J. gen. Physiol. *25*, 29 (1941).
[7]) COLE, K. S., und GUTTMAN, R.: J. gen. Physiol. *25*, 765 (1942).
[8]) COLE, K. S., und MARMONT, G.: Federation Proc. *1*, 15 (1942).
[9]) TEORELL, T.: Proc. Soc. exper. Biol. a. Med. *33*, 282 (1935).
[10]) MEYER, K. H., und SIEVERS, J. F.: Helv. chim. acta *19*, 649 665 987 (1936).

der dissoziierten Gruppen in der Membran («Selektivitätskonstante») und das Verhältnis der Wanderungsgeschwindigkeiten der Ionen experimentell ermitteln.

Nachdem aber die Frage, ob das Ruhepotential eine lineare Funktion der Kaliumkonzentration (log K) ist oder nicht, heute sehr umstritten ist, und es viele Anzeichen dafür gibt, daß der gesunde Nerv ein von der Kaliumkonzentration unabhängiges Ruhepotential in gewissen Grenzen aufrechterhält, schließe ich mich der Auffassung von DAVSON und DANIELLI[1]) an, die schreiben (S. 236): «Im Hinblick auf den relativ unbekannten Charakter der Nerven- und Muskelmembran glauben wir nicht, daß irgendein besonderer Fall so detailliert untersucht worden wäre, daß eine Unterscheidung unter den vielen Variablen, die in jedem Einzelfall in Frage kommen, getroffen werden könnte. Folglich ist die einzige gerechtfertigte Folgerung, welche aus Potentialmessungen gezogen werden kann, die, daß die Membran für bestimmte Kationen permeabel ist, unter denen das K-Ion der hervorragendste Vertreter ist. Bezüglich der Anionen sind die Befunde zu beschränkt, um weitgehenden Schlüssen einen sicheren Boden zu geben» (vgl. S. 137).

10. Der energetische Bauplan der Nervenfaser

Durch welche Energiequelle wird die Ionenordnung (Polarisation) der lebenden, ruhenden Nervenfaser aufrechterhalten?

Diese Frage von größter Bedeutung führt uns zu der allgemeinen Frage des Energiewechsels aller lebenden Organismen, so daß auch hier eine möglichst einfache Klarstellung der Begriffe zweckmäßig ist. Ich lehne mich in der folgenden Darstellung an die von meinem verehrten früheren Lehrer ERWIN SCHRÖDINGER[2]) gegebene Betrachtungsweise an.

Alle Vorgänge in der unbelebten Welt laufen so ab, daß letzten Endes die Entropie einem Maximum zustrebt. Was ist die Entropie? Es ist eine Größe, die mit dem Zustand der Ordnung bzw. Unordnung in einem System zusammenhängt. Wird die Entropie größer, dann wird auch die Unordnung größer, und wir können den oben geprägten Satz auch so aussprechen: alle Vorgänge laufen so ab, daß letzten Endes die Unordnung zunimmt (2. Hauptsatz der Thermodynamik). In der Fassung, die BOLTZMANN und GIBBS diesem Satz gegeben haben, können wir sagen, der Zustand der Unordnung hat die größte Wahrscheinlichkeit, und für die Entropie können wir schreiben:

$$\text{Entropie} = k \cdot \log U$$

wobei k die Boltzmannsche Konstante und U ein nicht in einfachen Worten ausdrückbares Maß für die Unordnung ist. Strebt die Entropie einem Maximum zu, so wächst auch U. Nach Vorzeichen geordnete Ionen, gelöste Moleküle, die in eine konzentrierte und eine verdünnte Lösung geordnet sind, in einem Zuckermolekül geordnete C-, H- und O-Atome, das alles sind geordnete Systeme, die *gegen* die allgemeine Tendenz zur Unordnung geordnet wurden.

[1]) DAVSON, H., und DANIELLI, J. F.: The permeability of natural membranes (Cambridge 1943).

[2]) SCHRÖDINGER, E.: What is life? (Cambridge 1944).

Das Leben zeichnet sich ganz allgemein dadurch aus, daß durch vielfältige Ordnungen im Organismus vorübergehend die allgemeine Tendenz zur Unordnung unterbrochen wird. In jeder Sekunde führt die Sonne unserem Erdball Energie durch Strahlung zu. Wäre die Erde unbelebt, so würde die Entropie in dem System Sonne-Erde ständig wachsen. Durch die Bedeckung der Erde mit lebenden Organismen wird aber ein Teil der Sonnenenergie zur Ordnung von Atomen zu organischen Molekülen gebraucht, und um diesen Betrag wird in der gleichen Sekunde, in der das Molekül entsteht, die unbelebte Erde weniger wärmer. Erst wenn wir längere Zeiträume ins Auge fassen, sehen wir, daß der Erde dieser Betrag doch noch zugeführt wird, d. h., daß die Entropie letzten Endes doch zunimmt, indem die vorübergehend aufgenommene Wärmeschuld in einem späteren Zeitpunkt abgezahlt wird. Das Leben kann nur vorübergehend die allgemeine Zunahme der Entropie unterbrechen, indem es unter besonderer Ausnützung von Energiequellen Ordnungen beschränkter Lebensdauer herstellt. Wie kann diese wichtige Grundlage des Lebens exakt dargestellt werden? Wenn U ein Maß für die Unordnung ist, so ist $1/U$ ein Maß für die Ordnung. Der Logarithmus von $1/U$ hat aber ein negatives Vorzeichen, und wir können die BOLTZMANNsche Gleichung folgendermaßen ausschreiben:

$$-\,(\text{Entropie}) = k \cdot \log\,(1/U)$$

Die Entropie mit negativem Vorzeichen ist ein Maß für die Ordnung. Der tierische Organismus bezieht Ordnung aus der Umwelt durch die Aufnahme organischer Moleküle (Nahrung). Die Verbrennung dieser Moleküle mit Sauerstoff oder ihre Vergärung liefert im Organismus Energie, mit deren Hilfe neue Ordnungen hergestellt werden können (Prinzip der energetischen Kopplung von MEYERHOF). Diese Ordnungen entsprechen einer Abnahme der Entropie und in dieser Weise kann der lebende Organismus, solange er atmet (oder assimiliert), die allgemeine Zunahme der Entropie vorübergehend unterbrechen.

Eines der schönsten Beispiele für dieses allgemeine Lebensprinzip ist die Polarisation im Nerven. Tötet man den Nerven ab, so verschwindet die Polarisation, unterbindet man vorübergehend die Sauerstoffzufuhr, so sinkt die Polarisation, um sofort mit der Sauerstofffreigabe wieder anzusteigen. Es besteht also *ständig eine Tendenz zur Depolarisation*, die nur durch fortlaufende Zufuhr von Energie so kompensiert werden kann, daß der Zustand der zunehmenden Unordnung durch ständige Neuordnung von Ionen ausgeglichen wird. Es sind sogar deutliche Anzeichen dafür vorhanden, daß der Nerv seine natürliche Ordnung gegen Umordnungstendenzen, wie sie von polarisierenden Strömen ausgeübt werden, aktiv durch neue Gegenordnungen verteidigt (LORENTE DE NÓ und DAVIS[1]), TASAKI und TAKEUCHI[2])).

Der ruhende Nerv atmet und verbraucht Sauerstoff. Mit diesem Sauerstoff wird Energie freigesetzt, die zum größten Teil der Aufrechterhaltung des Ruhepotentials, d. h. also der Ionenordnung dient. Bei Ausschluß des Sauerstoffes kann zunächst während einer gewissen Zeit eine «Sauerstoffreserve» im Nerven

---

1) LORENTE DE NÓ, R., und DAVIS, L.: Amer. J. Physiol. *133*, P. 336 (1941).
2) TASAKI, T., und TAKEUCHI, T.: Pflügers Arch. *244*, 696 (1941).

beansprucht werden, und das Ruhepotential sinkt nur langsam ab, d. h. es steht zwar nicht mehr der volle Energiebetrag zur Verfügung, um die Ionenneuordnung gegenüber der Unordnungstendenz vollständig aufrechtzuerhalten, aber immer noch ein schöner Teilbetrag. Ist die «Sauerstoffreserve» erschöpft, so sinkt das Ruhepotential rasch auf Null ab und der Nerv wird unerregbar. Mit *Monojodessigsäure* kann, wie LUNDSGAARD[1]) gefunden hat, ganz allgemein der glykolytische Abbau des Zuckers (Gärung) durch Blockierung der Bildung von 3-Phosphoglyzerinsäure aus Dioxyazetonphosphorsäure zum Stehen gebracht werden. Wirkt Monojodessigsäure auf den Nerven ein, so kommt es sowohl bei Anwesenheit wie auch bei Abwesenheit von Sauerstoff zu einem irreversiblen Abfall des Ruhepotentials, wie SHANES und BROWN[2]) fanden (Abb. 51). Zugesetzte Brenztraubensäure hebt die Wirkung der Monojodessigsäure auf und restituiert das Ruhepotential, während Bernsteinsäure, Malonsäure und Fumarsäure nur in ganz geringem Umfang wirksam sind. Die letztgenannten Säuren sind Säuren mit vier Kohlenstoffatomen und gehören zu den sogenannten energieliefernden C_4-Systemen (KREBS-Zyklus und SZENT-GYÖRGYI-Zyklus). Zur Aufrechterhaltung des Ruhepotentials werden als Brennmaterial die niedrigen Stufen aus dem Zuckerabbau, vor allem die Brenztraubensäure gebraucht. Die Milchsäure hat bei Monojodessigsäurevergiftung, wo sie normalerweise gar nicht entstehen kann, als Zusatz zwar auch eine restituierende Wirkung auf das Ruhepotential. Hemmt man aber mit Fluorid ihre Dehydrierung zu Brenztraubensäure, so kann sie nicht mehr wirken. Es muß also vor allem Brenztraubensäure als Brennmaterial vorhanden sein, damit das Ruhepotential gehalten werden kann.

Die Anzeichen mehren sich auch zunehmend, daß die Änderungen des Ruhepotentials der Nervenfaser, die durch Veränderung der äußeren Kaliumkonzentration hervorgerufen werden, gar nichts mit der einfachen Vorstellung einer Konzentrationskette (vgl. S. 121) zu tun haben. SHANES[3]) ist neuerdings durch seine Versuche zu der Auffassung geführt worden, daß die äußere Kaliumwirkung mindestens teilweise, wenn nicht ganz, auf der Hemmung der oxydativen, respiratorischen Prozesse beruht, die die Energie für die Aufrechterhaltung des Ruhepotentials liefern müssen. Auch ich glaube nicht, daß die einfache Erklärung des Ruhepotentials als Konzentrationseffekt des Kaliums, wie sie auf S. 121 gegeben wurde, heute noch haltbar ist. Der enge Zusammenhang mit der *Größe* des Stoffwechsels geht auch aus der altbekannten Tatsache hervor, daß eine abgekühlte Nervenstrecke gegenüber ihrer Umgebung negativ wird, d. h. daß das Ruhepotential an der abgekühlten Stelle niedriger ist.

Der Ruhestoffwechsel des Nerven ist außerdem durch eine sehr konstante und kontinuierliche Bildung von Ammoniak (0,004 mg pro Gramm und Stunde) gekennzeichnet. Als Quelle für diesen Stoff kommen Eiweiß, Adenylsäure, Kreatin und vielleicht auch Aneurin in Frage. Der relativ niedrige respiratorische Quotient (Verhältnis von gebildeter Kohlensäure zu verbrauchtem

[1]) LUNDSGAARD, E.: Biochem. Z. *227*, 51 (1930); *233*, 322 (1931).
[3]) SHANES, A. M., u. BROWN, D. E. S.: J. cell. a. comp. Physiol. *19*, 1 (1942).
[3]) SHANES, A. M.: J. cell. a. comp. Physiol. *23*, 193 (1944).

Sauerstoff) von 0,8 deutet darauf hin, daß vielleicht Eiweiß bei den oxydativen Umsätzen beteiligt ist und als Ammoniakquelle in Frage kommt. Beim Eiweißabbau entsteht aber nach der Desaminierung wieder Brenztraubensäure, womit die zentrale Stellung dieser Säure im Nervenchemismus deutlich wird.

Es sei der Einfachheit halber einmal angenommen, nur Brenztraubensäure werde zur Energielieferung im Nerven verbrannt. Dann entsteht: a) neue Ordnung von Ionen in der Membran des Nerven, durch energetische Kopplung der oxydativ frei werdenden Energie mit der Polarisation; b) Unordnung, indem ein unvermeidbarer Betrag von Wärme bei der Reaktion frei wird; c) ein Zu-

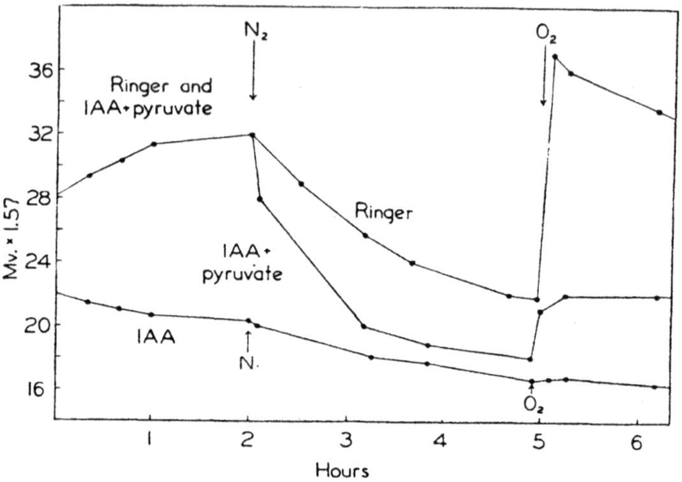

Abb. 51. *Verhalten des Ruhepotentials bei Erstickung des Nerven.*

Ordinate: Ruhepotential in willkürlichen Einheiten (mV × 1,57); Abszisse: Zeit in Stunden. Die obere Kurve zeigt das Verhalten des Ruhepotentials in reiner Ringerlösung und in einer Lösung mit Zusatz von Monojodessigsäure und Brenztraubensäure. Die untere Kurve zeigt das Verhalten des Ruhepotentials nach Monojodessigsäurevergiftung ohne Zusatz von Brenztraubensäure.

Bei N_2 wird Stickstoff zugesetzt. Das Ruhepotential fällt in allen 3 Kurven; am stärksten mit dem Brenztraubensäurezusatz, am schwächsten bei Monojodessigsäurewirkung allein.

Bei O_2 wird Sauerstoff zugesetzt. Das Ruhepotential der Nervenfaser in Ringerlösung steigt sofort und sogar über den Normalwert; in der Lösung mit Monojodessigsäure- und Brenztraubensäurezusatz steigt es vielleicht an, aber nur wenig. Ohne Brenztraubensäurezusatz kann sich der vergiftete Nerv von der Wirkung der Erstickung nicht erholen. (Nach SHANES und BROWN[1]).

stand geringerer Ordnung, indem aus der Brenztraubensäure drei Moleküle Kohlensäure und drei Moleküle Wasser entstehen. Betrachtet man die Nervenmembran allein, so nimmt die Entropie ab, dehnt man aber die Betrachtung auf alle drei Vorgänge aus, so nimmt die Entropie zu. In der Membran erfolgt aber ständig eine Depolarisation, so daß aus der Ordnung d) die Unordnung der Ionen entsteht. Die Entropie der Vorgänge a) + d) ist im stationären Zustand (konstantes Ruhepotential) konstant, indem die durch die Depolarisation

[1]) SHANES, A. M., und BROWN, D. E. S.: J. cell. a. comp. Physiol. *19*, 1 (1942).

verursachte Zunahme durch die bei der Polarisation entstehende Abnahme kompensiert wird. Wir sehen, daß durch das Prinzip der energetischen Kopplung die Entropie in der Membran nur konstant gehalten werden kann, weil sie im System Brenztraubensäure + Sauerstoff = Kohlensäure + Wasser zunimmt. SCHRÖDINGER nannte dieses Prinzip «Ordung aus Unordnung» und MAX PLANCK prägte dafür den Ausdruck «statistische Gesetzmäßigkeit».

Wie die energetische Kopplung eines Systems, in dem die Entropie zunimmt, mit einem anderen, in dem sie konstant bleibt oder sogar abnimmt, erfolgt, das hat uns nicht einmal die hochentwickelte Muskelchemie anschaulich machen können. Wir stehen da vor einem der größten Rätsel des Lebens.

Aber noch ein weiterer Punkt ist in diesem Zusammenhang der Überlegung wert. SCHRÖDINGER stellt neben das Prinzip «Ordnung aus Unordnung» das Prinzip «Ordnung aus Ordnung» und meint damit ein neues, vielleicht «überphysikalisches» Gesetz. In jeder Zelle, damit auch in der Nervenzelle, wird der histologische Aufbau, der chemische Aufbau, der physikalische Aufbau und der gesamte «Betrieb» von einer zentralen Stelle aus organisiert, die nur in den Chromosomen liegen kann. Dieses Prinzip der Ordnung ist dafür verantwortlich zu machen, wenn wir in Bern an der einzelnen Nervenfaser der gleichen Froschart genau dasselbe finden wie TASAKI in Japan. Aus der Ordnung der Moleküle in den Chromosomen entsteht eine ganz bestimmte, allgemeine Ordnung, die den Bestand des Lebens in seiner ganzen Vielfalt und ungeheuern Kompliziertheit auf der ganzen Welt sichert. Die Konsequenzen dieses Prinzips «Ordnung aus Ordnung» für das Neuron werden uns im folgenden Kapitel zu der neuartigen Fragestellung nach «internen Signalen» führen.

Wie groß ist der Energieumsatz in der ruhenden Nervenfaser? Diese Frage ist leichter zu beantworten, da wir den Sauerstoffverbrauch und die Wärmebildung des Nerven direkt messen können und aus beiden Größen unabhängig eine Antwort erhalten. Ein markhaltiger Froschnerv verbraucht bei 20° C 20—60 mm^3 Sauerstoff pro Gramm und Stunde. Der respiratorische Quotient ist 0,8 und das kalorische Äquivalent ist etwa 5 cal pro cm^3 Sauerstoff. Es entstehen also $5 \cdot 20 \cdot 10^{-3}$ bis $5 \cdot 60 \cdot 10^{-3}$ cal = 0,1—0,3 cal pro Gramm und Stunde.

A. V. HILL[1]) ist es mit genialer technischer Meisterschaft gelungen, die von Nerven freigesetzte Wärme zu messen. BERESINA[2]) fand in seinem Laboratorium bei 20° C eine Wärmebildung von 0,24 cal pro Gramm und Stunde (vgl. S. 263). Die gute Übereinstimmung zwischen beiden Zahlen zeigt uns, daß wir den Energiewechsel des Nerven gut kennen. Wieviel von dieser Energie aber zur Polarisation und wieviel sonst verbraucht wird, das entzieht sich völlig unserer Kenntnis.

Man wird vielleicht einwenden, es sei auch ohne Stoffwechselnergie möglich, unbelebte Modelle von Membranen mit guter Polarisation herzustellen. In der Tat haben ja auch die von MICHAELIS und BEUTNER angegebenen Modelle auf die Gedanken des Physiologen entscheidenden Einfluß ausgeübt.

[1]) HILL, A. V.: Proc. Roy. Soc. B. *111*, 106 (1932); *113*, 216 (1933).

[2]) BERESINA, M.: J. Physiol. *76*, 170 (1932).

Hierzu ist zu entgegnen, daß erstens auch bei diesen Modellen immer eine Ordnung $1/U$ und damit eine Abnahme der Entropie hervorgerufen wird. Sie wird meist unmerklich vom Experimentator durch den besonderen Ansatz zum Versuch vorgenommen. Zweitens hat keines der Modelle eine Atmung und die gleiche Abhängigkeit der Polarisation von der Atmung. Drittens kann keines dieser Modelle nach Depolarisation durch einen äußeren Eingriff seine Polarisation beliebig oft und immer wieder auf den gleichen Wert einstellen, wie es die Nervenfaser nach Reizung immer wieder macht.

Die Frage, ob das Ruhepotential mit der Fähigkeit zur Bildung von Erregungswellen zusammenhängt, ist oft gestellt, meist bejaht, hin und wieder auch verneint worden. Es sei hier nochmals darauf aufmerksam gemacht, daß das Ruhepotential eine Resultante ist und daß diese Tatsache der tiefere Grund ist, warum manche Autoren zu einer Verneinung der gestellten Frage kamen (z. B. LORENTE DE NÓ und DAVIS[1]), OFFNER, WEINBERG und YOUNG[2])).

Faßt man aber den Begriff der Polarisation in der von uns gegebenen allgemeinen Form (vgl. S. 119), dann ist die bei der Erregung beobachtete Depolarisation ein Vorgang, der nur auf dem Boden der vorhandenen Polarisation möglich ist. Aber auch hier gilt wieder das gleiche: die gemessenen Aktionspotentiale sind nur Resultanten und kein direktes Maß für die tatsächlich erfolgten Depolarisationen. Für die Nachpotentiale wird das, wie wir sehen werden, auch direkt bewiesen.

Die natürliche Polarisation der Nervenfaser ist die Bereitschaft zur Aktion. Durch energetische Kopplung mit Stoffwechselvorgängen wird sie ständig aufrecht- und aktionsbereit gehalten. Das ist der tiefere Sinn des energetischen Bauplanes der Nervenfaser.

11. Das Modell der ruhenden Nervenfaser

Die großen Verschiedenheiten der Gesichtspunkte, Methoden und Befunde, die bis hierher unsere Betrachtungen über den Bau der Nervenfaser ergeben haben, lassen es dringend wünschbar erscheinen, eine Zusammenfassung zu geben. Die Gedanken, die als Synthese aus den vielen experimentellen Daten entstehen, sind am besten in der Form eines Modells zu vereinigen. Ich folge hierin einem Gedanken, der von GASSER[3]) in sehr klarer Weise formuliert wurde; seine Fassung soll daher in freier Übersetzung an die Spitze dieses Abschnittes gesetzt werden und sie gilt auch für alle weiteren Modellbetrachtungen, die jeweils als Zusammenfassung an den Schluß der folgenden Hauptkapitel gestellt sind. GASSER sagt: «Wenn wir die Dinge genau betrachten, so setzt sich unsere Kenntnis vom Nerven aus lauter Feststellungen zusammen, die mit experimentellen Methoden gewonnen wurden, deren Ziel die messende Verfolgung der Äußerungen der Tätigkeit des Nerven waren; das Verständnis aber für die jeweils vorherrschenden Vorstellungen über die Art und Weise, in der ein Nerv

[1]) LORENTE DE NÓ R., und DAVIS, L.: Amer. J. Physiol. *133*, P366 (1941).
[2]) OFFNER, F., WEINBERG, A., und YOUNG, G.: Bull. Math. Biophys. *2*, 89 (1940).
[3]) ERLANGER, J., u. GASSER, H. S.: Electrical signs of nervous activity (Philadelphia 1937).

tätig ist, kann nicht gewonnen werden, wenn man sich nur mit den vorliegenden Beobachtungstatsachen beschäftigt. Der Experimentator ist gezwungen, sich in seinen Gedanken Nervenmodelle zu machen, welche die bekannten Tatsachen integrieren und ihnen Bedeutung geben: und die Deutungen beruhen auch meist auf solchen Modellnerven – den einzigen Nerven, die wir wirklich verstehen. Wenn wir alles wüßten, dann würde der Modellnerv ebenso komplex werden, wie der wirkliche Nerv, und dann ist er mit ihm identisch. In Wirklichkeit sind aber alle Modelle nur rohe Annäherungen. Ihr Verdienst liegt darin, daß sie zu neuen Fragestellungen anregen. Die experimentellen Befunde sind dann die Antworten des lebenden Nerven auf solche Fragen.» Ganz im Sinne dieser Formulierung werden wir auch mit dem weiteren Fortschreiten unserer Betrachtungen gezwungen sein, solche Modellnerven zu entwerfen und zu besprechen. Es ist der Zweck dieses Buches, an Hand solcher Modelle zu zeigen, daß die experimentellen Befunde heute so sind, daß wir in vielen Punkten gezwungen werden, neue Wege der Vorstellung vom Wesen der Nachrichtenübermittlung im Nerven zu beschreiten.

Wie ist die markhaltige Nervenfaser und wie ist vor allem die internodale Strecke mit den beiden Schnürringen an jedem Ende modellmäßig darzustellen, wenn die bisher besprochenen Tatsachen angemessen berücksichtigt werden? Wie muß die marklose Faser modellmäßig wiedergegeben werden und welches sind die wesentlichen Unterschiede zwischen den beiden Bautypen?

Die erste Frage, die bei der Aufstellung eines Modells gestellt werden muß, ist folgende: *wo liegt die Membran,* die für Kationen und Anionen verschieden undurchlässig ist und damit zum Sitz des Ruhepotentials der Nervenfaser wird?

SCHAEFER[1]) schreibt 1940 hierüber: «Am Nerven z. B. wissen wir nicht sicher, wo die Membran sitzt. Ist es die Markscheide, die SCHWANNsche Scheide oder Bindegewebsscheiden, die noch weiter peripher vom Achsenzylinder liegen?» Er läßt allerdings durchblicken, daß er die Markscheide für die elektrisch wichtige Membran ansieht und betont, daß die «Radspeichenstruktur» der Lipoide im Myelin eine gute Membran ergeben müsse: entweder im BEUTNERschen Sinne als Ölphase oder aber im MICHAELISschen Sinne als Porenmembran, indem zwischen den Lipoidmolekülen lange Spalten mit Poreneigenschaft entstehen, durch die die gelösten Ionen, wie in engen Kanälen, nur mit Schwierigkeiten diffundieren können.

YOUNG[2]) ist 1942 der Ansicht, daß das Axolemm, welches in unserem Modell nicht gezeichnet ist, die gesuchte Membran sein könnte und schreibt ihm die von COLE und seinen Mitarbeitern (vgl. S. 129) gefundenen kapazitiven, induktiven und gleichrichtenden Eigenschaften zu.

Bevor wir zu der Besprechung der eigenen Ansichten übergehen, muß auf eine beachtenswerte Betrachtung von DANIELLI[3]) aufmerksam gemacht werden, die sich zwar zu der Frage des Sitzes der «Membran» nicht äußert,

---

[1]) SCHAEFER, H.: Elektrophysiologie, Bd. 1. S. 232 (1940).

[2]) YOUNG, J. Z.: Physiol. Rev. *22*, 318 (1942).

[3]) DANIELLI, J. F.: J. Physiol. *100*, 117 (1941).

dafür aber sehr interessante Spekulationen über ihren Aufbau enthält, ohne auf die Entstehung des Ruhepotentials einzugehen.

Ausgangspunkt der Betrachtungen ist LANGMUIRS Theorie der Struktur gedehnter Filme. DANIELLI nimmt an, die «Membran» bestehe zur Hauptsache aus Lipoiden und habe eine Dicke von ungefähr 50 Å mit je einer Lage von Eiweißmolekülen an beiden Seiten adsorbiert. Strukturveränderungen dieses Films bedeuten Permeabilitätsänderungen der Membran. Bei einem Ruhepotential von 50 mV entsteht, wegen der geringen Dicke der Membran, ein sehr hoher Potentialgradient in dem Film, nämlich $0{,}05\ V/5 \cdot 10^{-7}\ cm = 100\,000\ V/cm$, mit stark orientierender Wirkung auf alle polaren Moleküle. Ändert sich das Ruhepotential, so muß sich auch der Grad der Orientierung ändern und umgekehrt. Vom Lezithin und den Glyzeriden ist bekannt, daß sie sich je nach der Temperatur verschieden lagern, während bei Filmen aus anderem Material die Orientierung bereits so vollständig ist, daß man sie nicht mehr beeinflussen kann. Zwei verschiedene Filmarten müssen aber bei den Lipoiden unterschieden werden: a) feste Packung und Orientierung der Moleküle, mit sehr großer Impermeabilität des Films für Ionen; b) gasähnlicher Zustand des Films (gedehnt), wobei diesem besonderen Gas nur flächenhafte Ausdehnung freisteht, so daß man von einem zweidimensionalen Gas sprechen muß. Dieser Film besitzt eine gute Permeabilität für Ionen. DANIELLI faßt nun besonders eine Zwischenform von a) und b) ins Auge, bei der im Film einerseits festgepackte Mizellen neben gedehnten (zweidimensional gasförmigen) Partien vorkommen. Die mittlere Flächenbeanspruchung pro Molekül berechnet er bei fester Packung zu 25 Å^2 und bei Dehnung zu 40–50 Å^2 und in den Zwischenstadien mit entsprechenden Mittelwerten, unter der Annahme, daß die dem Film zur Verfügung stehende Gesamtfläche unverändert bleibt.

Die Bildung der Mizellen aus dem gedehnten Film setzt Wärme frei, die «Verdampfung» zu einem gedehnten Film beansprucht Verdampfungswärme. Es würde zu weit führen, auf diese Seite der Betrachtungen von DANIELLI im besonderen einzugehen. Es möge hier genügen, darauf hinzuweisen, daß die thermischen Folgerungen aus der Modellvorstellung die richtige Größenordnung ergeben.

In Abb. 52 ist der gedachte Film nach DANIELLI[1]) dargestellt. Rechts ist er im Anelektrotonus, links im Katelektrotonus und in der Mitte im Ruhezustand gezeichnet. Das Ruhepotential ist nur durch die beiden eingekreisten Vorzeichen angedeutet. Der Film ist aus zwei Molekülschichten aufgebaut, deren Dipolmomente durch die kleinen Vorzeichen angedeutet sind. «Außen», d. h. links *A* ist das Vorzeichen der Dipolmomente entgegengesetzt zum Ruhepotential, die Schicht bleibt gepackt und impermeabel. «Innen», d. h. rechts *B* sind die Dipolmomente gleichsinnig zum Ruhepotential, es muß eine Reorientierung im Sinne der Verdampfung eintreten und die Permeabilität wird erhöht. Beim Übergang vom Ruhestand zur kathodischen Polarisation wird durch die Mizellenbildung die Permeabilität erhöht, beim Einsetzen der anodischen Polarisation wird die Permeabilität erniedrigt, weil im einen Fall die

[1]) DANIELLI, J. F.: J. Physiol. *100*, 117 (1941).

Zwischenräume im Film *B* zu-, im andern abnehmen. Das Modell zeigt somit sehr schön, wie eine Permeabilitätsänderung gedacht werden muß. Es hat aber den Nachteil, daß das Ruhepotential als eine bestehende äußere Kraft angesehen wird. Und doch wird es heute immer deutlicher, daß das Ruhepotential von der Membran in besonderer Weise unter Einbeziehung des oxydativen Stoffwechsels aktiv erzeugt wird. Darüber sagt das Modell von DANIELLI nichts aus.

Und nun kehren wir zu der Frage zurück: Wo liegt die Membran im Nerven? TASAKI ist durch seine Arbeiten an der einzelnen Nervenfaser zu einer ganz eindeutigen Beantwortung dieser Frage gelangt und ich schließe mich seiner

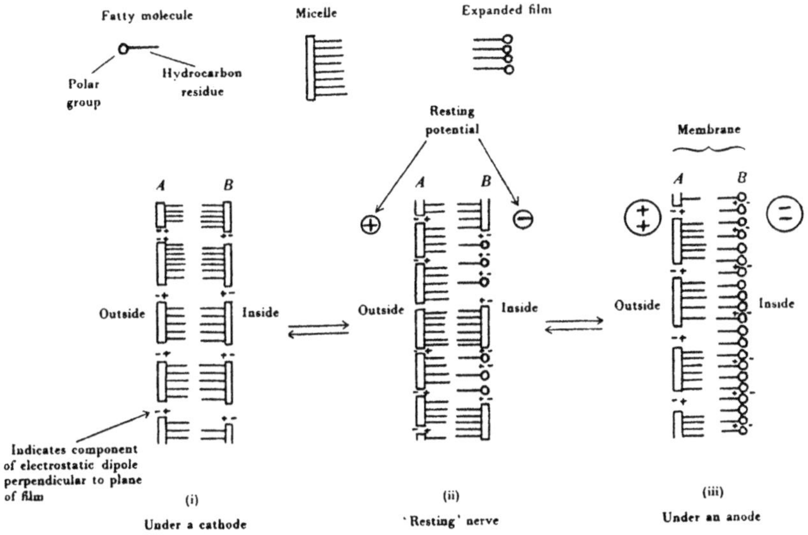

Abb. 52. *Schema des Aufbaues eines gedehnten Films.*

Das Fett- oder fettähnliche Molekül mit seiner polaren Gruppe ist schematisch links oben angegeben, die Mizelle, die durch enge Packung entsteht, in der Mitte, und der gasförmig gedehnte Film rechts oben. Im untern Abschnitt des Bildes ist in der Mitte die ruhende Nervenfaser, rechts die Faser im Zustande des Anelektrotonus und links im Zustand des Katelektrotonus dargestellt. Das Ruhepotential ist durch die eingekreisten Vorzeichen angegeben. *A* bedeutet die nach «außen» grenzende, *B* die nach «innen» grenzende Schicht. (Nach DANIELLI[1].)

Auffassung voll und ganz an, indem ich sogar noch weitergehe und im Folgenden erstmals eine ganz neuartige Darstellung gebe.

Die Untersuchung des elektrischen Verhaltens der markhaltigen, einzelnen Nervenfaser hat gezeigt, daß die Markscheide ein sehr guter Isolator und der Achsenzylinder ein innerer Leiter ist. Durch den Isolator ist die Markscheide vom äußeren Medium elektrisch isoliert, bis auf eine Stelle: *den Schnürring.* Am Schnürring allein kann die Nervenfaser elektrisch sondiert werden und *dort* sitzt die gesuchte Membran, die den Achsenzylinder vom äußeren Medium scheidet. TASAKI spricht von einer *nodalen Plasmahaut.* Als wir unter der star-

[1]) DANIELLI, J. F.: J. Physiol. *100*, 117 (1941).

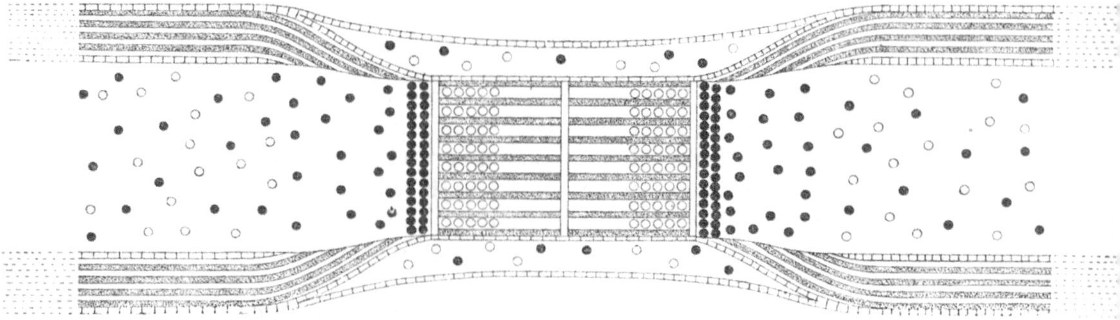

Abb. 53a. Die Quermembran besitzt das normale Ruhepotential. *In* der Membran sind die Kationen o als Gleitionen elektrostatisch festgehalten. Soweit überschüssige Ladungen vorhanden sind, werden Anionen • im Axon an die Membran herangezogen und bilden eine Doppelschicht. Bei Abgrift am RANVIER schen Schnürring erscheint das Ruhepotential, sobald durch «Verletzung» an irgendeiner Stelle das Axon von einer Gegenelektrode abgegriffen werden kann.

Abb. 53b. Katelektrotonus. Die Kationen werden von der Kathode angezogen, so daß in der Membran eine Verarmung entsteht. Entsprechend nimmt auch die Doppelschicht ab, und nur noch wenige Anionen werden gehalten. Das Ruhepotential im Katelektrotonus ist erniedrigt.

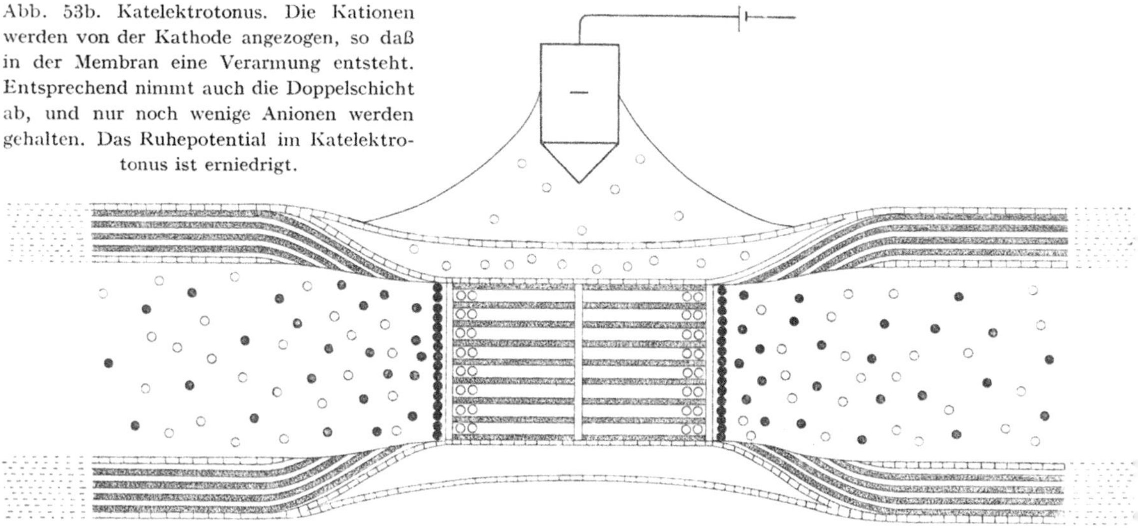

Abb. 53c. Anelektrotonus. Die Anionen stauen sich wegen der Gleichrichterwirkung in der Membran. Entsprechend werden vermehrt Anionen in die Doppelschicht hineingezogen. Das Ruhepotential ist im Anelektrotonus erhöht.

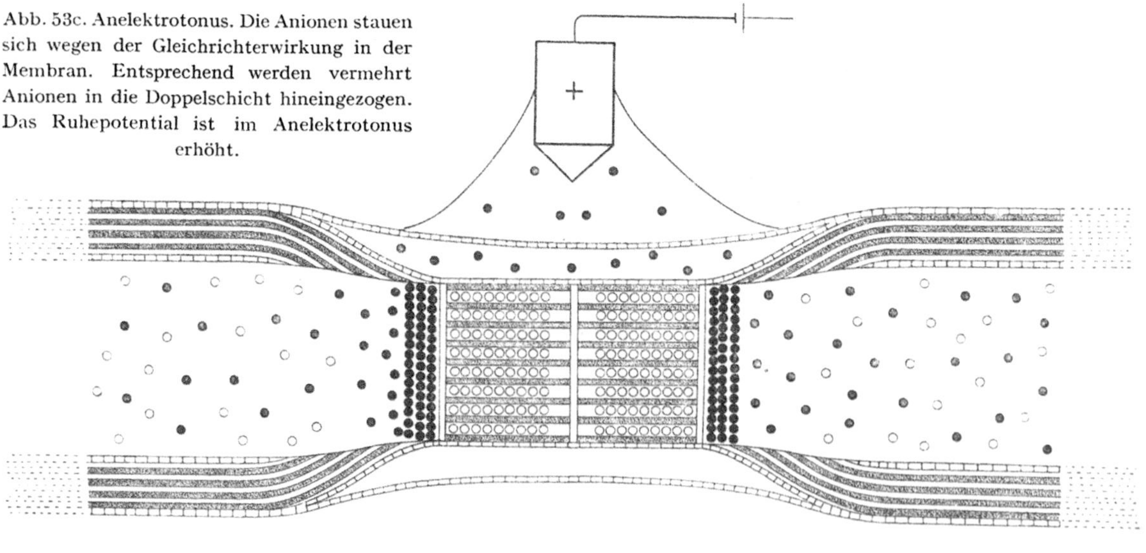

ken Vergrößerung im Polarisationsmikroskop zum erstenmal die Quermembran im Schnürring sahen, tauchte sofort die Frage auf, ob das nicht die gesuchte nodale Plasmahaut sein könnte. Ich glaube, daß man heute diese Frage nach Betrachtung der Abb. 8 mit gutem Gewissen bejahen kann, so daß wir heute sagen können *Quermembran = nodale Plasmahaut von* TASAKI = «*Membran des Nerven*» im landläufigen Sinne (vgl. S. 124).

ERLANGER[1]) ist schon 1937 durch die scharfsinnige Analyse der Erscheinungen der anodischen Polarisation zu der Annahme geführt worden, der Nerv funktioniere in Segmenten, den internodalen Einheiten, so daß ein Internodium ein funktionelles Ganzes bildet, das nach außen abgegrenzt ist. Er schrieb damals (in freier Übersetzung): «Wenn man den Nerven von diesem Gesichtspunkt aus betrachtet, wird man dazu geführt, die Rolle der Markscheide nicht darin zu sehen, daß sie Ströme nach außen fließen läßt, sondern eher darin, daß sie Stromverluste aus dem Achsenzylinder verhindert und damit auch Energieverluste und die Gefahr von Streueffekten. Es ist eine Tatsache, daß die internodalen Strecken den Eindruck isolierter, isopotentieller Zellen machen, deren Enden verengert sind und *möglicherweise aus semipermeablen Trennwänden* bestehen, die im Schnürring den Kontakt herstellen.» Ich glaube, daß die Abb. 8 besser als viele Worte diese intuitive Voraussage von ERLANGER durch ein optisch einwandfreies Verfahren beweist. Die semipermeablen Trennwände *existieren,* sind an der lebenden Faser zu sehen und sind die Quermembranen!

Die Beschäftigung mit dieser Frage und die ganz unzweifelhafte Feststellung, daß im Schnürring eine markante *Quer*membran vorhanden ist, hat mich zu der Auffassung geführt, die im Folgenden wiedergegeben sei. Wir betrachten die internodale Strecke als eine funktionelle Einheit, die durch je eine Quermembran an ihre Nachbarstrecken grenzt und durch die Markscheide und SCHWANNsche Scheide nach außen abgedeckt ist. In diesem Sinne ist Abb. 53 zu verstehen, in der lediglich die wichtige Partie am Schnürring mit der Quermembran dargestellt ist. Neu an der Abbildung ist:

1. die Querstellung der Membran, die in den schematischen Abbildungen bisher immer parallel zur Faserachse gezeichnet worden ist. Sie ist eine semipermeable Trennwand zwischen den internodalen Segmenten, die wir «Internodien» nannten.

2. Die Darstellung der internodalen Strecke als isopotentielle, nach außen überall bis auf zwei Stellen (Schnürringe) elektrisch isolierte Einheit.

3. Die Tatsache, daß die Kationen als Gleitionen mit der Membran nunmehr plötzlich wieder nach «innen» kommen, wie es ja auch der chemischen Bestimmung (vgl. S. 121) entspricht, und daß trotzdem das Ruhepotential bei Abgriff von einer verletzten Stelle und einem Schnürring mit richtigem Vorzeichen erscheint.

4. Die Faserdicke wurde mit 10 μ angenommen, wie es für eine A_α-Faser des Frosches gilt. Die Dicke des Achsenzylinders ist mit 8 μ angenommen, so daß

---

[1]) ERLANGER, J., u. GASSER, H. S.: Electrical signs ofner vous activity (Philadelphia 1937).

das Verhältnis g (vgl. S. 74) etwa gleich ist wie bei der A_α-Faser, die mit 25 m/sec leitet.

5. Die schwach positiv doppelbrechende Faserstruktur des Achsenzylinders mit den Neuroninketten ist nicht berücksichtigt.

6. Die Markscheide besteht aus konzentrischen Zylindern von Eiweiß in achsenparallelen Blättchen und Lipoid mit radiär gestellten Paraffinketten. Jede Schicht hat eine Dicke von 170 Å. Die Markscheide hat eine Dicke von 1,3 μ = 13000 Å. Um den wirklichen Verhältnissen Rechnung zu tragen, müßten 76 konzentrische Schichten gezeichnet werden: sie wurden aus Gründen der Übersichtlichkeit nur durch einige Schichten angedeutet.

7. Das Axolemm wurde nur bis zur Anheftestelle der Markzylinder gezeichnet. Ob eine Übergangsstelle in das Neurolemm vorliegt, wurde nicht berücksichtigt.

8. Das Neurolemm wurde, vor allem in Übereinstimmung mit den Beobachtungen von DE RÉNYI[1]) so gezeichnet, daß es zwar am Schnürring einbiegt, aber auch über den Schnürring weiterläuft und einen durchlaufenden Schlauch bildet.

9. Das Netzgerüst, welches bei der Ultraviolettmikrographie hervortritt, soll der einbiegenden Membran entsprechen (fischreusenartig).

10. Die Anheftung der konzentrischen Markzylinder am Achsenzylinder, wie sie aus dem in Abb. 11 wiedergegebenen Faserband von NAGEOTTE gefolgert werden muß, wurde vielleicht etwas übertrieben dargestellt. Die Anheftung ist locker. Schon bei geringer Überdehnung gleiten die Markscheiden über den Achsenzylinder zurück und verlassen die Anheftstelle. DE RÉNYI[1]) hat gesehen, daß eine Kochsalzinjektion mit der Mikropipette genügt, um das Neurolemm am Schnürring so zu blähen, daß sich das Mark ebenfalls vom Achsenzylinder löst. Diese Tatsachen müssen bei Betrachtung der Abbildung gedanklich berücksichtigt werden.

11. Das Verhältnis 1:200 zwischen Faserdicke und Länge der internodalen Strecke konnte nicht wiedergegeben werden. Damit aber richtige Vorstellungen entstehen, sei hier besonders darauf hingewiesen.

Alles übrige ergibt sich nach dem bisher Gesagten aus der Betrachtung der Abbildung.

Auf eine Unklarheit, die in der Abbildung nicht befriedigend gelöst werden konnte, muß aber doch hingewiesen werden. Die Markscheide ist ja nicht nur ein Isolator, sondern auf Grund ihrer Feinstruktur ein ganz besonderer Isolator. Es darf wohl angenommen werden, daß die Lipoide Isoliermaterial, die Eiweißzylinder aber mehr oder weniger gute Leiter sind. Es entsteht somit folgendes Bild: In der Querrichtung zur Faserachse ist die Markscheide ein guter Isolator, in der Längsrichtung aber ein Leiter, bestehend aus isoliert und konzentrisch liegenden Eiweißzylindern, die durch ihre Umbiegung in irgendeiner Weise an den Achsenzylinder elektrisch angeschaltet sind. Es entsteht nun die Frage: Sind diese zylindrischen Leiter durch eine Membran vom Achsenzylinder abgetrennt oder stehen sie in unmittelbarer Verbindung mit dem Achsenzylinder?

[1]) DE RÉNYI, G. S.: J. comp. Neurol. *47*, 405 (1929); *48*, 293 (1929).

Ich sehe keine Möglichkeit, diese Frage heute zu beantworten und muß sie als Unklarheit in der Abbildung bestehen lassen. Diese Unklarheit lautet in das elektrische Verhalten übersetzt folgendermaßen. Angenommen, das Ruhepotential sei 90 mV und das Innere der Faser sei geerdet: haben dann die Eiweißzylinder in der Markscheide ein Potential von 90 mV oder von 0 mV? Wenn sie 90 mV haben, dann liegt zwischen ihnen und dem Achsenzylinder eine Membran (vielleicht ein nodales Axolemm?), wenn sie kein Potential haben, dann sind sie direkt an den Achsenzylinder geschaltet. Aber auch in dieser Form ist die Frage meines Wissens nicht zu beantworten.

Ein besonderes Wort ist zu der Art zu sagen, in der die Quermembran schematisch und übertrieben im RANVIERschen Schnürring dargestellt ist. Die Porennatur der Membran ist durch die «Röhren» angedeutet, in denen die Kationen als *Gleitionen* beweglich sind. Das Gerüst trägt aber im Sinne der TEORELL-MEYERschen Theorie eine negative Ladung, die von der Dissoziation der Eiweiße herrühren kann und «hält» damit die Gleitionen fest. Die Anionen können aus elektrostatischen Gründen nicht in die Membran eintreten und bilden die innere Belegung einer Doppelschicht. Die weiße Trennungslinie, die den Anionen den Eintritt in die Membran versperrt, soll weiterhin andeuten, daß an dieser Stelle Lipoide eventuell einen monomolekularen Film bilden und aus Löslichkeits- oder Porengründen den Anionen den Eintritt in die Membran erschweren. In der Mitte ist nochmals eine solche Trennungslinie eingezeichnet, um anzudeuten, daß die Quermembran funktionell aus zwei Teilen besteht, von denen jede Hälfte zu dem entsprechenden Internodium gehört. Ich betone nochmals, daß es sich nur um ein Modellbild handelt, welches meines Erachtens die experimentellen Daten heute am besten wiedergibt.

Es liegt mir fern, in der Darstellung der elektrischen Vorgänge beim Nerven irgendwie den Anspruch zu erheben, etwas Neues gesagt zu haben. Es scheint mir aber doch, wie schon die Besprechung des Ruhepotentials gezeigt hat (vgl. S. 123), daß im Zusammenhang mit Nerven zu oft in der Terminologie der Elektronenphysik (metallische Leiter) gedacht und geschrieben wurde, und daß die besonderen Gesetzmäßigkeiten, die für die Ionenleiter gelten, etwas vernachlässigt wurden. In diesem Sinne sind die möglichst streng gefaßten Begriffe Polarisation, Depolarisations- und Umwandlungsstromquelle, Feldlinien (für Stromlinien) und Gleitionenverschiebung eingeführt worden. Durch ihre Verwendung entsteht meines Erachtens ein sehr viel klareres Bild, und wenn in diesem Sinne ein Beitrag oder wenigstens eine Anregung geleistet wurde, so ist ein Hauptzweck erreicht.

Wie verhält es sich nun aber mit der *marklosen Nervenfaser*? Sie hat keine Schnürringe, keine Quermembranen und nur eine ganz fein ausgebildete Myelinmembran, die sie umhüllt, dafür aber deutliche Fibrillenstruktur. Es wäre einfach zu sagen, daß man von der marklosen Nervenfaser zu wenig weiß, um ein entsprechendes Bild zu geben. Wenn im Folgenden trotzdem ein Versuch gewagt wird, die marklose Nervenfaser in einer neuartigen Betrachtungsweise darzustellen, die gedanklich auf TASAKI[1]) zurückgeht, so möge das damit

[1]) TASAKI, I.: Pflügers Arch. *244*, 125 (1940).

verbundene, sehr spekulative Element entschuldigt und dem Willen, schwierigen Fragen nicht aus dem Wege zu gehen, zugute gehalten werden.

Tasaki (S. 140) schrieb: «Wenn man die marklose Faser als einen Grenzfall betrachtet, in dem der internodale Abstand nach Null konvergiert (vgl. Rashevsky[1])), so könnte man alle obenerwähnten Ideen auf die marklose Nervenfaser übertragen.» Was würde das aber für unsere Betrachtung bedeuten? Bethe[2]) hat gezeigt, daß die als Fibrillen färbbaren Elemente der markhaltigen Nervenfaser durch die Quermembran deutlich nachweisbar hindurchlaufen. Die marklose Faser und die Avertebratenfaser zeigt im Gegensatz zu der markhaltigen Faser, schon *in vivo* in der ganzen Länge Fibrillen, dafür aber keine Quermembranen. Wenn wir gedanklich den internodalen Abstand gegen Null konvergieren lassen, dann müssen wir zwangsläufig die Quermembran immer stärker «ausdehnen», bis wir eine Faser bekommen, die in ihrer ganzen Länge nur noch aus der (gedanklich) «gedehnten Quermembran» besteht, d. h. wir kommen zur marklosen Faser. Die Tatsache, daß an der marklosen Faser das Ruhepotential auf der ganzen Länge überall abgreifbar ist, und daß sich aufgezwungene elektrotonische Potentiale nur wenig ausbreiten, zeigt, daß so etwas wie eine «gedehnte Quermembran» auf der ganzen Länge verteilt vorhanden ist, und gleichzeitig scheinen die faserartigen Fibrillen auch die elektrischen Brücken zu sein, die in der markhaltigen Nervenfaser im Achsenzylinder einerseits und in den konzentrischen Eiweißzylindern anderseits vorliegen. Die leichte Bekleidung mit Myelin bei den marklosen Fasern würde in diesem Falle nur isolierend wirken.

Entwicklungsgeschichtlich ist der Weg allerdings umgekehrt beschritten worden, und wir werden zu folgender Auffassung geführt: Fibrillen und Axoplasma in der marklosen Nervenfaser bilden ein in der Längsrichtung ausgedehntes Doppelsystem, mit Membraneigenschaften und Längsleitung. Beim Übergang zur markhaltigen Nervenfaser erfolgt:

1. eine Konzentrierung der Membraneigenschaften am Schnürring in einer Quermembran;
2. eine Auflösung der elektrischen Doppelleitung in einen zentralen Achsenzylinder und konzentrisch angeordnete, in isolierendem Myelin eingebettete Eiweißzylinder.

Ich gebe diese Betrachtung mit allem Vorbehalt wieder, so einleuchtend sie mir zu sein scheint. Sie bedarf experimenteller Stützung, um den sehr spekulativen Charakter zu verlieren.

Damit ist ein gewisser Abschluß in der Betrachtung des Aufbaues des Nerven erreicht und die Grundlage geschaffen, auf der die Besprechung der Signalübermittlung im Nerven aufgenommen werden kann.

---

[1]) Rashevsky, N.: Mathematical Biophysics S. 201 (1938).
[2]) Bethe, A.: Allgemeine Anatomie und Physiologie des Nervensystemes (Leipzig 1903).

ZWEITER TEIL

Die Nachrichtenübermittlung in allgemeiner Betrachtung

Interne und externe Signale

Das Zusammenspiel der Zellen, Gewebe, Organe und Funktionssysteme im lebenden Körper zu einem ausgeglichenen und wohlverteilten Ganzen wird von der Nachrichtenübermittlung im Organismus getragen. Nachrichten gehen von der Peripherie zum Zentrum, Befehle gehen vom Zentrum zu der Peripherie. Eine etwas allgemein gehaltene Betrachtung dieser Nachrichtenübermittlung ist für das weitere Verständnis und vor allem für die Abschätzung der Bedeutung der peripheren Nerven im Rahmen des Ganzen notwendig.

Eine «Nachricht» oder ein «Befehl» ist immer etwas Komplexes. In den Anfängen der Schweizerischen Eidgenossenschaft wurden Nachrichten durch das Signal des Entzündens von Höhenfeuern bis in die entferntesten Bergtäler hinaufgetragen; Nelsons letzter Befehl bei Trafalgar wurde durch das Aufziehen der entsprechenden Signalflaggen an seinem Flaggschiff der ganzen englischen Flotte übermittelt; Nachrichten und Befehle werden heute mit Morsezeichen unter Verwendung der Signale «Punkt» und «Strich» drahtlos auf der ganzen Welt verbreitet.

Wesentlich für die Nachrichtenübermittlung ist die «Verabredung» zwischen Aufgeber und Empfänger, das heißt Kenntnis dessen, was eine bestimmte Folge von Signalen zu bedeuten hat. Nur durch die Festlegung bestimmter Bedeutungen von Signalfolgen ist es möglich, eine Nachricht mit Hilfe einfacher Signale zu übermitteln. Beim Neugeborenen besteht diese «Verabredung» zwischen den peripheren Rezeptoren und dem Zentralnervensystem nur für die vorhandenen unbedingten Reflexe. Durch die «Erfahrung» und das «Lernen» wird mit der Zeit die komplizierte Verabredung der bedingten Reflexe aufgebaut, durch die alle von der Peripherie einlaufenden einfachen Signale zu Nachrichten ausgewertet werden und alle auslaufenden Befehle zu fein koordinierten «Handlungen» werden. Es ist wohl sehr wichtig, sich darüber Klarheit zu verschaffen, daß die Grundlage der Signalübermittlung immer dieselbe bleibt. Die Erfahrung führt aber zu einer immer besseren «Verabredung» zwischen Aufgeber und Empfänger, und daraus entsteht das ganze Bild des fein abgewogenen Verhaltens des Individuums in seiner Umwelt.

Die technische Vervollkommnung der Nachrichtentechnik brachte schnellere Übermittlungsverfahren mit sich, als sie in den Anfängen der Schweizerischen Eidgenossenschaft üblich waren. Die Grundlage, daß jede Nachricht für die Übermittlung aus einem System von *Einzelsignalen* aufgebaut wird, bleibt aber immer bestehen. In dem vorliegenden Buch soll uns nur die Frage beschäftigen: Welcher Art sind die Einzelsignale der nervösen Übermittlung?

Wie sie zu Nachrichten zusammengesetzt und wieder entziffert werden, oder wie sie zu Befehlen vereinigt und wieder entschlüsselt werden ist eine ganz andere Frage. Sie würde uns einerseits zu den peripheren Rezeptoren und andererseits zu den zentralen Auswertestellen des Rückenmarkes und Gehirnes führen und geht über den Rahmen dieses Buches hinaus!

Nachrichten von äußeren Ereignissen (Reizen) werden schon bei den einfachsten Lebensformen, den Einzellern, von rezeptorischen Gebieten aufgenommen, dann in einzelne oder mehrere Signale transformiert und an ausführende (effektorische) Gebiete übermittelt. Die verbindende Übermittlungsbrücke ist das eigene Protoplasma der Zelle. Mit der höheren Differenzierung in der Tierreihe, beginnend bei den einfachsten Metazoen, wird die Aufgabe, als Übermittlungsbrücke zu dienen, bereits einem besonderen Nervensystem übertragen. Je zahlreicher die Aufgaben werden, desto mehr wird das ganze Nervensystem aufgeteilt: in einen eigentlichen Übermittlungsapparat und in hochentwickelte, transformierende, ordnende und übergeordnete Zentren. Mit dieser Entwicklung wird die primitive Form der nichtnervösen Signalübermittlung allmählich immer stärker von der nervösen Form verdrängt. Nichtnervös nennt BRÜCKE[1]) die Übermittlung, wie sie in den Zellen eines Flimmerepithels zwischen anastomosierenden Muskelzellen, zwischen den Organellen der Protozoen oder bei Pflanzen erfolgt. Diese primitive Form der Fortleitung eines Signals muß aber doch noch etwas genauer betrachtet werden, denn seit BRÜCKE seine Einteilung vornahm, ist eine Reihe neuer Tatsachen bekanntgeworden, die uns veranlassen werden, die nichtnervöse Signalübermittlung noch weiter zu unterteilen.

Die einfachste Form der Übermittlung eines Signals durch das eigene Protoplasma als Brücke, wie sie bei allen Einzellern beobachtet wird, wollen wir *intrazelluläre Übermittlung* nennen. Ich möchte das Wort «*Reizleitung*» vermeiden, weil es die Tatsache, daß der Reiz in der Zelle in ein besonderes Signal umgewandelt wird, nicht wiedergibt. Was bei dieser Transformation im Einzeller entsteht, ist aber noch gar nicht klar! Wir wollen uns darauf beschränken, die Feststellung zu machen, daß der Reiz in ein *intrazelluläres Signal* verwandelt und so weitergeleitet wird.

Wird eine Garnele (Hippolyte) belichtet, so färbt sie sich hell, wird sie im Dunkeln gehalten, so wird sie dunkel. Ihre Farbstoffträger oder Chromatophoren erhalten Signale von den lichtempfindlichen Rezeptoren mit der Nachricht «hell» oder «dunkel» und reagieren entsprechend, wir sagen «zweckmäßig», weil die Reaktion offenbar ein Schutzreflex dieser Tiere ist. Die Untersuchung der Signalübermittlung bei diesem Reflex hat gezeigt, daß in den Augenstielen der Garnele ein Stoff entsteht, der hormonalen Charakter hat und von dort auf dem Blutwege an die Chromatophoren des ganzen Tieres gelangt. Entfernt man die Augenstiele, so wird das Tier dunkel, injiziert man in ein blindes Tier das Blut eines hellen Tieres, so wird es hell, injiziert man ihm den wäßrigen Extrakt der Augenstiele eines belichteten Tieres, so wird es

[1]) BRÜCKE, TH. v.: Hdb. d. norm. und pathol. Physiol. *IX*. 25 (Berlin 1929).

ebenfalls hell. Es besteht kein Zweifel, daß hier das Signal auf dem Blutweg übermittelt wird, denn dort, wo die Blutzirkulation unterbrochen ist, bleibt die Reaktion aus. Diese Form der nichtnervösen Übermittlung wollen wir *die hämatohumorale Übermittlung* nennen.

Der Hundehai, *Mustelus canis*, zeigt ebenfalls einen Farbwechsel, der mit der Tätigkeit seiner Farbstoffträger oder Melanophoren zusammenhängt. Entfernt man die Hypophyse des Tieres, so wird es blaß (PARKER und PORTER[1]); injiziert man einem hypophysenlosen Tier den Extrakt der Drüse, so wird es dunkel; injiziert man ihm aber das Blut eines dunkeln Tieres, so entsteht nur in der Nähe der Injektionsstelle ein dunkler Fleck. Das Hormon der Hypophyse verursacht offentsichtlich eine Ausbreitung (Expansion) der Melanophoren und damit das Dunkelwerden des Tieres. Man ist versucht, auch in diesem Falle eine reine hämatohumorale Signalübermittlung anzunehmen. Nun haben aber PARKER und PORTER gefunden, daß die Durchschneidung des Radialnerven der Brustflosse im Versorgungsgebiet dieses Nerven zu einer wohlumschriebenen und sofortigen Ausbildung eines blassen Bezirkes führt. Daß es sich hierbei um eine Reizung handelt, die von der Schnittstelle ausgeht, zeigt die Beobachtung, daß die Wirkung zeitlich bald abklingt. Durch Anlegen eines neuen Schnittes ist sie aber wieder frisch hervorzurufen. Die elektrische Reizung des Nerven hat den gleichen Erfolg wie die Durchschneidung. Diese Versuche beweisen, daß dem auf dem Blutweg hormonal übermittelten «Dunkel»-Signal des Hypophysenhormons ein nervös übermitteltes Signal mit «Hell»-Wirkung als Gegenspieler (Antagonist) gegenübersteht. Erst aus dem Gleichgewicht der Wirkung beider Signale entsteht als jeweilige Resultante entweder der Hell- oder der Dunkelzustand des Tieres. Wie sehr man sich hüten muß, «nervös» als Gegensatz zu «humoral» anzusehen, zeigt aber gerade das Verhalten von *Mustelus canis*. Helltiere (nach mehrtätigem Aufenthalt in einem weißwandigen, beleuchteten Gefäß) wurden getötet und enthäutet. Die Durchschneidung der Flossen und damit die Verletzung der Nerven bei der Präparation führten zu einer vollständigen Aufhellung. Aus diesen Flossen wurden Öl- oder Ätherextrakte von PARKER[2]) hergestellt und Dunkeltieren injiziert. Ein- oder zwei Tage nach der Injektion erschienen dauerhafte, große, helle Bezirke über der Injektionsstelle. Durch Hypophysenextrakt kann die Stelle dunkel gemacht werden, aber nur so lange, als das Hormon im Blut wirksam ist. Sobald die Wirkung aufhört, kommt die helle Farbe wieder zum Vorschein. Im Ölextrakt ist also ein Stoff enthalten, der die gleiche Wirkung hat wie die Nervenreizung. Er ist thermostabil (bis 110° C) und auch resistent gegenüber Säure und Lauge (2%), ganz wasserunlöslich und sehr lange haltbar. PARKER[3]) nennt diesen Stoff einen Lipohumor und folgert, daß er *in vivo* von den Nervenenden abgeschieden werde. Der Antagonismus der Wirkung bei *Mustelus* besteht also zwischen einem hämatohumoralen Übermittler mit der

---

1) PARKER, G. H., u. PORTER, H.: Biol. Bull. *66*, 30 (1934).

2) PARKER, G. H.: Neurohumore als Aktivatoren von Chromatophoren. Abh. z. exakten Biol. *2* (Berlin 1941).

3) PARKER, G. H.: Science 1940, *II*, 319.

Wirkung «dunkel» und einem Übermittler (Lipohumorwirkung: «hell»), den wir als *neurohumoralen Übermittler* bezeichnen wollen.

Aber auch die neurohumorale Übermittlung hat ihre Besonderheiten, wie Untersuchungen an dem kleinen Kärpfling *Fundulus heteroclitus* gezeigt haben. Elektrische Reizung des Rückenmarkes dieses Fisches führt bei dem Dunkeltier zu rasch auftretender Hellfärbung, beim Helltier hat sie keine Wirkung. Elektrische Reizung eines Nervenbündels im Schwanz eines Dunkeltieres führt zur Ausbildung eines hellen Bandes von der Reizstelle bis zum Rand der Flosse. Durchschneidung des Nerven führt aber bei *Fundulus* zu ganz anderen Wirkungen, indem eine noch dunklere Färbung entsteht. Be-

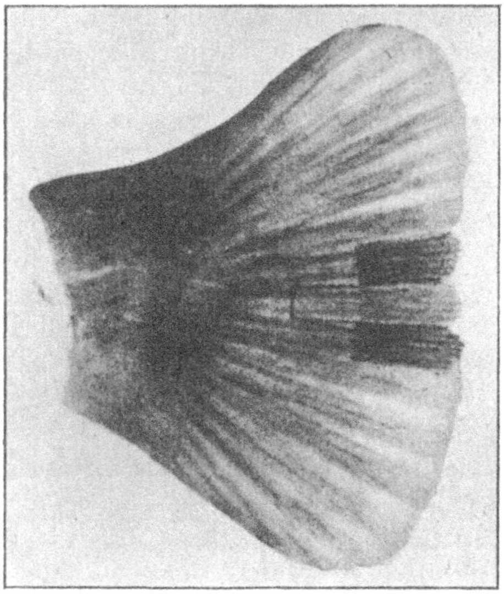

Abb. 54. Schwanzflosse eines hypophysektomierten *Ameiurus*, mit verblaßtem Kaudalband zwischen zwei durch neue Einschnitte bewirkten, dunkeln Halbbändern. Die von den neuen dunkeln Bändern nicht flankierte Hälfte des verblaßten Bandes bleibt blaß. Die eingefaßte Fläche ist etwas dunkler geworden. (Nach PARKER[1].)

sonders deutlich ist diese Reaktion im Versorgungsgebiet des durchschnittenen Nerven beim Helltier zu sehen, bei dem sich in einer halben Minute ein dunkles Band bildet, dessen Schwärzung das Maximum im Verlaufe einer Stunde erreicht. Nach 1–2 Tagen ist es wieder ausgebleicht. Ein zweiter Schnitt *innerhalb* der Grenzen des ersten Bandes führt aber wieder in der gleichen Weise zum Entstehen eines neuen und entsprechenden dunkeln Bandes (vgl. Abb. 51). Durch den Schnitt wird ein Reiz gesetzt, der nach einer Stunde maximale Wirkung hat und sich in der Ausbreitung (Expansion) der Melanophoren äußert. Zentrale Einflüsse sind bei diesem Effekt ganz ausgeschaltet und auch eine Degeneration der Nervenfaser kommt nicht in Frage, da diese erst viel später merklich wird. BERT (zitiert nach PARKER[1])) hat schon 1875 von der doppelten Innervation der Chromatophoren gesprochen und die neueren Versuche,

[1]) PARKER, G. H.: Neurohumore als Aktivatoren von Chromatophoren. Abh. z. exakten Biol. 2 (Berlin 1941).

besonders von ABRAMOWITZ[1]) zeigen, daß zwei verschiedene Innervationen bei *Fundulus* vorliegen, eine expandierende («dunkel») und eine konzentrierende («hell»). Bei diesem Fisch ist die Steuerung durch zwei verschiedene neurohumorale Übermittlungen bewerkstelligt, von denen die eine bei elektrischer Reizung, die andere bei Reizung durch Schnitt vorwiegend in Gang gesetzt wird. PARKER vermutet als Reiz beim Schnitt das Entstehen von Zerfallsprodukten an den Enden der beschädigten Nerven, mit besonderer Wirkung auf die expandierenden Fasern.

Diese und andere Beispiele zeigen, daß für den gleichen Enderfolg neurohumorale, hämatohumorale oder beide Übermittlungsarten in der Natur vorkommen und daß sie als Antagonisten zum Zwecke der Steuerung eines bestimmten Vorganges gegeneinander geschaltet sein können. Es ist sogar denkbar, daß ein synergistisches neurohumorales *und* hämatohumorales Übermittlerpaar gegen ein ebensolches doppeltes, aber antagonistisches Paar geschaltet ist. Auch dafür lassen sich Beispiele angeben. Die Steuerung der Chromatophoren zeigt uns in dem besonderen Fall aber, daß die Übermittlung auf dem Blutwege ebenso häufig ist, wie die Benützung einer nervösen Leitung zur Übermittlung. Sie zeigt aber auch, daß am Ende der nervösen Leitung das Signal, welches in der Leitung ankam, zu einem «Humor» transformiert wird, der auf dem Wege der Diffusion erst an das Erfolgsorgan gelangen muß. In diesem Sinne schließen wir uns der Definition von PARKER an, der als *Neurohumor* einen an den Nervenenden entstehenden Stoff oder einen vom Nervengewebe oder seinen Anhangsdrüsen (Hypophyse) produzierten Stoff definiert. Er wirkt als Förderer (Aktivator) oder Hemmer (Inhibitor) gegenüber anderem Nervengewebe oder dessen Erfolgsorganen (Effektoren). Die hämatohumorale Übermittlung soll nach PARKER durch Hydrohumoren, also wasserlösliche Stoffe, die neurohumorale Übertragung vorwiegend durch Lipohumoren, also fettlösliche Stoffe erfolgen. Für die Chromatophoren mag das stimmen. In allgemeiner Betrachtung, besonders hinsichtlich der neurohumoralen Übertragung durch Azetylcholin und Adrenalin und ihrer generellen Bedeutung im ganzen Tierreich, ist diese Einteilung viel zu eng und muß fallen gelassen werden.

Die Frage, ob nicht auch eine humorale Übertragung stattfinden kann, bei der das *Innere des Nerven* als Brücke dient, ist nach dieser allgemeinen Betrachtung sehr naheliegend! Sie wäre ja nichts anderes, als eine besondere Form der intrazellulären Signalübermittlung, spezialisiert in dem langen Zellfortsatz des Neurons, den wir den peripheren Nerven nennen. Sollte damit der Succus nerveus von BORELLI wieder auferstehen? Auch BRÜCKE[2]) hat das ins Auge gefaßt, als er schrieb, daß «der Deckel des Sarkophags, in dem wir die Lehre vom Nervenfluidum sicher begraben wähnten», sich wieder heben könnte. Die Verhältnisse für einen gerichteten Stofftransport sind beim Nerven offenbar besonders günstig. Für Toxine und neurotrope Viren ist eine

---

[1]) ABRAMOWITZ, A. A.: Proc. nat. Acad., Washington *21*, 137 (1935); Proc. nat. Acad., Washington *22*, 233 (1936).

[2]) BRÜCKE, TH. v.: Hdb. d. norm. u. pathol. Physiol. *IX*. 25 (Berlin 1929).

Leitung im Achsenzylinder, behauptet (MEYER und RANSOM[1]), FAIRBROTHER und HURST[2]) und GOODPASTURE[3])), aber auch bestritten worden (HARVEY[4]) und MULDER[5])). Eine Übertragung stofflicher Signale durch besonders rasche, gerichtete Diffusion in Oberflächenschichten ist aber im Nerven sehr wahrscheinlich. Für das Thyroxin ist eine solche gerichtete Fortleitung von MANSFELD[6]) bewiesen und für Poliomyelitisvirus von HOWE und BODIAN[7]) gemessen worden. Wie gute Leiter die Nerven sein können, zeigen besonders die erstaunlichen Erfolge mit DDT (Dichlordiphenyltrichlormethylmethan), das als lipoidlösliche neurotrope Substanz von der Peripherie her in die Nervenzelle gelangt (LÄUGER, MARTIN und MÜLLER[8]), WOODARD, NELSON und CALVERY[9])).

HOWE und BODIAN haben die Geschwindigkeit der Fortpflanzung für das Poliomyelitisvirus im Achsenzylinder bestimmt und 2,4 mm/Stunde gefunden! Wir müßten diese Übermittlung die *intraneurale humorale Übermittlung* nennen. Wie wäre sie gegen die neurohumorale Übermittlung abzugrenzen? Bei der neurohumoralen Übermittlung wird das Signal im Nerven durch nervöse Leitung als Erregungswelle *und* am Ende des Nerven durch Transformation in einen Neurohumor mit weiterer Übertragung durch Diffusion bis an das Erfolgsorgan übermittelt. Nervöse und humorale Komponenten sind hintereinander geschaltet und bilden zusammen mit der Transformation am Nervenende eine funktionelle Einheit. Was wir aber als neue Übermittlungsart ins Auge fassen und intraneural-humoral nennen, soll ein stoffliches Signal sein, das unter Benützung des Nerven und *im* Nerven, wie in einem Kanal, eine größere Strecke zurücklegt, um an die Wirkstelle zu gelangen. Gibt es wirklich Anhaltspunkte für eine solche Übermittlungsart? Der Gedanke ist alt! Durch unglückliche Verquickung mit dem, was wir heute rein nervöse Übermittlung nennen, die ja mit großer Geschwindigkeit erfolgt, ist der Gedanke einer intraneuralen humoralen Übermittlung in Verruf gekommen und seither vergessen worden. Er muß aber wieder mit klarer Abgrenzung aufgegriffen und neu betrachtet werden!

In jedem «Betrieb» ist eine innere Organisation die Grundlage der äußeren Leistungsfähigkeit. Ohne Arbeitsteilung, ohne Bereitstellung von Betriebsreserven am richtigen Ort und zur richtigen Zeit, ohne sofortigen Ersatz verbrauchter Mittel kann ein Betrieb den Anforderungen seiner «Kunden» nicht entsprechen. Diese innere Organisation ist aber nur denkbar, wenn die Mög-

---

1) MEYER, H. H., und RANSOM, S. W.: Arch. f. exp. Path. *49*, 369 (1903).

2) FAIRBROTHER, R. W., und HURST, E. W.: J. Path. a. Bact. *33*, 17 (1930).

3) GOODPASTURE, E. W.: Amer. J. Path. *1*, *1*, 547 (1925).

4) HARVEY, A. M.: J. Physiol. *96*, 348 (1939).

5) MULDER: Acta neerl. Morph. norm. path. *1*, 289 (1938).

6) MANSFELD, G.: Arch. exp. Pathol. *193*, 241 (1939).

7) HOWE, H., und BODIAN, D.: Neural Mechanisms in Poliomyelitis (New York 1942); zit. und YOUNG, J. Z.: Nature *153*, 333 (1944).

8) LÄUGER, P., MARTIN, H., und MÜLLER, P.: Helv. chim. acta *27*, 892 (1944).

9) WOODARD, G., NELSON, A. A., und CALVERY, H. O.: J. Pharmacol. a. exp. Therap. *82*, 152 (1944).

lichkeit besteht, «dienstliche» Meldungen in irgendeiner Form allen internen Stellen des Betriebes zu übermitteln. Das Neuron kann mit einem Betrieb verglichen werden, in dem mit größter Präzision und Geschwindigkeit die «Kunden», nämlich die Erfolgsorgane durch Übermittlung der eingehenden Signale, «bedient» werden müssen, indem entweder Nachrichten vom Zentralnervensystem aus an ein Organ oder von einer Sinneszelle aus an das Zentralnervensystem zu übermitteln sind. Wir wollen diesen Kundendienst des Neurons als die *Übermittlung externer Signale* bezeichnen. Aufgabe und Zweck aller Nerven ist es, externe Signale je nach Anordnung im System zentripetal oder zentrifugal mit absoluter Zuverlässigkeit zu leiten. Diese Aufgabe kann das Neuron aber nur erfüllen, wenn es über eine innere Betriebsorganisation verfügt, die seine Leistungsfähigkeit im äußeren Dienst sichert. Es müssen also neben den externen Signalen auch noch «dienstliche» Signale vorhanden sein, die von der Ganglienzelle zum ganzen Nerven laufen, und der Erhaltung der Betriebsbereitschaft und Betriebssicherheit dienen. Wir wollen diese Meldungen als *interne Signale* bezeichnen.

Von den externen Signalen, die im Nerven als *Erregungswellen* laufen, wissen wir, daß sie außerordentlich rasch übermittelt werden. Die Untersuchungen über ihre Entstehung, Ausbreitung, Leitung, Fortpflanzungsgeschwindigkeit usw. sind in den letzten 40 Jahren das eigentliche Thema der Nervenphysiologie gewesen. Von den internen Signalen dagegen wissen wir wenig und kennen ihre Natur noch nicht!

Einen Nerven an einem getöteten Tier freilegen, das isolierte Stück herausnehmen und es in eine geeignete Badelösung bringen, das ist die gebräuchliche Technik des Nervenphysiologen bei der Untersuchung der Leitungs- und Erregungsvorgänge. 24 bis 36 Stunden bleiben solche isolierte Nervenstücke am Leben, wenn sie in einer sorgfältig zusammengesetzten isotonischen Lösung aufbewahrt, mit ausreichendem Sauerstoff versorgt und im übrigen schonend behandelt werden. Wohl sind natürlich beide Endstücke schwer verletzt und oft sind auch leichtere Beschädigungen in der Mittelpartie bei dem recht rohen Eingriff der Herausnahme aus dem natürlichen Bett nicht zu vermeiden. Bei ruhigem Aufenthalt in der Nährlösung aber (1–2 Stunden) erholt sich der Nerv recht gut, und die Schnittstellen an den Enden sind im Verhältnis zur ganzen Strecke so klein, daß angenommen wird, ihr Einfluß auf das Nervenstück sei zu vernachlässigen. Mit seiner Nervenzelle hat ein derart isolierter Nerv natürlich keine Verbindung mehr. Interne Signale, die ihm *in vivo* von der Zelle her zugehen würden, fallen bei diesen Untersuchungen ganz weg. Um diesen Ausfall der «Dienstverbindung» hat sich die Nervenphysiologie aber wenig bekümmert. Und doch war es kein Geringerer als WALLER (1852), der aus unbestrittenen experimentellen Feststellungen auf einen *ernährenden* (nutritorischen) Einfluß der Ganglienzelle für den ganzen peripheren Nerven hingewiesen hat. Welche Überlegungen geben das Recht, in Versuchen mit ausgeschnittenen Nerven den Ausfall der internen Signale zu vernachlässigen? Wie verhält es sich mit dem organisatorischen Einfluß der Nervenzelle auf ihre weit entfernten Ausläufer? Gibt es neben der Übermittlung externer Signale überhaupt eine Übermittlung von internen Signalen «dienstlicher» Natur zwischen Nervenzelle und Nerv? Die Beantwortung dieser Fragen, die meines Erachtens für das Verständnis der Vorgänge im peripheren Nerven grundlegend sind, erfordert eine etwas weiter ausholende Darstellung verschiedener Tatsachen. Der Ausgangspunkt der Betrachtung war ein theoretischer, und doch scheint es mir, daß wir uns heute praktisch diesem sehr wesentlichen Problem zuwenden müssen. Das Bestehen einer internen Signalübermittlung im Neuron ist so wahrscheinlich, daß es sich lohnt, die vorliegenden Kenntnisse im Hinblick auf diese besondere Organisation einmal systematisch zu sichten! Man hat allerdings die Frage der internen Signalübermittlung bisher viel zu stiefmütterlich behandelt, als daß heute schon genügend Material vorläge, um sie, und ganz besonders ihre humorale Natur, zu beweisen. Das Argument, daß eine solche Verbindung im Neuron existiert, wird im Folgenden zur *Arbeitshypothese* gemacht, und von dieser Hypothese aus sollen die Erscheinungen der Degeneration und Regeneration besprochen werden. Die Darstellung soll dazuführen, beweisende Experimente auszulösen und hat ihren Zweck beim jetzigen Stand unseres Wissens erreicht, wenn sie anregend war!

DRITTER TEIL

Interne Signale und ihre Übermittlung

1. Die Degeneration des Nerven

Wird ein Nerv durchschnitten, so entstehen zwei ungleichwertige Stücke. Von der Schnittstelle aus betrachtet, soll «proximal» das Stück genannt werden, welches noch mit der Nervenzelle in Verbindung bleibt, oft auch «Stumpf» oder «zentrales Stück» genannt, «distal» dasjenige, welches abgetrennt und von dieser wichtigen Verbindung abgeschnitten ist, oft auch «peripheres» oder «absteigendes» Stück genannt[1]).

Arnemann (1787) war der erste, der beobachtet hat, daß das distale Stück einige Tage nach der Durchschneidung glanzlos und welk wird, während das proximale Stück glänzend und frisch bleibt. Gleichzeitig stellte er fest, daß das welke Stück seine Erregbarkeit verloren hatte, während die Reizung des proximalen Stückes noch einen Erfolg brachte und zu Schmerzäußerungen des Tieres führte. Histologisch hat Nasse (1839/40) zuerst dieses Abwelken durchschnittener Nerven verfolgt. Er sah, daß im distalen Stück Markscheide und Achsenzylinder nach einigen Monaten ganz verschwunden waren und beobachtete schon im Frühstadium eine charakteristische Segmentierung der Markscheide, mit nachfolgendem tropfigen Zerfall. Die Frage, ob der Achsenzylinder auch zerfällt, war eine Zeitlang umstritten. Eine Gruppe von Forschern (Schiff, Remark, Erb, Rumpf) glaubte nicht an den Zerfall des Achsenzylinders und meinte, nur die Markscheide gehe unter, während mit der Zeit immer mehr Beobachtungen auch für das Eingehen des Achsenzylinders sprachen (Hjelt, Lent, Landois, Waller, Bügner, Howell und Huber, Ströbe, v. Notthafft, Tizzoni, Mönckeberg und Bethe). Heute wissen wir, daß am Achsenzylinder die ersten Anzeichen der Degeneration nachweisbar sind, indem die Fibrillen ihre primäre Anfärbbarkeit nach Bethe verlieren. Der Zerfall der Markscheide setzt erst sekundär ein.

Maßgebend für die ganze Entwicklung der Forschung über die Degeneration war die von Waller im Jahre 1852 aufgefundene Beziehung, die auch das Waller*sche Gesetz* genannt wird (vgl. Abb. 55). Der erste Teil des Wallerschen Gesetzes besagt: Bei Durchschneidung eines Nerven degeneriert immer

---

[1]) Im letzten Weltkrieg betrug die Zahl der Nervenverletzungen zwei bis fünf Prozent der gesamten Kriegsverletzungen. Über die Häufigkeit der Nervenverletzungen im jetzigen Krieg liegen noch keine Angaben vor. Man kann aber wohl mit Recht vermuten und fürchten, daß die Verwendung der schnellfeuernden Waffen und die übrigen modernen Kriegsmittel eher zu einer Zunahme der Nervenverletzungen geführt haben. Die Frage «Was geschieht, wenn ein Nerv gewaltsam durchtrennt wird und in welcher Weise erfolgt die Regeneration?» hat heute leider eine recht große Aktualität bekommen.

der distale Teil. Das bedeutet bei der Durchschneidung der motorischen Wurzel Degeneration von der Schnittstelle nach der Peripherie, bei Durchschneidung der sensiblen Wurzeln zwischen Rückenmark und Spinalganglion Degeneration der Verbindungsfasern zum Rückenmark und der aufsteigenden Fasern im Rückenmark, bei Durchschneidung der sensiblen Wurzeln unterhalb des Spinalganglions Degeneration peripherwärts. Die Degeneration entsteht durch die Abtrennung der Nerven von ihrem trophischen oder nutritiven Zentrum, als welches WALLER die Nervenzelle ansprach. Der zweite Teil des WALLERschen Gesetzes besagt, daß eine Regeneration der Nervenfasern nur von diesem nutritiven Zentrum aus erfolgen könne, wobei die neuen Achsenzylinder vom proximalen Stumpf aus in die alten degenerierten Bahnen des distalen Stückes

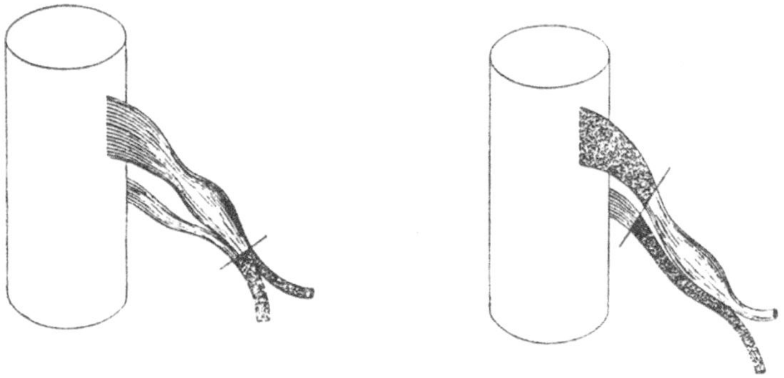

Abb. 55. *Verhalten des Nerven nach Durchschneidung.*
Wird der Schnitt distal vom Spinalganglion geführt, dann degeneriert der zentrifugale und zentripetale Nerv. Wird der Schnitt zentralwärts geführt, dann degeneriert der zentrifugale Nerv und der zentripetale Nerv, aber nur von der Schnittstelle an aufsteigend (Nach CLAUDE BERNARD).

einwandern. Diese WALLERschen Feststellungen wurden von SCHIFF im Jahre 1853 nachgeprüft. Er bestätigte die experimentellen Durchschneidungsbefunde im vollen Umfange, bestritt aber den Zusammenhang mit der Nervenzelle und insbesondere den von WALLER postulierten nutritiven Einfluß dieser Zelle auf die von ihr abhängigen Stücke. Auch heute noch, nach 90 Jahren, ist die Situation nicht ganz abgeklärt. Die von WALLER gefundenen experimentellen Tatsachen sind nach wie vor gültig und in einer unübersehbaren Zahl von Versuchen immer wieder bestätigt worden, aber die Frage des nutritiven Einflusses der Nervenzelle auf den peripheren Nerven ist immer noch offen. Eine Tatsache steht auf jeden Fall fest: der nutritive Einfluß der Nervenzelle auf den peripheren Nerven darf nicht verwechselt werden mit der normalen Aktivität des Nerven, die durch künstliche oder natürliche Erregung im Nerven entsteht. Es ist *nicht* das Wegfallen von natürlichen Impulsen, welches den Nerven zum Degenerieren bringt, wie es die älteren Autoren annahmen, sondern das *Wegfallen eines besonderen Faktors.* Die systematischen Reizungsversuche von BETHE[1]) und neuerdings von COOK und GERARD[2]) haben mehr als

[1]) BETHE, A.: Allgemeine Anatomie und Physiologie des Nervensystems (Leipzig 1903).
[2]) COOK, D. D., und GERARD, R. W.: Amer. J. Physiol. *97*, 412 (1931).

deutlich gezeigt, daß im Gegenteil gerade durch die Reizung die Degeneration des abgetrennten Stückes wesentlich beschleunigt, aber niemals verzögert werden kann. Wenn daher ein nutritiver Einfluß der Nervenzelle vorhanden ist, so muß er ganz anderer Art sein. Es erscheint daher sehr wahrscheinlich, wenn es auch weiterer experimenteller Untersuchungen bedarf, daß die Nervenfaser eine doppelte Leitung besitzt: 1. für die Übermittlung externer Signale den ausgezeichnet differenzierten, nervösen Fortleitungsmechanismus, 2. für die Übermittlung interner Signale ein besonderes intrazelluläres Leitungssystem, durch welches die ganze Nervenfaser ständig mit ihrer Nervenzelle in Verbindung steht. Dieser «Saftstrom», der nicht in den von ASCHOFF[1]) gefundenen endoneuralen Lymphbahnen verlaufen kann, wenn es überhaupt ein solcher ist, wird bei der Durchschneidung unterbrochen, und damit wird die interne Signalübermittlung unterbunden. Wir fassen also die Degeneration der Nervenfaser als einen Ausfall der internen Verbindung mit dem nutritiven Zentrum der Nervenzelle auf. Von diesem Gesichtspunkt aus sollen nun die Erscheinungen der distalen Degeneration als erstes besprochen werden.

a) Distale Degeneration

Mit Beginn des 20. Jahrhunderts ist eine recht gute Übereinstimmung der Meinungen über die Vorgänge bei der distalen Degeneration, soweit sie morphologisch faßbar und durch histologische Färbetechnik sichtbar gemacht werden können, entstanden. Eine vollendete Darstellung hat CAJAL[2]) gegeben. Im Achsenzylinder sind es die als Fibrillen färbbaren Feinstrukturen, die bei der Degeneration die ersten Veränderungen in sichtbarer Form aufweisen. Sie werden zuerst gewellt, dann körnig verdickt und fallen schließlich einem sogenannten körnigen Verfall anheim. Die Markscheide hingegen ändert sich in den ersten Phasen kaum. An den Schnürringen dicker Fasern zieht sich zwar die Myelinscheide beidseitig zurück. Dann bilden sich langsam die sogenannten Markellipsoide, es kommt zur Fragmentierung in kürzere Röhrenstücke und schließlich zum vollständigen Zerfall in kleine Kügelchen und Tröpfchen. Die Geschwindigkeit, mit der die Markscheide zerfällt, ist sehr verschieden, je nach der Stoffwechselgröße und der Temperatur der Versuchstiere. Winterfrösche brauchen 130 bis 150 Tage, Sommerfrösche 30 bis 40 Tage, Säugetiere in der Regel 4 bis 5 Tage, und bei den Vögeln, die einen außerordentlich hohen Stoffwechsel haben, sind die ersten Veränderungen an der Markscheide schon am zweiten Tage zu sehen. BETHE[3]) hat in einer Reihe von sehr wichtigen Untersuchungen nachgewiesen, daß die primäre Anfärbbarkeit, eine Methode, mit der die Fibrillen im Achsenzylinder sichtbar gemacht werden können, als allererstes morphologisch sichtbares Zeichen der Degeneration verlorengeht. Im allgemeinen läßt sich aber sagen, daß alle morphologisch nachweisbaren Veränderungen erst dann auftreten, wenn die Erregbarkeit der Faser schon längst

---

1) ASCHOFF und ROBERTSON: Med. Klinik *715* (1915).

2) CAJAL, S. RAMON Y: Degeneration and Regeneration of the Nervous System (London 1928).

3) BETHE, A.: Allgemeine Anatomie und Physiologie des Nervensystems (Leipzig 1903).

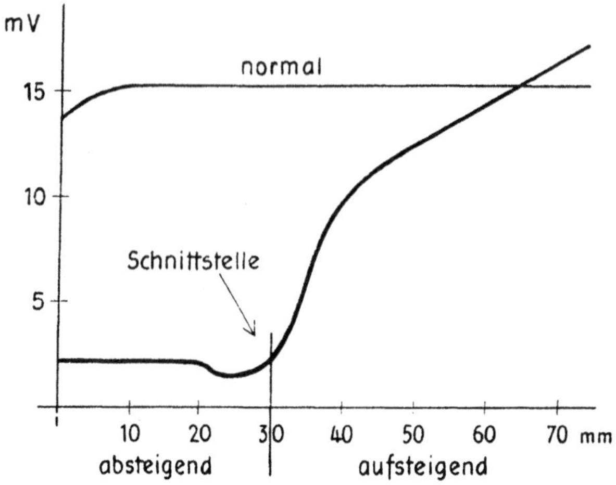

Abb. 56a. *Verhalten des Ruhepotentials des Nerven nach Durchschneidung.*
Ein Ischiadicus wurde durchschnitten und vernäht und 34 Tage später untersucht.
Ordinate: Ruhepotential in mV;
Abszisse: Abstand des Meßpunktes von dem distal gelegenen künstlichen Querschnitt.

Der normale Nerv zeigt konstantes Ruhepotential mit leichtem Absinken gegen die Querschnittstelle hin. Der regenerierende Nerv zeigt im distalen Abschnitt fast kein Ruhepotential, unterhalb der Schnittstelle ein Minimum und im proximalen Abschnitt einen sehr starken Anstieg bis zu übernormalen Werten. (Nach Koch[1].)

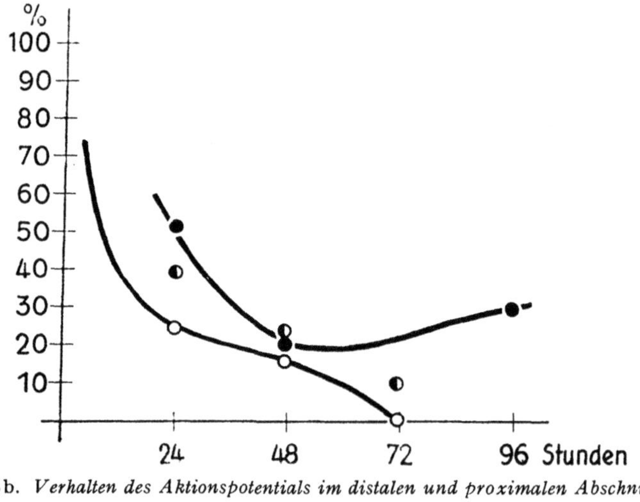

Abb. 56b. *Verhalten des Aktionspotentials im distalen und proximalen Abschnitt des Nerven.*
Ordinate: prozentuale Größe des Aktionspotentials, bezogen auf den Normalwert.

— ○ — Messung im distalen Nervenstück unter Benutzung der alten Schnittstelle als Demarkationspunkt;

— ◐ — Messung des Ruhepotentials im distalen Nerven unter Benützung einer frischen Schnittstelle als Demarkationspunkt;

— ● — Messung des Ruhepotentials im proximalen Nerven unter Benützung der alten Schnittstelle als Demarkationspunkt. Man sieht, daß in 72 Stunden das Ruhepotential distal auf 0 abfällt, während es sich proximal wieder langsam erholt. (Nach Koch[1].)

[1]) Koch, E. B., Pflügers Arch. *207*, 402 (1925).

verlorengegangen ist. Es war daher äußerst wünschbar, neben diesen morphologischen Untersuchungen der Degeneration funktionelle Untersuchungen der Nervenfaser anzustellen. Dies ist erst verhältnismäßig spät in Angriff genommen worden. Eine Tatsache ist allerdings schon lange bekannt gewesen: die dicken, schnell leitenden Fasern degenerieren schneller als die dünnen, langsamer leitenden, markhaltigen Fasern. Die marklosen Fasern sind resistenter als die markhaltigen. Das Ruhepotential, welches die Tätigkeitsbereitschaft sichert, (vgl. S. 125), ist schon 24 Stunden nach der Durchschneidung im distalen Teil der Nervenfaser auf 25% des Normalwertes abgesunken und nach 72 Stunden vollständig verschwunden. E. B. KOCH[1]) hat diese Verhältnisse untersucht, indem er nicht nur die Größe des Ruhepotentials gemessen hat, sondern durch Abgreifen an verschiedenen Stellen des Nerven auch die Verteilung des Ruhepotentials auf dem degenerierenden, distalen Teil ermittelte. Er fand im distalen Teil allgemein ein gleichmäßig stark erniedrigtes Ruhepotential. Wenn er dagegen von der Schnittstelle aus am proximalen Teil den Nerven prüfte, so fand er in der Nähe der Schnittstelle noch den erniedrigten Wert, beim Aufsteigen aber eine starke Zunahme und schließlich sogar einen höheren Wert als auf der normalen, unverletzten Seite (vgl. Abb. 56a). Während also im distalen Nervenstück das Ruhepotential sehr bald und sehr rasch verlorengeht, zeigt es sich, daß es im proximalen Stück zwar unmittelbar in der Nachbarschaft der Schnittstelle erniedrigt ist, dagegen aber zentralwärts sogar ansteigt, was nichts anderes bedeutet, als daß sich der zentrale Stumpf in einem Zustand erhöhter Aktivität befindet, eine Tatsache, auf die wir zurückkommen werden (vgl. S. 178).

Die Reizschwelle degenerierender Nervenfasern beim Warmblüter wurde von COOK und GERARD[2]) mit einer besonderen Prüfelektrode, die sie ständig am Nerven belassen konnten, eingehend untersucht. Sie fanden, daß die Reizschwelle bei der Degeneration am Anfang überhaupt nicht verändert ist, dann aber sehr rasch auf Null absinkt. Dabei sahen sie, daß die indirekte Erregbarkeit des Muskels (d. h. bei Einbeziehung der Übertragung über die motorische Endplatte) früher verlorengeht, als die direkte Erregbarkeit der Nervenfaser allein, ein Befund, der auch später von anderen Autoren weitgehend bestätigt werden konnte. Die ersten Anzeichen der Degeneration in funktioneller Beziehung sind an der motorischen Endplatte, d. h. also an einem Punkt, der von der Schnittstelle am weitesten entfernt ist, festgestellt worden. Besonders interessant sind die Versuche von COOK und GERARD deshalb, weil sie auch noch untersuchten, welchen Einfluß die regelmäßige Reizung der degenerierenden Nerven während der Degeneration *in situ* ausübt. Die von ihnen veröffentlichten Kurven zeigen (vgl. Abb. 57), daß bei funktioneller Belastung des degenerierenden Nerven durch Reizung der Verlust der Erregbarkeit viel früher einsetzt, als wenn der Nerv im Zustand der Ruhe der Degeneration überlassen wird. Durch die Reizung wird ein eventuell vorhandener Vorrat an Reserven schneller erschöpft und der degenerative Prozeß beschleunigt. Besonders an-

[1]) KOCH, E. B.: Pflügers Arch. *207*, 402 (1925).

[2]) COOK, D. D., und GERARD, R. W.: Amer. J. Physiol. *97*, 412 (1931).

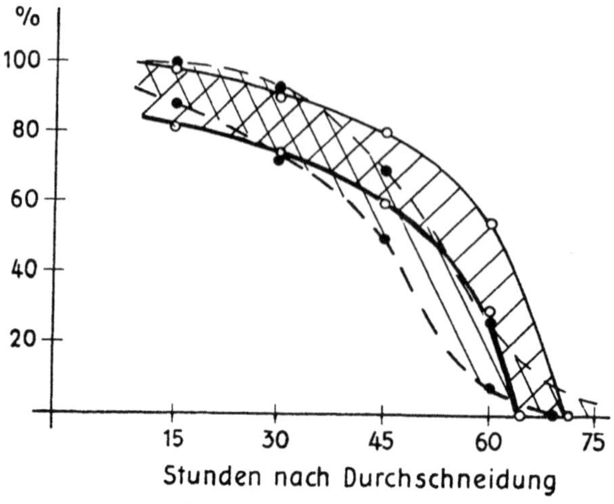

Abb. 57. *Abnahme der Erregbarkeit bei der Degeneration.*

Ordinate: Erregbarkeit in % der normalen Erregbarkeit;
Abszisse: Stunden nach Durchschneidung.

Die beiden ausgezogenen Kurven stellen den Verlauf der Abnahme der Erregbarkeit mit und ohne Reizung zeitlich dar.

Die beiden gestrichelten Kurven zeigen die Abnahme der Erregbarkeit mit und ohne Reizung, bei indirekter Reizung und Beobachtung, am Muskel. Die Abbildung zeigt: 1. durch die künstliche Reizung wird die Degeneration beschleunigt; 2. die direkte Erregbarkeit des Nerven bleibt länger erhalten als diejenige der motorischen Endplatte; beide fallen aber ungefähr im gleichen Zeitpunkt auf Null ab. (Nach Cook und Gerard[1].)

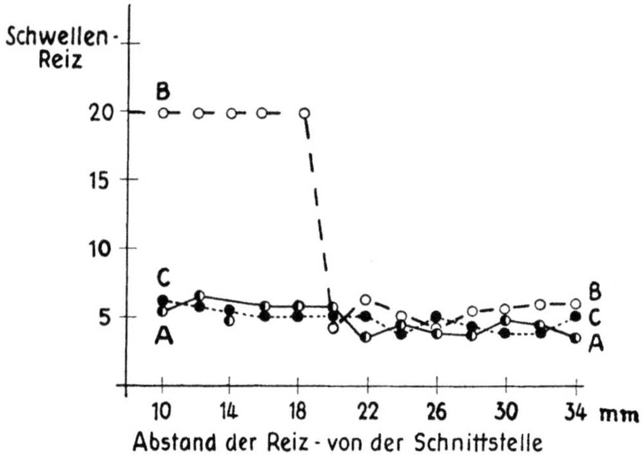

Abb. 58. *Fortschreiten der Degenerationsfront im Nerven.*

Ordinate: Höhe der Reizschwelle;
Abszisse: Abstand der untersuchten Stelle von der Schnittstelle des Nerven.

A zeigt den Verlauf der Reizschwelle an einem unermüdeten, degenerierten Nerven; *C* zeigt das Verhalten der Reizschwelle an einem ermüdeten, nicht degenerierten Nerven; *B* zeigt das Verhalten der Reizschwelle an einem ermüdeten, degenerierten Nerven. Die Erhöhung der Reizschwelle bildet im Nerven eine Front, die zeitlich in distaler Richtung fortschreitet. (Nach Titeca[2].)

schaulich sind die Versuche von Titeca[2]), der das elektrische Verhalten des degenerierenden Nerven einer exakten Untersuchung unterzogen hat. Er findet, daß die elektrischen Reizgrößen bei sorgfältiger Prüfung anfänglich im degenerierenden Nerven kaum verändert sind. Bei seinen Untersuchungen wurde er aber auf eine äußerst wichtige Tatsache aufmerksam. Er fand nämlich, daß jedesmal dann, wenn für die Feststellung der Reizschwelle oder der Chronaxie

[1]) Cook, D. D., und Gerard, R. W.: Amer. J. Physiol. *97*, 412 (1931).
[2]) Titeca, J.: Arch. int. Physiol. *41*, 1 (1935).

eine größere Anzahl von Prüfreizen verwendet werden muß, die Reizschwelle oder die elektrisch gemessene Zeitkonstante plötzlich erhöht war (vgl. Abb. 58). Dies führt ihn darauf, daß die ersten Anzeichen der Degeneration weniger in einer Veränderung der elektrischen Reizgrößen als in einer Veränderung der sonst immer gefundenen Unermüdbarkeit der Nervenfaser zu suchen seien. Er benützte daher elektrische Ermüdungsreize, die er zwischen die Prüfreize schaltete, und fand, daß nach solchen Ermüdungsreizen eine ganz außerordentliche Verschlechterung der elektrisch meßbaren Reizbedingungen eintrat. Besonders interessant ist die Entdeckung von TITECA, daß die Ermüdbarkeit der Nervenfaser von der Schnittstelle aus progredient nach der Peripherie wandert. Er

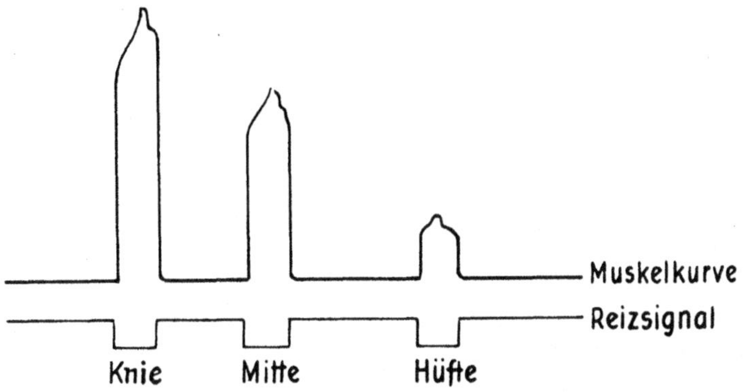

Abb. 59. *Reizerfolg am degenerierten Nerven.*
Die Abbildung gibt die am Froschmuskel 13 Tage nach Durchschneidung bei 18° C erhaltene Zuckungskurve vom Muskel wieder. Wird am Knie gereizt, so tritt eine beinahe normale Muskelzuckung auf. Wird in der Mitte des Oberschenkels gereizt, so ist die Zahl der tätigen Fasern deutlich vermindert. Wird an der Hüfte, ganz in der Nähe der Schnittstelle, gereizt, so ist die Zahl der tätigen Fasern sehr klein. (Nach PARKER[1].)

fand, daß die Geschwindigkeit dieser Wanderung bei 19° C 9 mm pro Tag betrug, bei 22° C 14 mm pro Tag. Dieser Befund ist wichtig, weil PARKER[1]) an der Seitenlinie des Zwergwelses nach Durchschneidung eine deutliche progressive Degeneration beobachtet und außerdem in Versuchen, am Froschischiadicus, Anzeichen für eine progressive Degeneration zu finden geglaubt hatte. Er hatte nämlich gesehen, daß die Muskelzuckung, die bei Reizung des absteigenden Nerven auszulösen ist, um so höher wird, je mehr er sich mit der Reizelektrode von der Schnittstelle entfernte, d. h. je näher er mit der Reizelektrode an den Muskel herankam (vgl. Abb. 59). Interessant sind die Befunde von TITECA auch bezüglich des Aktionspotentials. Diese Registrierung der Aktionspotentiale im normalen Nerven und im degenerierten Nerven ergab, daß die für die Ermüdung charakteristische Verbreiterung der Dauer des Spitzenpotentials beim degenerierenden Nerven viel rascher auftritt und sich viel schlechter erholt als beim entsprechenden normalen Nerven (vgl. Abb. 60). Die Frage der

[1]) PARKER, G. H.: Amer. J. Physiol. *106*, 398 (1933).

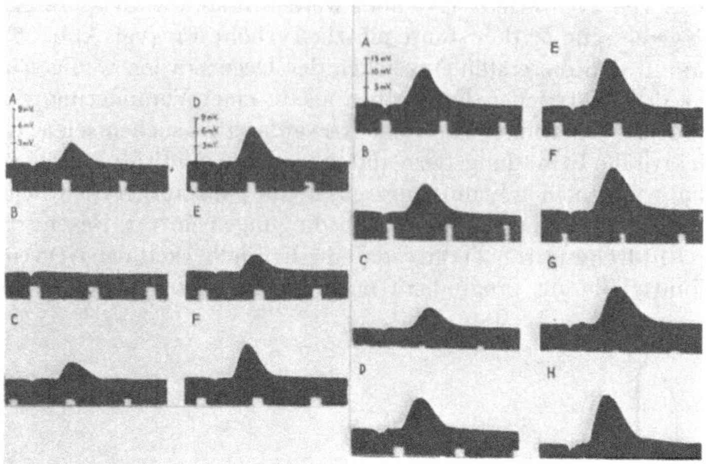

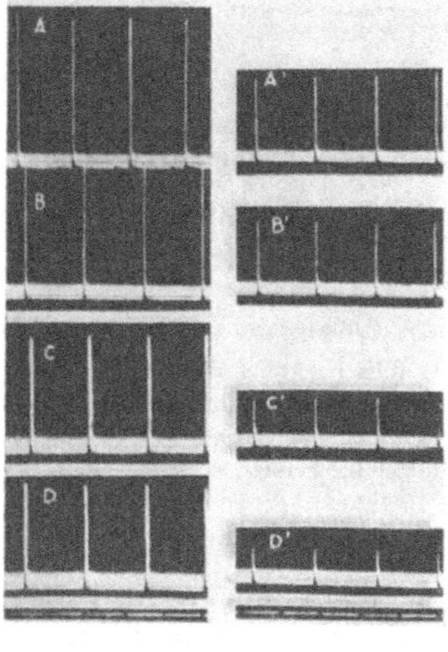

Abb. 60. *Aktionspotential des degenerierenden Ischiadicus des Frosches.* (Nach TITECA.)

a) Der linke Ischiadicus eines Frosches wurde durchschnitten und während 9 Tagen der Degeneration überlassen. Der rechte Ischiadicus blieb normal.

A zeigt das Aktionspotential vor Beginn des Versuches;

B 20 Sekunden nach einer Reizung von 5 Minuten Dauer mit faradischen Strömen (225 Reize pro Sekunde);

C 10 Minuten nach der Reizung;

D, *E* und *F* sind die Aufnahmen unter den gleichen Bedingungen am rechten normalen Nerven.

Durch die Reizung wird im degenerierten Nerven das Aktionspotential vorübergehend ausgeschaltet und nach 10 Minuten ist nur eine unvollständige Erholung vorhanden. Beim normalen Nerven wird das Aktionspotential durch die Ermüdung erniedrigt, erholt sich aber vollständig.

b) Der linke Ischiadicus eines Frosches wurde durchschnitten und während 8 Tagen der Degeneration überlassen.

A—D: Aktionspotential des degenerierten Nerven zu Beginn des Versuches (*A*), nach 5 Minuten (*B*), nach 10 Minuten (*C*) der fortlaufenden Reizung des Nerven mit faradischen Strömen und nach 10 Minuten Pause (*D*).

E—H: Aufnahmen unter den gleichen Bedingungen am normalen Nerven. Die Fortpflanzungsgeschwindigkeit für die schnellsten *A*-Fasern betrug in den vier Versuchen: in *A*, *D*, *E*, *H* 25 m/sec.; in *B* 22 m/sec.; in *C* 18 m/sec.; in *F* 23,5 m/sec.; in *G* 20,0 m/sec.

c) Aktionspotential des Ischiadicus eines Frosches, seit 18 Tagen bei 19⁰ C der Degeneration überlassen.

A—D: Aktionspotential des normalen Nerven im Abstand von 10, 20, 30 und 40 mm von der Reizstelle.

A′—D′: Aktionspotential des degenerierten Nerven, unter den gleichen Bedingungen aufgenommen.

Die Abbildung zeigt, wie das Aktionspotential bei der Degeneration kleiner wird und mit der Fortleitung auf dem Nerven stärker abfällt.

Form der Aktionspotentiale bei der Nervendegeneration wurde in der Folge von ROSENBLUETH und DEMPSEY[1]) einer sorgfältigen Prüfung unterzogen. Sie fanden mit der Degeneration eine Abnahme der Erregbarkeit. Die Höhe des Spitzenpotentials der A-Fasern bleibt zwei Tage lang unverändert. Von da an sinkt das Spitzenpotential ab bis zum 4. Tag, wo die Erregbarkeit verschwindet (Katze). Die feinere Analyse der Aktionsströme hat im weiteren eine Komponente feststellen lassen, die ebenfalls auf einen progredienten Verlauf der Degeneration von der Schnittstelle aus hinweist. Anfänglich ist die Fortpflanzungsgeschwindigkeit der Erregungswelle eher erhöht, im späteren Verlauf der Degeneration aber deutlich erniedrigt. Die Leitung wurde auch in diesen Versuchen gemessen, und es zeigt sich, daß sie ganz plötzlich aussetzt.

Überblickt man diese Versuche, so ist es zweckmäßig, die Erscheinungen je nach ihrem Ursprung auf die verschiedenen Nervenabschnitte zu verteilen: Leitung und Erregbarkeit sind Größen, die unmittelbar mit dem Achsenzylinder zusammenhängen. Ermüdbarkeit und Erholung dagegen sind Größen, die zu dem Reservespeicher im Nerven, d. h. der Markscheide gehören. Wenn wir daher zu der Frage, ob die Degeneration von der Schnittstelle aus progressiv zur Peripherie fortschreitet oder nicht, eine kritische Stellung einnehmen, so ist es zweckmäßig, den Achsenzylinder und die Markscheide getrennt zu betrachten. Für den Achsenzylinder kann es heute als feststehend gelten, daß die Degeneration auf der ganzen Länge ziemlich gleichzeitig einsetzt, so daß die Leitung und die Erregbarkeit an irgendeiner zufälligen Stelle der Strecke erstmals unterbrochen wird, wobei die anderen Partien aber sehr rasch das gleiche Stadium der Degeneration erreichen. Ganz anders sind die Verhältnisse aber bei der Markscheide. In der Markscheide schreitet die Degeneration von der Schnittstelle aus progredient peripherwärts fort (CAJAL[2]) hielt diese Ansicht noch 1928 für einen Irrtum), so daß alle Erscheinungen, die auf die Markscheide zurückgeführt werden müssen, wie Ermüdbarkeit und Fähigkeit zur Erholung, Erscheinungen sind, die ebenfalls einen progredienten Verlauf zeigen, wie es erstmals von TITECA[3]) demonstriert wurde.

Die soeben beschriebenen funktionellen Ausfälle sind schon nach recht kurzer Zeit zu beobachten und sind beim Warmblüter nach spätestens 100 Stunden so stark, daß jede funktionelle Prüfung unmöglich wird. Erst von da an werden die Änderungen histologisch interessant und sind vor allem mit der Methode nach MARCHI nachzuweisen. Vom 8. Tage an beginnt das sogenannte MARCHI*stadium* und dauert bis zum 12. Tag, manchmal bis zum 20. Tag. Anschließend kommt es zur fettigen Degeneration, die man nach der leichten Abfärbbarkeit der Fettballen auch *Scharlachrot*stadium nennt.

Ganz anders verhalten sich überlebende Fasern in Ringer-Lösung. Sie zeigen auch nach 12 Tagen keine MARCHIreaktion (FEISS und CRAMER[4])), woraus geschlossen werden darf, daß die Umwandlung des Myelins und der Abbau der

---

[1]) ROSENBLUETH, A., und DEMPSEY, E. W.: Amer. J. Physiol. *128*, 19 (1939).

[2]) CAJAL, S. RAMON Y: Degeneration and Regeneration of the Nervous System (London 1928).

[3]) TITECA, J.: Arch. int. Physiol. *41*, 1 (1935).

[4]) FEISS und CRAMER: Proc. Roy. Soc. Med. *86* (1913).

Phosphatide ein besonderer vitaler Vorgang ist, der ausschließlich *in vivo* erfolgt. Der ausgeschnittene überlebende Nerv degeneriert *nekrotisch* und verhält sich darin ganz anders als der distale *in vivo* belassene Nerv.

Von besonderem Interesse sind die *chemischen* Veränderungen bei der Degeneration. Auffallend ist die Wasseraufnahme des Nerven (vgl. Abb. 61). Sie ist recht beträchtlich und führt zu einer makroskopisch gut wahrnehmbaren Veränderung, die man als Aufquellen bezeichnen könnte. Der Nerv verliert seinen perlmutterartigen Glanz und wird zu einem etwas gedunsen aussehenden weißen Strang. Die Wasseraufnahme eines Ischiadicusnerven der Katze (MOTT

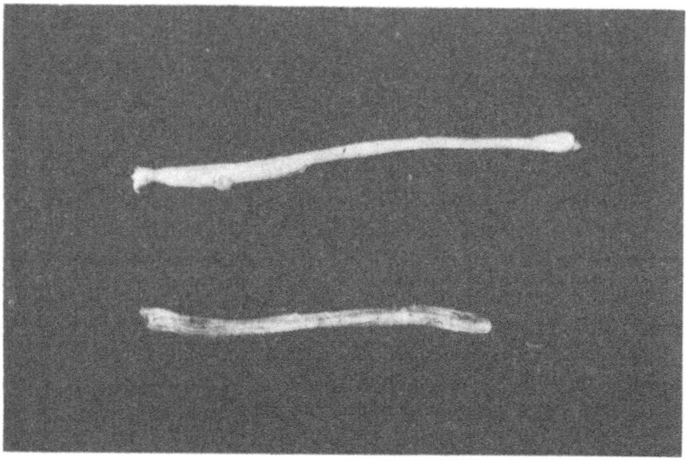

Abb. 61. *Wasseraufnahme des degenerierenden Nerven.*
In der Abbildung sind zwei Ischiadicusnerven der Ratte aufgenommen, von denen der untere degeneriert, der obere normal ist. Die beiden Nerven wurden durch Abschneiden auf gleiches Gewicht gebracht. Die Wasseraufnahme ist an der Gewichtszunahme des degenerierten Nerven deutlich zu erkennen.

und HALLIBURTON)[1][2] betrug am 4. bis 6. Tag 4,2%, am 10. Tag 5,6% und stieg auf maximal 7,5%. Beim Meerschweinchen beobachteten wir Gewichtszunahmen auf vergleichbaren Strecken des degenerierenden Nerven um 7–15%, verglichen mit dem Nerven der unverletzten Seite. Gleichzeitig nehmen die Phosphatide, die die Hauptbausteine des Myelins sind, mit zunehmender Degeneration ab. NOLL[3] hat den Protagongehalt (wir betrachten das Protagon heute als einen uneinheitlichen Stoff) gleich langer Nervenstücke vom Pferd untersucht und gefunden, daß der Gehalt nach 8 Tagen auf 96,6%, nach 14 Tagen auf 60,9% abgesunken war, wobei aber nach 14 Tagen auch im proximalen Nerven eine Abnahme auf 87,8% gemessen wurde. Diesem Substanzverlust im

[1]) MOTT, F. W., und HALLIBURTON, W. D.: Phil. Trans. Roy. Soc. B. *194*, 437 (1901). Erg. d. Physiol. *4*, 23 (1905).

[2]) HALLIBURTON, W. D.: On the chemical side of nervous activity (London 1901).

[3]) NOLL, A.: Hoppe-Seylers Z. phys. Chemie *27*, 370 (1899).

proximalen Teil werden wir später wieder begegnen (vgl. S. 189). Beim Hund fand er nach 16 Tagen 53,7%, nach 23 Tagen 47,6% und nach 28 Tagen gar kein Protagon mehr. MOTT und HALLIBURTON[1]) haben ähnliche Verhältnisse bei der Katze gefunden. Ihre Resultate, die auch heute noch sehr interessant sind, sind in Tabelle 9 wiedergegeben.

Tabelle 9
Einfluß der Degeneration auf die chemische Zusammensetzung des n. ischiadicus der Katze

Tage nach Durch-schneidung	H_2O	Trocken-substanz	P % der Trocken-substanz	Blut-cholin	Zustand des Nerven
normal	65,1	34,9	1,1	–	reizbar
1–3	64,5	35,5	0,9	–	reizbar
4–6	69,3	30,7	0,9	+	– Degeneration beginnt
8	68,2	31,8	0,5	+ +	Marchi – Stadium positiv
10	70,7	29,3	0,3	+ +	
13	71,3	28,7	0,2	+ +	
25–27	72,1	27,9	Spur	–	Marchi +, Fett wird resorbiert
29	72,5	27,5	0	–	
44–60	72,6	27,4	0	–	Fett-Resorption vollständig
100–106	66,2	33,8	0,9	–	Regeneration +

(Nach MOTT und HALLIBURTON[1]).)

Die Tabelle zeigt, daß der Phosphorgehalt schon in den ersten sechs Tagen abfällt und daß mit dem Abbau der Phosphatide die MARCHIreaktion positiv wird und gleichzeitig das bei diesem Abbau frei werdende Cholin in das Blut übertritt. Diese Cholinfreisetzung hat heute eine ganz besondere Bedeutung erhalten, nachdem wir das Cholin der Phosphatide als wesentliche Quelle für die Synthese von Azetylcholin betrachten. Während zur Zeit von HALLIBURTON[2]) noch Untersuchungen über ziemlich alle Bestandteile des Nerven bei der Degeneration durchgeführt wurden, hat sich heute das Interesse vor allem auf die Stoffe konzentriert, die in einem unmittelbaren Zusammenhang mit dem Erregungsvorgang stehen. Diese Stoffe werden als *Aktionssubstanzen*[3H]) bezeichnet, ein Ausdruck, der nur besagen soll, daß es sich um biochemisch wirksame Substanzen handelt, die zu dem Erregungsvorgang direkt oder indirekt in einer vorläufig noch nicht abgeklärten Beziehung stehen. Die sehr gründlichen biochemischen Untersuchungen der Degeneration beim Muskel (vgl. den zusammenfassenden Bericht von TOWER[4]) haben gezeigt, daß die sogenannten Betriebsstoffe des Muskels (Kreatinphosphorsäure und Glykogen) bei der De-

[1]) MOTT, F. W., und HALLIBURTON, W. D.: Phil. Trans. Soc. B *194*, 437 (1901). Erg. d. Physiol. *4*, 23 (1905).

[2]) HALLIBURTON, W. D.: On the chemical side of nervous activity (London 1901).

[3H]) MURALT, A. v.: Naturwiss. *27*, 265 (1939).

[4]) TOWER, S. S.: Physiol. Rev. *19*, 1 (1939).

generation äußerst rasch verschwinden und in diesem Verhalten sich *ganz deutlich* von allen übrigen Stoffen des Muskels unterscheiden, bei denen die Veränderungen in den ersten Tagen kaum feststellbar sind. Diese gesicherte Tatsache aus der Muskelphysiologie ließ es daher wünschbar erscheinen, auch beim Nerven nachzuprüfen, wie sich die sogenannten Aktionssubstanzen verhalten. Falls es sich auch hier um Betriebsstoffe wie beim Muskel handelt, so war anzunehmen, daß diese Aktionssubstanzen ebenfalls sehr rasch aus dem Nerven verschwinden, im Augenblick, wo der nutritive Einfluß der Nervenzelle abgeschaltet ist.

b) Verhalten des Azetylcholins bei der Degeneration

Alle cholinergischen Nerven enthalten Azetylcholin in ziemlich großer Menge (vgl. S. 78), und zwar in einer biologisch unwirksamen Vorstufe, die wir *Proazetylcholin* nennen wollen, bis mehr über sie bekannt ist (vgl. auch S. 288). Durch Einfrieren der Nerven in flüssiger Luft und durch schonende Extraktion mit Äthylalkohol bei -20^0 C kann nach dem Verfahren von ABDON und LJUNGDAHL-ÖSTBERG[1]) das Proazetylcholin extrahiert werden. Erhitzen oder Ansäuern führt sofort zur Freisetzung des wirksamen Azetylcholins. Es darf angenommen werden, wenn es auch noch nicht bewiesen ist, daß fast alles Azetylcholin in Geweben als Proazetylcholin gespeichert ist und erst durch die Eingriffe bei der Bestimmung (Zerkleinern, Zerreiben, saure Extraktion usw.) in Azetylcholin umgewandelt wurde. Unter diesem Vorbehalt kann angenommen werden, daß die als aktives Azetylcholin bestimmte Menge zum größten Teil auf Proazetylcholin zurückgeht und während der Präparation umgewandelt wird. Eine sorgfältige Methodik muß daher die Grundlage derartiger Bestimmungen sein.

Technik der Azetylcholinbestimmung in degenerierten Nerven

Unter sterilen Bedingungen wird der n. ischiadicus der einen Seite am narkotisierten Tier in der Höhe des Beckens freigelegt, beidseitig unterbunden (wichtig wegen der Blutgefäße!) und mit glattem Scherenschlag durchtrennt und wieder reponiert. Die möglichst klein zu haltende Hautwunde kann mit 2 bis 3 Klammern verschlossen werden. Nach Ablauf der vorgesehenen Zeit wird das Tier am besten mit Kopfschlag getötet und sofort entblutet, um die Nerven aus möglichst blutleerer Umgebung zu gewinnen. Bei der Entnahme der Nerven auf der degenerierten und normalen Seite muß darauf geachtet werden, daß möglichst anatomisch genau korrespondierende Stücke entnommen werden. Blutresten sind mit einer *Tyrode-* oder *Krebs*lösung sorgfältig zu entfernen. (NaCl 0,9% 100 Teile; KCl 1,15% 4 Teile; $CaCl_2$ 1,22% 3 Teile; KH_2PO_4 2,11% 1 Teil; $MgSO_4$ 3,82% 1 Teil; $NaHCO_3$ 1,3% 20 Teile.) Der weiße Nerv wird nach Trocknung mit Filterpapier gewogen und nach Zerkleinerung mit der Schere in einen Mörser 10 Minuten nach Zusatz von 0,5 cm^3 Eserinlösung (1:10000 in destilliertem Wasser) zerrieben. Die stark hypotonische Lösung ist sehr günstig zur Gewinnung eines gut aufgeschlossenen Breies, zusammen mit einem Zusatz von frisch ausgeglühtem Seesand. Anschließend wird durch Zusatz von konzentrierter Ringer-Lösung die Isotonie auf $\Delta = 0{,}41^0$ (Frosch) gebracht und die Lösung so lange verdünnt, bis 1 cm^3 Brei 40 mg Nerven-Frischgewicht entspricht. Nach kurzer

[1]) ABDON, N. O., und LJUNGDAHL-ÖSTBERG, K.: Acta physiol. Scand. *8*, 103 (1944).

Extraktion bei Zimmertemperatur (15 Minuten) wird zentrifugiert und die klare Lösung zum Test auf Azetylcholin verwendet. Als biologisches Testobjekt eignet sich: der eserinisierte Rückenmuskel des Blutegels, der m. rectus abdominis des Frosches, das Froschlungenpräparat, das Froschherz und der Blutdruckversuch am Warmblüter (Katze).

Die Hauptschwierigkeit bei diesen Versuchen ist die genaue Dosierung der zum Test kommenden Lösungen. Bringt man die Nerven der normalen und degenerierten Seite auf Gewichtsgleichheit, so entspricht die Menge auf der degenerierten Seite einer geringeren Trockensubstanz. Nimmt man die Nerven in gleicher Länge, so hat man wohl vergleichbare Trockensubstanz, aber Extraktionsansätze, bei denen zwar das Verhältnis zwischen Lösungsmittel und Substanz gleich gehalten werden kann, wobei aber die Mengen verschieden sind. Nach unseren Erfahrungen ist die Methode der Gewichtsgleichheit mit den kleinsten Fehlern behaftet.

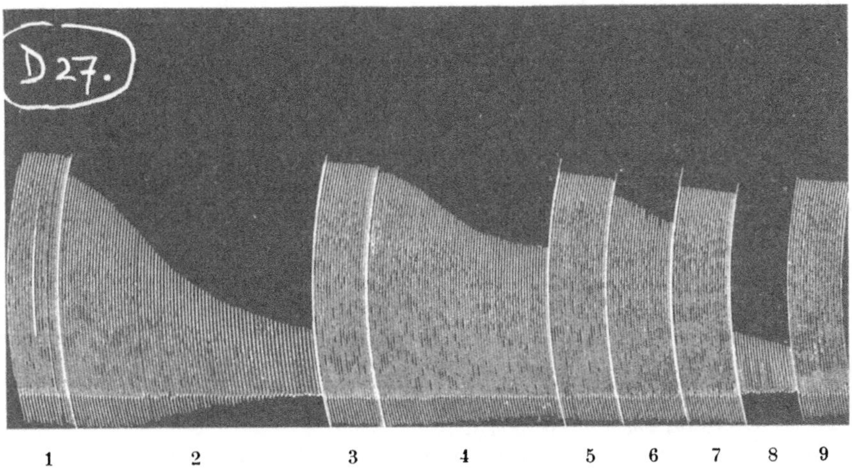

Abb. 62. *Herzpräparat an der Symes-Kanüle.*

1, 3, 5, 7, 9: Spülung mit Frosch-Ringer. 2: Extrakt aus dem normalen Nerven. 4: Extrakt des degenerierten Nerven. 6: Testlösung mit $1 \cdot 10^{-9}$ g Azetylcholin/cm^3. 8: Testlösung mit $1 \cdot 10^{-8}$ g Azetylcholin/cm^3.

Abb. 62 zeigt ein Beispiel einer Auswertung eines Extraktes eines degenerierten Nerven und des normalen Nerven am Froschherzen an der Kanüle. Das Froschherz ist als Testobjekt nur dann zuverlässig, wenn geprüft wird, ob der Ausschlag ausschließlich vom Azetylcholingehalt und nicht von anderen beigemischten Stoffen herrührt. Folgende Prüfversuche geben im Zweifelsfall eine eindeutige Antwort.

1. Ohne Eserinzusatz müssen sonst gleich hergestellte Extrakte unwirksam sein.
2. Zusatz von Cholinesterase muß die negativ inotrope und chronotrope Wirkung des Extraktes sofort aufheben.
3. Alkalisierung des Extraktes während 10 Minuten muß die Wirkung nach Reneutralisation ganz aufheben (Zerstörung des Azetylcholins).
4. Kurzes Erhitzen der Extrakte in schwach saurer Lösung und Reneutralisation darf die Wirkung nicht wesentlich beeinträchtigen. (Relative Thermostabilität des Azetylcholins in saurer Lösung).

5. Atropinzugabe zum Herzen muß die Wirkung des Extraktes sofort aufheben.
6. Die Auswertung auf Azetylcholingehalt muß am Herzen gleiche Werte geben wie mit anderen Testobjekten.

Die Bestimmung des Azetylcholingehaltes an degenerierenden Nerven des Meerschweinchens ergab schon nach 5 Stunden Degeneration eine deutlich meßbare Abnahme des Gehaltes im distalen Nerven und anschließend einen steilen Abfall (v. MURALT und v. SCHULTHESS[1H])). Abb. 63 zeigt den Verlauf und das

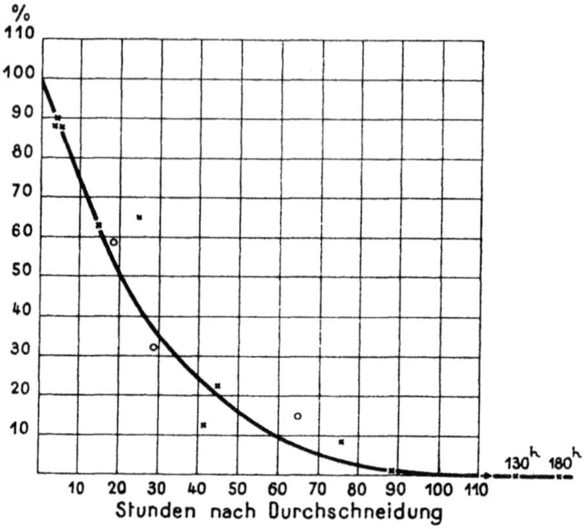

Abb. 63.

Ordinate: Azetylcholingehalt des degenerierten Nerven in Prozent des Gehaltes des normalen Nerven der anderen Körperhälfte.

Abszisse: Zeit in Stunden von der Operation an. Von 100 Stunden an ist kein Azetylcholin im degenerierten Nerven mehr nachweisbar.

völlige Verschwinden des Azetylcholins aus dem degenerierenden Nerven nach 80–90 Stunden. HELLAUER und UMRATH[2]) haben am Froschnerven zuerst sogar eine geringe Zunahme und dann erst die Abnahme des Azetylcholingehaltes gefunden. BROWN und FELDBERG[3]) und MCINTOSH[4])[5]) haben am Zervikalganglion der Katze nach Durchschneidung der präganglionären Bahnen des Sympathicus die Abnahme gemessen und FELDBERG[6]) hat sie im Stamm des Zervikalsympathicus nochmals bestimmt. Abb. 64 stellt diese Befunde dar und beweist allgemein, ebenso wie die Messungen der Abb. 63, daß der Azetylcholingehalt der Nerven als erstes meßbares Zeichen der Degeneration in 3 Tagen steil abfällt und damit ein Merkmal der Degeneration ist, wie es bis dahin

1H) MURALT, A. v., und SCHULTHESS, G. v.: Helv. physiol. acta *2*, 435 (1944).
2) HELLAUER, H., und UMRATH, K.: Z. Biol. *99*, 624 (1939).
3) BROWN, G. L., und FELDBERG, W.: J. Physiol. *88*, 265 (1936).
4) MCINTOSH, F. C.: Arch. int. Physiol. *47*, 312 (1938).
5) MCINTOSH, F. C.: J. Physiol. *99*, 436 (1941).
6) FELDBERG, W.: J. Physiol. *101*, 432 (1943).

weder histologisch noch sonst biochemisch gefaßt worden ist. Das Erlöschen der Erregbarkeit ist in Abb. 64 schraffiert eingezeichnet. In unseren Versuchen der Abb. 63 verschwand die Erregbarkeit, wenn der Azetylcholingehalt unter 10% gesunken war.

Wieso kommt es nach Durchschneidung des Nerven zu dem so plötzlichen Azetylcholinverlust? Drei Möglichkeiten müssen diskutiert werden, wobei eine eindeutige Antwort nicht gegeben werden kann.

1. FELDBERG[1]) hat *in vitro* an Nervenstücken die Neubildung von Azetylcholin nachweisen können. Diese Bildung oder Synthese erfolgt aus Vorstufen,

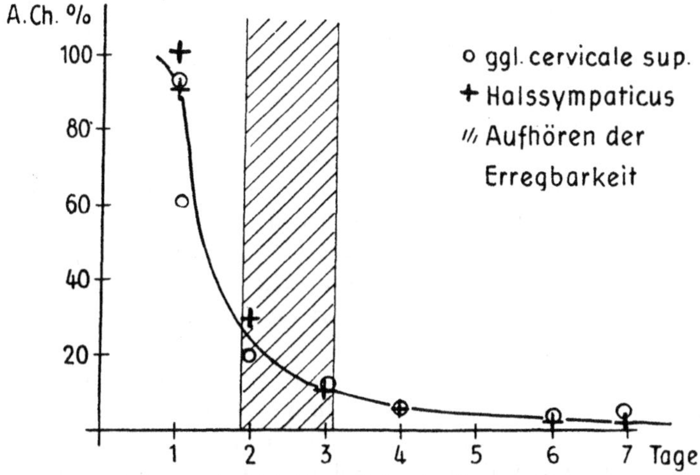

Abb. 64. *Azetylcholingehalt bei der Degeneration.*

Ordinate: Azetylcholingehalt in Prozent, bezogen auf die normale Seite;
Abszisse: Tage nach der Durchschneidung.
Mit Absinken des Azetylcholingehaltes auf etwa 10% hört die Erregbarkeit auf. (Nach FELDBERG[1]).)

die dem Azetylcholin ferner stehen als das Proazetylcholin, denn die Messung erfolgte in sauren Extrakten, in denen Proazetylcholin und freies Azetylcholin erfaßt wurden. SANZ[2H]) hat sogar in Nerven*extrakten* eine Neubildung von Azetylcholin nachweisen können. In Inkubationsversuchen mit Meerschweinchennerven wurde ebenfalls eine Neubildung von Azetylcholin festgestellt (v. MURALT und v. SCHULTHESS[3H])), die auch bei degenerierten Nerven noch bis 80 Stunden nach der Durchschneidung, wenn auch in sehr vermindertem Umfang, erhalten bleibt. Diese Befunde waren insofern nicht erstaunlich, denn für das Gehirn und den Gehirnbrei war die Fähigkeit zur Neubildung von Azetylcholin schon länger bekannt (QUASTEL, TENNENBAUM und WHEATLEY[4]); MANN, TENNENBAUM und QUASTEL[5]); STEDMAN und STEDMAN[6]), SANZ[7H])).

[1]) FELDBERG, W.: J. Physiol. *101*, 432 (1943).
[2H]) SANZ, M.: Pflügers Arch. *247*, 317 (1943).
[3H]) MURALT, A. v., und SCHULTHESS, G. v.: Helv. physiol. acta *2* 435 (1944).
[4]) QUASTEL, J. H., TENNENBAUM, M., und WHEATLEY, H. M.: Biochem. J. *30*, 1668 (1936).
[5]) MANN, P. J. G., TENNENBAUM, M., und QUASTEL, J. H.: Biochem. J. *33*, 822 (1939).
[6]) STEDMAN, E., und STEDMAN, E.: Biochem. J. *31*, 817 (1937); Biochem. J. *33*, 811 (1939).
[7H]) SANZ, M.: Pflügers Arch. *246*, 597 (1943).

Der Nerv hat also ganz offensichtlich die Fähigkeit, das für den Erregungsvorgang wichtige Azetylcholin selbst aufzubauen. Diese Fähigkeit geht bei der Degeneration verloren oder wird zum mindesten so beeinträchtigt, daß etwa nach 80 Stunden der Azetylcholingehalt des Nerven auf Null absinkt, weil dieser Stoff fortwährend gebraucht wird. Das Absinken des Azetylcholins wäre demnach als Folge mangelhafter Nachbildung bei konstantem Umsatz zu betrachten, wobei der Verlust der Nachbildung aus den aus dem Umsatz hervorgehenden Spaltprodukten bei degenerierenden Nerven auch im Bereich der Möglichkeit liegen kann.

2. Die Neubildung des Azetylcholins oder des Proazetylcholins muß aus Baustoffen erfolgen, die in entsprechendem Umfang nachgeliefert werden müssen. Es wäre denkbar, daß bei der Degeneration nicht die Fähigkeit zur Synthese beeinträchtigt wird, sondern daß der Nachschub der Bausteine mangelhaft ist und zunehmend schlechter wird, bis er nach 80 Stunden ganz aufgehört hat.

3. Auf eine ganz merkwürdige Tatsache muß in diesem Zusammenhang aufmerksam gemacht werden. Läßt man einen ausgeschnittenen Nerven in einer Badelösung mit Sauerstoff 5 Stunden liegen, so hat sich sein Gehalt an Proazetylcholin und Azetylcholin sehr beträchtlich erhöht. Trennt man einen Nerven einseitig *in vivo* von seiner Nervenzelle ab und läßt man ihn 5 Stunden im natürlichen Bett im Gewebe degenerieren, so ist der Gehalt an Proazetylcholin und Azetylcholin meßbar erniedrigt. Es ist nicht anzunehmen, daß die Bedingungen *in vivo* schlechter wären als *in vitro*, wenn beim Durchschneiden dafür gesorgt wird, daß keine ausgedehnten Blutungen entstehen. Man darf daher schließen, daß *in vivo* das neugebildete Azetylcholin an das Blut abgegeben wird und die Abgabe etwas größer ist als die Neubildung, während *in vitro* das abgegebene Azetylcholin mitbestimmt wird. (Getrennte Bestimmungen des Azetylcholingehaltes des *in vitro* inkubierten Nerven und seiner Badelösung sind bis jetzt noch nicht angestellt worden.) Die Degeneration scheint demnach eine Verminderung der Impermeabilität des Nerven herbeizuführen, so daß das wertvolle Azetylcholin austritt und verlorengeht.

Welche der drei Hypothesen zutrifft, kann heute nicht gesagt werden. Wir wollen lediglich festhalten, daß die Abtrennung des Nerven von seiner Nervenzelle zu einer tiefgreifenden Veränderung im Azetylcholinstoffwechsel führt, durch die der Gehalt an dieser Aktionssubstanz rasch absinkt. Ist der Verlust groß geworden (90%), dann hört auch die Fähigkeit zur Leitung externer Signale auf. Im Sinne unserer Arbeitshypothese wäre es somit die Aufgabe der internen Signale, den Azetylcholingehalt des Nerven auf dem für das sichere Funktionieren erforderlichen Stand zu erhalten. Sobald die internen Signale wegfallen, tritt eine defizitäre Bewirtschaftung der Aktionssubstanz Azetylcholin auf.

Etwas anders verhält sich das *Aneurin*, dessen Bedeutung als zweite Aktionssubstanz später noch eingehend besprochen wird (vgl. S. 293). Die Untersuchung des Aneuringehaltes des degenerierenden Nerven hat ergeben, daß es zwar auch rasch absinkt, daß aber ein bestimmtes Niveau nicht unterschritten wird.

c) Verhalten des Aneurins bei der Degeneration

Es ist bekannt, daß der Genuß von Alkohol beim Menschen nach Nervenläsionen für die Wiederherstellung der Nervenfunktion äußerst schädlich ist. Unter den ganz ausgesprochenen therapeutischen Wirkungen des Aneurins nimmt andererseits die schlagartige Heilung der Alkohol-Neuritiden durch Vitamin B_1 eine besondere Stellung ein. Es war daher fast mit Sicherheit vorauszusehen, daß der Aneuringehalt des Nerven bei der Degeneration ein besonderes Verhalten zeigen werde.

Das Aneurin kann im Nerven in verschiedenen Formen vorkommen: freies Aneurin, eiweißgebundenes Aneurin, Aneurinmono- und -diphosphat (WESTENBRINK und GOUDSMIT[1]), eventuell auch als Disulfid (ZIMA, RITSERT und MOLL[2]). Die Bestimmung im Nerven muß dieser Tatsache Rechnung tragen.

Technik der Aneurinbestimmung im degenerierenden Nerven

Die Bestimmung des freien Aneurins: Mit dem im Hallerianum entwickelten höchstempfindlichen Fluorometer (vgl. S. **324**) wird das freie Aneurin nach Umwandlung in Thiochrom gemessen. Nebenfluoreszenzen, die bei Nervenextrakten immer auftreten, und Verluste bei der Herstellung der Lösungen müssen durch besondere Maßnahmen berücksichtigt werden. Die Fluoreszenz wird monochromatisch mit $\lambda = 365$ mμ angeregt und mit der Photozelle gemessen. Vor der Photozelle liegt das Schottfilter GG3 im Strahlengang, durch das das gesamte Primärlicht und damit auch das in den Lösungen gestreute Licht absorbiert und nur das langwellige Fluoreszenzlicht durchgelassen wird. 10^{-9} g freies Aneurin ist die unterste Grenze der Methode (vgl. WYSS [3H])).

Die Bestimmung des Gesamtaneurins: Hefe hat in einer bestimmten Nährlösung, welche Dextrose, Phosphate, Kalzium, Magnesium, Nikotinsäure, Ferrichlorid, Mangansulfat und Puffer enthält, die Fähigkeit, den Traubenzucker abzubauen, wobei Kohlensäure entsteht. Die Oxydation der im Zwischenstoffwechsel entstehenden Brenztraubensäure hängt stark von der Anwesenheit von Aneurin resp. Cocarboxylase ab, dessen Menge den Umsatz in bestimmten Grenzen maßgebend beeinflußt. In diesen Grenzen ist die zugesetzte Aneurinmenge proportional zu der Kohlensäuremehrbildung. Durch volumetrische Messung kann so eine empfindliche Methode zur Bestimmung des Gesamtaneurins ausgebaut werden. Der Test ist sehr spezifisch und wurde von ATKIN, SCHULTZ und FREY[4]) ausgebaut. Als Eichkurve hat WYSS[3H]) eine leicht gebogene Kurve bei Auftragung der Kohlensäurebildung als Funktion der Aneurinkonzentration gefunden, wie das auch von LASER[5]) beschrieben worden ist. Die Grenze der sehr empfindlichen Methode ist ebenfalls 10^{-9} g Aneurin.

Als Versuchstiere dienten 50 Meerschweinchen. Sie wurden in gleicher Weise wie bei den Azetylcholinbestimmungen operiert, getötet und präpariert. Die auf gleiches Gewicht eingestellten Nerven der degenerierten und normalen Seite wurden extrahiert und auf Aneurin ausgewertet. Der gefundene Gehalt der degenerierten Seite wurde in Prozent des für die normale Seite gefundenen Wertes berechnet.

---

[1]) WESTENBRINK, H. G. K., und GOUDSMIT, J.: Nature *142*, 150 (1938).

[2]) ZIMA, O., RITSERT, K., und MOLL, TH.: Hoppe-Seylers Z. phys. Chemie *267*, 210 (1941).

[3H]) WYSS, F.: Helv. physiol. acta *2*, 121 (1944).

[4]) ATKIN, L., SCHULTZ, A. S., und FREY, Ch. N. J.: J. biol. Chem. *129*, 471 (1939).

[5]) LASER, H.: Biochem. J. *35*, 489 (1941).

Abb. 65 zeigt den zeitlichen Verlauf des Aneuringehaltes degenerierender Nerven nach v. MURALT und WYSS[1H]). Die normalen Nerven des Meerschweinchens enthalten im Durchschnitt $1 \cdot 10^{-6}$ g Gesamtaneurin pro Gramm Frischgewicht. Von diesem Gesamtaneurin ist nur $^1/_{10} = 10^{-7}$ g freies Aneurin und der Rest von $^9/_{10}$ ist gebunden. In den degenerierenden Nerven des Meerschweinchens war schon 10 Stunden nach der Operation kein freies Aneurin mehr nachweisbar, so daß nur der Verlauf für das Gesamtaneurin angegeben werden kann. Auffallend ist auch bei dieser Kurve der steile initiale Abfall des Aneuringehaltes und der flachere Auslauf. In den späten Phasen der Degeneration schwankt der Aneuringehalt sehr beträchtlich, offenbar deswegen, weil bei der Wucherung der SCHWANNschen Zellen Aneurin eingelagert wird. Ganz

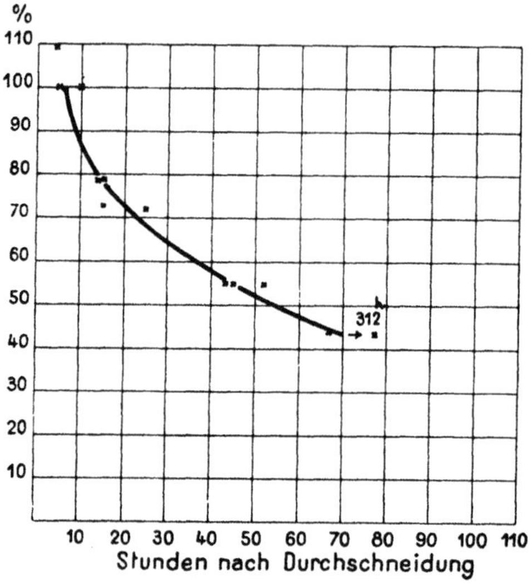

Abb. 65.

Ordinate: Aneuringehalt des degenerierenden Nerven in Prozent des Gehaltes des symmetrischen normalen Nerven;

Abszisse: Zeit von der Durchschneidung des Nerven bis zur Entnahme in Stunden.

am Anfang liegt ein Meßpunkt bei 110%, und es ist nicht ausgeschlossen, daß in den allerersten Stadien der Degeneration eine flüchtige Erhöhung des Aneuringehaltes stattfindet.

Das unterschiedliche Verhalten des Azetylcholins und des Aneurins, das in Abb. 66 nochmals zusammenfassend dargestellt ist, gibt zu verschiedenen Überlegungen Anlaß. Die Thiochromfärbemethode von v. MURALT (vgl. S. 87) hat gezeigt, daß wohl der Hauptanteil des Aneurins in der Markscheide eingelagert ist und das gleiche scheint auch für die Nervencholinesterase der Fall zu sein. VON BRÜCKE[2]) und COUTEAUX und NACHMANSOHN[3]) haben die Abnahme der

[1H]) MURALT, A. v., und WYSS, F.: Helv. physiol. acta *2*, 445 (1944).

[2]) BRÜCKE, F. TH. v.: J. Physiol. *89*, 429 (1937).

[3]) COUTEAUX, R., und NACHMANSOHN, D.: Proc. Soc. exp. Biol. Med. *43*, 177 (1940).

Cholinesterase bei der Degeneration verfolgt und ganz ähnliche Verhältnisse der Abnahme gefunden, wobei besonders die Versuche von COUTEAUX und NACHMANSOHN an Meerschweinchen sich zum Vergleich eignen. Es scheint daher naheliegend zu sein, die Abnahme des Aneurins und der Cholinesterase bei der Degeneration mit den besonderen in der Markscheide vorliegenden Verhältnissen in Zusammenhang zu bringen. Ob der langsame Abfall im Vergleich zu dem raschen Azetylcholinverlust mit der progredienten Degeneration der Markscheide oder mit andern Faktoren zusammenhängt, ist zur Zeit schwer zu sagen. Es soll aber festgehalten werden, daß sich bei der Degeneration das Verhältnis Azetylcholin: Aneurin durch rascheren Verlust des Azetylcholins ver-

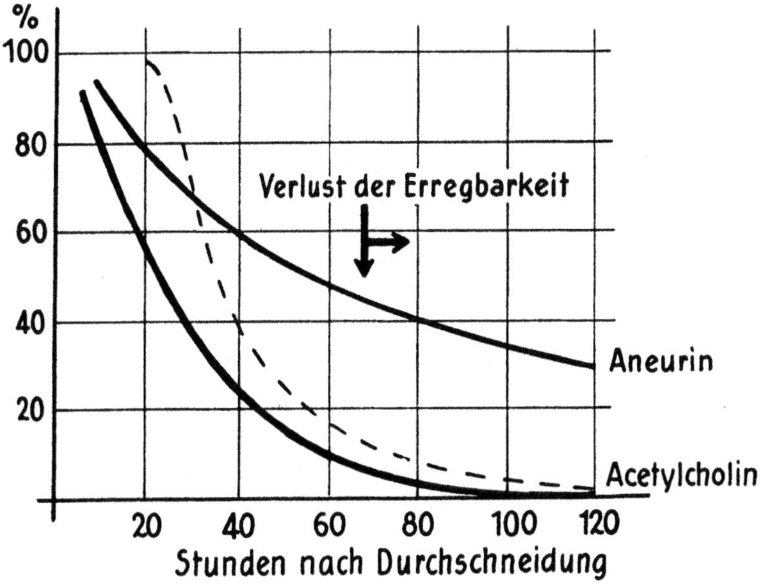

Abb. 66.

Ordinate: Prozentgehalt des degenerierten Nerven bezogen auf den normalen Kontrollnerven der anderen Seite.
Abszisse: Zeit nach der Durchschneidung.
——— Aneuringehalt im Ischiadicus des Meerschweinchens. (Nach v. MURALT und WYSS.)
- - - - - Azetylcholingehalt im präganglionären Halssympathicus der Katze (Nach W. FELDBERG).
▬▬▬ Azetylcholingehalt im Ischiadicus des Meerschweinchens. (Nach v. MURALT und v. SCHULTHESS.)

schiebt und daß der Erregungsverlust eintritt, wenn das Azetylcholin auf 10%, das Aneurin auf 48% abgesunken sind. Für das Verhältnis ergibt sich folgende Zahlenreihe:

Tabelle 10.
Verhältnis von Azetylcholin: Aneurin bei der Degeneration

vor Durchschneidung	nach Durchschneidung					
	5 h	10 h	20 h	30 h	40 h	60 h
1,0	0,9	0,8	0,7	0,5	0,4	0,2

Das Aneurin wird als eine Reservesubstanz betrachtet werden (vgl. S. 315), und es ist an dieser Stelle nur der Hinweis zu machen, daß der Verlust dieses Stoffes wahrscheinlich auch mit dem noch viel rascheren Verlust des Azetylcholins zusammenhängt, denn Aneuringaben verzögern die Degeneration! Ganz allgemein gilt auch, daß schlechter Ernährungszustand der Tiere und niedriger Aneuringehalt die Degeneration beschleunigt, während guter Ernährungszustand und hoher Aneuringehalt die Degeneration verzögert. Das gilt sogar, wenn verschiedene Tiere miteinander verglichen werden. Der Froschnerv wird bei 17° C nach 320—380 Stunden unerregbar, der Meerschweinchennerv bei 37° C nach 40—50 Stunden. Der Temperaturquotient Q_{10} der Degeneration ist 2,2 (RINDOVIE[1]), TORREY[2])). Mit diesem Temperaturquotienten müßte ein Froschnerv bei gleichem Aneuringehalt wie der Meerschweinchennerv schon nach 190—240 Stunden unerregbar sein, was nie beobachtet wird. WYSS[3H]) hat nun aber gefunden, daß der Aneuringehalt des Froschnerven 3,5mal größer ist und daß beim Frosch $^1/_3$ des Gesamtaneurins freies Aneurin ist (Meerschweinchen $^1/_{10}$). Damit wird die viel länger dauernde Degeneration beim Froschnerven verständlich. Therapeutisch ist daraus zu folgern, daß überall dort, wo die Gefahr einer um sich greifenden Degeneration besteht, Aneuringaben am Platze sind, wie es empfohlen (v. MURALT[4H])) und auch schon mit gutem Erfolg praktisch bestätigt wurde.

d) Verhalten der Doppelbrechung bei der Degeneration

Mit dem Absinken des Azetylcholin- und Aneuringehaltes kommt es nach 80 Stunden Degeneration zum Verlust der Erregbarkeit des Nerven. Erst dann setzen die weiteren Degenerationsvorgänge ein, die zur Strukturveränderung und allen anderen morphologisch nachweisbaren Prozessen führen. Nachdem mit Hilfe der Doppelbrechung die besondere Feinstruktur der Markscheide aufgeklärt werden konnte, war es daher naheliegend, auch diese Größe während der Degeneration messend zu verfolgen, um Anhaltspunkte über das zeitliche Zusammenspiel der Degenerationsprozesse zu erhalten.

Technik der Messung der Doppelbrechung in degenerierenden Nerven

Als Ausgangsmaterial für die Untersuchungen dienen frisch entnommene Einzelfasern aus dem n. ischiadicus des Meerschweinchens. Die Degenerationsprozesse werden durch operative Durchtrennung des Ischiadicus auf der einen Seite, in gleicher Weise wie bei den Messungen des Aneurin- und Azetylcholingehaltes eingeleitet. In Abständen von 3, 5, 10, 25, 65, 90 und 160 Stunden nach der Operation werden die Tiere durch Nackenschlag getötet und die Nervenstämme der degenerierten und normalen Seite herauspräpariert. Aus beiden Präparaten werden nach Abstreifen des Epineuriums Einzelfaserpräparate hergestellt und in Ringer-Lösung mit dem Polarisationsmikroskop (vgl. S. 26) bezüglich der Doppelbrechung vermessen. Die Faserdicke wird mit einem geeichten Okular-

---

[1]) RINDOVIE, A.: Ann. Clin. med. e Med. sper. *15*, 60 (1925).

[2]) TORREY, T. W.: Proc. nat. Acad. Sci. USA. *20*, 303 (1934).

[3H]) WYSS, F.: Helv. physiol. acta *2*, 121 (1944).

[4H]) MURALT, A. v.: Schweiz. med. Wschr. *74*, 643 (1944).

mikrometer bestimmt. Bei normalen Fasern ist das von SCHMITT und BEAR[1]) beobachtete deutliche Maximum der Doppelbrechung in der Markscheide festzustellen, und die Messung kann auf die Messung des Gangunterschiedes bei diesem Maximum abgestellt werden (vgl. S. 59). Bei dickeren Fasern dagegen wird schon nach wenigen Stunden die Doppelbrechung in der Markscheide ziemlich gleichförmig, so daß für die ganze Breite der Markscheide eine relativ befriedigende Kompensationsstellung gefunden werden kann.

Das erste Anzeichen der Degeneration ist der atypische Verlauf des Gangunterschiedes in der Markscheide, der sich in der Gleichförmigkeit über die ganze Breite der Markscheide sehr deutlich bemerkbar macht. Bei normalen Nervenfasern wurde eine lineare Abhängigkeit der Mittelwerte aller Messungen

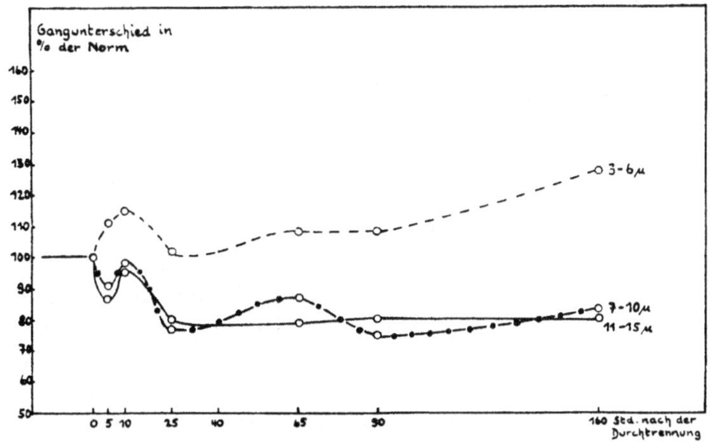

Abb. 67. *Verhalten der Doppelbrechung bei der Degeneration.*

Ordinate: gemessener Gangunterschied in Prozent der Norm;
Abszisse: Tage nach Durchschneidung des Nerven.

Die Resultate entsprechen den Mittelwerten aus lauter Einzelmessungen. Die Resultate wurden zu drei Gruppen zusammengefaßt:

a) Fasern von 3—6 μ Durchmesser
b) ,, ,, 7—10 μ ,,
c) ,, ,, 11—15 μ ,,

(Nach MARMIER.)

vom äußeren Durchmesser der Nervenfasern gefunden, d. h. für die Nervenfasern des Meerschweinchens ist die Doppelbrechung der Markscheide im Bereiche von 3—15 μ $n_e - n_0 = 0{,}008$, und zwar nahezu eine Konstante. Der Verlauf der Doppelbrechung der Nervenfasern während der Degeneration wird am besten als prozentuale Änderung im Vergleich zur gesunden Seite dargestellt. Dabei hat es sich gezeigt, daß sich die verschiedenen Fasergruppen während der Degeneration ungleich verhalten. Bei den Fasern über 6 μ sinkt die Doppelbrechung schon in den ersten Stunden ab und bleibt um etwa 20% erniedrigt. Bei den dünneren Nervenfasern dagegen nimmt die Doppelbrechung während der Degeneration sogar zu. Der zeitliche Verlauf für drei Fasergruppen ist in

[1]) SCHMITT, F. O., und BAER, R. S.: J. cell. a. comp. Physiol. 9, 261 (1937).

Abb. 67 dargestellt. Sehr auffallend sind die Wellen, die für alle Fasergruppen in den ersten 15 Stunden entstehen. Sie beruhen nicht auf Meßfehlern, sondern werden, wie MARMIER[1H]) gefunden hat, regelmäßig bei allen Fasern beobachtet. Es ist interessant, zu vermerken, daß der diphasische Verlauf bei den dünnen Fasern nach 5–10 Stunden Degeneration zu einer starken Erhöhung der Doppelbrechung führt, während er bei den dickeren Fasern nach anfänglichem Abfall zu einer Erhöhung bis gegen die Norm hin Anlaß gibt. Bei diesen Messungen ist sehr auffallend, daß die Doppelbrechung schon in den allerersten Stunden nach der Durchschneidung verändert ist, während sie im späteren Verlauf der Degeneration, dann, wenn die chemischen Änderungen einsetzen, sich nur noch wenig verschiebt. Den Beobachtungen kommt ein gewisses phänomenologisches Interesse zu, wenn es auch heute noch nicht möglich ist, eine zweckentsprechende Interpretation zu geben. Es ist ja auch auffallend, wie resistent die Organisation der Markscheide gegenüber äußeren Einflüssen, wie z. B. Temperaturerhöhung, ist.

e) Retrograde Degeneration

Wie verhält es sich mit der retrograden (aufsteigenden) Degeneration im proximalen Stumpf? Man bezeichnet diese Degeneration auch als *regressive Metamorphose*. Die Ausdehnung auf den proximalen Teil des Nerven hängt sehr von der Größe der Verletzung ab. Experimentell kann man den Nerven mit der Schere glatt durchschneiden (*Neurotmesis*) oder ihn mit einer Pinzette so zerdrücken, daß die Hüllen der Fasern (Neurolemm) noch unverletzt bleiben und nur das Innere (Axon) zerstört wird (*Axonotmesis*). Eine gewisse Vorstellung über den Umfang der im großen gesetzten Schädigungen erhält man bei Versuchen mit einzelnen Nervenfasern. YOUNG[2]) hat bei Durchschneidung einer Riesenfaser des Tintenfisches (*Loligo pealii*) deutlich sehen können, wie das flüssige Axoplasma «auslief» (vgl. Abb. 6, S. 29). Man fragt sich natürlich sofort, wie weit ein solcher Verlust des Plasmas durch Auslaufen wohl aufsteigend zurückwirken kann. Die markhaltigen Nervenfasern sind durch Quermembranen, ähnlich wie ein Schiff, durch Zwischenwände («Schotten»), in internodale Kammern abgetrennt (vgl. S. 30). Die Druckversuche von BETHE[3]) und meine eigenen Beobachtungen an einzelnen Nervenfasern machen es wahrscheinlich, daß das Axoplasma nur bis zur nächsten «Schotte», der Siebmembran im RANVIERschen Schnürring, rasch auslaufen kann. Die Quermembranen sind aber nicht undurchlässig, so daß mit der Zeit auch weiteres Axoplasma nachfließen wird. Mehr als einige Millimeter aufwärts kann sich nach solchen Beobachtungen der direkte und schnelle Substanzverlust nicht auswirken. ENGELMANN (1876) hat schon mit Nachdruck darauf hingewiesen, daß die aufsteigende Degeneration nach Durchschneidung *nur* bis zum nächsten RANVIERschen Schnürring geht und dort zunächst haltmacht. Diese Feststellung, die

[1H]) MARMIER, C.: Dissertation (Bern 1945).

[2]) YOUNG, J. Z.: J. Physiol. *83*, 27 P (1935).

[3]) BETHE, A.: Allgemeine Anatomie und Physiologie des Nervensystems (Leipzig 1903).

auch ganz unserer heutigen Auffassung von der funktionellen Einheitlichkeit der internodalen Strecke entspricht (vgl. S. 254), ist aber von ZIEGLER (1896) und von BETHE (1903) bestritten worden, die gefunden haben, daß die aufsteigenden Veränderungen um so höher aufwärts reichen, je stärker die Verletzung war. Bei septischen Komplikationen kommt es sogar zur vollständigen Degeneration des aufsteigenden Stumpfes. Aber gerade diese Feststellungen sind Grund genug, um der ENGELMANNschen Beobachtung doch wieder mehr Zutrauen zu schenken, besonders da SPIELMEYER[1]) darauf hingewiesen hat, daß immer nur einzelne Fasern diese weitreichende, aufsteigende Degeneration zeigen. Ein glatter Schnitt ist offenbar eine geringere Schädigung als die starken Schädigungen der Schußverletzungen, die zu weit aufsteigenden Degenerationen führen. Bei diesen kommen vermutlich zu den Anzapfungen der Achsenzylinder, verbunden mit dem Auslaufen des internodalen Axoplasmas, noch Druckschäden an allen möglichen höher gelegenen Stellen dazu. Die eingehende Beschäftigung mit lebenden einzelnen Nervenfasern zeigt, daß die geringste Berührung der isolierten Faser mit einer Präpariernadel zu nicht wiedergutzumachenden Schäden führt, die am Verlust der Doppelbrechung an der verletzten Stelle deutlich erkennbar sind, wenn auch vorderhand oft die Leitfähigkeit einer so beschädigten Faser nicht verlorengeht. (In der Regel halten sie sich eine Zeitlang und werden dann plötzlich unerregbar.) Wenn also gesagt wird, daß die aufsteigende Degeneration um so höher reicht, je größer die gesetzte Schädigung war, so muß zuerst untersucht werden, ob die Stellen, bis zu denen sie reicht, nicht doch bei der Verletzung Zug- oder Druckschäden erlitten haben. Gerade bei der Präparation einzelner Fasern sieht man so oft, wie in einem Bündel von Fasern bei der Durchtrennung die Mehrzahl der Fasern glatt durchschnitten werden, einzelne aber Widerstand leisten und erst nach starker Dehnung, die sich natürlich auf- und absteigend über Zentimeter als Schädigung auswirken muß, auch wenn der Nerv im allgemeinen gegen Zug unempfindlich ist, durchtrennt werden können. In diesem Sinne scheint mir die von SPIELMEYER hervorgehobene Eigentümlichkeit der aufsteigenden Degeneration vereinzelter Fasern deutbar. In der der Schnittstelle unmittelbar benachbarten Partie wurde eine starke Quellung der Achsenzylinder, verbunden mit kugeliger Auftreibung, gefunden (CAJAL). Diese Quellung führt zur Verdrängung der Fibrillen an den Rand. Erst mit der Zeit nehmen Durchmesser und Zahl der Fasern ab und zeigen darin ein gleichartiges Verhalten zu den Veränderungen in den Ganglienzellen. Man wird sich bei der Abgrenzung der aufsteigenden Prozesse mit Vorteil an die von CAJAL gegebene Differenzierung in eine traumatische Degeneration mit kurzem Aufstiegsweg und eine inflammatorische Degeneration bei schweren Schäden mit großem Aufstiegsweg halten.

Wenn es sich nur um die traumatischen Effekte handelt, sollte man doch der alten ENGELMANNschen Feststellung wieder vermehrte Aufmerksamkeit schenken. Soweit sie die direkte Folge des Axoplasmaverlustes sind, scheint

---

[1]) SPIELMEYER, W.: Degeneration und Regeneration am peripherischen Nerven. Hdb. d. norm. u. pathol. Physiol. *IX*, 285 (Berlin 1929).

es mir recht wahrscheinlich zu sein, daß zuerst nur eine internodale Strecke ergriffen wird, und daß der Prozeß dann vorübergehend haltmacht. Neben dieser unmittelbaren Folge ist dann aber noch eine Auswirkung der Schädigung etwa vom dritten Tag an, etwa 2—3 cm aufwärts festzustellen. (RANSOM[1])). Es kommt zu einer Proliferation der SCHWANNschen Zellen im proximalen Stumpf und zu einer retrograden Degeneration mit Auflösung des Achsenzylinders und der Markscheide. Außerdem schwillt der zentrale Stumpf, wie unter dem Einfluß eines hydrostatischen Druckes stehend, an, eine Wirkung, der YOUNG[2])[3])[4]) größte Bedeutung zumißt. Er setzt sie in Beziehung zu der distalen Schrumpfung und verbindet beide Erscheinungen zu dem Bild eines normalerweise im Axon herrschenden Turgors, der durch die Einwirkung der Nervenzelle aufrechterhalten wird. Eine überaus interessante Feststellung, wenn man bedenkt, daß GUTTMANN und MEDAWAR[5]) durch zwei Ligaturen am gleichen Nerven zeigen konnten, daß eine Aufblähung nur über der zellnahen Ligatur entsteht, während die zellferne Ligatur keinen Einfluß ausübte. WEISS[6]) hat in ähnlicher Weise durch Anlegen eines Kragens eine Stauung des Nerven oberhalb der Staustelle hervorrufen können und ein «Abfließen» nach Entfernung des Kragens beobachtet. Wir werden bei der Besprechung der Regeneration auf diese wichtige Beobachtung zurückkommen (vgl. S. 190).

NISSL hat 1892 mit seiner damals neuen Färbemethode zeigen können, daß jede Schädigung des peripheren Nerven an irgendeiner Stelle aber auch zu deutlich nachweisbaren Veränderungen in der Ganglienzelle führt. Je näher die Schnittstelle der Ganglienzelle liegt, desto früher sind dort die Veränderungen zu sehen, und je brutaler die Schädigung ist, desto deutlicher werden sie. (Ausreißen der Nerven ist wirksamer als Durchschneiden.) NISSL nannte das auf dieser Beobachtung begründete Verfahren die *Methode der primären Reizung* und hat sie mit größtem Erfolg zur Festlegung der Zugehörigkeit von bestimmten Faserbündeln zu bestimmten Ganglienzellen verwendet. Die Schädigung ist ein Reiz, von dem aufsteigend ein Signal bis zur Nervenzelle übermittelt wird. Wie wird dieses Signal übermittelt? Steigt von der Schnitt- oder Verletzungsstelle, in unserer Ausdrucksweise formuliert, ein internes Signal bis zur Ganglienzelle auf?

BETHE[7]) hat bei der Diskussion der Vorgänge, die sich im Anschluß an eine Nervenschädigung (Durchschneidung oder Zerdrückung) abspielen, einen sehr guten Begriff geprägt, indem er von der *Störung des Lebensgleichgewichtes* sprach. Er hat den Begriff allerdings eng gefaßt, da für ihn nur die Schädigung der Schnittstelle und der unmittelbar benachbarten Faserabschnitte auf das Lebensgleichgewicht einen Einfluß haben sollte. Die nachherige Ausbreitung der Störung auf den absteigenden und aufsteigenden Teil deutet er mehr im

[1]) RANSOM, S. W.: J. comp. Neurol. *16*, 265 (1906); *22*, 487 (1912).
[2]) Auch briefliche Mitteilung.
[3]) YOUNG, J. Z.: Physiol. Rev. *22*, 318 (1942).
[4]) YOUNG, J. Z.: Nature *153*, 333 (1944). Nature *156*, 132 (1945).
[5]) GUTTMANN, L. and MEDAWAR, P. B.: J. Neurol. Psychiatr. *5*, 130 (1942).
[6]) WEISS, P.: Biol. Bull. *87*, 160 (1944).
[7]) BETHE, A.: Allgemeine Anatomie und Physiologie des Nervensystems (Leipzig 1903).

Sinne der Fortpflanzung einer Entzündung in die Nachbarschaft. Das Neuron kann aber ohne Schwierigkeit als eine Lebenseinheit betrachtet werden, in der eine Schädigung an irgendeiner Stelle das Lebensgleichgewicht des Ganzen stören und zu entsprechenden Reaktionen führen muß. Solche Reaktionen können aber erst sichtbar werden, wenn ein internes Signal, von der geschädigten Stelle herkommend, eingetroffen ist. Je entfernter vom Zentrum die Schädigung gesetzt wird, desto länger dauert es, bis das Signal ankommt, und wir könnten aus solchen Versuchen eine Vorstellung von der Übermittlungsgeschwindigkeit derartiger Signale bekommen. FLEISCH und PETITPIERRE[1]) haben eine eigenartige Beobachtung gemacht, die ein besonderes Licht auf die Bedeutung der Störung des Lebensgleichgewichtes wirft. Bei der Registrierung der Aktionsströme des Phrenicus des Kaninchens führt eine Durchschneidung des Nerven unterhalb der Ableitelektrode zu einer *dauernden* Erhöhung der Aktionspotentiale. Das gleiche wurde auch am Ischiadicus des Frosches bei

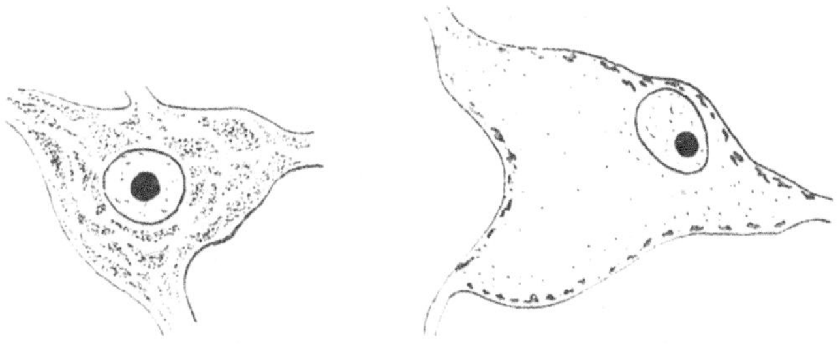

Abb. 68. *Schematische Darstellung der Chromatolyse in der Nervenzelle.*
Links normale Zelle, rechts «gereizte» Zelle.

Durchschneidung beobachtet. Daß die «Störung des Lebensgleichgewichtes» durch den ersten Schnitt so einschneidend erfolgt, daß eine weitere Störung nicht mehr möglich ist, zeigt die Feststellung der gleichen Autoren, daß die Erscheinung an einem bereits zerschnittenen Nerven durch einen zweiten Schnitt nicht mehr weiter verstärkt werden kann. Nicht nur Schnitt, sondern auch Kälteblock und lokale Narkose haben den gleichen Effekt. Besonders interessant sind auch die Versuche von SPEIDEL[2]) an lebenden Nervenfasern von Froschlarven. Er hat schon wenige Minuten nach der Durchschneidung unter dem Mikroskop aufsteigende Veränderungen gesehen, mit der Bildung von Saftströmen, Vakuolen und mit Anschwellen der SCHWANNschen Kerne. Andeutungen einer sichtbaren Fibrillenstruktur im aufsteigenden Stück sind nach Schädigung ebenfalls beobachtet worden. 24 Stunden nach der Verletzung des peripheren Nerven beim Säugetier verliert die Ganglienzelle ihre primäre Färbbarkeit. In den folgenden Tagen zerfällt die färbbare Substanz immer mehr (Chromatolyse), und der Kern der Zelle wandert aus der zentralen Stellung an

[1]) FLEISCH, A., und PETITPIERRE, CL.: Helv. physiol. acta *2*, 235 (1944).
[2]) SPEIDEL, C. C.: J. comp. Neurol. *61*, 1 (1935).

den Rand (vgl. Abb. 68). Der Zelleib wird geschwollen, und nur noch ganz am Rand sind wenige färbbare Körnchen vorhanden. Nach 6 Tagen ist dieses fortgeschrittene Stadium der aufsteigenden Reizung deutlich, nach 18 Tagen ist der Höhepunkt erreicht. Von da an erfolgt eine langsame Erholung, und nach etwa 3 Monaten haben die Zellen wieder normales Aussehen.

Die Untersuchungen, vor allem von MARINESCO (1896 und 1899) haben gezeigt, daß die Schwere dieser aufsteigenden Reizung und die Zahl der ergriffenen Zellen von der Entfernung der Verletzungsstelle abhängt. Wird der Nerv dicht am Ursprung abgetrennt, so ist die aufsteigende Reizung stark, wird er in der Peripherie abgetrennt, so ist sie schwach. Bei den Kernen der Medulla oblongata mit ihren kurzen Nerven ist die aufsteigende Reizung immer viel stärker als bei den Kernen des Rückenmarkes mit ihren langen Nerven. Die reizende Wirkung des Signals von der Schädigung scheint geringer zu sein, wenn es einen langen Weg zurückgelegt hat.

Nicht zu verwechseln mit den Folgen der aufsteigenden Reizung sind aber die Erscheinungen, die dann auftreten, wenn der verletzte Nerv aus besonderen Gründen seine Funktion nie mehr erhält, d. h. wenn keine Regeneration erfolgt. 1868 hat DICKINSON erstmals festgestellt, daß nach Amputation eines Gliedes, nicht nur die Zahl der zugehörigen Vorderhornzellen im Rückenmark, sondern auch das Volumen beträchtlich vermindert war. Bei Amputationen verschwinden mit der Zeit auch die proximalen Fasern immer bis auf einen kleinen Rest. Hier handelt es sich aber um eine Schrumpfung (Atrophie), die sich erst vom 3. Monat an nach der Durchtrennung bemerkbar macht und mit dem Fehlen funktioneller Aufgaben zusammenhängt. Wir nähern uns damit wieder einer Ansicht, die schon von LENHOSSÉK geäußert wurde, die Atrophie der sensiblen Neuronen sei auf das Fehlen einlaufender und die Atrophie der motorischen Neuronen auf das Fehlen auslaufender Signale zurückzuführen. Auf jeden Fall ist die Atrophie der Nervenzellen und der aufsteigenden Stümpfe, die erst nach etwa 3 Monaten einsetzt, eine Erscheinung, die mit der Inaktivität zusammenhängt. Diese Ansicht ist schon von MARINESCO und von GOLDSCHEIDER ausgesprochen worden. Sie muß von den Erscheinungen der primären Reizung streng geschieden werden und gehört in das allgemeine Kapitel der Inaktivitätsatrophien, die wir nicht behandeln wollen.

2. Die Regeneration des Nerven

In der Literatur wird in der Regel angegeben, daß HAIGHTON im Jahre 1795 der erste gewesen sei, der die funktionelle Wiederherstellung eines durchschnittenen Nerven, die sogenannte Regeneration, gezeigt habe. CRUISKSHANK, ein Assistent von HUNTER, hat allerdings schon im Jahre 1776 durch einige an Tieren angestellte Versuche den Nachweis zu erbringen versucht, daß die bei Nervendurchschneidung verlorengegangene Zwischensubstanz durch neue ersetzt werde. Seine kurzen Zeitangaben lassen aber darauf schließen, daß er die wahre Regeneration des Nerven noch gar nicht gesehen hat, sondern nur die Bildung von Gewebsbrücken aus SCHWANNschen Zellen und Fibroblasten.

In einem von FRIEDRICH MICHAELIS verfaßten und gedruckten Brief an einen «Herrn Peter Camper» aus dem Jahre 1785[1]), der sich in der Berner Universitätsbibliothek befindet, werden aber Versuche mitgeteilt, die ganz unzweifelhaft den Schluß zulassen, das MICHAELIS schon damals die richtige Regeneration der Nerven beobachtet hat. Die genaue und eingehende histologische Untersuchung wurde aber erst durch die Arbeiten von NASSE im Jahre 1839 eingeleitet. NASSE zeigte, daß auf jeden Fall das distale Stück des Nerven zuerst zugrunde gehen muß, bevor die regenerativen Prozesse einsetzen. Die Frage, von wo aus diese Regeneration erfolgt, ließ er vorläufig noch offen. Einen ganz wesentlichen Anstoß erhielten die Forschungen 1852 durch die Arbeit von WALLER, in der er nachwies, daß die Neubildung von regenerierenden Nervenfasern vom Zentrum ausgeht. 7 Jahre später erschien eine Mitteilung von PHILIPPEAUX und VULPIAN, in der gezeigt werden sollte, daß auch nach Ausscheidung eines größeren Nervenstückes ohne zentralen Zusammenhang eine Neubildung von Fasern in der Peripherie erfolgen könne. Damit war die autogene (auch polygenistische) Regeneration im abgetrennten, d. h. also absteigenden Nervenstück wahrscheinlich gemacht und mit dieser Arbeit ein langdauernder Streit über die Frage eröffnet, ob die Regeneration nur zentrogen (monogenistisch) oder auch autogen (polygenistisch), d. h. also, im abgeschnittenen Stück erfolgen könne. 1874 zog VULPIAN unter dem Druck der Kritik an seiner früheren Arbeit seine Befunde zurück und widerrief die autogene Regeneration, da inzwischen durch RANVIER und später durch VANLAIR, STROEBE u.a. die Lehre der zentrogenen Regeneration eine so beachtliche Stützung erfahren hatte, daß VULPIAN selbst annahm, seine Ergebnisse seien durch Anastomosen mit benachbarten Nervenfasern zustande gekommen und so als autogen regenerative Prozesse nur vorgetäuscht. 1899 haben aber BETHE und MÖNCKEBERG die Lehre von der autogenen Regeneration wieder aufgegriffen und eine große Zahl von Versuchen mitgeteilt, die damals nur im Sinne einer autogenen Regeneration erklärbar schienen. Im Laufe der späteren Jahre mußten allerdings diese Ansichten immer stärker eingeschränkt werden, besonders nachdem LANGLEY und ANDERSON[2]) zu gegenteiligen Ergebnissen kamen, so daß wir heute für den erwachsenen Organismus jede autogene Regeneration in absteigenden Nervenstücken völlig ausschließen müssen. Es ist auch kaum denkbar, daß im embryonalen Stadium eine solche autogene Potenz zur Regeneration in beschränktem Umfange vorhanden sein sollte.

Wir stehen heute ganz auf dem Boden der zentrogenen oder monogenistischen Lehre der Regeneration. Damit es zur Wiederherstellung der Funktion kommen kann, ist eine ganze Reihe von Vorgängen notwendig, die in ihrer zeitlichen Reihenfolge etwa wie folgt gruppiert werden können (nach YOUNG[3])).

1. Durch die Abtrennung des distalen Nerven vom proximalen Stumpf entsteht eine Lücke. Durch Nervennaht kann diese Lücke sehr klein gehalten werden. Ist sie bei schweren Verletzungen groß, so muß durch Implantation

---

[1]) MICHAELIS, F.: Über die Regeneration der Nerven (Kassel 1785).

[2]) LANGLEY, J. N., und ANDERSON, H. K.: J. Physiol. *31*, 370 (1904).

[3]) YOUNG, J. Z.: Physiol. Rev. *22*, 318 (1942). Nature *153*, 333 (1944); *156*, 132 (1945).

eines Zwischenstückes der Versuch gemacht werden, die Lücke zu überbrücken! Auf diese künstlichen Versuche, eine Brücke zu schlagen, folgt natürlicherweise als erstes ein Auswachsen von SCHWANNschen Zellen und Fibroblasten, hauptsächlich aus dem *distalen*. Nervenende nach dem proximalen Stumpf hin und teilweise auch umgekehrt, und damit eine *physiologische Ligatur*.

WEISS[1]) hat gefunden, daß die Einführung der beiden Nervenenden in eine knapp passende lebende oder geeignet konservierte Arterie als Verbindungsmittel, über jede Naht weit überlegen ist. Durch dieses Verfahren wird die Bildung von Neuromen, das Umherirren der Nervensprosse und die Aufspaltung der Nervenfasern eingeschränkt und dem Regenerationsvorgang eine gute Richtung gegeben. Wenn große Lücken überbrückt werden müssen, ist sogar die Transplantation von nervösem Material notwendig. Rückenmark wurde als Transplantat empfohlen, neuerdings haben sich aber besonders gefrorene und in der Kälte getrocknete Nerven bewährt (WEISS und TAYLOR[2])). Die Umhüllung der Lücke ist deswegen so wertvoll, weil sich schon sehr rasch ein Exsudat zwischen den Nervenenden bildet (24 Stunden), welches durch einwandernde Fibroblasten sofort organisiert wird. Wird ein bereits degenerierter Nerv durchtrennt, so erfolgt diese Organisation *sofort* nach dem Schnitt, wie REXED[3]) gefunden hat. Bei normalen Nerven beginnt nach 3 Tagen eine Gewebsmasse aus den verletzten Gebieten auszuwachsen, bestehend aus SCHWANNschem Synzytium und Kapillaren. Sie wächst mit etwa 0,3 mm in 24 Stunden und ist autogen, d. h. von der Nervenzelle unabhängig.

2. Im proximalen Stumpf kommt es zunächst zu der geringfügigen retrograden Degeneration und anschließend zum freien Aussprossen der ersten feinen Äste in allen Richtungen. Dabei splittert der auswachsende Achsenzylinder in viele feine Äste auf (YOUNG nimmt an, es können bis zu 100 pro Axon sein!), die den «richtigen Weg suchen».

3. Ist die Nervennaht gut angelegt (genaues Aufeinanderpassen der beiden Stümpfe) oder wurde die Abtrennung nur durch Quetschung hervorgerufen, so daß die Nervenhüllen noch mehr oder weniger intakt sind, so gelangen die Sprossen relativ bald in die Einflußsphäre des distalen Stumpfes. Es treten relativ wenig Ablenkungen auf. Sind dagegen die Verhältnisse durch schlechte Naht, große Lücke, schlechte Reposition der Stümpfe erschwert, so treten sehr viele Ablenkungen und Umbiegungen der Sprossen auf und damit ein großer Faserverlust in der Narbe (vgl. Abb. 79, S. 203).

4. Inzwischen degeneriert der distale Nerv. Durch reichliche Zellvermehrung kommt es zu Anreicherung von SCHWANNschen Zellen und Ausbildung der BÜNGNERschen Bänder (YOUNG weist darauf hin, daß diese erstmals von HANKEN 1885 beschrieben wurden).

5. Langsames Vorrücken derjenigen Nervensprossen, die in der Narbe den «Anschluß» gefunden haben und an deren Ende eine ausgesprochene Wachs-

---

[1]) WEISS, P.: Arch. Surg. *46*, 525 (1943).

[2]) WEISS, P., und TAYLOR, A. C.: Proc. Soc. exp. Biol. Med. *52*, 326 (1943).

[3]) REXED, B.: Z. mikr. anat. Forsch. *51*, 177 (1942).

tumszone vorhanden ist, in peripherer Richtung in den degenerierten distalen Stumpf hinein. Nachziehen weiterer Nerven in der alten Bahn.

Diese ersten Neuriten haben, entgegen anderslautenden Angaben der älteren Literatur, schon von Anfang an eine dünne Myelinschicht, aber noch keine RANVIERschen Schnürringe, wie REXED und SWENSSON[1]) neuerdings festgestellt haben. Erst in der zweiten Woche nach der ersten sichtbaren Markscheidenregeneration werden die ersten RANVIERschen Schnürringe beobachtet. Im allgemeinen haben die ersten auswachsenden Neurite Dicken von 0,5–3μ.

6. Ankunft der ersten Sprossen am peripheren Ende des Nerven. Aufhören des Längenwachstums und Ausbildung provisorischer und atypischer Endorgane. Mit der Zeit werden diese langsam normalisiert.

7. Fortschreitende Myelinisation der Nervenfasern von der Narbe bis zur Peripherie und allmähliches Dickenwachstum. Nachziehen weiterer Sprossen längs den bereits restituierten Fasern, vermutlich unter dem Einfluß des Kontaktes (WEISS[2])).

Für die Regeneration sind gute Bedingungen an der Narbe und das Vorhandensein des degenerierten Nerven von der größten Bedeutung. Die jungen Fasern suchen ihren Weg im alten «Geleise» und werden dabei in die Peripherie «geführt».

Entfernt man den distalen Nerven, so wird die Regeneration schwer beeinträchtigt (LITWILLER[3])). Der äußere Einfluß auf die Richtung und Geschwindigkeit des Auswachsens soll als «*externer Faktor*» bezeichnet werden, wie das CAJAL schon getan hat. Er vermutete als erster (1892), daß dieser externe Faktor chemischer Art sei, indem eine chemische Anziehung auf die Sprossen ausgeübt werde, womit die ganze Erscheinung zu den chemotaktischen Vorgängen zu rechnen wäre: Nach seiner Vorstellung sollte ein anziehender Stoff in dem degenerierenden Nerven entstehen und so den Anlaß zur «Anlockung» von Nervensprossen geben. FORSSMANN[4]) hat versucht, die chemotaktische Anziehung in berühmt gewordenen Versuchen nachzuweisen. Er konnte zeigen, daß die Sprossen nicht den Weg des geringsten Widerstandes nehmen, sondern selbst unter Überwindung beträchtlicher Hindernisse auf das degenerierte Nervenstück hinwachsen. Röhrchen, die mit verschiedenen Organbreien gefüllt waren, wurden den Sprossen zur Auswahl angeboten und nach einiger Zeit wurde nachgesehen, in welche Röhrchen ein Einwachsen erfolgt war. Gehirnbrei und Rückenmarksbrei waren sehr stark anziehend, Leberbrei, Milzbrei und Brei anderer parenchymatöser Organe hatten gar keine Wirkung. Eine anziehende Wirkung stellte er auch bei Nervenstücken (degeneriert) der gleichen Tierart fest, die als Implantat verwendet wurden, während Heterotransplantate keine Wirkung ausübten. CAJAL[5]) hat diese Beobachtungen da-

[1]) REXED, B., und SWENSSON, A.: Z. mikr. anat. Forsch. *49*, 359 (1941).
[2]) WEISS, P.: Comp. Psychol. Monogr. *17*, 1 (1941).
[3]) LITWILLER, R.: J. comp. Neurol. *69*, 427 (1938).
[4]) FORSSMANN, J.: Beitr. z. pathol. Anat. *37*, 407 (1900).
[5]) CAJAL, S. RAMON Y: Degeneration and Regeneration of the Nervous System (Londen 1928).

durch ergänzt, daß er feststellte, daß die stärkste chemotaktische Wirkung von Nervenstücken ausgeht, die schon 2–3 Wochen degeneriert waren und BÜNGNERsche Bänder gebildet hatten. Er gibt sogar an, es handle sich um die Bildung eines wasserlöslichen, nicht lipoidartigen Stoffes, der von den SCHWANNschen Zellen hervorgebracht werde. Ähnliche Ergebnisse hatte auch LUGARO[1]) der besonders fand, daß gesunde Nerven keine Anziehungskraft auf Sprossen ausüben, sondern erst nach Durchschneidung, und daß degenerierte Nervenbahnen gesunde Nerven nicht zur Bildung von Sprossen veranlassen. DUSTIN[2]) hingegen konnte sich von besonderen, chemisch wirksamen Faktoren nicht überzeugen und nahm an, daß nur eine «leitende» Wirkung des Bindegewebes vorliege. Neuerdings hat WEISS[3]) in Versuchen *in vitro* gar keine Anhaltspunkte für eine chemotaktische Wirkung degenerierter Nerven auf Sprossen feststellen können und SANDERS und YOUNG[4]) haben bei der Implantation von frischen und degenerierten Nerven in die Schnittlinie keine besondere Wirkung der letzteren im Vergleich zu den ersteren feststellen können. Umgekehrt hat es sich aber in letzter Zeit immer deutlicher erwiesen, daß der externe Faktor hauptsächlich in der besonderen «Leitbahn-Wirkung» der degenerierten Nerven begründet ist und daß die Sprossen eine Art Haptotropismus zeigen und durch Leitstrukturen zu gerichtetem Wachstum geführt werden (WEISS[5]), YOUNG, HOLMES und SANDERS[6])).

YOUNG[7]) und WEISS und CAMPBELL[8]) betrachten in ihren neuesten Publikationen die chemotaktische Wirkung als widerlegt und unwahrscheinlich und unterstreichen die Bedeutung der «Leitbahn». Und doch sind Argumente vorhanden, die nicht übersehen werden dürfen und auf chemotaktische Faktoren hindeuten. YOUNG, HOLMES und SANDERS haben eben doch auch selbst festgestellt, daß das Auswachsen SCHWANNscher Zellen vom distalen Stück nach dem proximalen Stumpf hin dann besonders lebhaft erfolgte, wenn nicht eine frische Schnittstelle, sondern ein bereits einige Zeit degenerierter Stumpf vorlag. ABERCROMBIE und JOHNSON[9]) haben *in vitro* festgestellt, daß die lebhafteste Fähigkeit zur Auswanderung von SCHWANNschen Zellen nach 15 bis 25tägiger Degeneration erreicht wird. Diese Befunde sehen doch so aus, als ob bei der Degeneration im distalen Teil besondere Stoffe gebildet werden und es ist nicht so abwegig, anzunehmen, daß diese Stoffe eine anziehende Wirkung auf die neuen Sprosse ausüben. Und dann ist allgemein beobachtet worden, daß von allen ausschwärmenden Sprossen nur diejenigen intakt bleiben, die den «Anschluß» gefunden haben, während die anderen, die abgeirrt sind, atrophieren.

---

[1]) LUGARO: Sul neurotropismo e sui trapianti dei nervi. Rio. Patol. nerv. e mentale II 1906; Zit. nach CAJAL.

[2]) DUSTIN, A. P.: Arch. de Biol. *25*, 269 (1910).

[3]) WEISS, P.: J. exp. Zool. *68*, 393 (1943).

[4]) SANDERS, F. K., und YOUNG, J. Z.: J. Anat. London *76*, 143 (1942).

[5]) WEISS, P.: J. exp. Zool. *68*, 393 (1934).

[6]) YOUNG, J. Z., HOLMES, W., und SANDERS, F. K.: Lancet *2*, 128 (1940).

[7]) YOUNG, J. Z.: Physiol. Rev. *22*, 318 (1942).

[8]) WEISS, P., und CAMPBELL, C. J.: Amer. J. Physiol. *140*, 616 (1944).

[9]) ABERCROMBIE, M., und JOHNSON, M. L.: zit. nach YOUNG, J. Z.: Physiol. Rev. *22*, 318 (1942).

Über das Auswachsen der Sprossen bis zur peripheren Endstelle haben SEDDON, MEDAWAR und SMITH[1]), gestützt auf ein großes Material, neuerdings bemerkenswerte Zahlen veröffentlicht. Die von einem durchschnittenen motorischen Nerven versorgten Muskeln werden in der genauen Reihenfolge ihrer anatomischen Verknüpfung und der Länge der zu regenerierenden Nervenstrecke wieder funktionstüchtig. Die genaue Vermessung der Weglängen hat gezeigt, daß die regenerierenden Fasern über nicht zu lange Strecken mit einer konstanten Geschwindigkeit auswachsen, wenn sie einmal den Anschluß gefunden haben und ihr Ziel erreichen. Im n. radialis des Menschen beträgt die Geschwindigkeit nach Nervennaht $1,6 \pm 0,2$ mm pro Tag, nach Nerven-

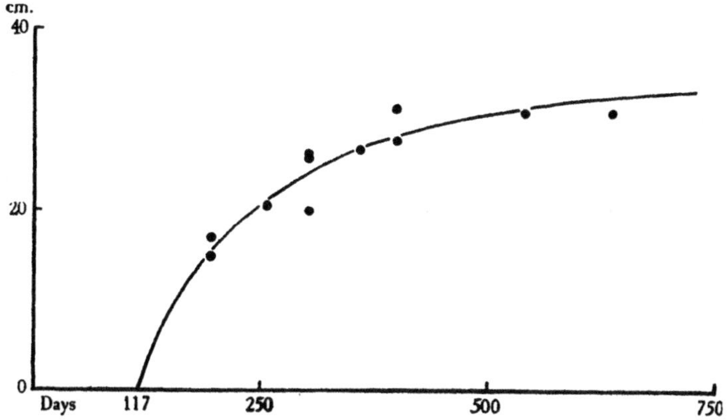

Abb. 69. *Darstellung der Regeneration eines motorischen Nerven am Menschen.*
Ordinate: Entfernung der Innervationsstelle am Muskel von der gequetschten Nervenstelle; durch Schußverletzung war der n. radialis betroffen worden;
Abszisse: Zeitpunkt der Wiederkehr der Funktion der entsprechenden Muskeln in Tagen. (Nach SEDDON, MEDAWAR und SMITH[1]).)

quetschung $1,5 \pm 0,1$ mm pro Tag, Zahlen, die auch für andere Nerven wenig abweichend gelten und in derselben Größenordnung gefunden wurden. Ist die Strecke, die von den vorstoßenden regenerierenden Fasern zu bewältigen ist, groß, so nimmt die Geschwindigkeit des Wachstums mit der Länge der Wachstumsstrecke und der Zeit langsam ab (vgl. Abb. 69). Gleiche Verhältnisse wurden auch für die sensiblen Nerven gefunden, die bei der Beurteilung nach TINEL[2]) mit einer Geschwindigkeit von 1,7 mm pro Tag auswachsen. Bei Katzen, Hunden und Kaninchen hat CAJAL[3]) die Geschwindigkeit auf 3–4 mm/Tag geschätzt. YOUNG und seine Mitarbeiter fanden beim Kaninchen eine konstante Wachstumsgeschwindigkeit von $3,45 \pm 0,16$ mm/Tag über Strecken bis zu 10 cm, aber erst nachdem eine anfängliche «Anlaufzeit» von 7 Tagen verstrichen war. Günstiger als die Durchschneidung der Fasern ist die einfache Quetschung. Nach Quetschung betrug die Anlaufzeit 5 Tage

[1]) SEDDON, H. J., MEDAWAR, P. B., und SMITH, H.: J. Physiol. *102*, 191 (1943).
[2]) TINEL, J.: Nerve Wounds (London 1917).
[3]) CAJAL, S. RAMON Y: Degeneration and Regeneration of the Nervous System (London 1928)

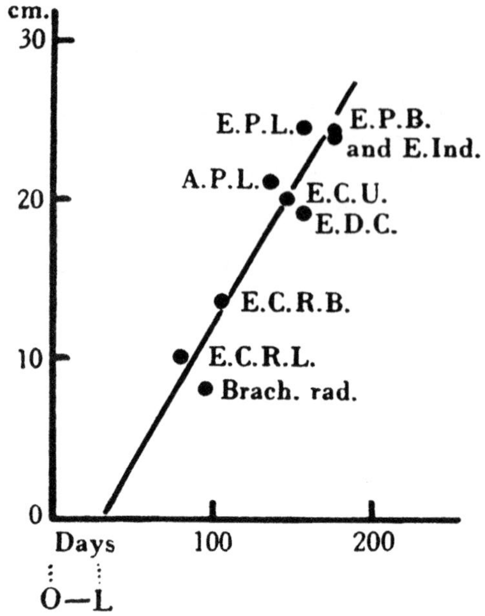

Abb. 70. *Regeneration nach Nervenquetschung.* Die Innervation der verschiedenen Muskeln des Armes ist in Abhängigkeit von der Zeit aufgetragen. Die Reihenfolge war: Brachioradialis; Extensor carpi radialis longus, brevis; Extensor digitorum communis; Extensor carpi ulnaris; Abductor pollicis longus; Extensor pollicis longus, brevis und Extensor indicis proprius.
(Nach SEDDON, MEDAWAR und SMITH[1].)

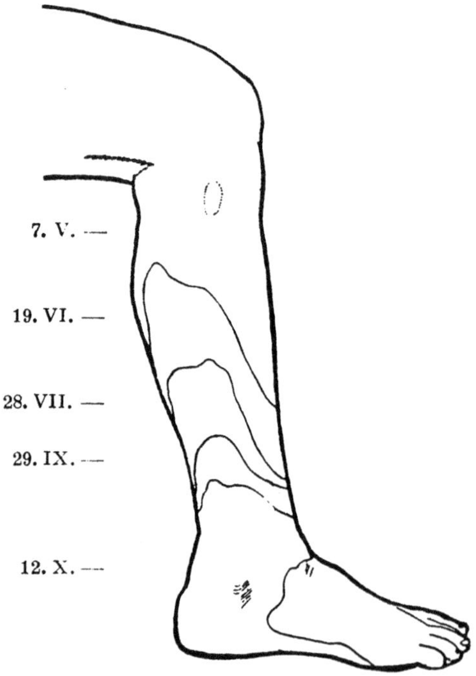

Abb. 71. *Regeneration nach Ischiadicusnaht.* Die Wiederkehr der Sensibilität für Schmerz in den Zonen der nn. peronaeus und suralis ist nach Serienphotographien mit Datum angegeben.
(Nach SEDDON, MEDAWAR und SMITH.)

[1]) SEDDON, H. J., MEDAWAR, P. B., und SMITH, H.: J. Physiol. *102*, 191 (1943).

und die Wachstumsgeschwindigkeit 4,36±0,24 mm/Tag. GUTMANN und GUTTMANN[1]) haben vor allem die Regeneration sensibler Nerven untersucht. Sie ist dadurch kompliziert, daß schon nach Tagen und Wochen eine Ausstrahlung von benachbarten Nerven in das entnervte Gebiet einsetzt, die scheinbar eine Regeneration vortäuscht. Unter exakter Berücksichtigung dieser Fehlerquelle fanden sie nach Durchschneidung und Nervennaht eine Wachstumsgeschwindigkeit von 2,46 mm/Tag mit einer Anlaufzeit von 40 Tagen, nach Quetschung dagegen 3,35 mm/Tag und 22 Tage Anlaufzeit. In einer sehr sorgfältigen Arbeit haben GUTMANN und SANDERS[2]) die Regeneration durch Einzelzählung und Messung aller Fasern des Nerven quantitativ verfolgt und einen ganz neuen Einblick gewonnen. Nach Quetschung des Nerven degeneriert der periphere Nerv

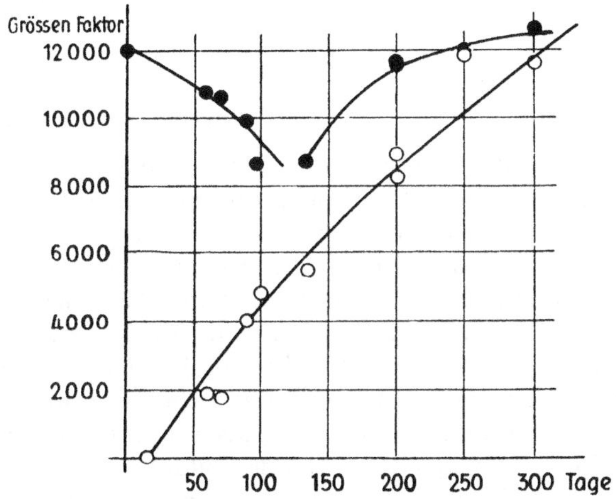

Abb. 72. *Änderung von Faserdurchmesser und Zahl im zentralen und peripheren Stumpf bei der Regeneration.*
Ordinate: Größenfaktor = Zahl der Fasern einer Gruppe, bezogen auf 1000, multipliziert mit dem Quadrat des Durchmessers der mittleren Faser der Gruppe, summiert über alle Fasergruppen. Abszisse: Tage nach der Operation.
• regenerierter peripherer Stumpf
o zentraler Stumpf.
(Nach GUTMANN und SANDERS[2]).)

und dann nimmt die Zahl der regenerierten Fasern im distalen Stück ständig zu und erreicht nach 150–200 Tagen die Normalzahl (6–9000), die im proximalen Stumpf immer erhalten bleibt. Nach Nervennaht dagegen und auch nach Überbrückung des Defektes durch Pfropfung ist die Zahl der regenerierten Fasern im absteigenden Teil immer kleiner, so daß ein Faserverlust bleibt. Sehr aufschlußreich sind die Messungen im aufsteigenden Stumpf, 15 mm oberhalb der Schnittstelle. Die Zahl der Fasern ändert sich dort nicht, wohl aber ihre Durchmesser! Nach Nervenquetschung nehmen die Durchmesser der Fasern während 130 Tagen ständig ab, d. h. die Fasern «laufen aus», denn in dieser Zeit wachsen die Sprossen in den degenerierten peripheren Stumpf ein und erreichen schließlich das Ende am Erfolsorgan. Von da an nimmt der gemessene Faserdurchmesser wieder zu, und zwar im gleichen Maß im Stumpf, wie im peripheren regenerierten Nerven, um schließlich wieder normal zu werden. Das Auswachsen erfolgt also auf Kosten der Substanz der Fasern im Stumpf, und erst wenn das

[1]) GUTMANN, E., und GUTTMANN, L.: J. Neurol. Psychiatr. *5*, 117 (1942).
[2]) GUTMANN, E., und SANDERS, F. K.: J. Physiol. *101*, 489 (1943).

longitudinale Wachstum beendet ist, kommt es zum Dickenwachstum der ganzen Faser. Die funktionelle Zusammengehörigkeit zum Neuron ist wohl nie schöner demonstriert worden, als gerade in diesen Messungen und ist aus Abb. 72 zu ersehen.

Damit entsteht die überaus wichtige Frage, welche Kräfte im Innern des Neurons wirksam sind, um das Vortreiben des neuen Sprosses unter Umständen über eine Strecke von bis zu einem Meter zu veranlassen. Die Frage ist gleichbedeutend mit der Frage nach einem *internen Faktor*, der in der Zelle angreift und zu der gewaltigen regenerativen Leistung führt. HELD nannte diesen Faktor «*vis a tergo*», DUSTIN sprach von einer besonderen «axonalen Turgeszenz» und HEIDENHAIN von einem histodynamischen Impuls, CAJAL von einem «*intrinsic factor*» als Gegensatz zu dem bereits erwähnten externen Faktor und YOUNG hat neuerdings wieder auf den im proximalen Nerven herrschenden Turgor und seine Bedeutung aufmerksam gemacht.

a) Die Theorie von Young

YOUNG[1]) ist durch verschiedene Beobachtungen zu einer besonderen Auffassung vom Zustand des Axoplasmas im Nerven und der regenerativen Kräfte gelangt. Wir wollen seine Gedanken kurz als «Theorie» bezeichnen. Durchschneidet man einen Nerven, so zieht sich der distale Teil zusammen, schrumpft und bildet faltige und spirale Strukturen, während der zentrale Teil eher anschwillt, als ob er unter einem besonderen Druck stünde (TURGOR). Die Schrumpfung ist besonders in der Nähe der Schnittstelle sehr deutlich, wo sich die distalen Faserteile zurückziehen, falten und aufrollen. Die entfernteren Abschnitte bleiben beim Säugetier während etwa zwei Tagen intakt und zerfallen dann in tropfenartige Ellipsoide, vergleichbar mit den Bildungen, die entstehen, wenn man versucht, auf einen dünnen Draht einen dünnflüssigen Lack aufzutragen. YOUNG weist darauf hin, daß Flüssigkeitszylinder nur so lange stabil bleiben können, als eine kritische Länge eingehalten wird und daß die Zylinder bei Überschreiten dieser Länge in Tropfen aufbrechen unter Hinterlassung kleiner Zwischentropfen an den Stellen, wo sich die Abschnürungen vollzogen haben. Sehr oft sind die bei der Degeneration der Nerven erhaltenen Bilder ähnlich dem, was beim Aufbrechen einer Flüssigkeitssäule in Tropfen unter dem Einfluß der Oberflächenspannung beobachtet wird. (In diesem Zusammenhang sei auch auf die charakteristischen Bilder hingewiesen, die wir bei Ultraviolettbestrahlung erhalten haben, vgl. S. 108) Über die hohe molekulare Organisation des Nerven wurde ausführlich gesprochen. YOUNG nimmt an, daß sie durch einen von der Nervenzelle ausgehenden «Druck» aufrechterhalten werde und daß in dieser Weise die Betriebsbereitschaft gesichert wird. In unserer Ausdrucksweise wäre der Turgor die interne Nachricht, oder *eine* interne Nachricht, durch die die Nervenzelle den peripheren Ausläufer «organisiert». Es sei hier darauf hingewiesen, daß natürlich auch das Umgekehrte möglich sein kann, daß nämlich von der Nervenzelle aus *Stoffe* in den Nerven

[1]) YOUNG, J. Z.: Nature *153*, 333 (1944); Nature *156*, 132 (1945).

geleitet werden, die die Oberflächenspannung vermindern und in dieser Weise die Organisation vor den zusammenziehenden Kräften der Oberflächenspannung schützen. Es mag vermerkt sein, daß Aneurin z. B. ein solcher Stoff ist, dessen starke Wirkung auf die Elektrokapillarität in kleinsten Mengen WOLLENBERGER[1]) entdeckt hat. Durch den Schnitt wird das normale Gleichgewicht gestört und das Axoplasma fließt aus, wie es bei der Riesennervenfaser beobachtet werden kann (vgl. S. 29). Bei den markhaltigen Nervenfasern ist der Vorgang nicht so stürmisch, aber wie wir gesehen haben, während der Regeneration doch so wirksam, daß die neuen Sprosse hauptsächlich durch das «Ausfließen» der zentralen Stümpfe vorgetrieben werden. Der intraaxonale Druck, wie YOUNG ihn nennt, ist im intakten Nerven die Kraft, die, in die Ferne wirkend, die Orientierung der Moleküle in dem langen Protoplasma-Fadennerv aufrechterhält. Im regenerierenden Nerven ist der axonale Druck die vorstoßende Kraft für die Nervensprossen. Ich halte diese Theorie von YOUNG für sehr interessant und wichtig. Neben der physikalisch-chemischen Organisation im Nerven findet aber zweifellos noch eine ausgesprochen chemische Organisation statt, wie im Folgenden gezeigt werden wird.

b) Der neuro-regenerative Wuchsstoff «NR»

Aus der Überzeugung, daß den Versuchen von FORSSMANN[2]) trotz der Ablehnung, die sie durch die modernen Autoren erfahren haben, doch eine Bedeutung zukomme, haben wir uns auf die Suche nach einem Stoff gemacht, der auf die Regeneration der peripheren Nerven eine anregende Wirkung, sei es als externer oder interner Faktor ausüben könnte. Für die Suche war die Überlegung maßgebend, daß ein solcher Stoff entweder der «Faktor» selbst sein könne, oder dann durch Beeinflussung der Stoffwechselvorgänge zur Entstehung oder Verstärkung des Faktors beitragen könne. Die Überlegung, daß der Gehirnbrei in den Versuchen von FORSSMANN an die einwachsenden Fasern eventuell einen Stoff abgegeben hat, der nicht eine externe chemotaktische, sondern eine interne stimulierende Wirkung ausüben könnte, gab den Anlaß, einige erste Versuche über die Wirkung von Gehirnbrei-Injektionen an entfernten Körperstellen auf die Regeneration zu machen. Die Versuche ergaben eine deutliche *Beschleunigung* der Regeneration durch die intraperitonealen Injektionen und damit Anhaltspunkte dafür, daß ein regenerativ wirksamer Wachstumsfaktor vorliegt. Wir haben diesem Faktor, bis zur näheren Charakterisierung, den Namen «NR» zugelegt (neuro-regenerativer Wuchsstoff). Damit er als Wuchsstoff gemäß der Definition von SCHOPFER[3]) bezeichnet werden kann, müssen vier Eigenschaften bewiesen werden: 1. Es muß ein Faktor sein, dessen Synthese vom Organismus nur noch teilweise oder überhaupt nicht mehr ausgeführt werden kann. 2. Er muß organischer Natur sein. 3. Er muß

---

1) WOLLENBERGER, A.: Science *101*, 386 (1945).

2) FORSSMANN, J.: Beitr. path. Anat. *24*, 56 (1898); *27*, 407 (1900).

3) SCHOPFER, W. H.: Erg. Biol. *16*, 1 (1939).

in geringen Mengen die volle Wirkung entfalten. 4. Seine Wirkung muß katalytisch in der Art eines Coenzyms sein.

Die allgemein bestätigte Beobachtung, daß die Fähigkeit zur Regeneration im embryonalen Stadium sehr gut entwickelt ist, daß sie dann nach Abschluß dieser Periode plötzlich merkbar vermindert wird und nachher im Leben mit zunehmendem Alter immer mehr abnimmt, ist immerhin ein Hinweis darauf, daß die Fähigkeit zur Synthese des internen Faktors im embryonalen Stadium gut, nachher nur noch unvollständig und mit zunehmendem Alter immer unvollständiger wird.

Die Auffindung und Isolierung eines Wuchsstoffes ist in erster Linie eine Frage des Ausbaues geeigneter Testverfahren. Ein Regenerationstest für den Warmblüter, wie er für unsere Zwecke brauchbar gewesen wäre, lag nicht vor. Es handelte sich daher zunächst darum, ein neues Testverfahren ausfindig zu machen, das in relativ kurzer Zeit eine klare und womöglich meßbare Antwort liefert.

Technik der Neuro-Regenerationsteste

1. Der Corneatest:

Als Testobjekt dient die Cornea des Kaninchens, die mit 65–70 radiär einstrahlenden sensiblen Ausläufern des n. ophthalmicus vom Limbus corneae her versorgt ist. Die Nerven liegen in den vorderen zwei Dritteln der Corneaschicht, das hintere Drittel ist fast nervenfrei. Sie verzweigen sich gegen das Hornhautzentrum zu und gehen unter sich zahlreiche Verbindungen ein. Mit dem Spaltlampenmikroskop sind sie als feine grauweißliche Linien in der leicht opaleszierenden Cornea sichtbar. Die Technik der Beobachtung der Kaninchencornea mit dem Spaltlampenmikroskop zeigt Abb. 73. Mit Methylenblau lassen sie sich, wie wir fanden, sehr schön vital anfärben und werden nach 30–90 Minuten als kontinuierliche feine violette Linien in der Cornea sichtbar. Abb. 74a zeigt das prachtvolle Bild der frisch angefärbten Nervenfasern in einer gesunden Cornea. Die feineren Nerven entfärben sich nach etwa 15 Minuten wieder, die gröberen erst nach 1–2 Stunden. Die Cornea ist die einzige Stelle des Körpers, an der die Nerven *in vivo* und ohne Eingriff sichtbar gemacht werden können. Sie eignet sich daher für Regenerationsversuche ganz besonders gut.

Essex und de Rezende[1]) haben in der Mayo-Foundation eine bewundernswerte Technik entwickelt, um das Kaninchenohr mit Zellophan so zu fenstern, daß die Äste des n. auricularis post. der direkten Beobachtung zugänglich werden und an diesem Präparat Regenerationsstudien gemacht. Wir ziehen die Cornea als natürliches Fenster und als ideales Einbettungsmedium der Nerven dem Verfahren der amerikanischen Autoren, welches uns erst im Verlauf unserer eigenen Versuche bekannt wurde, vor.

Um Regenerationsvorgänge der Nerven herbeizuführen, müssen sie vom zentralen Stumpf traumatisch abgetrennt werden. Für den Corneatest haben wir die glatte zirkuläre Durchschneidung aller Fasern durch Inzision mit einem Starmesser bis auf die Descemetsche Membran gewählt. Bei der Durchschneidung erlischt die Sensibilität der Cornea vollständig, und der reflektorische Lidschlag auf Berührung bleibt aus. Eine Trübung der Cornea trat in unseren Versuchen nur selten und vorübergehend auf. Eine Ceratitis neuroparalytica haben wir nie beobachtet. In der Regel zeigen die operierten Tiere nur einen weißlichen Narben-

---

[1]) Essex, H. E., und de Rezende, N.: Amer. J. Physiol. *140*, 107 (1944).

ring an der Schnittstelle und eine ganz unveränderte Cornea. Die Technik des Testes ist von H. JENT[1H])[2]) ausführlich beschrieben worden. 24—48 Stunden nach der Operation nimmt die Anfärbbarkeit der distalen Nervenfasern ab. Durchschnittlich nach 5 Tagen ist die Degeneration so weit fortgeschritten, daß die Fasern überhaupt nicht mehr vital anzufärben sind und daher unsichtbar werden. Die proximalen Stümpfe bleiben anfärbbar und degenerieren nicht.

In der ersten Woche nach der Operation wird der Narbenring in sehr auffallender Weise vaskularisiert. Abb. 76b und c zeigt die starke Vaskularisierung am Narbenring sehr deutlich. Nach weiteren 2—3 Wochen werden junge Sprosse sichtbar, die mit Methylenblau anfärbbar sind und durch den Narbenring hindurch in die Cornea hinein einwachsen. Ihr Fortschreiten kann von Tag zu Tag verfolgt werden, und gleichzeitig kehrt von der Peripherie her die Sensibilität der

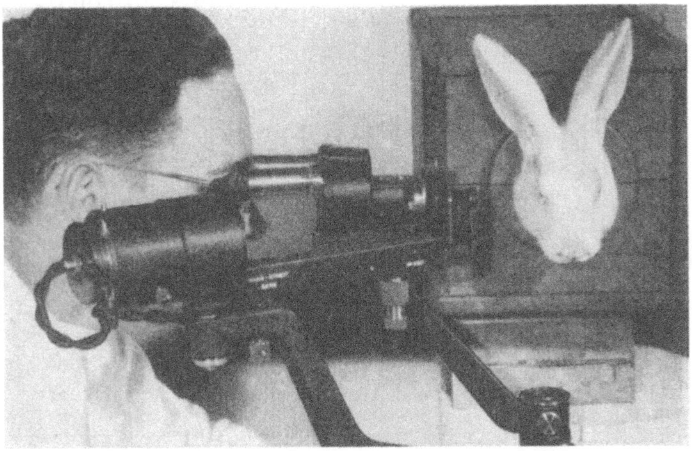

Abb. 73. *Beobachtung der Kaninchencornea mit dem Spaltlampenmikroskop.*
Die mit Methylenblau vital angefärbte Kaninchencornea wird mit dem in der Abbildung sichtbaren Spaltlampenmikroskop von GULLSTRAND *in vivo* beobachtet.

Cornea wieder zurück. Man sieht unter der Spaltlampe, wie die jungen Fasern durch die verdickte Narbe «ihren Weg suchen» und langsam radiär in die Cornea einwachsen.

Unsere Befunde decken sich in den Zeitangaben mit den von ESSEX und DE REZENDE[3]) gefundenen Vorgängen am n. auricularis post. Auch sie beobachteten eine starke Vaskularisierung nach 24—48 Stunden, Verlust der Anfärbbarkeit mit Methylenblau nach 5 Tagen und fanden die ersten Sprosse nach 20 Tagen.

Der Lidschlagreflex, der mit einem verstellbaren Tasthaar nach v. FREY geprüft wird, ist eine weitere, gut feststellbare Größe und ein Maß für die Regeneration. Beim ersten Auftreten ist der Reflex zunächst träge, als Folge der Hypästhesie und kann nur durch Bestreichen des Narbenringes und der unmittelbar benachbarten Gebiete ausgelöst werden. Es besteht auch immer die Gefahr, daß bei der Operation nicht sämtliche Fasern durchtrennt wurden, so daß eine verfrühte Rückkehr der Empfindlichkeit durch geringfügige oder gar nicht geschä-

1H) JENT, M.: Helv. physiol. acta *3*, 65 (1945).

2) Dr. JENT wurde für die technisch hervorragende Arbeit mit dem 1. Preis der Medizinischen Fakultät Bern, 1944, ausgezeichnet.

3) ESSEX, H. E., und DE REZENDE, N.: Amer. J. Physiol, *140*, 107 (1944).

digte Fasern vorgetäuscht wird. Man muß daher an größeren Tierreihen arbeiten, um diese zufälligen Fehlerquellen zu eliminieren. Tabelle 11 zeigt die Rückkehr der Sensibilität der Cornea an einer Reihe von 16 operierten Tieren unter normalen Ernährungsbedingungen, nach zunehmender Zeitdauer geordnet. Die Tage sind immer vom Tage der Operation an gerechnet.

Tabelle 11

Nr.	Tag der Wiederkehr der Sensibilität	$[\lambda]$	$[\lambda]^2$	
1	10	−17	289	Mittlerer Fehler ± 7 Tage Fehler des Mittelwertes ± 2 Tage Die Meßreihe ist einwandfrei, da mehr als ½ der Werte den Bedingungen genügen, innerhalb der Grenzen des mittleren Fehlers zu liegen.
2	19	− 8	64	
3	20	− 7	49	
4	21	− 6	36	
5	22	− 5	25	
6	23	− 4	16	
7	25	− 2	4	
8	25	− 2	4	
9	27	0	0	
10	28	+ 1	1	
11	28	+ 1	1	
12	31	+ 4	16	
13	32	+ 5	25	
14	32	+ 5	25	
15	48	+11	121	
16	48	+11	121	
Mittel:	27±2			

Der Test ist mit 16 Tieren im Mittelwert schon auf ± 2 Tage genau und daher brauchbar, wenn auch scheinbar große Schwankungen auftreten. Die Fehlerrechnung zeigt aber, daß es sich um eine einwandfreie Reihe von Versuchswerten handelt.

2. Der Phrenicustest

Es ist nicht gesagt, daß sich sensible und motorische Nerven bei der Regeneration bezüglich der Beeinflußbarkeit durch Wuchsstoffe gleich verhalten, nachdem Unterschiede bei normaler Degeneration und Regeneration schon lange bekannt sind. Kayser[1]) hat z. B. gefunden, daß sensible Nerven viel schneller degenerieren als motorische. Es ist auch nicht gesagt, daß die feinen Nerven in der Cornea sich gleich verhalten wie die großen Nerven der Stämme. Es bestand daher das Bedürfnis, auch einen Test mit motorischen Fasern in einem größeren Nerven auszubauen. Die Hauptschwierigkeit liegt hier in der Prüfung der Leitung beim Tier, da die Willkürinnervation schwer zu kontrollieren und die reflektorische Tätigkeit schwer zu messen ist.

F. Wyss und A. Schmid haben daher als Testobjekt einen motorischen Nerven genommen, der ständig mit Impulsen versorgt wird und somit automatisch jeden Ausfall deutlich meßbar anzeigt. Der n. phrenicus eignet sich bei einseitiger Läsion hierzu vorzüglich, da der Funktionsausfall vor dem Röntgenschirm an der Bewegung des Zwerchfellschattens sehr schön beobachtet werden kann. Durch

[1]) Kayser, H. W.: Z. Biol. *99*, 506 (1939).

röntgenkymographische Registrierung kann aber auch der Zeitpunkt der beginnenden Restitution der Funktion auf der lädierten Seite deutlich meßbar festgestellt werden. Die Zeitdauer für die normale Restitution ist 38 Tage. Der Test ist etwas länger als der Corneatest, aber ebenfalls sehr regelmäßig und sehr genau registrierbar. Abb. 74 zeigt ein Röntgenkymogramm von einem operierten und einem «regenerierten» Kaninchen.

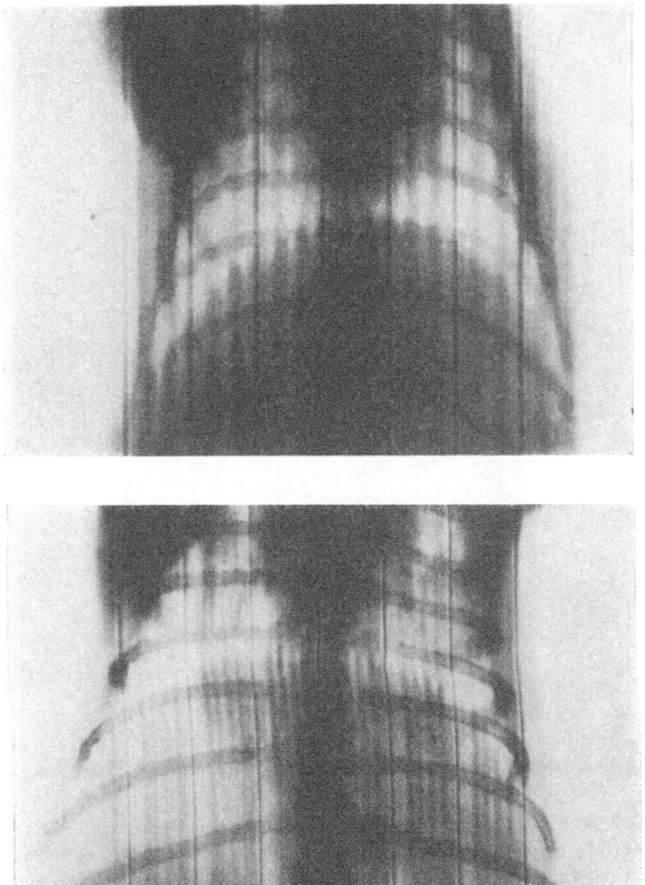

Abb. 74. *Röntgenkymogramm nach Phrenicusdurchschneidung* (Phrenicustest).

Oberes Bild: Nach der Operation: asymmetrische Bewegung des Zwerchfelles. Auf der operierten Seite (rechts) keine aktive Kontraktion mehr.

Unteres Bild: Nach erfolgter Regeneration. (Es handelt sich nicht um das gleiche Tier.)

3. Der Schnauzentest

Durchtrennung des n. facialis ramus bucinatorius auf der einen Seite führt zu einem Funktionsausfall der respiratorischen Rhythmik der Nasenflügel. Um den Ausfall deutlich sichtbar zu machen, wird eine feine Silberöse vor der Nervendurchtrennung in die Nase des Tieres eingeheilt. Beleuchtet man diese Silberöse am normalen Tier und stellt man eine Zeitaufnahme her, so erhält man einen senkrechten Strich auf der Photographie, da die respiratorische Bewegung der Nase senkrecht auf und ab erfolgt. Nach einseitiger Durchtrennung wird die gelähmte Seite nach der gesunden herübergezogen und bildet in der Aufnahme einen Winkel mit der Senkrechten. Sobald die funktionelle Restitution beginnt, nimmt der Winkel ab und ist Null bei vollständiger Restitution.

Abb. 75 zeigt eine Aufnahme eines operierten Kaninchens und die graphische Auswertung.

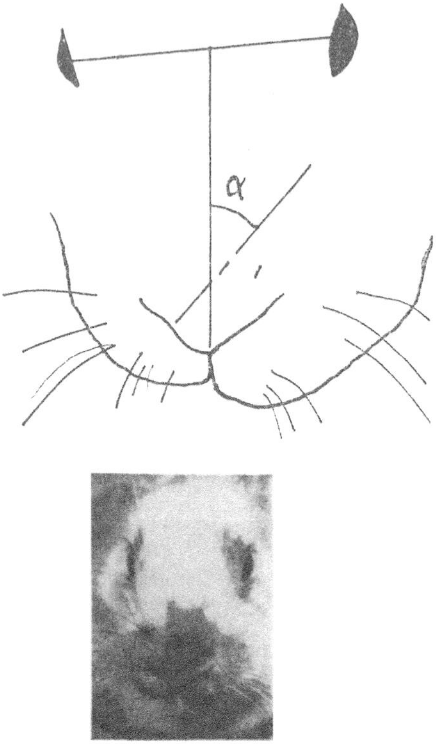

Abb. 75. *Lähmung der respiratorischen Bewegung der Schnauze nach Fazialisdurchschneidung.* (Schnauzentest).

Die Schnauze wird im Winkel (α) bei der respiratorischen Tätigkeit nach der gesunden Seite verzogen. Eine kleine Silberöse liefert auf der Aufnahme eine sichtbare Linie, deren Vermessung den Grad der Regeneration anzeigt. Bei vollständiger Regeneration wird der Winkel $\alpha = 0$.

Der Wuchsstoff «NR»

Von tierischem, nervösem Material ausgehend, wurden Extrakte verschiedener Herkunft und Herstellungsart auf ihre neuroregenerative Wirkung geprüft. Der Extrakt Rg zeigte als erster eine deutlich beschleunigende Wirkung im Corneatest, und damit war der Wuchsstoff gefunden. Tabelle 12 gibt die Wirkung dieses Extraktes an 10 Tieren wieder, nach zunehmender Zeitdauer geordnet. Vgl. JENT, KOECHLIN, v. MURALT und WAGNER-JAUREGG[1H]).

[1H]) JENT, M., KOECHLIN, B., MURALT, A. v., und WAGNER-JAUREGG, TH.: Schw. med. Wschr. *75*, 317 (1945).

Tabelle 12. *Extrakt Rg*

Nr.	Tag der Wiederkehr der Sensibilität	$[\lambda]$	$[\lambda]^2$	
1	8	−5	25	Mittlerer Fehler $\pm 3{,}6$ Tage
2	9	−4	16	Fehler des Mittelwertes
3	10	−3	9	± 1 Tag
4	11	−2	4	$^2/_3$ der Werte innerhalb der
5	12	−1	1	Fehlergrenzen. Die Reihe ist
6	12	−1	1	einwandfrei.
7	12	−1	1	
8	14	+1	1	
9	19	+6	26	
10	19	+6	36	
Mittel:	13 ± 1			

Der Extrakt Rg enthält einen Faktor, der die Regeneration der durchschnittenen Corneanerven deutlich auf das Doppelte beschleunigt.

Andere Stoffe zeigten in unseren Versuchen aber Wirkungen, die man sogar als Hemmung der Regeneration bezeichnen könnte, und wir kommen damit auf Anschauungen zurück, die schon von LUGARO, NAGEOTTE und MARINESCO[1]) geäußert wurden, die von Stoffen sprechen, die einen negativen Neurotropismus ausüben. Tabelle 13 gibt ein solches Beispiel an zehn weiteren Tieren.

Tabelle 13. *Extrakt Rt*

Nr.	Tag der Wiederkehr der Sensibilität	$[\lambda]$	$[\lambda]^2$	
1	14	−20	400	Mittlerer Fehler $\pm$ 10 Tage
2	24	−10	100	Fehler des Mittelwertes
3	27	− 7	49	$\pm$ 3 Tage
4	34	$\pm$ 0	0	$^2/_3$ der Werte innerhalb der
5	34	$\pm$ 0	0	Fehlergrenzen. Die Reihe ist
6	36	+ 2	4	einwandfrei.
7	40	+ 6	36	
8	40	+ 6	36	
9	40	+ 6	36	
10	54	+20	400	
Mittel:	34 ± 3			

Der Wert von 34 ± 3 Tagen ist gegenüber dem Normalwert von 27 ± 2 Tagen wenn auch nicht stark, so doch deutlich erhöht.

Die weitere chemische Bearbeitung des Materials hat, nachdem einmal das Vorhandensein eines aktiven Prinzips festgestellt war, in relativ kurzer Zeit sehr wirksame und gleichmäßig wirkende Extrakte ergeben. Wir unterscheiden:

[1]) MARINESCO, G.: Proc. Roy. Soc. Med. *11*, 5 (1918).

wenig wirksame Extrakte (Tabelle 14), *wirksame* Extrakte (Tabelle 15), *stark* wirksame Extrakte (Tabelle 16, 17) und *höchst* wirksame Extrakte (Tabelle 18). Die «höchst wirksamen» Extrakte enthalten kein Eiweiß, sind artunspezifisch und völlig farblose und klare Lösungen.

Bei der Dialyse bleiben regenerationshemmende Substanzen, die im ursprünglichen Extrakt vorhanden sind, zurück. Extrakte entsprechend einer Ausgangssubstanz von 20000 γ/cm^3–200 γ/cm^3 sind ungefähr gleich stark wirksam. Unter 200 γ/cm^3 täglicher Dosis nimmt die Wirksamkeit rasch ab. Entweder liegt bei höheren Dosen ein Sättigungseffekt vor, oder es treten auch

Tabelle 14. «*Wenig wirksam*»

Extrakt «R_4»		Extrakt «R_5»		Extrakt «R_3»	
Nr.	Tag der Wiederkehr der Sensibilität	Nr.	Tag der Wiederkehr der Sensibilität	Nr.	Tag der Wiederkehr der Sensibilität
1	13	1	8	1	10
2	15	2	9	2	11
3	18	3	22	3	19
4	19	4	24	4	19
5	28	5	26	5	28
Mittel:	19		18		17

Tabelle 15. «*Wirksam*»

Extrakt «R_6»		Extrakt «R_{13}«		Extrakt «R_{20}»	
Nr.	Tag der Wiederkehr der Sensibilität	Nr.	Tag der Wiederkehr der Sensibilität	Nr.	Tag der Wiederkehr der Sensibilität
1	9	1	9	1	6
2	10	2	13	2	6
3	10	3	13	3	14
4	17	4	14	4	14
5	21	5	16	5	20
Mittel:	13		13		12

Tabelle 16. «*Stark wirksam*»

Extrakt «R_1»		Extrakt «R_2»		Extrakt «R_{12}»	
Nr.	Tag der Wiederkehr der Sensibilität	Nr.	Tag der Wiederkehr der Sensibilität	Nr.	Tag der Wiederkehr der Sensibilität
1	9	1	7	1	10
2	10	2	9	2	11
3	11	3	9	3	11
4	13	4	13	4	11
5	14	5	18	5	12
Mittel:	11		11		11

Tabelle 17.

Extrakt «R_{22}»		Extrakt «R_{23}»		Extrakt «R_{14}»	
Nr.	Tag der Wiederkehr der Sensibilität	Nr.	Tag der Wiederkehr der Sensibilität	Nr.	Tag der Wiederkehr der Sensibilität
1	7	1	6	1	7
2	8	2	6	2	7
3	9	3	7	3	7
4	9	4	8	4	8
5	14	5	14	5	8
Mittel:	9		8		7

Tabelle 18. «*Höchst wirksam*»

Extrakt «R_{21}»		Extrakt «R_{26}»	
Nr.	Tag der Wiederkehr der Sensibilität	Nr.	Tag der Wiederkehr der Sensibilität
1	6	1	5
2	6	2	5
3	6	3	6
4	6	4	7
5	7	5	7
Mittel:	6		6

hier noch regenerationshemmende Stoffe auf. Der Stoff «NR» ist in Wasser und 90% Alkohol löslich, niedermolekular und nicht eiweißartig. Im Organismus ist er teilweise an wasserunlösliche Bestandteile gebunden. Er wird bei Autolyse zerstört und ebenso durch die Verdauung. Längeres Erwärmen auf 50° C wird ohne Aktivitätsverlust ertragen, nicht aber Kochen (1 Stunde). Gegen verdünnte Mineralsäure ist er bei Zimmertemperatur beständig, dagegen wird er durch verdünnte Natronlauge bei längerem Stehen inaktiviert. Durch Seitzfilter können die Extrakte steril, ohne wesentlichen Aktivitätsverlust in Ampullen als klare Lösung abgefüllt werden. Die subkutane Injektion beim Menschen ist reaktionslos. Die letzten Extrakte haben bei 10 γ/cm^3 Trockensubstanz die gleiche Wirkung wie unangereicherte Extrakte mit 200 γ/cm^3.

Wir haben als 1 Corneaeinheit definiert: die minimale Menge von NR, die als tägliche Einzeldosis bei intraperitonealer Injektion in 7 Tagen an 5 Kaninchen von etwa 1500 g bei allen Tieren zur Wiederkehr der Corneasensibilität an mehr als einer Stelle innerhalb des Narbenrandes führt. Die sensible Zone muß am 9. Tag bei allen Tieren eine weitere Zunahme der Breitenausdehnung aufweisen (vgl. KOECHLIN und v. MURALT[1H])).

Werden die Tiere mit 1 Corneaeinheit pro Tag behandelt, dann tritt eine sehr dichte Besiedlung der Cornea mit Nervenfasern auf, wie es die Abb. 76c zeigt. Die Fasern breiten sich in dem ganzen Gebiet der Cornea aus und bieten

[1H]) KOECHLIN, B., und MURALT, A. v.: Helv. physiol. acta *3* (1945).

ein ganz anderes Bild als bei den Tieren, die unbehandelt sind (vgl. Abb. 76b). Welcher Art ist der in unseren Extrakten so aktiv wirkende Stoff? Ein gewöhnlicher Nährstoff ist es nicht, da die Extrakte immer auf gleiche Konzentration bezüglich des Ausgangsmaterials gebracht sind und bei 10facher Verdünnung die Aktivität voll behalten. Ein Nährstoff mit spezifischer Wirkung könnte vorliegen, er müßte aber schon in recht geringen Mengen wirksam sein und nähert sich damit schon eher dem echten Wachstumsfaktor. Als echten Wachstumsfaktor definiert SCHOPFER einen Stoff, der vom Organismus nicht mehr selbst hergestellt werden kann, der organischer Natur ist, in ganz geringen Mengen wirkt und als Coenzym in den biologischen Mechanismus eingreift. Der stimulierende Faktor dagegen wird noch vom Organismus hergestellt, aber nicht in der zur Entfaltung höchster Wachstumsgeschwindigkeit erforderlichen Menge. Im übrigen hat er die gleichen Eigenschaften wie der echte Wachstumsfaktor. Wir glauben heute, daß das aktive Prinzip in unseren Extrakten eher ein solcher stimulierender Faktor ist, nachdem ja die Regeneration auch ohne die Extrakte verläuft. Die bereits erwähnte Tatsache, daß die Fähigkeit zur Neuro-Regeneration mit zunehmendem Alter des Individuums sehr merklich abnimmt, deutet aber auch darauf hin, daß die Fähigkeit zur Herstellung des aktiven Prinzips im Embryonalstadium noch groß ist und erst nachher langsam verlorengeht. Ob der Faktor selbst hergestellt werden kann, oder ob er von außen stammt, wissen wir heute noch nicht. Nachdem unsere Versuchstiere nicht auf Karenz bezüglich einer eventuellen Aufnahme des Faktors von außen (mit der normalen Kost) gesetzt werden konnten, bleibt immer noch die Möglichkeit offen, daß es sich doch um einen echten Wachstumsfaktor im Sinne der SCHOPFERschen Definition handelt.

Angesichts der Tatsache, daß der Wuchsstoff NR in unseren Versuchen eine außerordentlich starke Anregung auf die Regeneration ausübt, erhebt sich die Frage, wo der Angriffspunkt dieser Wirkung zu suchen ist. Die Injektion der Extrakte erfolgte durchwegs peritoneal, nachdem eine direkte Injektion in die vordere Augenkammer, wie sie ursprünglich geplant war, aus technischen Gründen nicht durchgeführt werden konnte. Der Wuchsstoff NR hätte demnach in unseren Versuchen den Weg über das Blut in die vaskularisierte Zone der Narbe und eventuell sogar den Weg über das Kammerwasser zu den zentraleren Partien der Cornea nehmen müssen, wenn er als externer Faktor gewirkt haben sollte. Wenn er aber als interner Faktor wirksam gewesen ist, so ist der Faktor NR auf dem Blutweg bis zum Ganglion semilunare gebracht worden und ist dort von den Nervenzellen aufgenommen worden, deren Endausläufer in der Cornea abgeschnitten und damit regenerationsbedürftig wurden. Ohne eingehende Versuche kann man sich heute weder zu der einen noch zu der anderen Möglichkeit äußern, ja es muß, wenn man ganz vorsichtig sein will, sogar die Möglichkeit erwogen werden, daß der Faktor NR gar nicht direkt, sondern durch Auslösung anderer Faktoren wirksam wird. Gesichert ist heute immerhin die Tatsache, daß die Injektion kleiner Mengen des Wuchsstoffes an einer entfernten Körperstelle genügt, um die Regeneration in äußerst wirkungsvoller Weise in Gang zu bringen. In welcher Beziehung der Wuchsstoff

a

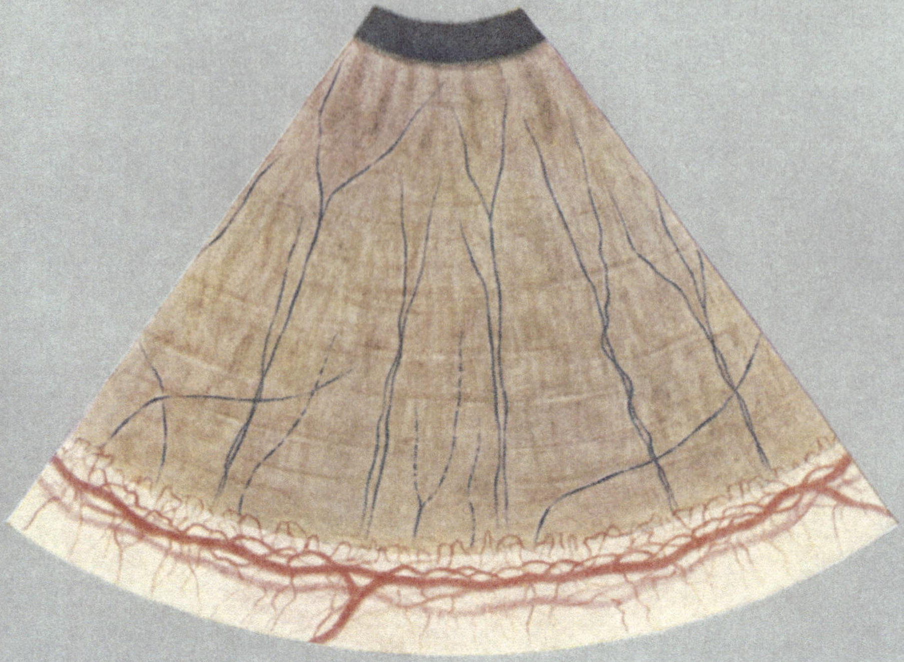

Abb. 76. *Die Nerven der Kaninchencornea in Vitalfärbung.*

Oben, normales Bild: von der Sclera her ziehen die Fasern zur Mitte der Cornea. Iris und Pupille sind durch die Cornea und die vordere Augenkammer hindurch als Untergrund sichtbar.

Rechts oben, 30 Tage nach der Operation: die Schnittnarbe erscheint weiß. Im optischen Schnitt ist die Verdickung zwischen vorderer (*V*) und hinterer (*H*) Grenzfläche zu erkennen. Junge Sprosse durchsetzen die Narbe. Die übrige Cornea ist frei von lebenden Nerven.

Rechts unten, 30 Tage nach der Operation mit NR-Behandlung: die Narbe ist reich vaskularisiert. Zahlreiche Sprossen haben die Cornea besiedelt und treiben gegen das Zentrum vor. Die Besiedelung ist dichter als bei einer normalen Cornea.

b

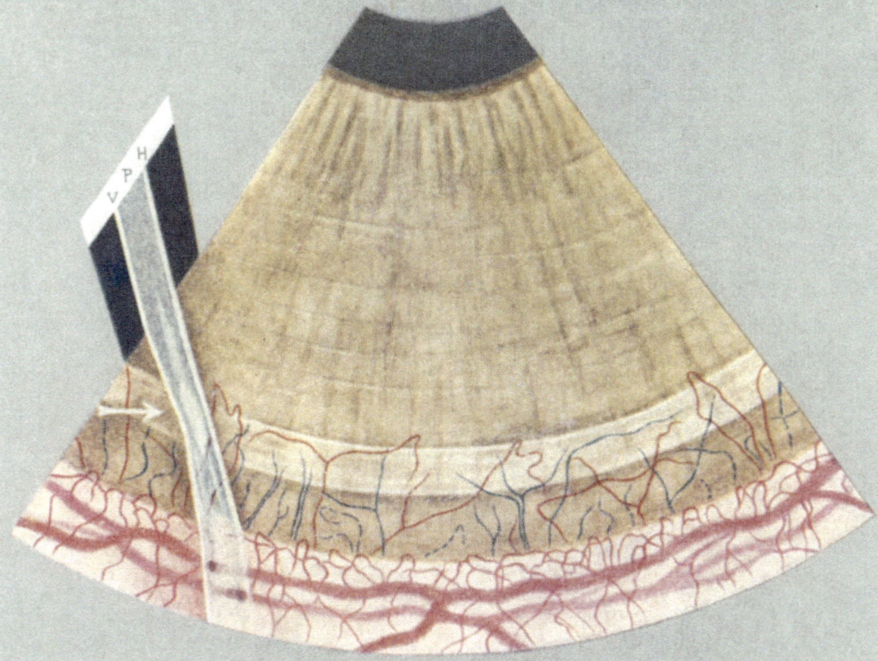

c

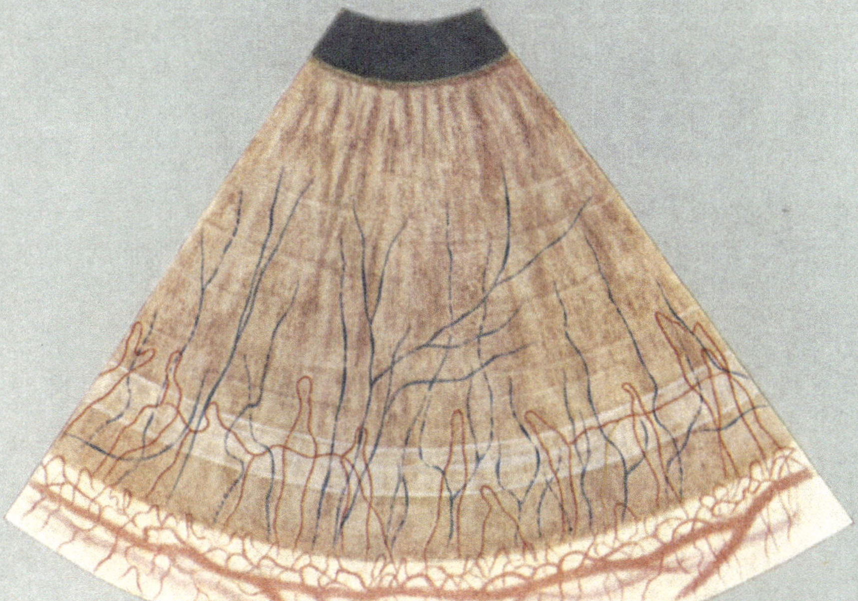

NR zu den in Gewebsautolysaten wirksamen Faktoren steht, auf deren Bedeutung besonders die Arbeiten von HENSCHEN[1]) hinweisen, kann nicht gesagt werden. Der Faktor NR ist kein Produkt einer ausgesprochenen Autolyse; er wird bei der Autolyse sogar zerstört, denn Autolysate waren in unseren Versuchen unwirksam. Vielleicht handelt es sich bei den in Autolysaten wirksamen Stoffen um ganz andere Substanzen.

Wie steht es mit der praktischen Auswertung des Wuchsstoffes in der Klinik? Ich möchte in dieser ersten Phase der Isolierung einerseits keine falschen Hoffnungen wecken, es besteht aber anderseits kein Grund, einen gesunden Optimismus zu unterdrücken. Wir haben gefunden, daß ein artunspezifischer Wuchsstoff NR die Regeneration durchschnittener Corneanerven beim Kaninchen ganz außerordentlich fördert. Wieweit dieser Faktor bei der Regeneration größerer Nervenstämme, deren Leitung traumatisch unterbrochen ist, eine Rolle spielen kann und wieweit er nervöse Regenerationen ganz allgemein erwecken kann, werden erst die weiteren Versuche zeigen.

Angesichts der Tatsache, daß ein neuro-regenerativ wirkender Wuchsstoff NR isoliert werden konnte und humorale Faktoren eben *doch* eine Rolle bei der Regeneration spielen, sei es als *interne* oder *externe* Faktoren, lohnt es sich, die von CAJAL[2]) aus unzähligen Versuchen gewonnenen Überzeugungen noch einmal zur Diskussion zu stellen. Es kann dies am besten dadurch geschehen, daß einige seiner Bilder wiedergegeben werden, deren Klarheit nichts zu wünschen übrigläßt.

Abb. 77 zeigt, daß ein gesunder Nerv von degenerierten Stücken nur an einer verletzten Stelle zur Abgabe von Sprossen «gereizt» wird, die gerichtet die Narbe durchsetzen und dann rechtwinklig umbiegend in die degenerierten Teilstücke einwachsen. CAJAL hat gezeigt, daß der Abstand zwischen der Narbe, dem degenerierten Teilstück und der «Ausbruchspforte» des gesunden Nerven eine große Rolle spielt und schloß daraus, daß eine ausgesprochene (chemische) Einflußzone vorliege. Abgetötete Nerven, bei denen sogar eine Konservierung der Achsenzylinder vorkommen kann, üben diese anziehende Wirkung nicht aus, nekrotische Prozesse in Nerven auch nicht, sondern *nur* der degenerierte Nerv mit proliferierenden SCHWANNschen Zellen. Wie stark die Anziehung sein kann, zeigt Abb. 78 und Abb. 79, bei denen die Nervensprossen sogar um 180^0 umbiegen und so von zwei Seiten her (Abb. 78) in die degenerierten Stücke einwachsen. CAJAL hat festgestellt, daß die sich entgegenwachsenden Sprossen mit gleicher Zielstrebigkeit in den alten Bahnen vorstoßen und kleinere Hindernisse überwinden. Ist die Lücke groß, dann reicht die Einflußzone nicht bis zum zentralen Stumpf, und die Zielstrebigkeit der Fasern setzt erst ein, wenn sie in die Grenze der Einflußzone gelangt sind (Abb. 79). Abb. 80 wurde von CAJAL gezeichnet, um darzutun, wie einerseits eine Narbe aussehen müßte, wenn eine Attraktion nicht vorhanden wäre und wie anderseits die tatsächlich beobachteten Verhältnisse sind. Noch besser ist die Wirkung in Abb. 81 zu sehen, in der der Beginn der Einflußzone in der relativ großen Lücke deutlich

[1]) HENSCHEN, C.: Schw. med. Wschr. *49*, 1239 (1929).

[2]) CAJAL, RAMON Y: Degeneration and Regeneration of the Nervous System (Oxford 1928).

durch die brennpunktartige Sammlung der Sprossen nach dem peripheren Stumpf zu sich abzeichnet.

In diesen Zusammenhang gehören aber auch die Beobachtungen von Alexeyeva, Gracheva und Ussievich[1]), die an Katzen die Geschwindigkeit der Wiederkehr der Sensibilität nach Durchschneidung der nn. femoralis und obtu-

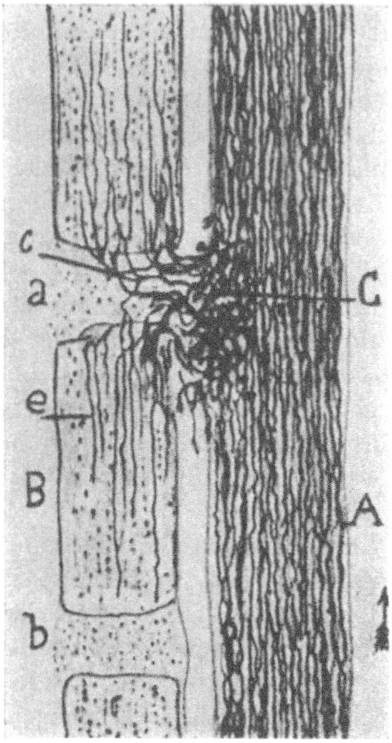

Abb. 77

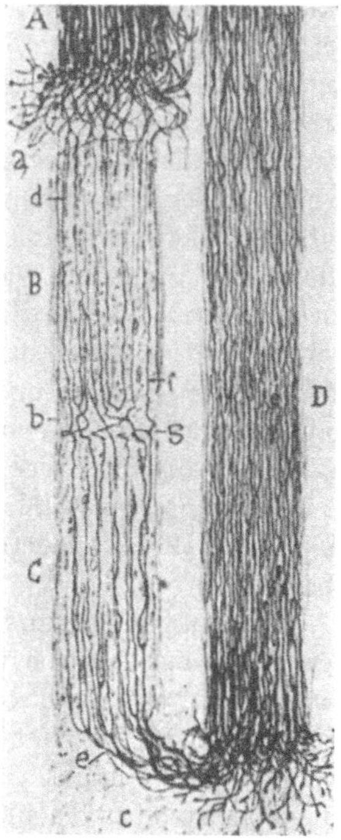

Abb. 78

Abb. 77. Anziehende Wirkung degenerierter Teilstücke auf einen leicht geritzten, aber sonst intakten Nachbarnerv. *A* gesunder Nerv; *B* degenerierte Teilstücke; *C* Achsenzylinder im Zustand des Aussprossens; *a* Narbe; *c* Faser, die sich in zwei Richtungen aufteilt; *e* Fasern, die das degenerierte Teilstück durchsetzen. (Nach Cajal, S. 338.)

Abb. 78. *Experimentelle, mehrfache Durchschneidung.*

Junge Katze, sechs Tage nach der Operation getötet. *A* zentraler Stumpf der einen Nervenhälfte; *D* zentraler Stumpf der anderen Hälfte; *B* degeneriertes 1. Teilstück; *C* degeneriertes 2. Teilstück; *a* 1. Narbe; *b* 2. Narbe; *c* 3. Narbe; *d, f* Sprossen, die absteigend in die Teilstücke eindringen; *e* Sprossen, die aufsteigend in das Teilstück *C* einwachsen; *g* Bifurkation in der 2. Narbe. (Nach Cajal, S. 317.)

ratorius mit Wiederholung des Eingriffes geprüft haben. Im ersten Versuch betrug die Zeit 31–38 Tage, im zweiten Versuch nur noch 14–25 Tage. Der zeitliche Zwischenraum zwischen beiden Eingriffen spielt keine Rolle, wohl aber das Vorhandensein der Narbe vom ersten Eingriff. Die Autoren schließen aus

[1]) Alexeyeva, T. T., Gracheva, L. S., und Ussievich, M. A.: Fiziol. Z. (USSR.) *28*, 444 (1940)

ihren Versuchen, daß die Nervennarbe eine stimulierende, chemische Wirkung ausübe. Nachdem aber gerade diese Stelle besonders reichlich vaskularisiert wird, ist es gar nicht anders denkbar, als daß von dort aus eine humorale Anregung, etwa im Sinne der Wirkung des Faktors NR, erfolgt. Ein fördernder humoraler Faktor soll nach MINEA[1]) allein schon im antitryptischen Serum vorliegen, wobei nach meiner Meinung noch zu prüfen wäre, ob das antitryptische Serum durch die Antigenantikörper-Reaktion sekundär mit Histamin oder ähnlichen Stoffen beladen wurde, da MINEA bei den behandelten Tieren vor

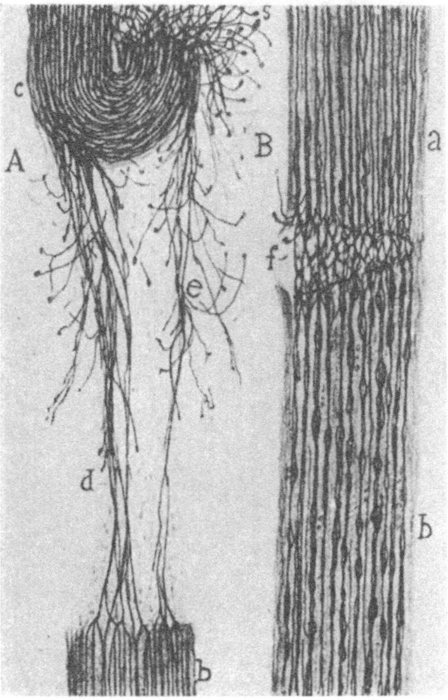

Abb. 79. *A* erschwerte Überbrückung der Narbe durch Umbiegung des zentralen Stumpfes; *B* erleichterte Überbrückung bei teilweiser Durchschneidung und naher Lagerung der Schnittflächen; *a*, *c* zentraler Stumpf; *b* peripherer Stumpf; *d* große Lücke; *f* kleine Lücke; *e* Beginn der Einflußzone des peripheren Stückes. (Nach CAJAL, S. 245.)

allem eine viel präzisere Narbenbildung beobachtet hatte, so daß man an eine günstige Beeinflussung der Vaskularisierung durch das Serum denken könnte.

Der Vaskularisierung kommt ja offenbar eine ganz besondere Bedeutung zu. *Wir beobachten sie immer* an der operierten Cornea als erstes Zeichen der Regeneration (vgl. Abb. 76, S. 200). ESSEX und DE REZENDE[2]) haben ihre große Bedeutung bei ihren interessanten Beobachtungen am gefensterten Kaninchen-

[1]) MINEA, T.: Bull. Acad. med. Roum. *4*, 604 (1937).

[2]) ESSEX, H.E. und DE REZENDE, N.: Amer. J. Physiol. *140*, 107 (1944).

ohr erkannt. Sie haben im Kaninchenohr ein durchsichtiges Fenster nach der Technik von CLARK, CLARK und WILLIAMS[1]) angelegt und beobachtet, wie als erstes ein feines Netz von Blutgefäßen einwuchs und oft sogar die Lücke zwischen durchschnittenen Nerven ausfüllte. Ebenso fanden sie, daß implantierte Zwischenstücke sofort vaskularisiert werden, wobei frische Implantate viel

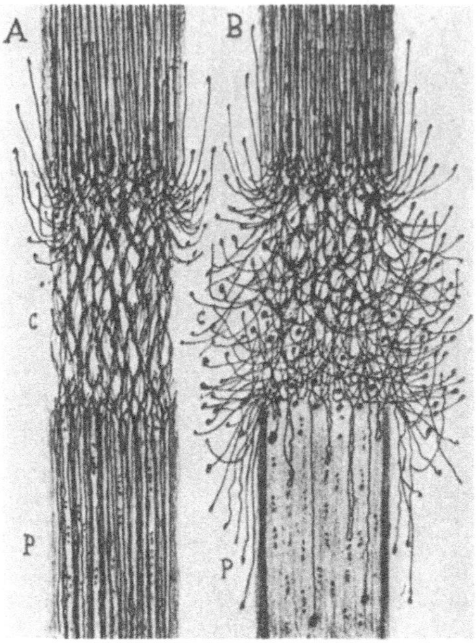

Abb. 80

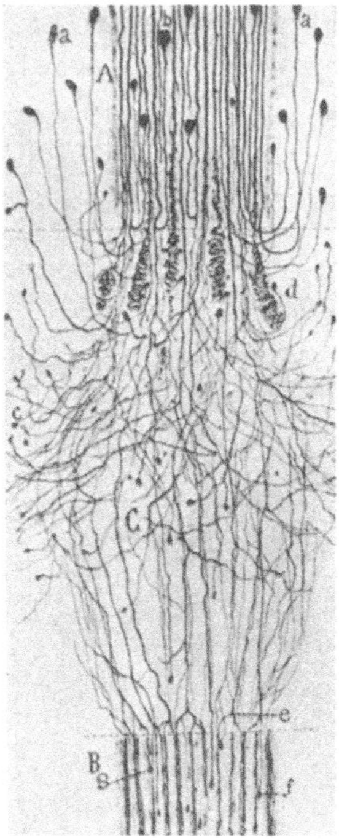

Abb. 81

Abb. 80. Schematischer Vergleich zwischen dem Verlauf der Sprossen, wenn keine Einflußzone des peripheren Stückes vorhanden wäre (Fall *B*), mit den tatsächlich beobachteten Verhältnissen (Fall *A*). In Wirklichkeit wachsen die Sprossen gerichtet in den peripheren Stumpf *P* ein und bilden eine Brücke über die Narbe *C*. Wäre keine Einflußzone vorhanden, so käme es zu vielen Abirrungen, wie es in *B* schematisch (unrichtig) dargestellt ist. (Nach CAJAL, S. 244.)

Abb. 81. Übersicht über den Verlauf der Sprossen im zentralen Stumpf, in der Narbe und im degenerierten Nerven. *A* zentraler Stumpf; *C* Narbe; *B* degeneriertes peripheres Teilstück; *a* äußere rückläufige Sprossen; *b* innere rückläufige Sprossen; *c* seitlich abirrende Sprossen; diese kommen nur im oberen Drittel vor; *d* in sich selbst gekehrte rückläufige Spirale, sog. PERRONCITOsche Spirale; *e* Anschlußfasern; *f*, *g* vorsprossende Fasern in alten, degenerierten Bahnen. (Nach CAJAL, S. 243.)

schneller mit Blutgefäßen durchsetzt wurden (7–10 Tage) als konservierte (14–21 Tage). Anschließend an die Vaskularisation kam es zum Aussprossen der neuen Nerven, mit fortschreitendem Wachstum. Die Regeneration verhält

[1]) CLARK, E. R., CLARK, E. L., und WILLIAMS, R. G.: Amer. J. Anat. *55*, 47 (1934).

sich in diesem Punkte also gleich wie die embryonale Entwicklung, wo die Durchsetzung mit Blutgefäßen ebenfalls dem Nervenwachstum vorausgeht. Ganz ähnliche Beobachtungen soll auch LAVRENTIÉV (zitiert nach [1]) in Rußland gemacht haben. Es ist damit keine Frage, daß die Narbe vom Blutweg aus nutritiv und wahrscheinlich auch hämatohumoral beeinflußt wird, und daß umgekehrt von der Narbe aus auf hämatohumoralem Weg Signale zu der entfernt gelegenen Nervenzelle gehen können. Der Gedanke ist faszinierend, daß unter Umständen der Blutweg für ein humorales Signal benützt wird, weil die interne Verbindung unterbrochen ist. Ob dieser Gedanke wohl stimmt?

Die Diskussion hat gezeigt, daß einer oder mehrere humorale Faktoren für die Regeneration eine wesentliche Rolle spielen. Ob es notwendig ist, zwischen einem externen, anziehenden und einem internen vortreibenden Faktor zu unterscheiden, möchte ich dahingestellt sein lassen. Es ist denkbar, daß vom degenerierten distalen Nerv ein Stoff hervorgebracht wird, der lokal anziehende Wirkung auf die Nervensprossen ausübt und *gleichzeitig* an der entfernten Nervenzelle eine die Regeneration stimulierende Wirkung auslöst. Im Embryonalstadium scheint der Stoff reichlich vorhanden zu sein, und es ist unter solchen Umständen verständlich, daß *In-vitro*-Versuche mit embryonalem Gewebe keine besonderen Resultate bei Zusatz von außen ergeben. Nur in einem Fall ist es gelungen, *in vitro* die Regeneration zu fördern, nämlich mit Biotin in den Versuchen von HAMILTON und PLOTZ[2]), in denen eine deutliche Wirkung gefunden wurde. Merkwürdigerweise hat Biotin *in vivo* gar keine Wirkung, wie LAZERE, THOMSON und HINES[3]) beobachteten. Mit zunehmendem Alter scheint aber der Organismus die Fähigkeit zur Herstellung des chemisch so bedeutungsvollen Faktors zu verlieren und reagiert immer stärker auf Zusätze von außen. Es mag vielleicht kühn erscheinen, aus den Cornea-Regenerationsversuchen schon den Schluß zu ziehen, daß der Stoff NR die gesuchte Substanz sei. Auf jeden Fall ist NR sicher *einer* der gesuchten neuroregenerativen Wuchsstoffe und wird offenbar ganz selektiv aus dem Blutstrom an den Stellen entnommen, an denen er benötigt wird. Ob das an der Narbe oder in der Nervenzelle oder an beiden Stellen gleichzeitig erfolgt, kann heute noch nicht gesagt werden. Ich halte es aber für möglich, daß der Stoff NR auch im normalen Nerven eine Rolle spielen könnte und somit eines der gesuchten internen Signale ist, indem er, von der Nervenzelle ausgehend, die innere Organisation des Neuriten aufrechterhält.

Theoretische Überlegungen waren es, die uns zu der Annahme gebracht haben, daß eine interne Signalübermittlung zur Aufrechterhaltung der Organisation und damit der Betriebsbereitschaft des Nerven im Dienste der Übermittlung externer Signale vorhanden sein müssen. Die Betrachtung der verschiedenen Übermittlungsarten im Tierreich hat zu der Vermutung geführt, es handle sich bei den internen Signalen um intraneural übermittelte Stoffe. Die Tatsache, daß eine Nervenfaser sofort nach der Durchschneidung im dista-

---

1) ESSEX, H. E. und DE REZENDE, N.: Amer. J. Physiol. *140*, 107 (1944).
2) HAMILTON, H. L., und PLOTZ, H.: Proc. Soc. exp. Biol. Med. *50*, 133 (1942).
3) LAZERE, B., THOMSON, J. D., und HINES, H. M.: Proc. Soc. exp. Biol. Med. *53*, 81 (1943).

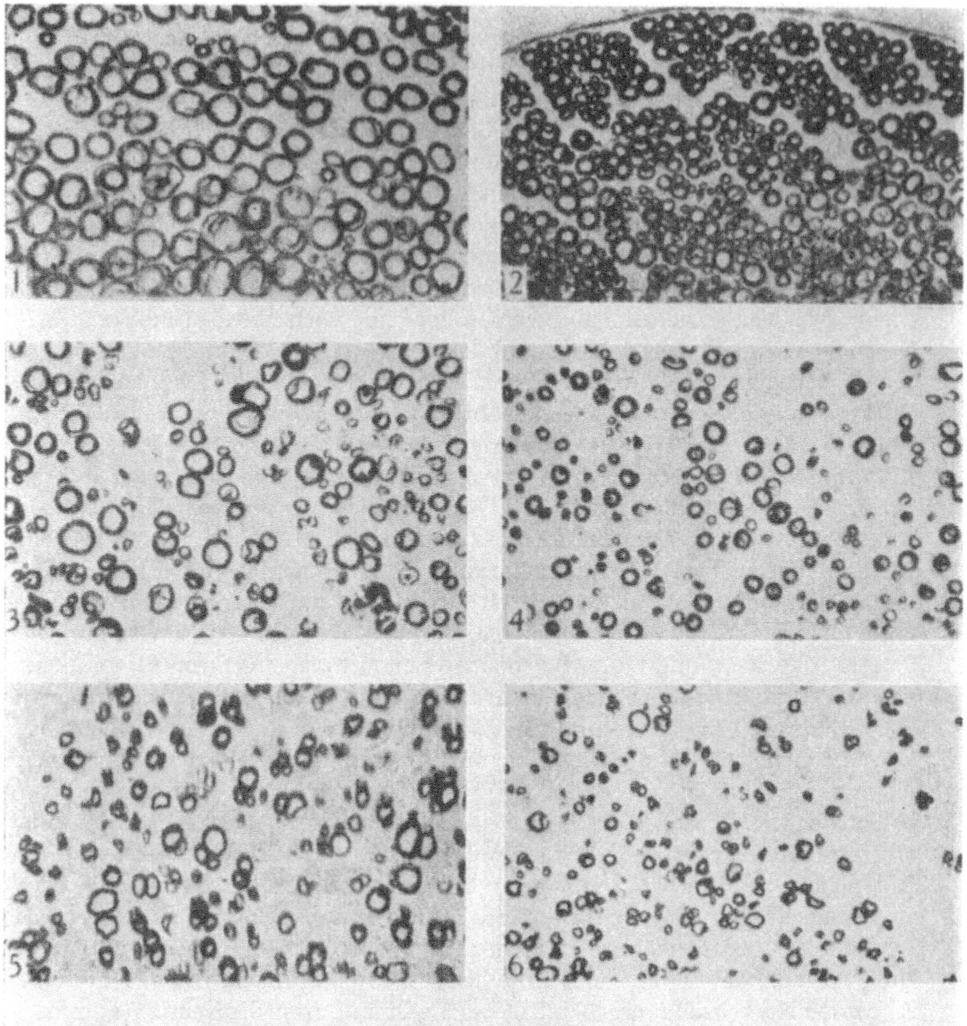
1
2
3
4
5
6
7
8

Abb. 82 (links). *Nervenquerschnitte vor und nach Regeneration eines Nerven.*

1 markhaltige Nervenfasern im motorischen Anteil des n. tibialis;

2 markhaltige Nervenfasern in einem vorwiegend sensiblen Anteil des n. tibialis. Man beachte die durchwegs kleineren Durchmesser;

3 markhaltige Nervenfasern in einem motorischen Anteil des n. peronaeus, 1 Jahr nach Durchschneidung, mit Nervennaht;

4 markhaltige Nervenfasern im Hautast des n. peronaeus, 1 Jahr nach Durchschneidung, mit Nervennaht;

5 markhaltige Nervenfasern im motorischen Anteil des n. tibialis nach Degeneration während 15½ Monaten und Regeneration während 10 Monaten;

6 markhaltige Nervenfasern im Hautast des n. tibialis nach Degeneration während 15½ Monaten und Regeneration während 10 Monaten. Man beachte die viel kleineren Faserdurchmesser;

7 markhaltige Nervenfasern im motorischen Anteil des n. peronaeus, 300 Tage nach Quetschung;

8 markhaltige Nervenfasern im Hautast des n. peronaeus, 300 Tage nach Quetschung. (Nach Sanders und Young[1].)

---

len Teil zu degenerieren beginnt, wurde als ein Hinweis auf die Bedeutung dieser intraneural-humoralen Verknüpfung zwischen Neurit und Nervenzelle aufgefaßt, wenn auch kein direkter Beweis für die fortlaufende humorale Steuerung beigebracht werden konnte. Indirekt kommt aber der Tatsache, daß sowohl das Azetylcholin im Nerven wie die Fähigkeit zur Synthese dieses Stoffes schon nach ganz kurzer Zeit verschwinden, eine gewisse Beweiskraft für unsere These zu. Auch der sofort einsetzende Verlust des Aneurins und der Cholinesterase deutet in der gleichen Richtung. Es wurde daher angenommen, daß unter dem Einfluß der Nervenzelle diese wichtigen Betriebsstoffe des Nerven *in vivo* ständig auf einer bestimmten Höhe gehalten werden, daß dazu die Nervenzelle notwendig ist und daß in der Erhaltung dieser Funktionsbereitschaft das Vorhandensein einer internen Signalübermittlung zum Ausdruck komme.

Bei der Regeneration wird diese innere Organisation in ganz besonderer Weise beansprucht: es muß ein neuer Neurit bis in die Peripherie vorgetrieben werden, er muß den richtigen Weg finden und nach Herstellung der ersten atypischen Verbindung so ausgebaut werden, daß er in bezug auf Faserdicke, Myelinisation und nervöse Eigenschaften ein vollwertiger Ersatz ist. Wieweit die Faserquerschnitte in regenerierten Nerven hinter dem zurückbleiben, was dem normalen Nerven entsprechen würde, zeigen die schönen Aufnahmen von Sanders und Young[1] am besten. Damit die Nachrichtenübermittlung sichergestellt ist, braucht es mehr als nur die einfache Verbindung, es braucht das volle Faserspektrum der verschiedenen Dicken. In dieser Hinsicht ist der regenerierte Nerv nie vollkommen! Bei dem Ausbau spielt eine feine Organisation offenbar eine besondere Rolle. In dieser besonderen Situation scheint der Stoff NR einzugreifen, indem er zumindest an sensiblen Nerven das Auswachsen beschleunigt und die Zahl der Sprossen vermehrt. Wir betrachten ihn daher als ein internes Signal der Regeneration und glauben, daß zwischen der

---

[1]) Sanders, F.K., und Young, J.Z.: J. Physiol. *103*, 119 (1944).

normalen und der regenerativen Organisation weniger ein qualitativer als ein quantitativer Unterschied besteht. In diesem Sinne kann der Wuchsstoff NR auch als ein internes Signal überhaupt betrachtet werden. Wieweit diese Spekulationen (und mehr sollen sie nicht sein!) sich als richtig oder falsch erweisen, wird die Zukunft lehren!

VIERTER TEIL

Externe Signale und ihre Übermittlung

1. Die Erregungswelle

Der periphere Nerv ist aus einer Vielzahl von parallellaufenden Neuronen aufgebaut. Jedes dieser Neuronen ist befähigt ein Signal, das am einen Ende gegeben wird, mit Sicherheit zum anderen Ende zu übermitteln. Durch periphere Neuronen ist das Zentralnervensystem efferent mit allen Organen verbunden und die Rezeptoren der Peripherie senden afferent ihre Signale an das Zentralnervensystem. Die Geschwindigkeit, mit der diese Signale übermittelt werden, ist allerdings sehr verschieden. Wir haben gesehen, daß sie zwischen 120 m/sec und 0,3 m/sec beim Warmblüter liegen kann. Das Signal ist die Erregungswelle.

Ebenso wie in der drahtlosen Telegraphie die zwei verschiedenen Signale «Punkt» und «Strich» durch zeitliche Gruppierung zu einer Nachricht zusammengesetzt werden, so werden auch die Signale, die in den Neuronen laufen, zu ganz bestimmten Nachrichten zusammengefaßt. Zentralnervensystem und Peripherie sind durch eine «Verabredung», einen «Signalcode» für die Übermittlung der Nachrichten miteinander verbunden, an dessen Entzifferung die besten Nervenphysiologen arbeiten. Das Erstaunliche daran ist die Tatsache, daß der Nerv zwar nur ein einziges Signal kennt, nämlich die Erregungswelle, aber daß wir, trotz dieser scheinbaren Vereinfachung gegenüber dem auf zwei Signalen aufgebauten Morsesystem, noch weit davon entfernt sind, den Signalcode zu erkennen, mit dem der lebende Organismus arbeitet.

Eine ganz grundlegende Entzifferung ist bis jetzt ADRIAN[1]), BRONK und vielen Mitarbeitern gelungen. Sie haben die Frage beantwortet «Wie kann ein peripherer Rezeptor verschiedene Abstufungen in der Stärke eines auf ihn einwirkenden Reizes mit dem einzigen Signal, das ihm zur Verfügung steht, in gleich abgestufter Weise durch Vermittlung des Nerven zentralwärts melden?». In glänzenden Untersuchungen haben die genannten Autoren gezeigt, daß die Frequenz (d. h. die zeitliche Häufigkeit) des Signals der Code ist, mit dem die Stärke des Reizes zentralwärts gemeldet wird. Es ist nicht der Zweck dieses Buches, auf die grundlegenden Fragen der Transformation einer Reizstärke in eine bestimmte Frequenz von Signalen einzugehen. Um aber den Lesern, denen diese Dinge nicht geläufig sind, doch einen Begriff von der Präzision dieser Reizstärke-Signalfrequenz-Transformation zu geben, sei in Abb. 83 ein einziges Beispiel wiedergegeben, das seine Übersichtlichkeit wiederum der Tatsache verdankt, daß an einer einzelnen Nervenfaser gearbeitet wurde. Es handelt sich um eine Nervenfaser, die einen Rezeptor in der druckempfindlichen,

[1]) Vgl. ADRIAN, E. D.: The mechanism of nervous action. Oxford 1935.

presso-sensibeln Zone des Karotissinus mit dem Zentralnervensystem verbindet. Besonders durch die meisterhaften Arbeiten von HEYMANS[1]) hat es sich gezeigt, daß an der Verzweigungsstelle der Halsschlagader (a. carotis communis) eine Zone mit besonderen Rezeptoren vorliegt, deren Aufgabe es ist, den Blutdruck zu überwachen. Diese Überwachung erfolgt ständig und die «Nachricht über den Stand des Blutdruckes» wird über einen besonderen Nerven zentralwärts «chiffriert» in der Form von Signalen verschiedener Frequenz geschickt. Abb. 83 zeigt in faszinierender Weise, wie exakt dieser Signalcode

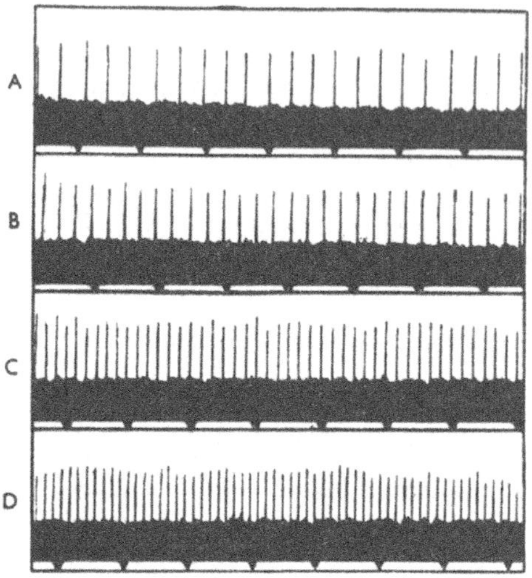

Abb. 83. *Aktionsströme einer einzelnen, sensiblen Nervenfaser aus dem Karotissinus.*
A Sinusdruck 40 mm Hg;
B Sinusdruck 80 mm Hg;
C Sinusdruck 140 mm Hg;
D Sinusdruck 200 mm Hg;
Zeitmarke 0,2 Sekunden. (Nach BRONK und STELLA[2]).)

jede Drucklage mit einer ganz bestimmten Frequenz der Einzelsignale wiedergibt. Jedes Einzelsignal entspricht einer Erregungswelle in der isolierten Einzelfaser. Durch elektrische Registrierung sind die mit dem Erregungszustand verknüpften Spitzenpotentiale in der Abbildung aufgenommen worden und als feine Zacken sichtbar.

Neuere Versuche von GORDON[3]) machen es wahrscheinlich, daß die Registrierung der Druckzunahme und diejenige der Druckabnahme nicht nur durch eine einzelne Faser besorgt wird, sondern daß die Aufgaben auf verschiedene Faserarten verteilt sind. Damit entsteht eine zweite Möglichkeit der Chiffrierung.

Bei der Besprechung der Gruppierung der Nervenfasern zu funktionellen Einheiten haben wir gesehen, daß für die Übermittlung *einer* bestimmten Nachricht *verschiedene* Nervenfasern mit verschiedenen Querschnitten und verschiedener Leitungsgeschwindigkeit zur Verfügung stehen können. Das bedeutet aber, daß die Signale nicht nur mit verschiedener Frequenz in einer ein-

[1]) HEYMANS, C., BOUCKAERT, J. J., und REGNIERS, P.: Le sinus carotidien, Doin. Paris 1933.
[2]) BRONK, D. W., und STELLA, G.: Amer. J. Physiol. *110*. 708 (1935).
[3]) GORDON, G.: J. Physiol. *102*, 95 (1943).

zigen Faser übermittelt werden, sondern daß die Signale auch auf verschiedenen Fasern mit ganz verschiedener Geschwindigkeit zentralwärts laufen und damit entsprechend gestaffelt oder gleichzeitig ankommen. Das gleiche gilt auch für die efferente Verbindung vom Zentralnervensystem zu den Organen, und eine kurze Überlegung zeigt, daß damit eine neue, ungeheure Vielfalt von Codemöglichkeiten entsteht, trotzdem im einzelnen Nerven nur ein einziges Signal durchlaufen kann.

Was ist dieses Signal und was wissen wir von ihm? Wir wissen, daß die erregte Stelle in einem Nerven zu einer Depolarisationstromquelle wird (vgl. S. 120) und somit einen gut meßbaren elektrischen Vorgang liefert, das *Aktionspotential.* Wir wissen ferner, daß bei der Erregung Wärme entsteht, die ebenfalls meßbar ist, die *Aktionswärme.* In den letzten Jahren konnte gezeigt werden, daß besondere Stoffe in einem engen Zusammenhang mit der Erregung stehen, indem sie entweder aus Bindungen frei werden oder sogar aus chemischen Umsätzen entstehen, Stoffe, die ich als *Aktionssubstanzen* bezeichnet habe. Im weiteren ist ein geringer, aber meßbarer Sauerstoffverbrauch und eine meßbare Kohlensäureproduktion festzustellen, die auf Stoffwechselprozesse hinweist, so daß von einem *Aktionsstoffwechsel* gesprochen werden kann.

Alle diese meßbaren Größen betrachten wir als verschiedenartige Äußerungen eines und desselben Grundvorganges, den wir den *Aktionszustand* nennen wollen. Wenn wir alles wüßten, könnte ein Bild des Aktionszustandes und seiner Veränderung gegeben werden, in dem das Aktionspotential, die Aktionswärme, der Umsatz von Aktionssubstanzen und der Aktionsstoffwechsel ein einheitliches Gefüge bilden würden, und es müßte auch ganz klar sein, warum sich der Aktionszustand in einem Nerven von bestimmter Dicke und gegebener Markscheidenumkleidung mit konstanter Leitungsgeschwindigkeit fortpflanzt. Wir könnten dann sagen: wird ein Nerv erregt, so entsteht der beschriebene Aktionszustand, und dieser ist das Signal, das von einem Ende des Neurons zum anderen übermittelt wird. Es bliebe dann noch abzuklären, in welcher Weise das Signal am einen Ende des Neurons entsteht und wie es am anderen Ende weitergegeben wird.

Von diesem Idealzustand des Einblicks in die externe Signalübermittlung sind wir noch sehr weit entfernt. In den folgenden Abschnitten ist der Versuch gemacht, den heutigen Stand des Wissens einigermaßen zu umreißen.

2. Die elektrischen Anzeichen des Aktionszustandes

Die Untersuchung der elektrischen Erscheinungen des Erregungsvorganges haben einen solchen Umfang angenommen, eine so große Zahl von geistvollen Köpfen in ihren Bann gezogen und einen solchen Grad technischer Verfeinerung erreicht, daß heute der Erregungsvorgang zur Hauptsache elektrisch «gedacht» wird. Der großartigen Leistung wissenschaftlicher Art, die hinter diesem Werk steckt, soll gar nichts von der ihr zukommenden Bewunderung weggenommen werden, wenn wir dieser gewaltigen Arbeit gegenüber die Ansicht aufrechterhalten, *daß die elektrische Denkweise völlig einseitig ist.* Die große Zahl elektrischer Untersuchungen verlief deswegen erfolgreich, weil die technischen Hilfsmittel zur Annäherung an das Kernproblem in immer vollendeterem Maße zur Verfügung standen, und weil einzig mit ihnen die zeitlich so überaus rasch verlaufenden Vorgänge erfaßt werden konnten. Die Entstehung der Erregung, das Refraktärstadium, das Alles-oder-nichts-Gesetz und die Unermüdbarkeit der Nervenfaser können aber durch kein noch so ausgeklügeltes System von OHMschen Widerständen parallel und in Serie, von Kapazitäten, Selbstinduktionen, Doppelschichten und Akkumulatoren modellmäßig befriedigend dargestellt werden, weil allen diesen Modellen die Möglichkeit der *Repetition* der Vorgänge abgeht. Der Vorgang der Erregung ist mit energetischen, chemischen und physikalisch-chemischen Faktoren, deren Erforschung stark vernachlässigt wurde, so innig gekoppelt, daß jedes rein physikalische Bild unzulänglich erscheinen muß. Durch diese Bemerkung soll den physikalischen Bildern nicht etwa ihr Wert abgesprochen werden! Unsere Unkenntnis der übrigen nicht physikalischen Faktoren verhindert ja gerade die Entwicklung besserer Modellvorstellungen und es erscheint beinahe ungerecht, die rein elektrischen Theorien der Erregung zu schmälern, wenn an ihre Stelle nichts Besseres gesetzt werden kann. Es werden auch gar nicht alle Forscher von der maßgebenden Verknüpfung des Erregungsvorganges mit chemischen und physikalisch-chemischen Vorgängen so überzeugt sein wie ich, und es fällt eben gerade wegen der bisherigen Vernachlässigung dieser Forschungsrichtung schwer, diese Behauptung überzeugend darzutun. Das soll auch jetzt gar nicht versucht werden! Worauf es ankommt, ist zurzeit die Feststellung der Tatsache, daß die elektrische Erforschung des Erregungsvorganges uns immer wieder Hinweise gibt, daß noch *andere sehr* wichtige Komponenten im Spiel sind und daß eine stärkere Umlenkung des Interesses auf diese Faktoren für unser Vorankommen auf dem schwierigen Annäherungsmarsch an das Kernproblem nur vorteilhaft ist. Die Behauptung, der Erregungsvorgang bestehe aus ebenso wichtigen chemischen und physikalisch-chemischen Prozessen, wie aus elektrischen Ionenverschiebungen, soll nur dazu aufgestellt werden, um die vermehrte Forschung in dieser Richtung anzuregen. Sie bleibt eine Arbeitshypothese. Wieweit sie als solche begründet ist, das soll ja aus diesem Buche hervorgehen.

Die moderne Elektrophysiologie des Nerven ist ohne die Namen von HERMANN, DUBOIS-REYMOND, VON KRIES, NERNST, GILDEMEISTER, GÖTHLIN, KEITH-LUCAS, LAPICQUE, RUSHTON, HILL, GASSER und ERLANGER nicht denkbar. *Trotzdem hat eine ganz neue Entwicklung eingesetzt, als* KATO *die einzelne Faser zu präparieren gelehrt hat* und seither besonders durch die Methode des Brückenisolators von TASAKI einwandfreie Verhältnisse für die Untersuchung geschaffen wurden. Am ganzen Nerven hat man immer mit der statistischen Verteilung der Eigenschaften aller Fasern zu rechnen und ist durch Shuntwirkungen der interstitiellen Flüssigkeiten und der Hüllen sehr stark gestört. Seit das Einzelfaserpräparat untersucht werden konnte, sind eine ganze Reihe von Tatsachen außerordentlich klar zutage getreten und haben unser Denken grundlegend beeinflußt.

Im Aktionszustand wird die erregte Stelle gegenüber den benachbarten ruhenden Partien *negativ*. An der erregten Stelle entsteht eine *Potentialsenke* und damit zwangsläufig eine Zunahme der Entropie. *Wie* die Potentialsenke entsteht, soll später besprochen werden. Für den Augenblick sollen möglichst frei von jeder speziellen Theorie die experimentellen Tatsachen gesichtet werden.

Es ist vielleicht ein besonderes Verhängnis gewesen, daß es sich eingebürgert hat, die Aktionspotentiale in der Zeitkurve als Ausschläge *nach oben* zu registrieren und auch bildlich überall so wiederzugeben. Man sollte eigentlich alle Aktionspotentialbilder auf dem Kopf stehend betrachten, damit man sich immer wieder vergegenwärtigt, daß es sich um *Potentialsenken* handelt, die dadurch entstehen, daß die erregte Stelle gegenüber ihrer Umgebung eine er-

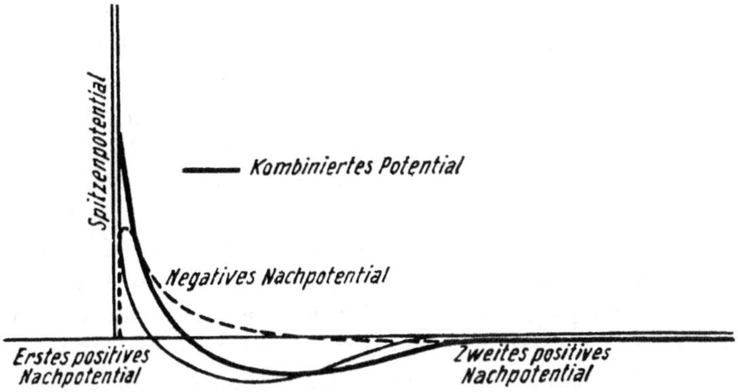

Abb. 84. *Schema der verschiedenen Potentialschwankungen.*
Das Spitzenpotential ist nur angedeutet, damit die Nachpotentiale deutlich werden. Das Zusammenwirken der beiden positiven Nachpotentiale mit dem negativen zu einer resultierenden Potentialschwankung ist aus der Abbildung ohne weiteres deutlich. (Nach ERLANGER und GASSER[1].)

niedrigte elektromotorische Kraft aufweist, weil an irgendeiner Stelle eine *Verminderung eines Zustandes der Ordnung* entstanden ist! Diese Tatsache muß bei allen folgenden Besprechungen immer im Auge behalten werden.

Drei, zeitlich getrennt verlaufende Vorgänge sind die elektrisch meßbaren Anzeichen des Aktionszustandes: das *Spitzenpotential*, das *negative Nachpotential* und die *positiven Nachpotentiale.*

Im Spitzenpotential tritt eine sehr kurz dauernde, zeitlich steil abfallende und etwas weniger steil wieder ansteigende Potentialänderung der erregten Stelle auf. Der Anstieg erfolgt unvollständig, so daß ein negatives Nachpotential übrigbleibt. Dieses gleicht sich aus und schlägt nach kurzer Zeit in ein positives Nachpotential um, das 2 Komponenten enthält: P_1 und P_2. Abb. 84 zeigt die Verhältnisse in schematischer Umzeichnung nach GASSER[2]). Am Tier kann die Folge der Nachpotentiale am schönsten an den *C*-Fasern der Säuge-

---

1) ERLANGER, J., und GASSER, H. S.: Electrical Signs of Nervous Activity. Philadelphia 1937.

2) GASSER, H. S., RICHARDS, C. H., und GRUNDFEST, H.: Amer. J. Physiol. *123*, 299 (1938).

tiere beobachtet werden (GRUNDFEST und GASSER[1]), weil die Potentiale hier zeitlich getrennt erscheinen, während sie bei allen anderen Fasern sich überlappen und damit ungefähr die in Abb. 84 gezeichnete Kurve als Resultante liefern. Aber auch, wenn eines der Nachpotentiale scheinbar fehlt, wie es bei den *B*-Fasern der Säugetiernerven (GRUNDFEST[2])) oder den *C*-Fasern des Frosches (GASSER, RICHARDS und GRUNDFEST[3]) für das negative Nachpotential festgestellt wurde, kann durch besondere Maßnahmen das Nachpotential doch immer hervorgerufen werden. Die Nachpotentiale in den 3 Fasergruppen *A*, *B* und *C* unterscheiden sich also nur quantitativ, nicht aber qualitativ. Das negative Nachpotential und das zweite positive Nachpotential P_2 hängt stark davon ab, was eine Nervenfaser vorgängig an Erregungen zu leisten hatte; das erste positive Nachpotential dagegen steht in einer direkten Beziehung zur Größe des im gleichen Aktionszustand abgesenkten Spitzenpotentials. Erfolgt eine tiefe Senke, so wird auch das positive Potential nachher groß. Je größer der Ausschlag nach der einen Seite war, desto stärker ist die Überkompensation P_1 in der Erholung.

Wie die einzelnen Potentiale etwa aufeinander folgen und in ihrer Fortbewegung auf der Nervenfaser zeitlich gestaffelt an der Meßelektrode *E* vorbeilaufen, ist in Abb. 85 a–c ganz schematisch gezeigt. Die Meßelektrode *E* liegt auf der Oberfläche des Nerven und ist über ein möglichst trägheitsfrei arbeitendes Meßinstrument (Verstärker und Elektronenstrahloszillograph (vgl. S. 42) mit der Bezugselektrode verbunden, die an einem demarkierten Querschnitt (vgl. S. 123) liegt. Im Zustand der Ruhe wird zwischen beiden Elektroden das Ruhepotential der Nervenfaser abgegriffen. Durch Einschaltung eines Kondensators kann es in seiner Wirkung auf das über einen Verstärker angekoppelte Meßinstrument (in der Abb. 85 nicht gezeichnet) ausgeschaltet werden. Das Ruhepotential ist aber natürlich immer vorhanden und ist mit etwa 90 mV angenommen und unter dem Nerven schematisch eingezeichnet. Wie wir auf S. 123 sahen, ist das Ruhepotential zwar ein Maß für den Ordnungszustand der Ionen im Nerven, aber kein vollständiges, da es sehr gut möglich sein kann, daß der Ordnungsgrad und damit das wahre Ruhepotential viel größer ist, als es das gemessene Potential angibt. Eine Verminderung des Ordnungszustandes kann also unter Umständen zu Potentialsenken führen, die größer als 90 mV sind. Das ist auch tatsächlich von HODGKIN und HUXLEY[4]) an der Riesenfaser des Tintenfisches beobachtet worden. Das gemessene Ruhepotential zwischen einer äußeren Elektrode und einer in das Innere der Faser vorgestoßenen Mikroelektrode betrug etwa 50 mV, die bei der Erregung auftretende Potentialsenke dagegen 90 mV. CURTIS und COLE[5]) haben diese Beobachtung bestätigt. Sie fanden ein Ruhepotential von 50 mV und Aktionssenken von 108 mV! Der Ordnungszustand der Ionen in der ruhenden Faser

---

[1]) GRUNDFEST, H. und GASSER, H. S.: Amer. J. Physiol. *123*, 307 (1938).
[2]) GRUNDFEST, H.: Amer. J. Physiol. *127*, 252 (1939).
[3]) GASSER, H. S., RICHARDS, C. H., und GRUNDFEST, H.: Amer. J. Physiol. *123*, 299 (1938).
[4]) HODGKIN, A. L., und HUXLEY, A. F.: Nature *144*, 710 (1939).
[5]) CURTIS, H. J., und COLE, K. S.: J. cell. a. comp. Physiol. *15*, 147 (1940); *19*, 135 (1942).

war in diesen Fällen größer, als es das Ruhepotential angezeigt hat, ein Zusammenhang mit dem wir wohl *immer* rechnen müssen (vgl. S. 128). In der Abb. 85 wurde die Darstellung vereinfacht, so gewählt, daß das Spitzenpotential kleiner ist als das Ruhepotential. Wird der Nerv gereizt, so entsteht an

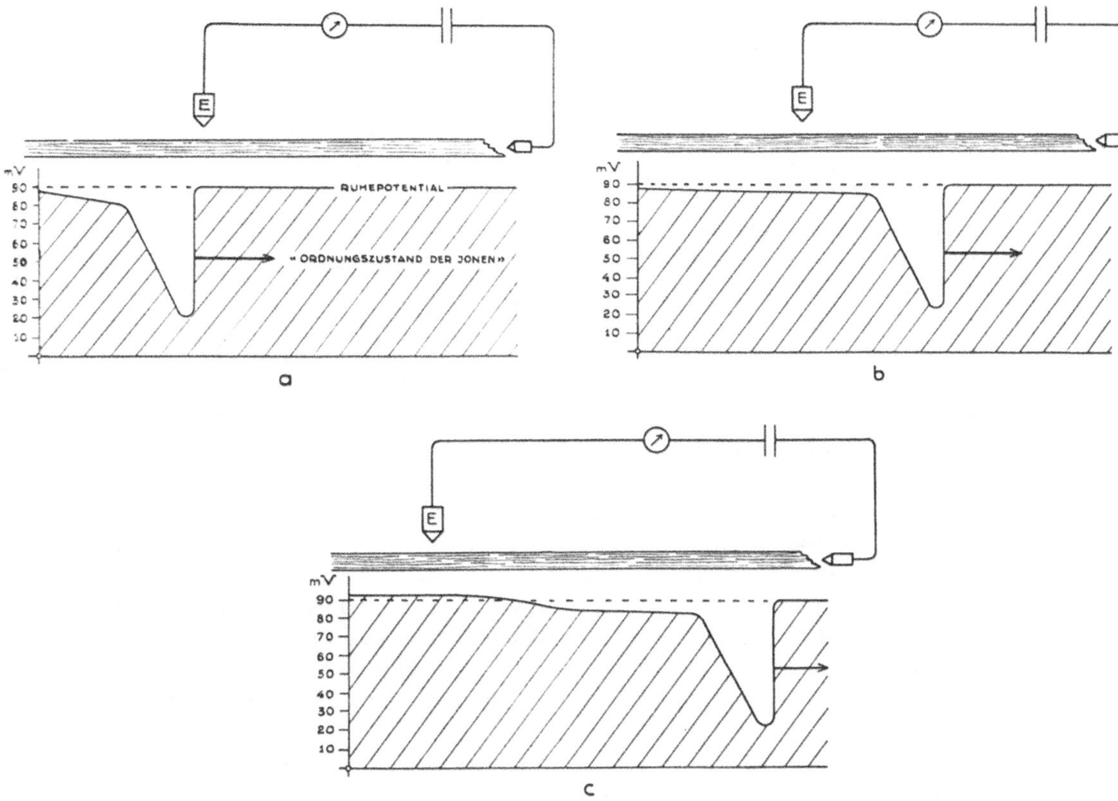

Abb. 85. *Schematische Darstellung des Zustandekommens der Registrierung der verschiedenen Potentiale.*

a) Die Erregungswelle gelangt unter die registrierende Elektrode *E*. Das Instrument nimmt das Spitzenpotential auf. Der Ordnungszustand der Ionen erleidet eine steile Abnahme und sofort darauffolgend eine etwas weniger steile Zunahme. Die Potentialänderung ist eine «Senke» im Ruhepotential.

b) Das Spitzenpotential läuft weiter über den Nerven, die registrierende Elektrode *E* nimmt das negative Nachpotential auf.

c) Die Erregungswelle hat sich noch weiter von der Elektrode entfernt, die Meßelektrode *E* nimmt das positive Nachpotential auf.

der Reizstelle der Aktionszustand und wandert von dort mit derjenigen Fortpflanzungsgeschwindigkeit, die der untersuchten Nervenfaser eigentümlich ist, über die Faser hinweg. Im Augenblick, wo die Front des Aktionszustandes an der Meßelektrode *E* ankommt, wird die Stelle *E* sehr rasch abfallend negativ gegenüber der Umgebung und langsam ansteigend wieder annähernd normal.

Diese rasche Änderung ist das Spitzenpotential. Eine Zeitlang bleibt dann eine gewisse Negativität aber noch bestehen, um dann in eine geringe Positivität gegenüber der Umgebung umzuschlagen. Diese Änderungen sind die beiden Nachpotentiale.

Es sind sehr viele Argumente dafür vorhanden, daß der Aktionszustand *primär* mit einer Änderung der Permeabilitätseigenschaften der Membran einsetzt. Der meßbare elektrische Widerstand der Membran sinkt bei der Erregung nach Messungen von COLE und CURTIS[1]) an Invertebratennerven von 1000 Ω/cm auf 25 Ω/cm. An einzelnen, markhaltigen Nervenfasern hat TASAKI[2]) eine sehr starke Abnahme des Widerstandes festgestellt. Die Impermeabilität der Membran geht auf jeden Fall vorübergehend verloren und ein gewisser Anteil von Kationen kann aus der Membran herausgleiten. Der Ordnungszustand wird vermindert, und wir messen ein Aktionspotential als «Senke» im Ruhepotential der Nervenfaser oder eventuell sogar darüber hinaus. Wir wollen diese Phase, gemäß unserer allgemein gehaltenen Definition der Polarisation (vgl. S. 119) die *Depolarisationsphase* nennen. (*D-Phase*). (TASAKI nennt diese Phase «Spannungsperiode.) Ihr folgt eine etwas langsamer und nicht ganz vollständig erfolgende *Neuordnung* der Ionen in der Membran. Diese Neuordnung ist gemäß unserer allgemeinen Definition eine Repolarisation, und wir wollen diese Phase die Repolarisationsphase nennen (*R-Phase*). (TASAKI nennt sie «Entspannungsperiode».) Sind die beiden schnellen Vorgänge vorüber, indem sie sich auf benachbarte Gebiete fortgepflanzt haben, so folgt als nächstes das negative Nachpotential, das offenbar der Ausdruck einer gewissen Trägheit in der Restitution des ursprünglichen Zustandes ist. Der Augenblick, in dem das negative Nachpotential zur Messung kommt, ist in Abb. 85b schematisch dargestellt. Die Restitutionsprozesse scheinen aber etwas über das Ziel hinauszuschießen und führen nach einer gewissen Zeit zum positiven Nachpotential. Der Zeitpunkt, in dem dieses Potential zur Messung gelangt, ist in Abb. 85c dargestellt.

Im Interesse einer ersten einfachen Darlegung der Grundtatsachen wurde darauf verzichtet, die quantitativen Verhältnisse zu berücksichtigen. Dies soll jetzt nachgeholt werden, indem die verschiedenen Potentiale gesondert beschrieben werden.

a) D- und R-Phase des Spitzenpotentials

Die elektrische Untersuchung der Nervenfasern hat BISHOP, ERLANGER, GASSER[3]) und ihre Mitarbeiter zu der bereits erwähnten Aufteilung der Nervenfasern in die drei Hauptgruppen *A*, *B* und *C* mit entsprechenden Untergruppen geführt (vgl. S. 44). Die im Spitzenpotential erreichten Scheitelspannungen der Negativität (Potentialsenken) sind je nach Faserart ganz verschieden und verhalten sich etwa wie folgt: A:B:C = 174:10:4,5. Die D-Phase des Spitzenpotentials ist rasch. Die Abfallzeit ist sehr kurz und in der Größenordnung von

[1]) COLE, K. S., und CURTIS, H. J.: J. Gen. Physiol. *24*, 551 (1940).
[2]) TASAKI, I.: Pflügers Arch. *244*, 125 (1940); *245*, 665 (1942).
[3]) ERLANGER, J., und GASSER, H. S.: Electrical Signs of Nervous Activity (Philadelphia 1937).

weniger als $^1/_{10}$ Millisekunde. Der Anstieg der R-Phase dagegen ist viel weniger rasch und *nicht symmetrisch* zur D-Phase.

Übersichtliche Verhältnisse sind auch auf elektrischem Gebiete mit der Untersuchung der *einzelnen Nervenfaser* angetroffen worden. Die einzige Stelle der markhaltigen Nervenfaser, an der elektrisch einwandfrei gemessen werden kann, ist der Schnürring mit der Quermembran (vgl. S. 30). Es war daher ein ganz großer Fortschritt, als es TASAKI und TAKEUCHI[1]) gelang, das Aktionspotential *eines Schürringes allein* zu registrieren. Sie nannten dieses Aktionspotential, bzw. den Strom, der als Folge der Potentialänderung durch die Meßapparatur fließt, den *mononodalen Aktionsstrom*. Abb. 86 gibt den mononodalen

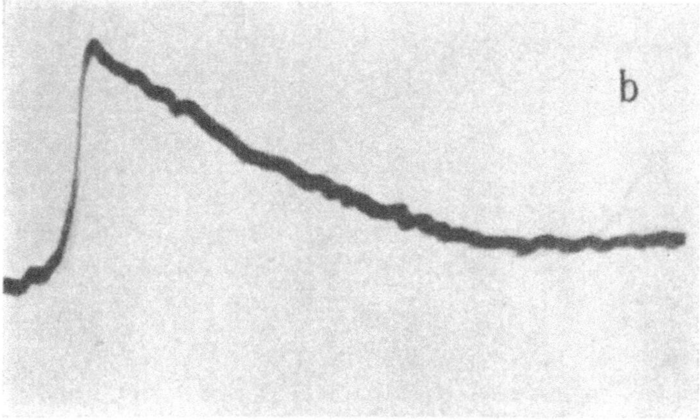

Abb. 86. *Mononodales Aktionspotential.*
Diese Kurve, die durch Ableitung von einem RANVIERschen Schnürring einer Einzelfaser gewonnen wurde, muß fortan als *das Grundelement des Aktionspotentials* betrachtet werden. (Nach TASAKI und TAKEUCHI[1]).)

Aktionsstrom wieder und zeigt, daß er angenähert in einem Dreieck zeichnet. Der steil ansteigende Schenkel entspricht der *D-Phase*, die «Spitze» ist scharf ausgeprägt und der abfallende Schenkel entspricht der langsameren *R*-Phase. Dieses Bild, das ungewohnt ist, bedeutet eine «*Revolution in der Nervenphysiologie*». Es muß heute als das *Grundelement des Aktionspotentials* angesprochen werden. Durch die Mitbeteiligung eines oder mehrerer Schnürringe (binodaler, trinodaler usw. Typus) an dem Zustandekommen des Registrierbildes wird der Typus schon an der einzelnen Faser verändert, durch das Hinzukommen weiterer Fasern mit ganz anderen Fortpflanzungsgeschwindigkeiten und anderer Scheitelhöhe des Aktionspotentials entsteht dann eine immer stärkere Verzerrung des ursprünglichen Bildes, und wir gelangen schließlich zu dem altbekannten Bild eines Aktionsstroms des ganzen Nerven, wie es die ganze ältere Elektrophysiologie beschrieben hat und wie es in allen Lehrbüchern abgezeichnet ist und landläufig wurde. *Wir müssen diese Bilder heute als Komplexe*

[1]) TASAKI, I., und TAKEUCHI, T.: Pflügers Arch. *244*, 696 (1941).

betrachten, die ohne Analyse in ihre Einzelheiten bedeutungslos sind und durch das einfache Bild, Abb. 86, ersetzt werden.

Im Folgenden soll versucht werden, eine Übersicht darüber zu geben, wie aus dem in Abb. 86 dargestellten Grundelement des mononodalen Aktionsstroms das komplexe Bild durch das Hinzukommen weiterer Faktoren entsteht. Die Betrachtung, die wir anstellen, ist historisch rückläufig, indem wir vom ein-

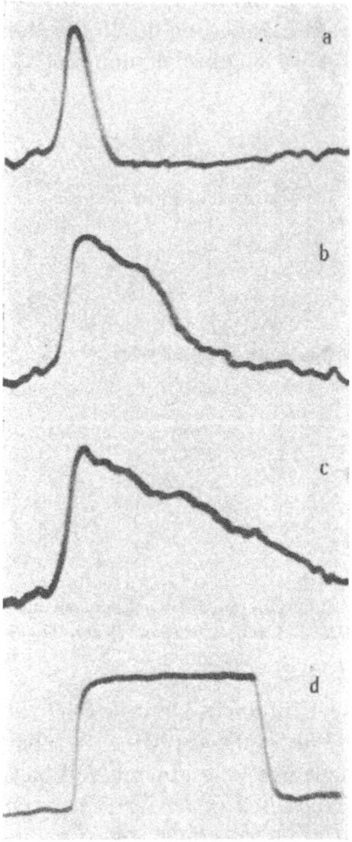

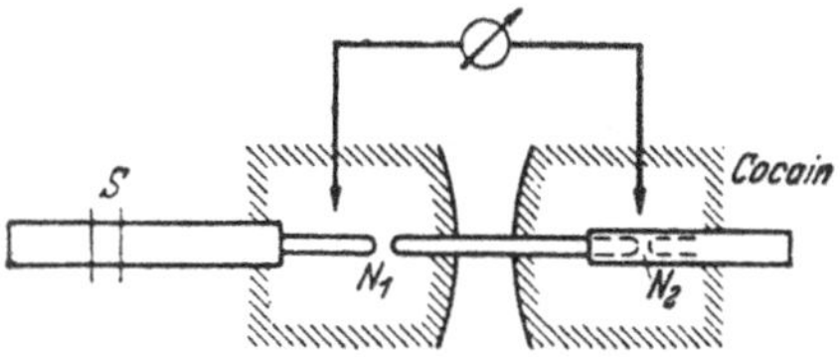

Abb. 87. *Übergang vom binodalen zum mononodalen Aktionsstrom (a—c).*

a) Normaler binodaler Aktionsstrom;
b) 3 Minuten nach Anwendung einer 0,4%-Kokainlösung bei N_2;
c) 10 Minuten nach Anwendung der Lösung;
d) Eichung mit rechteckigem Stromstoß von 0,1 mV und 1 m/sec. Dauer. Temperatur 16°C. Eingangswiderstand 0,05 MΩ. (Nach Tasaki und Takeuchi.)

fachen, in neuester Zeit entdeckten Grundelement des Aktionspotentials zu den komplizierten früheren Formen den Weg zurücksuchen. Abb. 87 zeigt in sehr klarer Weise, wie an der einzelnen Faser aus dem mononodalen Aktionsstrom der *binodale* Typus entsteht. Bei S wird der Nervenstamm gereizt, beim Schnürring N_1 liegt die eine Meßelektrode, beim Schnürring N_2 die zweite. Der Schnürring N_2 wird in ein langsam wirkendes, depolarisierendes Kokainbad gebracht. Solange das Kokainbad nicht wirkt, zeigt die Registrierung den binodalen Typus des Aktionsstroms. Er entsteht dadurch, daß am Schnürring N_2 kurze Zeit, nachdem der Schnürring N_1 in Aktion trat, ebenfalls die Aktion

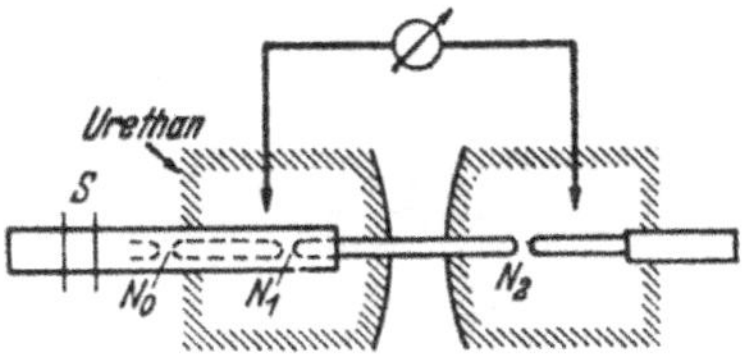

Abb. 88. *Binodales und mononodales Aktionspotential.* Bei S wird mit einem Induktionsschlag gereizt. Von den Schnürringen N_0 und N_1 einerseits und N_2 anderseits wird abgeleitet: a) binodales Aktionspotential vor Anwendung der Urethanlösung; b) Aktionspotential 6 Minuten nach Anwendung einer 3% Urethan-Ringerlösung; c) nach 45 Minuten; d) nach 47 Minuten; e) nach 49 Minuten.

In der schematischen Darstellung ist das Zusammenwirken der beiden Aktionspotentiale von N_1 und N_2 erklärt: die ausgezogene Linie entspricht dem Potential von N_1 (oder eventuell $N_0 + N_1$),

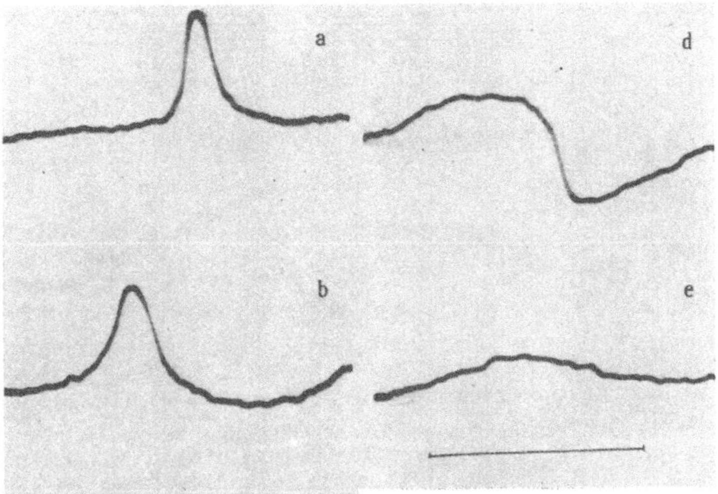

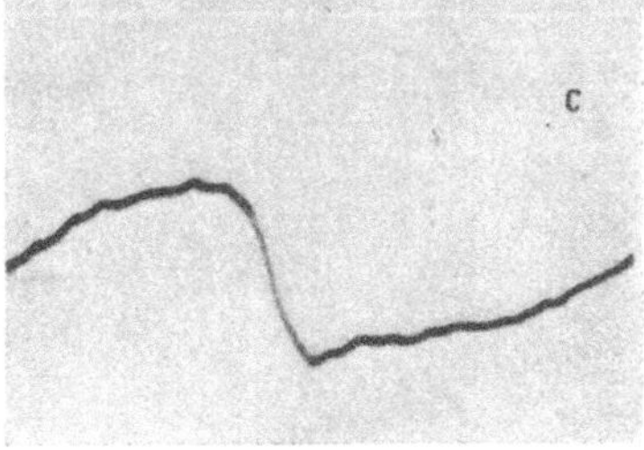

die gestrichelte Linie zeigt das bei N_2 entstehende und elektrisch entgegengesetzt wirkende Potential an. Mit zunehmender Narkose fällt N_1 immer aus und kann schließlich N_2 nicht mehr reizen, so daß auch in N_2 keine Erregung mehr entsteht (e). (Nach TASAKI und TAKEUCHI.)

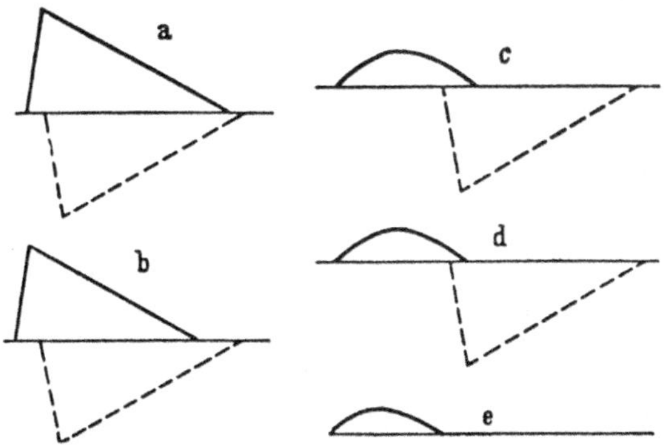

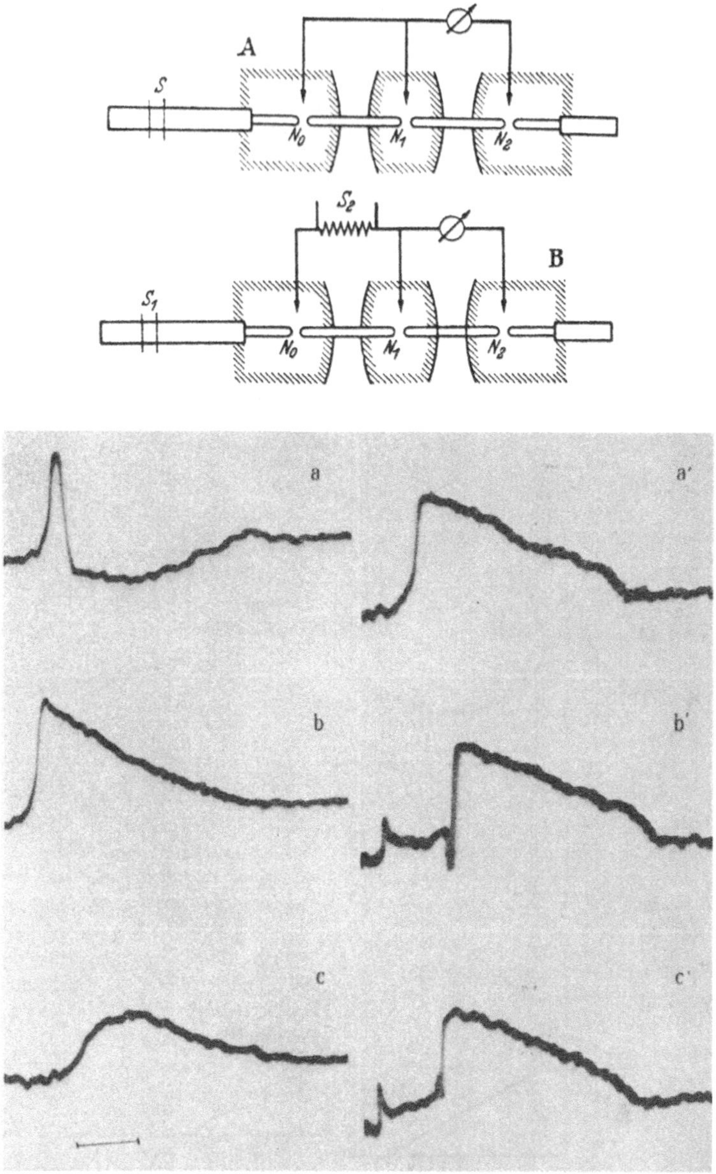

Abb. 89. *Elektrisches Zusammenwirken von 3 Schnürringen.* (Nach TASAKI und TAKEUCHI.)

A. Ausbreitung des Stroms entlang der Faser. Reize, am Nervenstamme S angewandt. Bei *a* waren die Knoten N_0, N_1 und N_2 normal. Bei *b* N_0 und N_1 normal, N_2 wurde mit einer 4% Urethan-Ringer unerregbar gemacht. Bei *c* N_0 normal, N_1 und N_2 unerregbar. Zeitmaßstab 0,5 msec. Temperatur 18,5°C. B. Vergleichung eines fortgeleiteten mononodalen Aktionsstroms (*a'*) mit dem Aktionsstrom (*c'*) eines allein funktionstüchtig bleibenden Knotens (N_1). Bei *a'* und *b'* waren N_0 und N_1 normal und N_2 unerregbar. *a'* Reiz (Induktionsschlag) am Stamme (S_1). *b'* Reiz (rechteckige Spannung) von 60 mV 0,5 msec) an S_2. Bei *c'* wurden beide N_0 und N_2 unerregbar gemacht, N_1 in Ringer; Reizspannung (70 mV, 0,5 msec) an S_2 angewandt. Temperatur 13,5°C.

einsetzt. Da die beiden Schnürringe elektrisch gegeneinander geschaltet sind, entsteht ein binodaler Aktionsstrom, der die Summe zweier zeitlich verschobener mononodaler Aktionsströme ist, die mit entgegengesetztem Vorzeichen registriert werden. Abb. 88 zeigt in sehr deutlicher Weise die Wirkung der Summation. Sobald in diesem Beispiel das Urethan wirkt, wird der Schnürring N_1 depolarisiert, unerregbar und fällt elektrisch aus. In diesem Augenblick tritt der mononodale Aktionsstrom des Schnürringes N_2 in der Registrierung hervor. Aber nur so lange, als in N_1 noch ein ausreichendes Potential gebildet wird. Das Aktionsstrombild *a* von Abb. 88, das unserem Auge zwar viel vertrauter ist, ist ein aus zwei entgegengesetzten Komponenten aufgebauter Komplex, wie es das Schema zeigt, und daher schon nicht mehr einheitlich!

In Abb. 89 ist das elektrische Zusammenwirken von 3 Schnürringen gezeigt, wobei die Registrierung zwischen N_1 und N_2 liegt. Solange alle drei Schnürringe aktiv sind, entsteht das Bild *Aa*, indem N_0, N_1 und N_2 beitragen, und man erkennt, wie das Aktionspotential über die Faser fortgeleitet wird, denn wenn N_2 durch Narkose ausgeschaltet ist, kommt der von N_1 herrührende mononodale Aktionsstrom zur direkten Beobachtung (*Ab*), wenn dagegen auch N_1 ausgeschaltet ist, kommt nur noch der durch Feldschleifen in der Myelinscheide bis zur Meßelektrode reichende Anteil (etwa $1/2$) zur Registrierung (*Ac*). Das Bild zeigt schöner als viele Worte das «Ausbreitungsvermögen» des markhaltigen Nerven für nodal entstandene Aktionspotentiale (vgl. S. 254).

In der dargestellten Versuchsreihe, Abb. 89, wird gezeigt, daß das fortgeleitete Aktionspotential den gleichen charakteristischen Zeitverlauf hat, wie das an einem isolierten Knoten entstehende mononodale Einzelpotential. In *Ba'* wird das von der Stammreizung bei S_1 herrührende fortgeleitete Aktionspotential registriert, in *Bb'* das durch direkte Reizung über S_2 am Knoten N_1 entstehende Potential und in *Bc'* das nach Ausschaltung von N_0 durch Reizung des isolierten Knotens N_1 über S_2 entstehende mononodale Potential. Die Gleichheit der 3 Kurven zeigt: 1. daß der elektrische Widerstand der Membran im Knoten N_1 bei Erregung gering ist; 2. daß der fortgeleitete Aktionszustand den gleichen Zeit- und Größenverlauf hat, wie der an einem isolierten Knoten allein entstehende.

Nicht so übersichtlich, aber bezüglich der Verschiedenheiten zwischen Fasern verschiedener Fortpflanzungsgeschwindigkeit sehr aufschlußreich sind die von ERLANGER und GASSER[1]) in einem früheren Zeitpunkt gewonnenen Registrierungen von Einzelfasern verschiedenster Fortpflanzungsgeschwindigkeit beim Frosch. Sie haben natürlich den Charakter multinodaler Registrierung und sind in Abb. 90 in der Umzeichnung von SCHAEFER[2]) wiedergegeben. In Tabelle 19 ist der Zusammenhang zwischen Fortpflanzungsgeschwindigkeit und Abfallzeit in Millisekunden noch einmal gesondert hervorgehoben. Das Produkt: Fortpflanzungsgeschwindigkeit $\times$ Abfallzeit ist ja nichts anderes als die Nervenstrecke, über die sich der Aktionszustand ausbreitet bis zur Erreichung des

[1]) ERLANGER, J., u. GASSER, H. S.: Electrical Signs of Nervous Activity (Philadelphia 1937).

[2]) SCHAEFER, H.: Elektrophysiologie, Bd. I (Wien 1940).

Scheitels des Spitzenpotentials. Aus Tabelle 19 geht hervor, daß diese «Abfallslänge», die wir auch «Länge der D-Phase» nennen können, unter Berücksichtigung der Versuchsfehler eine konstante Größe zu sein scheint.

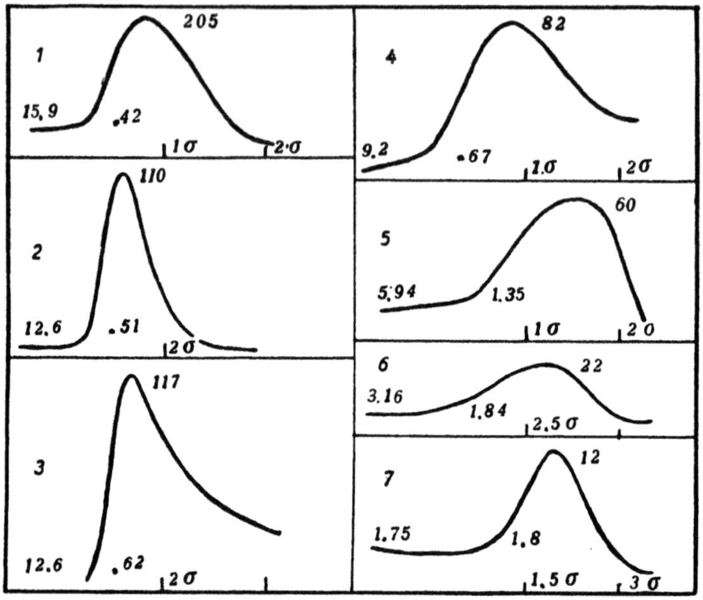

Abb. 90. *Sieben verschiedene Aktionsströme einzelner Nervenfasern aus einem dünnen Froschnerven.* Die Zahlenangaben bedeuten: am Anfang jeder Kurve die Leitungsgeschwindigkeit in m/sec. Unter dem Anstiegsteil, die Anstiegszeit in m/sec, rechts neben dem Scheitel die Scheitelspannung in μV. Jedes Bild hat seine eigene Zeiteichung. (Umzeichnung nach ERLANGER und GASSER durch SCHAEFER[1].)

Tabelle 19.

Fortpflanzungsgeschwindigkeit, Zeit der D-Phase und Produkt beider = Länge der D-Phase auf dem Nerv von 7 Einzelfasern aus einem dünnen Froschnerven. (Nach ERLANGER und GASSER.)

Geschwindigkeit m/sec	Zeit der D-Phase msec	Länge der D-Phase mm
15,9	0,42	6,7
12,6	0,51	6,4
12,6	0,62	7,8
9,2	0,67	6,2
5,9	1,35	8,0
3,2	1,84	5,8
1,8	1,80	— (diphasisch)

[1]) GASSER, H. S., und GRUNDFEST, H.: Am. J. Physiol. *127*, 393 (1939).

TASAKI und TAKEUCHI[1]) sind allerdings zu ganz anderen Werten gelangt und haben darauf aufmerksam gemacht, daß wenn der Abstand der Ableitelektroden größer als der internodale Abstand ist und die Fasern von Bindegewebsscheiden umgeben sind, *viel zu lange* Zeiten für das, was wir D-Phase nennen wollen, gefunden werden. Ihre Messungen an einzelnen Schnürringen lieferten D-Phasen von 0,15 msec bei $13-18^0$ und eine Gesamtdauer des Aktionspotentials von 1,5–2,0 msec und müssen heute als Grundlage genommen werden. Tabelle 19 behält trotzdem ihren Wert, weil sie zeigt, daß die Länge der D-Phase konstant ist, nur ist der Wert absolut *viel zu groß! Ich vermute, daß die Länge der D-Phase genau 1 Internodium umfaßt.*

Bevor auf die weiteren Untersuchungen des Verhaltens des Spitzenpotentials bei einzelnen Nervenfasern eingegangen wird, muß aber doch kurz auf die Bemühungen hingewiesen werden, das Aktionspotential am ganzen Nerven analytisch aus der Summierung der Spitzenpotentiale jeder einzelnen Nervenfaser aufzubauen. Man bezeichnet dieses Verfahren die *Rekonstruktionsmethode*. Die vielen bewundernswerten Arbeiten, die zum Ausbau dieser feinen Methode geführt haben, kamen mit einer Arbeit von GASSER und GRUNDFEST[2]) zu einem gewissen Abschluß. Damit ist eine befriedigende Lösung gefunden, die uns zeigt, wie das Grundelement des Spitzenpotentials am Aufbau beteiligt ist.

Auf S. 44 wurde gezeigt, daß zwischen dem Durchmesser einer Faser und ihrer Fortpflanzungsgeschwindigkeit eine feste Beziehung bestehen kann. Bezeichnet man die Fortpflanzungsgeschwindigkeit mit v, den Durchmesser mit d, so sind folgende Funktionen (mathematisch gesprochen) diskutiert worden:

1. $v \sim d^2$ (BLAIR und ERLANGER, ZOTTERMAN)
2. $v \sim d$ (HURSH, GASSER und GRUNDFEST)
3. $v \sim d^{0,6}$ (PUMPHREY und YOUNG)
4. $v \sim \sqrt{d}$ Annäherung von Formel (3).

GASSER und GRUNDFEST gingen davon aus, daß die Beziehung zwischen v und d nur an einem ganz homogenen Material geprüft werden könne und wählten den Nervus saphenus von Katze und Kaninchen. Er enthält A_α, A_β, A_γ und A_δ-Fasern, jede Untergruppe mit verschiedener Fortpflanzungsgeschwindigkeit. Durch die histologische, genaue Vermessung des Durchmessers jeder einzelnen Faser des Nerven wird das «Dickenspektrum» erhalten und die Aufgabe des Rekonstruktionsverfahrens besteht nun darin, unter Benützung einer der Beziehungen 1–4 das Bild des Aktionspotentials zu rekonstruieren, wie es sich beispielsweise zeitlich gedehnt dann ergibt, wenn die Messung 6 cm vom Reizort entfernt ausgeführt würde. Diejenige Rekonstruktion, die am getreuesten die tatsächlichen Verhältnisse wiedergibt, beruht dann auf den besten theoretischen Annahmen und ist ein guter Prüfstein für diese Annahmen. (Auf alle Einzelheiten des subtilen Verfahrens kann hier nicht eingegangen werden, vgl.[2]) Abb. 91a zeigt das «Dickenspektrum» der 2595

[1]) TASAKI, I., und TAKEUCHI, T.: Pflügers Arch. *244*, 696 (1941).

[2]) GASSER, H. S., und GRUNDFEST, H.: Amer. J. Physiol. *127*, 393 (1939).

Fasern des Nervus saphenus einer Katze (vgl. auch Abb. 16, S. 45). Neben mehreren Untergipfeln sind zwei Gipfel bei 12 μ und 5 μ besonders auffallend.

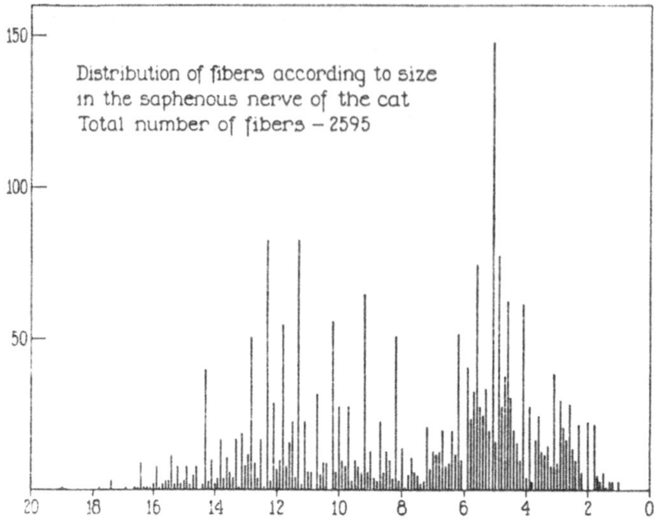

Abb. 91a. *Dickenspektrum der Nervenfasern aus dem Nervus saphenus der Katze.* (Nach GASSER und GRUNDFEST[1]).)

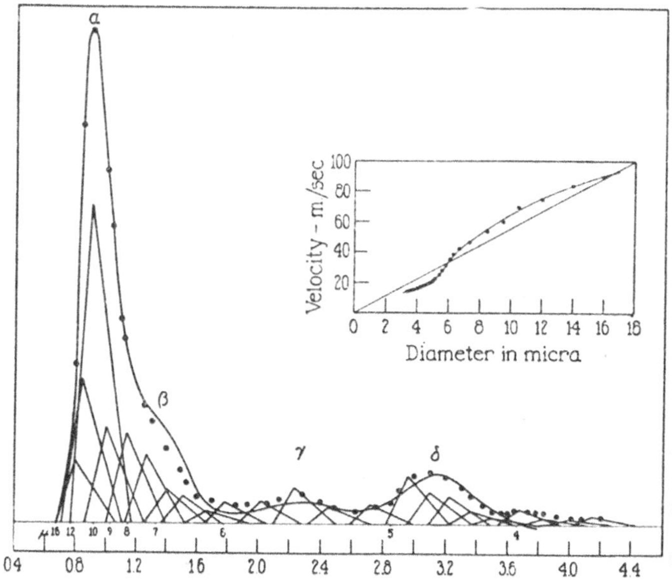

Abb. 91b. *Rekonstruktionen der Aktionspotentiale im Nervus saphenus der Katze auf Grund der Daten von Abb. 91a.* Entfernung der Ableitestelle 6 cm. Die ausgezogene Kurve ist das tatsächlich registrierte Aktionspotential. Die schwarzen Punkte sind die durch die Summation der Einzelpotentiale unter Heranziehung des Dickenspektrums erhaltenen Punkte. Im Einsatz zu der Figur ist die Beziehung zwischen Geschwindigkeit und Durchmesser aufgetragen. Die wenigen Fasern, die mehr als 16 μ dick waren, sind mit den 16 μ Fasern in eine Gruppe genommen worden. (Nach GASSER und GRUNDFEST[1]).)

Abb. 91b gibt die rekonstruierte Kurve des Aktionspotentials wieder, wenn folgende Annahmen zur Grundlage der Berechnung gemacht werden:

1. Die Dauer des Spitzenpotentials ist für alle *A*-Fasern gleich groß und beträgt 0,4 msec. Der zeitliche Verlauf ist «dreieckig».

[1]) GASSER, H. S., und GRUNDFEST, H.: Amer. J. Physiol. *127*, 393 (1939).

2. Alle Fasern haben die gleichen Nachpotentiale.
3. Maßgebend für die Geschwindigkeit der Fortpflanzung ist nicht der Gesamtdurchmesser der Faser, sondern der Durchmesser des Achsenzylinders.
4. Fortpflanzungsgeschwindigkeit und Durchmesser des Achsenzylinders sind direkt proportional.

Die Spitzenpotentiale A_α, A_β, A_γ und A_δ sind alle deutlich sichtbar und die gute Übereinstimmung mit dem tatsächlich registrierten Aktionspotential zeigt, daß die Unterlagen den wirklichen Verhältnissen sehr nahe kommen. Für die Beziehung zwischen Fortpflanzungsgeschwindigkeit und Dicke des Achsenzylinders fanden die Autoren folgende Proportionalitätsfaktoren:

$$\text{Nervus saphenus } v \text{ in m/sec} = 7{,}4\, d \cdot \text{in } \mu$$
$$\text{Nervus phrenicus } v \text{ in m/sec.} = 8{,}7\, d \cdot \text{in } \mu$$

Je mehr Mark eine Faser im Verhältnis zum Achsenzylinder hat (vgl. S. 74), desto schneller leitet sie bei gleich großem Achsenzylinder, so daß durch die verschiedene Ausstattung mit Mark noch ein zweiter Faktor hereinkommt, der zu berücksichtigen ist. Das Spitzenpotential wird um so schneller fortgeleitet, je größer der Durchmesser des Achsenzylinders ist. In erster Annäherung ist die Markscheide auch um so dicker, je größer der Durchmesser des Achsenzylinders ist, so daß das Verhältnis $g = \frac{\text{Durchmesser des Achsenzylinders}}{\text{Durchmesser der Nervenfaser}}$ annähernd konstant ist. Das gilt aber nur für einen bestimmten Nerven und gilt gar nicht mehr, wenn Nerven verschiedener Tiere verglichen werden, wie in Tabelle 2 auf S. 74 gezeigt wurde. Streng gilt es aber auch nicht für einen einzelnen Nerven, denn ARNELL (zit. nach GASSER und GRUNDFEST) hat auf die ungleiche Versorgung aller Fasergrößen mit Myelin aufmerksam gemacht. Die Myelinisation ist ein Prozeß, der mit der funktionellen Aufgabe der Nervenfaser eng zusammenhängt, wie die Besprechung der Regenerationsvorgänge (vgl. S. 185) deutlich gezeigt hat. Es scheint wahrscheinlich zu sein, daß Fasern mit gleicher Dicke des Achsenzylinders und verschiedener Dicke der Markscheide entweder verschiedenen Funktionssystemen zugehören oder das gleiche Signal mit verschiedener Geschwindigkeit leiten müssen, um durch das zeitlich gestaffelte Eintreffen am Erfolgsorgan eine besondere Nachricht zu übermitteln. Wir wissen über diese Dinge eben noch sehr wenig und werden doch immer wieder darauf geführt, daß in ihnen ein wesentlicher Teil der Nachrichtenübermittlung verborgen ist. Abschließend kann aber gesagt werden, daß heute das komplexe Bild des Spitzenpotentials, das am ganzen Nerven entsteht, in allen Fällen, in denen genügende Übersicht vorhanden ist, durch Analyse in befriedigender Weise auf das in Abb. 85 wiedergegebene *Grundelement des monoacdalen Aktionspotentials* zurückgeführt werden kann.

Das elektrotonische Verhalten der Einzelfaser

Bei Reizung einer Einzelfaser mit dem elektrischen Strom erfolgt der Stromfluß ausschließlich an den Schnürringen, weil die internodale Strecke mit dem sehr gut isolierenden Myelin umkleidet ist. Werden die Elektroden an zwei benachbarten Schnürringen angelegt, wie es Abb. 92 zeigt, so müssen die Verhältnisse der Ionenleitung an den beiden Elektroden zuerst berücksichtigt werden, was TASAKI in seiner Betrachtung meines Erachtens etwas vernachlässigt hat, so daß er zu Formulierungen gelangt, die zuerst etwas überraschend sind, bei genauer Überlegung aber der folgenden, detaillierten Darstellung nicht widersprechen.

An der Kathode wandern Kationen aus der Quermembran aus und die entsprechenden Anionen werden im Inneren weggetrieben, so daß die Polarisation und damit auch das Ruhepotential erniedrigt wird. Erreicht diese Erniedrigung einen bestimmten Schwellenwert, dann kommt es zum «Ausklinken» des Er-

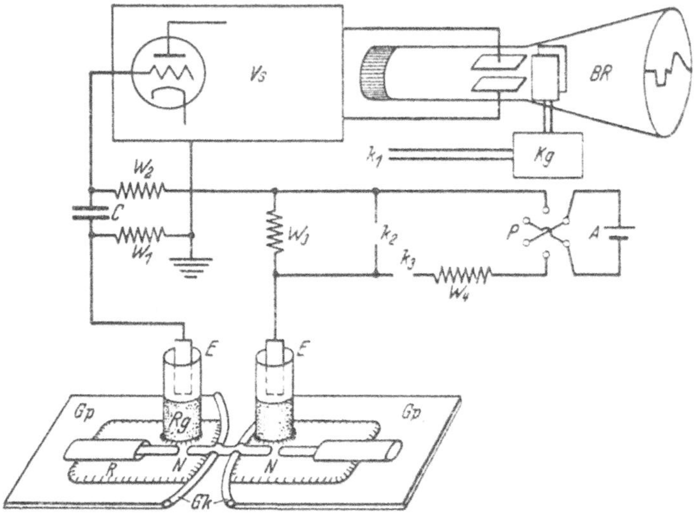

Abb. 92. *Anordnung zur Registrierung des Aktionsstroms einer einzelnen Nervenfaser am Reizort.* C Kondensator (2—4 μF) zum Unterdrücken der Wirkung des Gitterstroms auf die Faser. W_1 Widerstand 0,05 oder 0,1 MΩ, W_2 0,1 oder 0,2 MΩ, *Vs* 4-Stufen-Verstärker in statisch geschütztem Kasten, *BR* BRAUNsche Röhre. *Kg* Kippgerät mit fortlaufender Kippung. k_1, k_2 und k_3 Öffnungskontakte eines HELMHOLTZ-Pendels. *A* Akkumulator, W_3 und W_4 Widerstände zur Reizung der Faser. P POHLsche Wippe. *E* Elektrode, *Rg* Ringer-Gelatine-Gel. *N* RANVIERscher Schnürring der Nervenfaser, *R* Ansammlung der Ringer-Lösung, *Gp* Glasplatte, *Gk* Glaskapillare. (Nach TASAKI und TAKEUCHI[1]).)

regungsvorganges und es entsteht eine scharfe «Senke», das negative Aktionspotential. An der Anode werden Kationen aus dem umgebenden Elektrolyt in die Siebmembran hineingetrieben und stauen sich dort auf Grund des Gleichrichtereffektes. Anionen werden dafür im Inneren angezogen, die Polarisation steigt und das Ruhepotential nimmt zu. Da die internodale Strecke aber Längsleitung besitzt, besteht die Tendenz, zwischen Anodenberg an der einen Quermembran und dem Kathodental an der anderen einen Ausgleich

[1]) TASAKI, I., und TAKEUCHI, T.: Pflügers Arch. *245*, 764 (1942).

zu schaffen. Es werden daher im Inneren der Faser auch Anionen gegen die Stelle der äußeren Kathode und Kationen gegen die Stelle der äußeren Anode hinfließen. Es entsteht der bekannte «Gegenstrom», der die Tendenz hat, den polarisierenden äußern Strom herabzusetzen. Diese «Tendenz» ist nichts anderes als die dem von außen stammenden Elektrotonus entgegenwirkende ausgleichende elektromotorische Kraft. BÜRKER[1]) hat zuerst gesehen, wie an der Anode die Spannung langsam steigt und dann aber absinkt, was wir als die eben beschriebene Anstauung der Kationen mit nachherigem Abfluß im «Gegenstrom» in Zusammenhang bringen. Er nannte die Erscheinung «Anodenschwung», und sie ist neuerdings von HECHT[2]) wieder beschrieben worden. Allerdings wurde sie am ganzen Nerven und nicht an der Einzelfaser beobachtet, so daß die Möglichkeit besteht, daß neben den Quermembranen der Fasern die funktionell uninteressanten Nervenhüllen auch noch beigetragen haben. Diese Unsicherheit haftet ja allen solchen Messungen am ganzen Nerven an und SCHAEFER[3]) hat sie sehr deutlich gekennzeichnet, indem er sagte: «Zwar sind am Nerven offenbar viele Schichten polarisierbar, die tatsächlich nicht interessant sind... Es gibt mit anderen Worten *eine* polarisierbare Schicht, welche die ganze Funktion des Nerven bestimmt; die Frage ist nur, wo sie liegt und welche Art von Polarisation sie zeigt.» Wir glauben heute mit Sicherheit sagen zu können, daß sie im Schnürring liegt und mit großer Wahrscheinlichkeit die Quermembran (nodale Plasmahaut) ist. Wie klar die Verhältnisse damit werden, zeigt Abb. 93 nach TASAKI. Es sei zunächst nur der Verlauf des reizenden und damit an der Kathode depolarisierenden, an der Anode verstärkt polarisierenden rechteckigen Stromstoßes betrachtet. Die angelegte Spannung betrug in *a* 10 mV, in *b* 29 mV, in *c* 30 mV, in *d* 40 mV und in *e* 70 mV, und im letzten Bild ist der rechteckige Stromstoß allein in einer Stärke von 100 mV und einer Dauer von 1 msec registriert. Die Abbildung zeigt deutlich, wie dem äußeren Strom ein «Gegenstrom» von den beiden Schnürringen langsam anschwellend entgegengesetzt wird, und zwar um so stärker, je stärker die depolarisierende Wirkung an der Kathode, bzw. die vermehrte Polarisation an der Anode ist. TASAKI selbst sagt nichts darüber (eine briefliche Verständigung war mit Rücksicht auf den Krieg nicht möglich), aber meines Erachtens ist dieses Bild die schönste Registrierung des bei kurzdauerndem Elektrotonus im Inneren des Nerven anwachsenden «Gegenstromes».

Und nun zur Registrierung des Aktionspotentials in Abb. 93c, d und e. Ein Blick auf das Schaltschema in Abb. 92 zeigt, daß eine am rechten Schnürring entstehende Negativität mit umgekehrtem Vorzeichen auf das Gitter des Verstärkereinganges einwirkt, wenn der kurze rechteckige Reizstrom fließt, der in diesem Falle am rechten Schnürring seine Kathode hat. Damit wird die von TASAKI gegebene Erläuterung, der Aktionsstrom beginne nach dem Ende des Reizstromes und fließe in entgegengesetzter Richtung, die zunächst erstaunt, verständlich. Der katelektrisch gereizte Schnürring wird zuerst depo-

---

[1]) BÜRKER: Zentralbl. f. Physiol. *28*, 777 (1914), zit. nach SCHAEFER.

[2]) HECHT, K.: Z. f. Biol. *91*, 231 (1931).

[3]) SCHAEFER, H.: Elektrophysiologie, Bd. I, Wien 1940.

larisiert und dann aktiv negativ gegenüber dem noch ruhenden Schnürring (d. h., es entsteht das negative Aktionspotential). Er ist im äußeren Apparatekreis somit gegen die Reizspannung geschaltet und erzeugt für sich allein im äußeren Stromkreis einen gegen den Reizstrom fließenden Aktionsstrom. Diese Erläuterung ist deswegen nötig, weil TASAKI und TAKEUCHI in einer späteren Mitteilung[1]) den Sachverhalt folgendermaßen formulieren (S. 764): «Ein durch die nodale Plasmahaut nach außen fließender elektrischer Strom (Reizstrom)

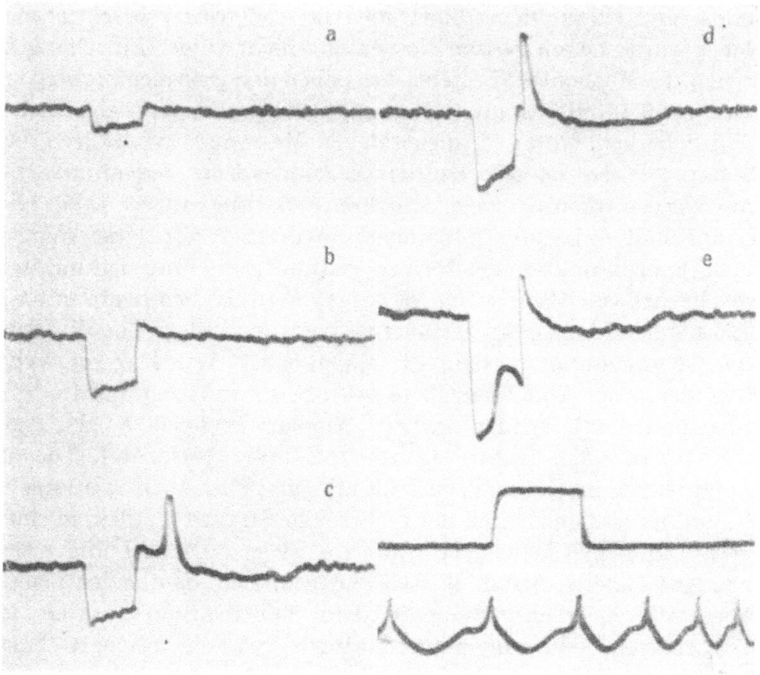

Abb. 93. *Aktionsstrom (am Reizort) einer einzelnen Nervenfaser.*

Die Versuchsanordnung der Abb. 92 wurde benutzt. Der Eingangswiderstand des Verstärkers 0,05 MΩ (je W_1 und W_2 der Abb. 90 0,1 MΩ). Zur Reizung wurden rechteckige Stromstöße von der Dauer von 0,5 m/sec benutzt. Die Kurven wurden gewonnen bei Reizung mit 10 mV (*a*), mit 29 mV (*b*), mit 30 mV (*c*), mit 40 mV (*d*) und mit 70 mV (*e*); *a* und *b* unterschwellige Reizung. Eichung 100 mV 1 m/sec, Stimmgabel 1000/sec Temperatur 16,5° C.

verursacht, wenn er einen bestimmten (d. h. den Schwellen-)Wert übersteigt, eine entgegengesetzt gerichtete elektromotorische Kraft (d. h. die Aktionsspannung) an dieser Plasmahaut.» Wir würden sagen, die Kathode zieht aus der Membran Gleitionen (Kationen) so lange ab, bis der Schwellenwert über-

[1]) TASAKI, I., und TAKEUCHI, T.: Pflügers Arch. *245*, 764 (1942).

schritten ist und es jetzt zu einer aktiven inneren Verminderung des Ordnungszustandes der Ionen kommt, die gegenüber ruhenden Schnürringen als Potentialsenke oder kurz als «Aktionsspannung» meßbar wird.

Wie verhält sich das Aktionspotential im *Elektrotonus*? Auch diese Frage hat heute durch die Arbeit mit der Einzelfaser eine einfache und übersichtliche Antwort erhalten. Zum besseren Verständnis sei eine einfache, modellmäßige Vorstellung vorausgeschickt. In Abb. 49 und Abb. 50 auf S. 127 wurde der Anelektrotonus als Kationen-«Berg» und der Katelektrotonus als Kationen-«Tal» mit entsprechender Vermehrung bzw. Verminderung der Anionen dargestellt.

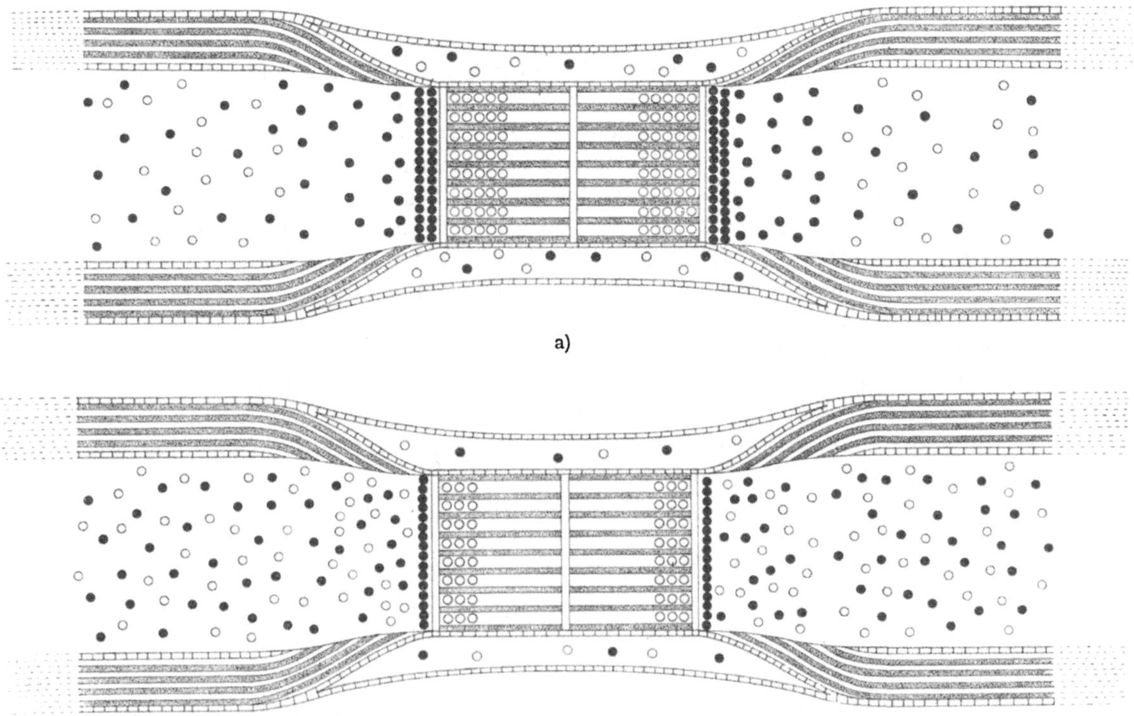

a)

b)

Abb. 94a und b. *Schematische Darstellung der Ionenordnung in der Quermembran im Zustand der Ruhe (a) und der Erregung (b).*

a) Die Quermembran trägt das Ruhepotential. In der Membran werden gleitfähige Kationen elektrostatisch festgehalten. Im Axon findet eine entsprechende Anhäufung von Anionen statt Die elektrische Doppelschicht liefert das meßbare Ruhepotential.

b) Die Permeabilität der Quermembran hat auf den Reiz hin zugenommen. Die Kationen konnten infolgedessen aus der Membran herausgleiten und sich mit den Anionen mischen. Der Ordnungszustand hat abgenommen, und es ist eine „Senke" im Ruhepotential entstanden, die wir als mononodales Aktionspotential messen. Die Zeichnung stellt die Verhältnisse während der Depolarisation (D-Phase) dar. Es ist klar, daß zur Rückführung der Kationen in die Membran Ordnungsarbeit geleistet werden muß. Wir nennen daher diese Phase die Repolarisationsphase. Ihr Endpunkt ist erreicht, wenn wieder der gleiche Ordnungszustand herrscht wie in Abb. 94a.

Ist der Elektrotonus nicht zu stark ausgeprägt, so muß der Aktionszustand, den wir als wandernde «Senke» gezeichnet haben, folgende Verhältnisse antreffen:

Beim Einlaufen der Erregungswelle in ein anelektrotonisch verändertes Gebiet stehen mehr geordnete Ionen zur «Unordnung» zur Verfügung, im Augenblick, wo durch eine Veränderung der Permeabilität der Membran die ordnende Kraft wegfällt. Die Verschiebungen von Gleitionen in der Membran haben im Anelektrotonus einen größeren Umfang als im normal polarisierten Nerven. Die Potentialsenke wird daher größer, oder falls ein Strom fließt, wird der Aktionsstrom im anelektrotonischen Gebiet größer als normal.

Beim Einlaufen der Erregungswelle in ein katelektrotonisch verändertes Gebiet, in dem eine Verarmung besteht, sind weniger geordnete Ionen zur Verfügung; die Potentialsenke wird auf niedrigem Niveau einsetzend entsprechend kleiner und der Aktionsstrom ist kleiner als normal.

Bei der markhaltigen Nervenfaser sind die Verhältnisse noch übersichtlicher, wenn nur das Internodium mit seinen beiden Quermembranen betrachtet wird. Der Schnürring N_1 werde an eine Anode, der Schnürring N_2 an eine Kathode gelegt. Dann entstehen die in Abb. 94 nochmals dargestellten Verhältnisse. In der Quermembran zu N_1 entsteht eine Kationenstauung, in der Quermembran zu N_2 entsteht eine Senke. Wird N_1 erregt, so muß ein großes mononodales Spitzenpotential, wird N_2 erregt, so muß ein kleines mononodales Spitzenpotential entstehen.

Genau das, was modellmäßig vorauszusagen ist, haben TAKEUCHI und TASAKI[1]) an der einzelnen Faser auch registriert. Setzt man das an einem normalen Schnürring entwickelte Aktionspotential in willkürlichen Einheiten = 5, so haben sie Folgendes gefunden:

Tabelle 20.

Äußere Spannung am Schnürring	Aktionspotential	Elektrotonus
+200 mV	5,6	Anelektrotonus
+150 mV	5,7	
+100 mV	5,7	
+ 50 mV	5,4	
± 0	5,0	normal
− 50 mV	4,5	Katelektrotonus
−100 mV	2,8	
−150 mV	1,3	
−200 mV	—	

Erhöhung des Ordnungszustandes der Ionen führt aber auch zu Erhöhung der Reizschwelle des Schnürringes, Verminderung zu Erniedrigung. Auch das wurde von TAKEUCHI und TASAKI gemessen:

1) TAKEUCHI, T., und TASAKI, I.: Pflügers Arch. *246*, 32 (1942).

Tabelle 21.

Äußere Spannung am Schnürring	Reizschwelle	Elektrotonus
+200 mV	ca. 9	Anelektrotonus
+150 mV	6	
+100 mV	4,5	
+ 50 mV	2,5	
± 0	1,0	normal
− 50 mV	0,8	Katelektrotonus
−100 mV	0,7	
−150 mV	—	
−200 mV	—	

Damit wurde eine Grundlage gewonnen, die theoretisch sehr interessant ist: das an einem Schnürring entstehende Aktionspotential wirkt, wie wir sehen werden, mit Feldschleifen durch das Internodium auf die Quermembran des nächsten Schnürringes als elektrischer Reiz. Es ist bekannt, daß die Stärke dieses Reizes an einer markhaltigen Nervenfaser des Kaltblüters etwa 5mal so groß ist als die zum Überschreiten der Reizschwelle notwendige Reizspannung. Der Sicherheitsfaktor der natürlichen Vorgänge ist 5. Setzt man daher die Reizschwelle in willkürlichem Maß = 1 und das normale Aktionspotential = 5, so mißt man beide mit einem unbekannten, aber den natürlichen Verhältnissen angepaßten gleichen Maßstab und kann nun die Verhältnisse bei An- und Katelektrotonus untersuchen. An einer mit −100 mV kathodisch polarisierten Quermembran N_1 entsteht beispielsweise ein Aktionspotential von 2,8. Liegt an der nächsten Quermembran N_2 die entsprechende Anode mit +100 mV, so ist dort die Reizschwelle 4,5. Ein normales Aktionspotential von 5 könnte auf N_2 noch reizend wirken, nicht aber das kathodisch erniedrigte Potential von 2,8. Die Erregung wird von N_1 nicht mehr nach N_2 übertragen. Kommt die Erregungswelle dagegen von der anderen Seite, so wird N_2 zuerst erregt, und es entsteht das anodisch erhöhte Potential von 5,7. Bei N_1 ist die Reizschwelle kathodisch erniedrigt (0,7) und es entsteht eine Übertragung mit einem Sicherheitsfaktor von 5,7:0,7 = 8. Elektrotonisch polarisierte Nervenfasern leiten einsinnig, wie TAKEUCHI und TASAKI an der einzelnen Faser zeigen konnten und wie es übrigens schon seit langem bekannt ist (SAMOJLOFF und KISSELEFF[1]), ERLANGER und BLAIR[2]). Abb. 95 zeigt ein Beispiel eines solchen Versuches. Die Kurvenbilder der linken Reihe wurden durch kathodische Polarisation bei N_1 und anodische Polarisation bei N_2 erhalten. Bei normalen Verhältnissen erscheint das binodale Aktionspotential im obersten Bild. Mit zunehmendem Elektrotonus wird es diphasisch, weil 1. das mononodale Potential bei N_1 kathodisch verkleinert und das umgekehrt wirksame bei N_2 anodisch vergrößert wird. 2., weil die zeitlichen Verhältnisse sich mit zunehmendem Elektrotonus verschieben. TAKEUCHI und TASAKI glauben, daß

[1]) SAMOJLOFF, A., und KISSELEFF, M.: Pflügers Arch. *209*, 476 (1925).
[2]) ERLANGER, J., und BLAIR, E. A.: Amer. J. Physiol. *110*, 287 (1934).

die Leitungszeit von N_1 nach N_2 verlängert sei. Nach meiner Auffassung, die später begründet wird, ist die zeitliche Verzögerung anders zu deuten. Mit der Abnahme des Aktionspotentials bei N_1 wird die elektrische Feldwirkung in N_2 kleiner und damit auch die auf die Gleitionen einwirkende *Feldstärke*

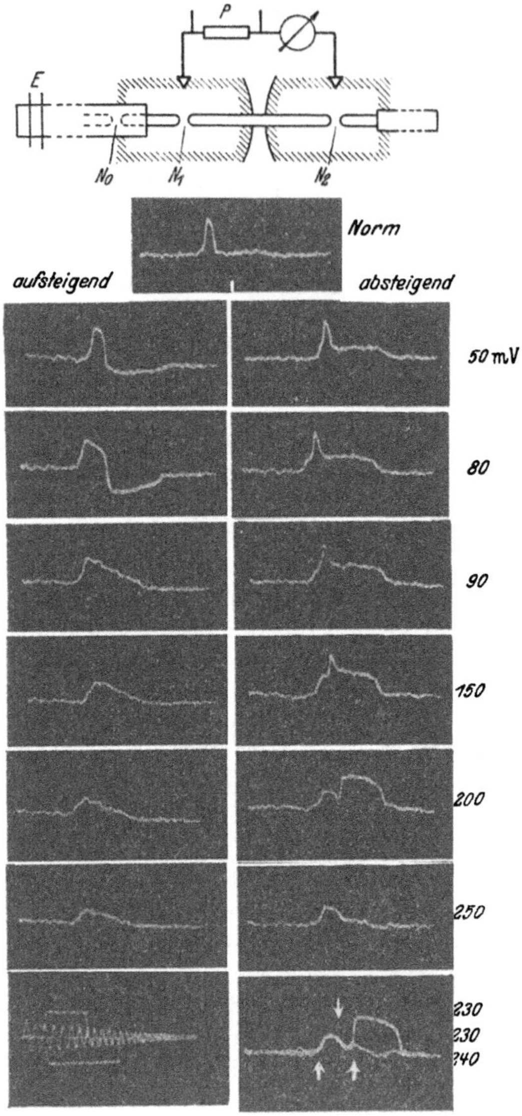

Abb. 95. *Aktionspotentiale polarisierter Schnürringe.*

Oberes Bild: normales Aktionspotential von N_1 und N_2 (binodaler Typ). Linke Reihe: N_1 im Katelektrotonus, N_2 im Anelektrotonus bei 90 mV polarisierender Spannung ist das Aktionspotential in N_1 schon zu klein, um N_2 mit anelektrotonisch erhöhter Reizschwelle zu erregen. N_2 fällt aus und die Registrierung wird mononodal, und mit zunehmender Spannung nimmt das Aktionspotential ab.
Rechte Reihe: N_1 im Anelektrotonus, N_2 im Katelektrotonus bei 250 mV herrscht bei N_1 Anodenblock, und es erscheint nur noch das von N_0 herrührende Aktionspotential.
Zwischen 90 und 200 mV leitet die Faser einsinnig. Das anelektrotonisch vergrößerte und verlängerte Aktionspotential ist sehr deutlich zu sehen. Beim letzten Bild sind drei Kurven übereinandergelegt. Bei 240 mV antwortet der Schnürring N_1 nicht mehr, während bei 230 mV die Aktion dieses Schnürringes zum Vorschein kommt. Der erste Pfeil zeigt den Beginn der Aktion von N_0, der zweite den von N_2 (katelektrotonisch verkleinert und verkürzt) und der dritte den von N_1 an.
Links unten Eichung: 0,1 mV 1 und 2 msec 16°C. (Nach TASAKI und TAKEUCHI.)

(V/cm). Die Folge ist eine langsamere Bewegung der Gleitionen und damit eine zeitliche Verzögerung des Erscheinens des Aktionspotentials in N_2. Die weitere Zunahme des Elektrotonus über 80 mV hinaus führt zum Ausfall der Erregungsübertragung von N_1 auf N_2 und damit zum mononodalen Typ des

Aktionspotentials, wobei zu beachten ist, wie das Potential mit zunehmender kathodischer Polarisation immer kleiner wird.

Bei umgekehrter Polarisation der Schnürringe N_1 und N_2 entstehen die Kurvenbilder der rechten Reihe. Sie sind zu verstehen, wenn berücksichtigt wird, daß die anodische Polarisation sich noch bis zum Knoten N_0 ausgedehnt hat, so daß das Kurvenbild einen trinodalen Typus hat. Bei schwachem Elektrotonus wird das Aktionspotential von N_1 vergrößert und das von N_2 verkleinert. In N_1 tritt eine starke Erhöhung der Reizschwelle ein, die eine Verzögerung des Einsatzes der Erregung in N_1 zur Folge hat, die bei 150 mV zu einer Diskontinuität in der Kurve (kleine Zacke) bei 230 mV sogar zu einem Überspringen führt, indem der Schnürring N_2 mit kathodisch erniedrigter Reizschwelle früher anspricht als der Knoten N_1. Weitere Erhöhung 240–250 mV führt zum Ausfall (Block) des Knotens N_1. Trotzdem kann er übersprungen werden, weil in N_0 ein anodisch erhöhtes Aktionspotential entsteht und in N_2 die Reizschwelle kathodisch so erniedrigt ist, daß die Fernwirkung des Feldes trotz dem unvermeidlichen Verlust von Spannung in 2 Internodien noch zur Reizung ausreicht.

Blair und Erlanger[1]) haben schon früher festgestellt, daß eine Erregungswelle über eine anodisch polarisierte Strecke fortgeleitet wird und Takeuchi und Tasaki haben bewiesen, daß selbst ein mononodaler Anodenblock übersprungen werden kann.

Aber auch in einem anderen Punkt scheinen mir die Messungen von Takeuchi und Tasaki bemerkenswert zu sein. Nach den auf S. 140 entwickelten Vorstellungen verringert kathodische Polarisation (besser Depolarisation!) den Ordnungszustand der Ionen in der nodalen Quermembran. Betrachtet man die Abnahme des Aktionspotentials mit steigendem Katelektrotonus, so zeigen die Messungen von Takeuchi und Tasaki einen linearen Verlauf bis 150 mV, wobei das Aktionspotential nur noch $^1/_5$ des Normalwertes hat. Extrapoliert man auf ein Aktionspotential Null, dann bekommt man einen Katelektrotonus von 200 mV. Was bedeutet das? Durch die äußere Spannung von 200 mV wird der Ordnungszustand der Ionen so verringert, daß keine weitere Potentialsenke mehr möglich ist. Durch einen Katelektrotonus von 200 mV wurde die Ionenordnung aufgehoben, oder in der normalerweise im Schnürring bestehenden Ionenordnung ist eine elektromotorische Kraft von etwa 200 mV verborgen und wird nur etwa zur Hälfte als Ruhepotential meßbar. Die Versuche von Tasaki zeigen sehr deutlich, daß die Potentialsenke bei Erregung immer auf der Grundlage der Depolarisation einer bestehenden, in ihrem vollen Umfang nur indirekt meßbaren Ionenordnung erfolgen.

Diese Schlußfolgerung von Bedeutung kann auch aus Versuchen von Tasaki und Takeuchi[2]) über die Größe des Aktionspotentials im Refraktärstadium (d. h. unmittelbar nach vorangegangener Erregung) gezogen werden. Abb. 96 zeigt die registrierten Aktionspotentiale, wenn auf einen Reiz von 0,3 msec Dauer ein zweiter Reiz von 0,5 msec Dauer in wechselnder Stärke

[1]) Blair, E. A., und Erlanger, J.: Amer. J. Physiol. *126*, 97 (1939).

[2]) Tasaki, I., und Takeuchi, T.: Pflügers Arch. *245*, 764 (1942).

und wechselndem zeitlichen Intervall gesetzt wird. Beträgt das Intervall 8 msec und mehr, dann hat das Aktionspotential die normale Höhe von «5» und der Schwellenreiz ist «1» in den gleichen willkürlichen Einheiten. Wird das Intervall kürzer, dann ist die Repolarisation der Quermembran im Anschluß an den vorangegangenen Aktionszustand noch nicht beendet, und es kann sich nur eine unternormale Potentialsenke ausbilden, die aber auf den nächsten Schnürring als Reiz wirken kann, wenn sie größer als der Schwellenwert ist. Beim Intervall 2 msec ist das nicht mehr der Fall und die Fortleitung der Erregung hört auf. Übersetzt man diese Ergebnisse in Reizfrequenzen, so bedeutet das, daß bis zu einer Frequenz von 1000/8 = 125 jedes folgende Aktionspotential in gleicher Tiefe erscheint, während bei höheren die Aktionspotentiale immer kleiner werden und schließlich bei 1000/2 = 500 die Fortleitung nicht

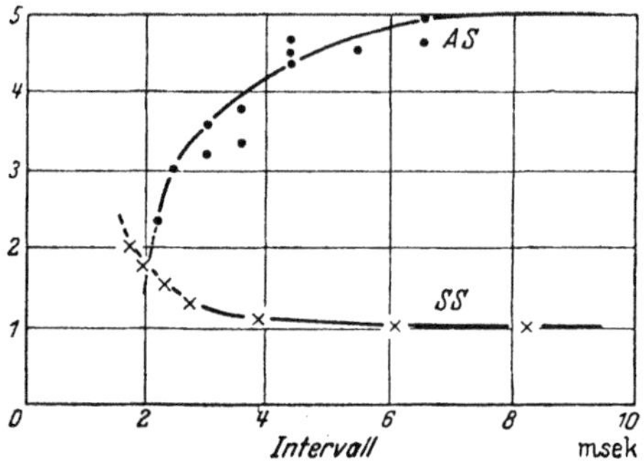

Abb. 96. *Aktionspotential und Reizschwelle in der relativen Refraktärphase.* Als normale Reizschwelle ist die Ordinate 1 genommen. *SS* zeigt die Größe des Schwellenstromes in relativem Maß. 8 msec nach vorangegangener Erregung der Einzelfaser ist die Reizschwelle wieder normal. Die Größe des Aktionspotentials *AS* nimmt in der relativen Refraktärphase bis auf den Wert 5 zu, der als relatives Normalmaß genommen wird und bedeutet, daß der Sicherheitsfaktor für die Weiterleitung der Erregung auf die nächste Quermembran 5 geworden ist. (Nach TASAKI und TAKEUCHI.)

mehr möglich ist, und wir erhalten ein ganz klares Bild der Entstehung der sogenannten WEDENSKY-Hemmung bei Reizung mit den zwischen 125 und 500 liegenden Frequenzen.

Die bekannte Tatsache, daß in der Refraktärzeit, besonders in den allerersten Phasen eine Umkehr der polaren Erregbarkeit beobachtet wird, paßt in das Bild der soeben entwickelten Vorstellungen. Der beobachtete depressive Einfluß einer Kathode, die für sich allein betrachtet am ruhenden Nerven den Ordnungszustand der Ionen vermindert (vgl. S. 140), muß in diesem Augenblick hemmend auf den Wiederaufbau des Ordnungszustandes wirken. Umgekehrt muß dagegen die Wirkung einer von außen angelegten Anode sein, deren physikalische äußere Wirkung den inneren Aufbau des Ordnungszustandes der Ionen (R-Phase) stark unterstützt. Diese Umkehr der polaren Wirkung in der Refraktärphase (d. h. im Zustand der Depolarisation) ergänzt die entwickelten Vorstellungen sehr gut und wurde von OTANI[1]) experimentell erneut fest-

[1]) OTANI, T.: Japan. J. Med. Sci. Biophys. 7, 1 (1940).

gestellt. Die «restitutive Wirkung» der Anode (d. h. in unserer Ausdrucksweise, die Unterstützung der R-Phase durch eine Anode) wurde durch Messung der verschiedensten Größen immer wieder bestätigt. Durch Anelektrotonus wird das Refraktärstadium verkürzt, die Reizschwelle erhöht, es werden Schädigungen, die durch K-Ionen-Einwirkung entstanden sind, rückgängig gemacht (WORONZOW[1]) und sogar Schädigungen durch Ultraviolettbestrahlung teilweise restituiert (AUDIAT[2])). Wenn man die Ermüdung als eine Erschwerung der R-Phase auffaßt, versteht man auch sofort, warum eine Anode Ermüdungseffekte aufhebt (KANN[3])). SCHEMINZKY[4]) hat am Muskel einen analogen Effekt im sogenannten «Wendungseffekt» gefunden, indem er zeigen konnte, daß bei Reizung des Muskels mit Gleichstromstößen eine scheinbare Ermüdung eintritt, die bei Stromwendung sofort verschwindet. Ein Blick auf Abb. 53, S. 140 zeigt sofort, worauf es ankommt. Durch die einsinnige, fortgesetzte Durchströmung kommt es unter der Kathode zu einer so starken Abnahme des Ordnungszustandes der Ionen, daß die Erregbarkeit verlorengeht. Sobald der Strom gewendet ist, erfolgt die kathodische Reizwirkung am bisherigen «Anodenberg» und es stehen wieder ausreichend Ionen zum «Ausklinken» eines Aktionspotentials zur Verfügung.

b) Warum muß im Spitzenpotential eine D- und R-Phase unterschieden werden?

Bisher wurde die Bezeichnung D- und R-Phase des Spitzenpotentials lediglich zur Beschreibung der beobachteten Erscheinungen verwendet und mancher Leser wird sich gefragt haben, warum von mir die zwei neuen Begriffe eingeführt wurden. Eine Rechtfertigung ist am Platz und wird gleichzeitig erweisen, wie wichtig die Unterscheidung ist, da die beiden Phasen des Spitzenpotentials meines Erachtens der Ausdruck von zwei *grundverschiedenen* Vorgängen sein müssen.

Wird die erregte Stelle des Nerven zu einer Potentialsenke, wie es eine fest gesicherte Tatsache der experimentellen Forschung ist, dann nimmt in diesem Augenblick die Entropie im System zu. Diese Feststellung kann gemacht werden, ohne daß irgendeine Hilfshypothese notwendig ist. Es ist ganz gleichgültig, wie der Vorgang entsteht, welche Prozesse damit verbunden sind und wie er im einzelnen abläuft. Die Tatsache, daß eine Potentialsenke entsteht, bedeutet Zunahme der Entropie. Wir haben diese Phase die D-Phase genannt, weil es sich um Ionenvorgänge handelt und wir gemäß unserer allgemeinen Definition jede Abnahme eines Ionenordnungszustandes als Depolarisation bezeichnet haben.

In der R-Phase wird die Potentialsenke «aufgefüllt» und der Einfachheit halber sei angenommen, die Restitution sei 100% (Fehlen des negativen Nachpotentials). Dann erfolgt in dieser Phase eine Abnahme der Entropie, die

---

[1]) WORONZOW, D. S.: Pflügers Arch. *216*, 32 (1927).
[2]) AUDIAT, J.: C. R. Soc. Biol. *117*, 1042 (1934).
[3]) KANN, S.: Pflügers Arch. *228*, 710 (1931).
[4]) SCHEMINZKY, F.: Pflügers Arch. *225*, 145 (1930).

nur möglich ist, wenn in einem *Hilfssystem* gleichzeitig ein Prozeß abläuft, der zu einer mindestens entsprechend gleich großen Zunahme der Entropie führt. Die vorangegangene D-Phase kommt als Hilfssystem nicht in Frage, denn sonst wäre der Nerv ein Perpetuum mobile zweiter Art, dessen Unmöglichkeit in der Thermodynamik bewiesen wird.

Die R-Phase des Spitzenpotentials *muß* also energetisch mit einem Hilfssystem gekoppelt sein, das äußerst rasch die für die Neuordnung der Ionen notwendige freie Energie liefert. Solche energetische Kopplungen sind aus der *Muskelchemie* bekannt und von MEYERHOF[1]) erstmals richtig erkannt worden. Bei der Anspannung des Muskels wird mechanische Arbeit geleistet und Wärme gebildet und die Entropie des Systems nimmt zu. Damit der Muskel erschlaffen kann, muß von einem Hilfssystem her durch energetische Kopplung freie Energie zugeführt werden. Wird durch Monojodessigsäure-Vergiftung unter Ausschluß von Sauerstoff diese energetische Kopplung unterbrochen, so bleibt der Muskel im kontrahierten Zustand stehen (vgl. v. MURALT[2H])), weil die notwendige freie Energie zur Abzahlung der bei der Kontraktion eingegangenen Energieschuld nicht zur Verfügung steht. Kontraktion und Erschlaffung sind auch beim Muskel zwei getrennte Vorgänge, die auf ganz verschiedenartigen energetischen Grundlagen stehen. Die Tatsache, daß wir beim Nerven das Hilfssystem, welches die für die R-Phase notwendige freie Energie liefert, noch nicht kennen, ist kein Grund dafür, sich dem zwingenden Argument zu verschließen, daß auch beim Nerven die «Erschlaffung» mit einem energieliefernden System gekoppelt sein muß.

Bei einem schwingenden System ist die Rückkehr in den Ausgangszustand durch eine ganz geringe Energiezufuhr möglich, dann, wenn der bei der Schwingung gebildete Wärmebetrag aus einem Hilfssystem energetisch gedeckt wird. Man könnte daran denken und hat, glaube ich, auch ganz gern daran gedacht, das Spitzenpotential des Nerven sei eine solche Schwingung, die einfach aus der Negativität wieder zum Ruhepotential zurückschwingt. Die bisher als charakteristisch betrachteten Aktionspotentiale konnten ja auch an so etwas wie eine Sinushalbwelle denken lassen. Es ist meine Überzeugung, daß wir mit dieser Vorstellung nicht mehr weiterkommen. Das mononodale Aktionspotential hat eine Dreiecksform, wie es Abb. 85 zeigt und kann *nur* als die Resultante von zwei ganz verschiedenen und gegenläufigen Prozessen gedeutet werden, die zeitlich gegeneinander gestaffelt ablaufen: *der D-Prozeß* und der *R-Prozeß.*

Die Analogie mit dem Muskel, die in allen solchen Fällen so wertvoll ist, weist hier den richtigen Weg. Auch der Muskel ist kein schwingungsfähiges System. Die bei der Kontraktion der Myosinketten freigesetzte Spannungsenergie kann auch bei streng isometrischem Verlauf der Kontraktion unter gar keinen Umständen zurückgewonnen werden. RITCHIE hat die tiefe Bedeutung dieser Feststellung richtig erkannt und vorausgesagt, daß die chemische

[1]) MEYERHOF, O.: Die chemischen Vorgänge im Muskel und ihr Zusammenhang mit Arbeitsleistung und Wärmebildung (Berlin 1930).

[2H]) MURALT, A. v.: Erg. Physiol. *37*, 406 (1935).

Energie bei der Muskelkontraktion der «Wiederaufladung» des Systems dient, d.h. der Erschlaffung. Auch beim Muskel tritt bei der Erschlaffung eine Abnahme der Entropie auf, die nur auf Kosten der Zunahme der Entropie in den chemischen Prozessen möglich gemacht wird.

Wenn man schon den Anstieg des Spitzenpotentials, oder besser gesagt die Ausbildung der Potentialsenke, als einen Schwingungsvorgang ansehen will, so muß man ihn als sehr stark gedämpft ansprechen und damit a priori als irreversibel in energetischer Beziehung.

Ob man das Entstehen der Potentialsenke nach der BERNSTEIN-HÖBERschen Theorie, als «Durchlöcherung» der Membran und Ausgleich der Ionenordnung betrachtet, oder nach der BEUTNER-MEYERschen Theorie als Entstehung ionisierter Produkte im Stoffwechsel der Zelle und Ausgleich der Ionenordnung durch neugebildete Ionen anderen Vorzeichens, ist vom Standpunkt des zweiten Hauptsatzes aus *prinzipiell ganz gleich*. In beiden Fällen nimmt die Entropie zu und die Wiederherstellung des Ruhezustandes kann nur durch ein freie Energie lieferndes Hilfssystem erfolgen. Im ersten Fall müssen in der R-Phase die Ionen wieder «getrennt» werden, im zweiten Fall müßten sie durch Assoziation chemisch eingefangen werden. Wie immer es auch sei, die Entropie nimmt bei diesem Prozeß ab, und das ist nur möglich, wenn aus einem Energiespeicher freie Energie geliefert wird.

In diesem Zusammenhang gewinnt die von BURCH[1]) 1904 gemachte Feststellung, daß bei Abkühlung vor allem die R-Phase des Aktionspotentials verlangsamt wird, erneut Bedeutung. Beim Muskel wird die Erschlaffung bei Abkühlung verzögert, beim Nerven die R-Phase des Spitzenpotentials, und vom Muskel wissen wir, daß es die chemischen Prozesse sind, die durch die Abkühlung besonders verlangsamt werden. SCHOEPFLE und ERLANGER[2]) haben diese Beobachtung neuerdings wieder in sehr sorgfältigen Messungen an einzelnen markhaltigen Fasern des Frosches bestätigt.

Mit Absicht habe ich diese Gedanken in der einfachsten Formulierung vorgetragen, in der Hoffnung, eine allgemeine Diskussion dieser neuen Auffassung von den zwei Phasen des Spitzenpotentials auszulösen.

c) Die zwei Zeitfaktoren von Hill

Es mag vermessen sein, aus der Betrachtung rein grundsätzlicher Erwägungen, die uns zur Annahme von zwei ganz verschiedenen Mechanismen der beiden Phasen des Spitzenpotentials geführt haben, den Sprung zu einer erfolgreichen phänomenologischen Theorie der Nervenreizung zu machen. Es scheint mir aber, daß mehr als nur eine oberflächliche Ähnlichkeit der Gedankengänge diesen Sprung rechtfertigt.

Seit den klassischen Untersuchungen von DU BOIS-REYMOND ist es bekannt, daß bei der elektrischen Reizung eines Nerven die Dauer des Reizes eine wichtige Rolle neben seiner Stärke spielt. Je kürzer der Reiz dauert, desto stärker

---

[1]) BURCH, Proc. Roy. Soc. *70* (1904).

[2]) SCHOEPFLE, G. M., und ERLANGER. J.: Amer. J. Physiol. *134*, 694 (1941).

muß er sein, um eben noch reizen zu können (Schwellenreiz). Verbindet man die Schwellenwerte für die Reizstärke als Ordinate und die Reizdauer als Abszisse, so erhält man eine charakteristische Kurve, die für die einzelne Nervenfaser in Abb. 97 nach TASAKI[1]) wiedergegeben ist. Man sieht, daß die Reizstärke von einer Reizdauer von etwa 0,3 msec an nur noch schwach abfällt. Man nennt diesen (nicht konstanten) Wert den Grundwert oder die «Rheobase» (LAPICQUE 1909). Verdoppelt man ihn, so bezeichnet man die Zeit, die eben noch Schwellenreizung ergibt, als Kennzeit oder «Chronaxie». A. V. HILL[2]) hat 1935 die Aufmerksamkeit erneut auf die Tatsache gelenkt, daß es aber *zwei* maßgebende Zeitkonstanten bei der Erregung gibt und aus der Betrachtung eigener Versuche und derjenigen früherer Autoren eine revidierte *Theorie der Erregungsgesetze* aufgestellt. Diese Theorie geht von folgenden Grundvorstel-

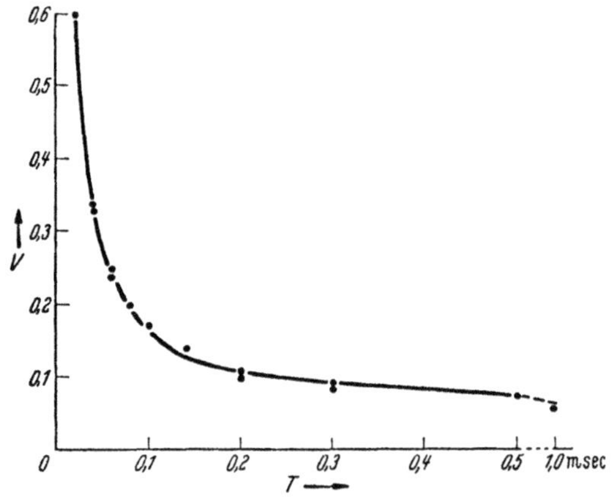

Abb. 97. *Reizzeit-Spannungskurve der einzelnen Nervenfaser.*
Ordinate: Anfangsspannung, mit der die reizende Kondensatorentladung einsetzt.
Abszisse: Dauer der reizenden Kondensatorentladung. Als Meßwert dient die Zeitkonstante *RC*. Die experimentell ermittelten Werte sind als Punkte eingezeichnet, die ausgezogene Linie wurde von TASAKI berechnet (nach TASAKI).

lungen aus: Jeder elektrische Strom, der durch ein erregbares, lebendes Gewebe fließt, verändert den Zustand des Gewebes in solcher Weise, daß bei genügender Stärke und richtiger Stromrichtung an der einen Elektrode im Gewebe eine Erregung entsteht. Ob die Zustandsänderung eine Ionenverschiebung und damit eine Änderung des Ordnungszustandes der Ionen, oder eine andere Änderung ist, braucht nicht genau festgelegt zu werden. Sie hat auf jeden Fall mit der Änderung eines Potentials so viel Ähnlichkeit, daß HILL von der Veränderung des «Ortspotentials» (local potential) gesprochen hat. Wir würden heute vielleicht eher sagen, es wird durch den Reizstrom eine «örtliche Potentialsenke» erzeugt. Für die Theorie spielt das Vorzeichen aber

[1]) TASAKI, I.: Pflügers Arch. *245*, S. 676 (1942).
[2]) HILL, A. V.: J. Physiol. *83*, 30 P. (1935). Advances in Modern Biology. Moskau *4*, 131 (1935). Proc. Roy. Soc. B. *119*, 305, 440 (1936).

keine Rolle, und HILL hat es positiv gewählt, so daß in seiner Theorie die «Hebung» des Ortspotentials zur Erregung führt. Er bezeichnet das Ortspotential mit V und legt fest, daß es bei Erreichen des Schwellenwertes U zur Erregung führt. Wird der Reizstrom, der zu der Erhöhung des Ortspotentials V von seinem Ruhewert V_0 aus geführt hat, unterbrochen, so fällt V nur allmählich auf V_0 ab, und es werden jetzt die immanenten Eigenschaften des Gewebes manifest, weil in diesem Augenblick der Zwang des äußeren Stromes weggefallen ist. Für den Abfall von V auf V_0 setzt HILL die Differentialgleichung an

$$-\frac{dV}{dt} = \frac{(V - V_0)}{k} \tag{1}$$

und nennt die Konstante k die Zeitkonstante der Erregung. Es ist eine charakteristische Konstante für das erregbare Gewebe, denn sie bestimmt den zeitlichen Verlauf der Rückkehr des erregbaren Gewebes in den Ruhezustand nach Aufhören des Reizes. Je schneller diese Rückkehr erfolgt, desto kleiner ist k und desto größer muß der angelegte Reizstrom sein, um in kurzer Zeit doch noch die Schwelle U zu erreichen. (Die Chronaxie ist $0{,}693 \cdot k$.)

Nur bei unendlich kurz dauernden Reizen ist die Reizschwelle U aber als eine konstante Größe zu betrachten. Sobald ein von außen kommender Strom fließt, beginnt die Reizschwelle U «auszuweichen», indem sie sich unter dem Einfluß des ansteigenden Ortspotentials nach oben verschiebt. Geschwindigkeit und Umfang der Veränderung des Ortspotentials bestimmen die Geschwindigkeit der Zunahme der Reizschwelle. Es muß also für die Erregung eine zweite wichtige Zeitkonstante geben, die «Akkommodation» (NERNST 1908). HILL definiert diese Größe in gleicher Weise durch das Verhalten *nach* Aufhören des Reizes. Für den Abfall der Reizschwelle von dem erhöhten Wert U auf den ursprünglichen Ruhewert U_0, bei gleichzeitiger schlagartiger Herabsetzung des Ortspotentials von V auf V_0 wird die Differentialgleichung

$$-\frac{dU}{dt} = \frac{(U - U_0)}{\lambda} \tag{2}$$

aufgestellt, worin λ die Akkommodationskonstante genannt wird. Sie ist unabhängig von k und etwa 10–100mal größer als k beim markhaltigen Nerven, d. h. die Akkommodation ist im Verhältnis zum Zusammenbruch des Ortspotentials ein langsamer Vorgang. Die Akkommodation ist aber sehr temperaturabhängig und kann durch kleine Änderungen der Kalziumkonzentration stark beeinflußt werden. Hält man Frösche bei niedriger Temperatur, so ist die Akkommodation in gleicher Weise verändert wie bei niedrigem Ca-Gehalt, und es wird deutlich, daß es eine Größe ist, die mit dem *Stoffwechsel* des Nerven im Zusammenhang steht. Aus diesem Zusammenhang heraus ist es auch ohne weiteres verständlich, daß die Messungen von λ große Schwankungen zeigen, und daß auch eine Deutung von LAPICQUE, der von einem «phénomène antagoniste» spricht, durchaus in den Rahmen der Betrachtung eingefügt werden kann (vgl. KATZ[1]). Für unsere Betrachtung ist es wichtig, daß die Betrachtung der

[1]) KATZ, B.: Electric excitation of nerve (Oxford 1939).

Reizgesetze und ihre äußerst ausgedehnte experimentelle Bearbeitung zur Annahme von zwei gegenläufigen Prozessen geführt hat, die beide einen exponentiellen Verlauf haben und sich in der Zeitkonstante um 10–100 unterscheiden. Die Veränderung des Ortspotentials ist in unserer Betrachtungsweise als eine erzwungene Potentialsenke zu bezeichnen, durch die von außen eine Depolarisation des Ordnungszustandes der Ionen verursacht wird. Hat sie einen bestimmten Grad erreicht, so setzt die D-Phase des Spitzenpotentials als natürliche *Fortsetzung* des erzwungenen Initialprozesses ein. Dauert der äußere Stromfluß eine gewisse Zeit, dann steigt aber die Reizschwelle U an, d. h. der Ordnungszustand der Ionen wird durch einen inneren Prozeß erhöht, und zwar in der gleichen Richtung, wie es von außen durch einen Anelektrotonus verursacht wird. Die Akkommodation können wir als einen gegen die depolarisierende Wirkung des Reizstromes gerichteten Prozeß ansehen, der aus den gleichen Quellen gespeist wird, wie der Prozeß, der *nach* Eintritt der Erregung zur Repolarisation der Nervenmembran führt (R-Phase). Bei der künstlichen Reizung des Nerven werden wir auf zwei Zeitfaktoren geführt, die voneinander unabhängig sind und von denen der eine mit der Depolarisation der Membran von außen zusammenhängt (k), der andere mit ihrer Repolarisation von innen her (λ). Die Betrachtung des Spitzenpotentiales hat uns auf die Unterscheidung einer D-Phase und einer R-Phase geführt. Ein Blick auf den mononodalen Aktionsstrom Abb. 86, S. 219, zeigt uns, daß die beiden Phasen ebenfalls mit ganz verschiedenen Zeitkonstanten ablaufen! So unwahrscheinlich war der Sprung zur HILLschen Theorie doch nicht wie er anfänglich scheinen mochte!

d) Die natürliche und die erzwungene Erregung[1])

Die alte Vorstellung, die auf HERMANN zurückgeht, daß die Fortleitung der Erregung im Nerven dadurch entsteht, daß das Aktionspotential der erregten Stelle zur Quelle für Reizwirkungen in benachbarten Stellen wird, ist durch die glänzenden Untersuchungen von HODGKIN zu einer gesicherten Tatsache der Nervenphysiologie gemacht worden. Beim marklosen Nerven ist der Abstand zwischen der primär erregten Stelle und der gereizten Nachbarstelle relativ klein, beim markhaltigen Nerven ist der Abstand gleich groß, wie das Internodium, d. h. die Erregung springt wahrscheinlich saltatorisch von einem Internodium zum nächsten. Die Verhältnisse können aber unabhängig von diesem Unterschied doch diskutiert werden, wenn man bedenkt, daß beim markhaltigen Nerven der Erregungszustand immer am Schnürring manifest (d.h. meßbar) wird, und daß durch die Reizung ganz offensichtlich an jeder Quermembran je ein neues, gleich großes Aktionspotential entsteht, wie an der vorhergehenden, so daß die elektrische Erscheinung ohne Spannungsabfall weitergeleitet wird. Auf die Analogie zu den in langen Kabelleitungen eingebauten Verstärkerstationen sei hingewiesen (vgl. auch S. 254). Wir wollen das am erregten Schnürring entstehende Aktionspotential das «erzeugende Aktions-

---

[1]) In der Darstellung der Reizgesetze halte ich mich an die ganz ausgezeichnete Übersicht, die KATZ gegeben hat (KATZ, B.: Electric excitation of nerve. Oxford 1939).

potential» und das am benachbarten Schnürring nach einiger Zeit, als Folge der Reizung entstehende, das «neugeborene Aktionspotential» nennen. (Der Ausdruck stammt von RUSHTON, der ihn allerdings noch nicht auf *einen* Schnürring beschränkt gebraucht hat. HODGKIN hat zwischen der aktiven «intrinsic phase» und der ruhenden «extrinsic phase» eines Nerven unterschieden.) Die elektrische Feldstärke am benachbarten Schnürring, die vom erzeugenden Aktionspotential herrührt und zur Entstehung des neugeborenen Aktionspotentials führt, soll als der «natürliche Reiz» bezeichnet werden. Welche Beziehung besteht dann zwischen erzeugendem Aktionspotential, natürlichem Reiz und neugeborenem Aktionspotential? So lauten in einfachste Form gebracht die Fragen, die diskutiert werden sollen.

Bei jeder Reizung eines Nerven unterscheiden wir verschiedene äußere Größen, bezüglich des Reizes, die für den Erfolg entscheidend sind:

1. Zeitpunkt des Reizes (darunter versteht man den Zeitpunkt des Reizbeginnes). 2. Dauer des Reizes. 3. Reizstärke. 4. Reizform (darunter versteht man den zeitlichen Verlauf der Reizkurve). Neben diesen Faktoren spielen aber auch innere Faktoren der gereizten Stelle für den Erfolg eine Rolle:

1. *Lokale Summation.* Darunter versteht man die Tatsache, daß ein ganz kurzer unterschwelliger Reiz eine länger dauernde lokale Senkung der Reizschwelle hinterläßt, die zeitlich abklingt, aber doch so lange wirksam sein kann, daß ein zweiter gleich starker Reiz, der getrennt vom ersten nach einem gewissen Zeitintervall eintrifft, nun plötzlich überschwellig wirkt. Man sagt, er summiert sich zum ersten Reiz; aber diese Ausdrucksweise ist nicht exakt, denn tatsächlich hat der zweite Reiz mit dem ersten nichts zu tun; er trifft im erregbaren Gewebe eine erniedrigte Reizschwelle an, die noch vom ersten Reiz herrührt, so daß als Folge der Veränderung der Reizschwelle jetzt durch den zweiten Reiz eine Erregung gebildet wird. Nicht die Reize summieren sich, sondern die durch sie in dem Gewebe hervorgerufenen Zustände.

2. *Adaptation:* Darunter versteht man die Tatsache, daß ein zeitlich rasch ansteigender Reiz viel wirksamer ist, als ein langsam ansteigender Reiz, weil sich die Reizschwelle im Gewebe unter dem Einfluß des Reizes zunehmend erhöht. Unter Umständen «weicht» die Reizschwelle dem langsam ansteigenden Reizstrom so stark aus, daß er nie wirksam wird. Man spricht dann vom «Einschleichen» des Reizstromes.

Wie wirkt nun das erzeugende Aktionspotential als Reiz auf den benachbarten Schnürring? Die erste Frage, die gestellt werden muß, ist die: welche zeitlichen Relationen bestehen zwischen dem erzeugenden Aktionspotential und dem Beginn des neugeborenen Aktionspotentials am benachbarten Schnürring? Diese Frage ist meines Wissens in dieser Form nie so scharf gestellt worden. Sie hängt offenbar von zwei Faktoren ab, von denen der eine rein physikalischer, der andere physiologischer Natur ist. 1. Die Ausbreitung der Feldschleifen im Nerven erfolgt mit endlicher Geschwindigkeit, da das Gesetz der gleichzeitigen Gleichheit der Stromstärke in der ganzen Leitung für Kernleiter *nicht* gilt. Die physikalische «Abbildung» des primären Aktionspotentials am benachbarten Schnürring erfolgt zeitlich verspätet, d. h. der natürliche Reiz beginnt später als das erzeugende Aktionspotential. Die Verspätung hängt vom inneren und äußeren Widerstand, der Kapazität und der Selbstinduktion des Kernleiters ab. 2. Zwischen dem natürlichen Reiz und dem «Ausklinken» des neugeborenen Aktionspotentials verstreicht eine beträchtliche Latenzzeit, die um so kürzer, je stärker der natürliche Reiz ist. (Abb. 93 auf S. 230 zeigt deutlich, wie nach einem künstlichen Reiz eine meßbare Zeit verstreicht, bis das Aktionspotential am gereizten Schnürring entsteht.) Der natürliche Reiz ist, wie TASAKI[1]) besonders überzeugend gezeigt hat, etwa 4–5mal stärker als die reizende Schwellenspannung, so daß unter natürlichen Bedingungen die Latenzzeit relativ kurz sein muß. Die Autoren schätzen sie

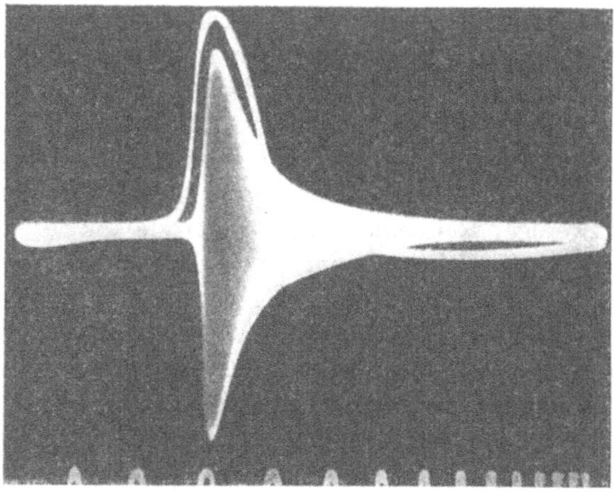

Abb. 98. *Aktionspotential und Impedanzänderung bei der Erregung.*
Mit dem Elektronenstrahl-Oszillograph ist das Aktionspotential und die Verstimmung eines Brückenstromes, der die Impedanz mißt während der Erregung an einer Riesennervenfaser gleichzeitig registriert worden. Die Zeitmarke gibt Millisekunden an. (Nach COLE und CURTIS[1]).)

bei der motorischen Faser der Kröte bei 13–18^0 auf 0,1 msec und glauben, daß das, was wir unter 1. «Ausbreitung der Feldschleifen» nannten, vernachlässigt werden könne. Daß das nicht der Fall ist und daß die sogenannte Latenzzeit sich aus der Ausbreitungszeit der Feldschleife und der physiologischen Komponente zusammensetzt, hat TASAKI selbst gezeigt, indem er bewies, daß elektrotonische Potentiale sich mit einer ganz bestimmten Geschwindigkeit längs der Faser ausbreiten, eine Tatsache, die schon lange am ganzen Nerv bekannt ist (vgl. KATZ[2])).

Die zweite Frage betrifft die Dauer des natürlichen Reizes. Diese Frage ist, wie mir scheint, nicht so leicht zu beantworten, weil wir genau wissen müssen, wie die elektrischen Widerstände am Reizort sich während der Reizung ver-

[1]) TASAKI, I., und TAKEUCHI, T.: Pflügers Arch. *244*, 701 (1941).
[2]) KATZ, B.: Electric excitation of nerve (Oxford 1939).

halten. Daß die Impedanz der erregten Stelle sich ändert, und daß vor allem der Widerstand abfällt, haben COLE und CURTIS[1]) so registrieren können, daß ein Anhaltspunkt für die zeitliche Beziehung zum Aktionspotential gewonnen werden kann. Abb. 98 zeigt eine Registrierung auf dem Schirm des Elektronenstrahl-Oszillographen, bei der Aktionspotential und die Nullstellung der Meßbrücke gleichzeitig registriert wurden. Durch die Impedanzänderung bei der Erregung wurde die Nullstellung verloren und es entstand das breite Band. Man hat den deutlichen Eindruck, daß die Impedanzänderung erst einsetzt,

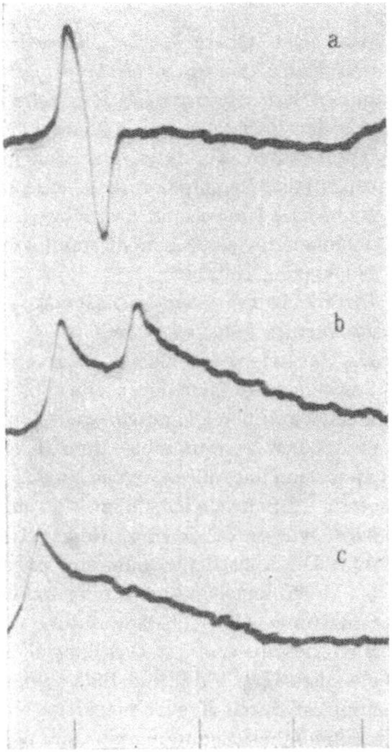

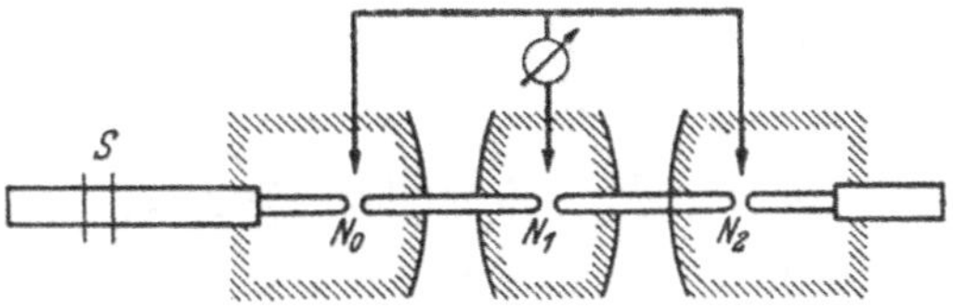

Abb. 99. *Die saltatorische Fortpflanzung der Erregungswelle.*

Bei S wird ein Reiz gesetzt (Induktorium). Sind alle drei Schnürringe normal tätig, so entsteht durch Summation der drei Aktionspotentiale und als Folge ihrer zeitlichen Staffelung das Bild *a*.

b Der Schnürring N_1 wurde mit einer 4%-Urethanlösung unerregbar gemacht. Man sieht deutlich, wie der Schnürring N_1 übersprungen wird und wieviel Zeit verstreicht, bis in N_2 das neugeborene Aktionspotential entsteht.

c N_1 und N_2 wurden unerregbar gemacht. Es erscheint nur noch das mononodale Potential von N_0. Zeitmarke 1 msec. Temperatur 14,5° C. (Nach TASAKI und TAKEUCHI.)

wenn das Aktionspotential die steilste Stelle des Anstieges (resp. Abfalles des Ruhepotentials) erreicht hat. Sobald aber der Widerstand der Membran abfällt, fällt dort das Feld zusammen, und es ist sehr gut möglich, daß durch diesen Vorgang die Dauer des natürlichen Reizes sehr verkürzt wird. TASAKI und TAKEUCHI[2]) haben gezeigt, daß die «Plasmahaut» am Schnürring im erregten Zustand einen sehr kleinen elektrischen Widerstand zeigt, und daß mehrere erregte Schnürringe zusammen eine gleich starke Wirkung am unerregten ausüben, wie ein benachbarter allein. Überspringt die Erregung einen unerregbaren Knoten, so wird der als Reiz wirksame steile Anfangsteil des Spitzenpotentials vor allem unterdrückt. Daraus kann man mit den japanischen Autoren schließen, daß bei den markhaltigen Nerven *normalerweise*

[1]) COLE, K. S., und CURTIS, H. J.: Nature *142*, 209 (1938).

[2]) TASAKI, I., und TAKEUCHI, T.: Pflügers Arch. *244*, 696 (1941).

immer nur ein Schnürring den nächsten reizt, und daß eine weitere Ausbreitung über diesen Schnürring hinweg zu vernachlässigen sei. Das bedeutet aber, daß als erzeugendes Aktionspotential vor allem die D-Phase des Spitzenpotentials in *einem* Internodium (2 mm) in Frage kommt. Mit den von den Japanern gemessenen kurzen Zeiten der D-Phase steht diese Vorstellung im Einklang, nicht aber mit den von anderen Autoren am ganzen Nerven gemessenen Zeiten, vgl. S. 224. Die besonderen, beim Überspringen eines Schnürringes entstehenden Verhältnisse zeigt Abb. 99 und damit auch den entstehenden Zeitverlust.

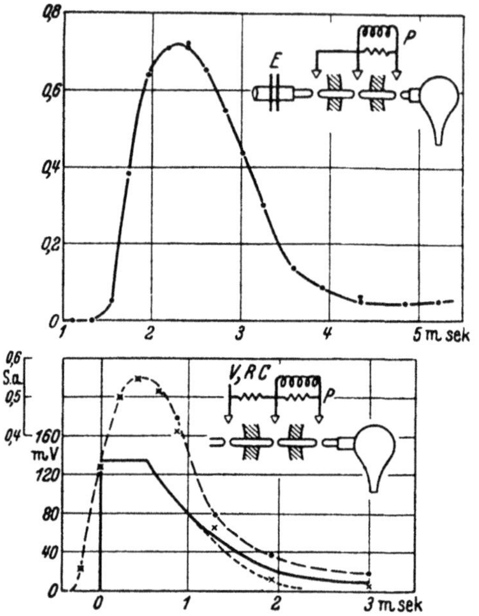

a

b

Abb. 100. Obere Kurve: *Schwellenabsinken durch einen blockierten Impuls.* Die Entfernung der Reizstelle *E* von der Prüfstelle *P* war 25 mm. Die beschatteten Teile in dem Schema zeigen die Region der Brückenisolatoren. Die Kurve zeigt das Schwellenabsinken im zeitlichen Abstand vom blockierten Impuls.
Untere Kurve: *Schwellenabsinken durch einen künstlichen Impuls.*
Die gestrichelte Kurve zeigt das Schwellenabsinken durch einen blokkierten Impuls. Die ausgezogene Linie stellt den Verlauf einer künstlichen Spannung dar, durch welche ein gleich starkes Schwellenabsinken erzeugt wird, wie durch den natürlichen Impuls. Die künstliche Spannung wurde bei *V*, *RC* angelegt und durch parallele Schaltung eines Kondensators im Batteriekreis erzeugt. Das Schwellenabsinken durch die künstliche Spannung ist durch Kreuze markiert. Nur am Schluß der Kurve unterscheidet sich die Wirkung der künstlichen Spannung von der Wirkung des blockierten natürlichen Impulses. (Nach TASAKI.)

Die dritte Frage betrifft die Reizform und den Unterschied zwischen dem natürlichen Reiz und den künstlichen Reizen. Zu dieser Frage hat TASAKI[1]) zwei überaus elegante und überraschende Beiträge geliefert. Er nennt seine Methode: die Methode des Schwellenabsinkens. Sie liefert mit einzelnen Nervenfasern ohne große Apparaturen sehr exakte Resultate. Wie HODGKIN[2]) an ganzen Nerven fand, setzt eine Erregungswelle, die an einer blockierten Stelle «steckenbleibt», die Reizschwelle unterhalb des Blockes in charakteristischer Weise herunter. Abb. 100 zeigt ein solches Beispiel.

Eine einzelne Nervenfaser wurde auf eine Glasplatte mit Brückenisolatoren so gelegt, wie es das Einsatzbild in der Abbildung zeigt. Der mittlere Schnür-

[1]) TASAKI, I.: Pflügers Arch. *244*, 125 (1941); *245*, 665 (1942).
[2]) HODGKIN, A. L.: J. Physiol. *90*, 183 (1937); *91*, 5 P. (1937); *94*, 560 (1939).

ring wurde mit einer 0,3% Kokainlösung narkotisiert und der rechte Schnürring wurde mit einer Ringer-Lösung umspült, deren Ca-Gehalt erhöht wurde, so daß eine Erhöhung der Reizschwelle eintrat, die so war, daß die Feldschleifen des Aktionspotentials vom linken Schnürring über den narkotisierten Schnürring weg zur Reizung des rechten Schnürringes nicht mehr ausreichend waren. Nach Reizung bei E konnte durch Prüfung bei P das Schwellenabsinken, durch das am linken Schnürring entstandene Aktionspotential untersucht werden. Die Abb. 100a zeigt den charakteristischen Verlauf der durch die Feldwirkung entstandenen inneren Veränderung am entfernten Schnürring und sie zeigt außerdem in der Abb. 100b, daß ein künstlicher Reiz der sehr plötzlich bis zu einem konstanten Wert einsetzt und dann exponentiell verschwindet, fast genau die gleiche Wirkung hat wie das erzeugende Aktionspotential. Auch diese Kurve bestätigt die Bedeutung der Unterscheidung einer D- und R-Phase im Aktionspotential. Allerdings wird die R-Phase nicht ganz richtig durch eine Kondensatorentladung wiedergegeben. die Kurve sollte fast linear sein, wie es gestrichelt in Abb. 99b angedeutet ist, d. h. das normale Aktionspotential eines Schnürringes (mononodales Potential) hat einen dreieckigen Verlauf der Spannungszeitkurve mit sehr steilem Anstieg (resp. Abfall) und langsamem Absinken (resp. Anstieg) wie es schon diskutiert wurde (vgl. S. 219) und auch bei diesen Versuchen klar hervortritt. Wird mit der gleichen Methode das primäre Aktionspotential im Refraktärstadium (d. h. nach vorangegangener Erregung) untersucht, so zeigt es sich, daß je kleiner es wird, je kürzer es dauert und je *langsamer* es am nächsten Schnürring wirkt, daß man sich dem absoluten Refraktärstadium nähert, in dem das primäre Aktionspotential Null ist. Das gleiche langsame Erlöschen wurde auch bei der progressiven Narkose eines Schnürringes gefunden, bei dem die Größe des Aktionspotentials mit der Konzentration des Narkotikums abnahm und nach Null konvergierte.

Wird im Augenblick, in dem ein primäres Aktionspotential an einem Schnürring entsteht, eine zusätzliche Spannung von 100—140 mV und 0,5 msec Dauer gegeben, so wird durch diese Erhöhung oder Erniedrigung (je nach Schaltung) des Aktionspotentials die Wirkung auf den benachbarten Schnürring verändert, aber immer nur in der R-Phase und nie in der D-Phase. Das «Ausklinken» des neugeborenen Aktionspotentials erfolgt durch die D-Phase des erzeugenden Aktionspotentials und wird durch weitere Veränderungen nicht mehr beeinflußt, weil in der D-Phase der Widerstand in der erzeugenden Quermembran sehr klein geworden ist und fast die Verhältnisse eines Kurzschlusses bestehen. Anders ist es in der R-Phase. Wird hier eine zusätzliche Spannung gegeben, so entsteht entweder eine Beschleunigung oder Verzögerung der Restitution, je nachdem, ob eine anelektrotonische oder katelektrotonische Wirkung vorliegt. Wir betrachten diese Versuche von TASAKI als ein weiteres und sehr wichtiges Beweisstück für die Notwendigkeit der Unterscheidung von zwei Phasen des Spitzenpotentials.

Es ist sehr nützlich, sich bei der Betrachtung dieser Versuchsergebnisse darüber Klarheit zu verschaffen, was eigentlich beobachtet wird. CREMER hat schon 1909 die Notwendigkeit einer Unterscheidung zwischen physikalischer und physiologischer Depolarisation betont. EICHLER sprach 1933 von passiver und aktiver Depolarisation und es sollte klargestellt werden, wie weit das «Schwellenabsinken» mit der passiven Depolarisation der erregbaren Membran oder mit inneren aktiven Vorgängen zusammenhängt. Für die markhaltige einzelne Nervenfaser hat TASAKI[1]) in sorgfältigen Messungen festgestellt, daß das Schwellenabsinken, welches unterschwellige Reize verursachen, proportional der Reizstärke und eine stetige Funktion der Zeit ist. Bezeichnet man die Elektrizitätsmenge eines Reizes von weniger als 30 Mikrosekunden Dauer, die gerade reizt (Schwellenreiz) mit Q_0 und die zur unterschwelligen Reizung verwendete Elektrizitätsmenge mit Q_1, dann gilt für die *markhaltige* einzelne Nervenfaser

$$U = \frac{Q_1}{Q_0} \cdot f(t) \qquad (1)$$

worin U das Schwellenabsinken mißt und zweckmäßig durch die Größe $\left(1 - \frac{S}{S_0}\right)$ bestimmt wird, worin S die Höhe der durch den unterschwelligen Strom abgeänderten Reizschwelle und S_0 die normale (d. h. ohne Anwendung des unterschwelligen Stromstoßes gemessene) Reizschwelle bedeutet. Für die Funktion $f\ (t)$ hat TASAKI mit Erfolg eine exponentielle Funktion angenommen. Für unsere Betrachtung ist wichtig, daß das Schwellenabsinken proportional mit der reizenden Spannung zunimmt und daß der zeitliche Verlauf des Schwellenabsinkens sowohl für Doppelreize wie auch für andere Reizformen aus Gleichung (1) mit ganz einfachen Annahmen vorausgesagt werden kann, und daß TASAKI die zu erwartenden Kurven auch experimentell gefunden hat. Das bedeutet offensichtlich, daß bei der markhaltigen Nervenfaser *nur* eine physikalische Depolarisation stattfindet und daß es einen Schwellenreiz braucht, bis der physiologische Aktionszustand «ausgeklinkt» wird. Sowohl BLAIR[2]) wie SCHAEFER[3]) haben schon am ganzen Nerven ganz ähnliche Feststellungen gemacht.

Diese Beobachtungen stehen nun aber in scharfem Gegensatz zu der Lehre von der lokalen Erregung. Sie ist aus den Versuchen von HODGKIN, KATZ, RUSHTON (vgl. KATZ[4])) entstanden und besagt, daß eine *aktive* Depolarisation schon bei unterschwelliger Reizung stattfindet und zu einer «lokalen Erregung» führt. Als solche wird derjenige Anteil an der Depolarisation angesprochen, der über die Proportionalität der Gleichung (1) hinaus bei stärkeren unterschwelligen Reizen sich durch ein vermehrtes Schwellenabsinken bemerkbar macht. Aus den Messungen wird geschlossen, daß die Abweichung von der Proportionalität auf innere Faktoren zurückzuführen sei, die den Ordnungszustand der Ionen aktiv und zusätzlich zu der von außen kommenden Wirkung des Reizes vermindern. HODGKIN[5]) hat durch die Registrierung deutlicher *lokaler* Aktions-

1) TASAKI, I.: Pflügers Arch. *245*, 665 (1942).
2) BLAIR, E. A.: Amer. J. Physiol. *123*, 455 (1938).
3) SCHAEFER, H.: Elektrophysiologie, 1. Bd. Wien 1940.
4) KATZ, B.: Electric Excitation of Nerve (Oxford 1939).
5) HODGKIN, A. L.: J. Physiol. *90*, 183 (1937); *91*, 5 P. (1937); *94*, 560 (1939).

potentiale an Crustaceennerven diese Schlußfolgerung direkt beweisen können, während an markhaltigen Nerven ähnliche Versuche nicht erfolgreich waren. KATZ[1]) hat andererseits mit einem empfindlichen Galvanometer eine negative Schwankung im Nerven bei unterschwelliger Reizung mit hochfrequentem Wechselstrom oder doppelsinnigen Einzelreizen gefunden, wobei das Galvanometer auf den Reizstrom selbst und damit auch auf die passiven Erscheinungen im Nerven nicht ansprach. Wieweit allerdings die Gleichrichtereigenschaft des Nerven (vgl. S. 126) in diesen Versuchen mitgespielt hat, müßte noch untersucht werden. Die Tatsache, daß der Effekt bei Narkose mit Alkoholdämpfen und bei überschwelliger Reizung verschwindet, spricht nicht gegen die erwähnte Möglichkeit, denn im ersten Falle wird die Permeabilität der Membran beeinträchtigt und im zweiten der Widerstand sehr stark erniedrigt.

GUTTMAN und COLE[2]) haben außerdem gezeigt, daß die Gleichrichtung bei sehr schwachen Strömen nicht beobachtet wird und daß das Ohmsche Gesetz gilt, während sie für stärkere, unterschwellige Ströme sehr merklich wird und zu einer Erhöhung des Widerstandes an der Anode führt. Die Proportionalität zwischen Schwellenabsinken und angelegter Spannung bei schwachen Strömen und das Auftreten von Abweichungen bei stärkeren unterschwelligen Reizströmen könnte sehr gut mit dieser Eigenschaft des Nerven zusammenhängen.

An einer einzelnen Nervenfaser von *Carcinus maenar* haben HODGKIN[3]) und LEDINGHAM und SCOTT[4]) und an der Riesenfaser des Tintenfisches haben SCHMITT und SCHMITT[5]) und PUMPHREY, SCHMITT und YOUNG[6]) nach unterschwelliger Reizung deutliche lokale Aktionspotentiale erhalten, die sich nicht ausbreiten. Anodische und schwache kathodische Reize bewirken lediglich elektrotonische Änderungen, die proportional zur Größe der angelegten Spannung sind (vergleichbar mit Gleichung (1), S. 248). Stärkere kathodische Reize lösen aber eine lokale Erregung aus, die zu einer der Reizstärke nicht proportionalen Zunahme und Verlängerung der Anstiegsphase führen, wie sie bei anodischer Reizung in gleicher Stärke nicht beobachtet wird. Die lokale Erregung ist bei diesen Nerven ganz offensichtlich vorhanden, während sie bei den markhaltigen Nerven *nicht* gefunden wird.

In diesem Zusammenhang muß aber darauf hingewiesen werden, daß die Streitfrage, ob es eine lokale Erregung gibt oder nicht, meines Erachtens noch ganz offen ist, und zwar wegen den merkwürdigen zeitlichen Verhältnissen. Abb. 93 auf S. 230 zeigt ganz deutlich, daß zwischen Reiz und neugeborenem Aktionspotential eine deutliche «Antwortzeit» verstreicht. Bei der abgebildeten Kurve handelt es sich um eine erzwungene Erregung (künstliche Reizung). TASAKI hat aber das gleiche für die natürliche Erregung auch gefunden, wie Abb. 99 auf S. 245 beweist. Die Tatsache, daß eine Antwortzeit zwischen Reiz

[1]) KATZ, B.: Electric Excitation of Nerve. Oxford 1939.
[2]) GUTTMAN, R., und COLE, K. S.: Biol. Bull. *81*, 277 (1941).
[3]) HODGKIN, A. L.: J. Physiol. *91*, 5 P. (1937); Proc. Roy. Soc., B. *126*, 87 (1938).
[4]) LEDINGHAM, J. M., und SCOTT, D.: J. Physiol. *92*, 41 P. (1938).
[5]) SCHMITT, F. O., und SCHMITT, O. H.: J. Physiol. *98*, 26 (1940).
[6]) PUMPHREY, R. J., SCHMITT, O. H., und YOUNG, J. Z.: J. Physiol. *98*, 47 (1940).

und neugeborenem Aktionspotential besteht, ist schon lange bekannt. Sie folgt am schönsten aus der Beobachtung, daß die Wirkung eines Reizes mit einer anelektrotonischen Blockierung, die zeitlich verspätet einsetzt, immer noch aufgehoben werden kann. Die Erregung braucht eine meßbare Zeit, bis sie sich selbst erhalten kann und bis es zu einem neugeborenen Aktionspotential kommt. Trifft in dieser Antwortzeit ein Gegenbefehl ein, dann wird der Vorgang rückgängig gemacht und wird nicht mehr manifest. Das ist die Erklärung, die auch KATZ und SCHAEFER dem Versuch von GILDEMEISTER und WEISS aus dem Jahre 1903 geben. Es kommt nur darauf an, ob man das, was in der «Antwortzeit» sich abspielt, auch als lokale Erregung gelten lassen will oder nicht.

Für unsere Betrachtung ergibt sich Folgendes: *der Aktionszustand beginnt bei den markhaltigen Nervenfasern auf jeden Fall zeitlich bevor ein Aktionspotential meßbar wird.* Er wird durch den natürlichen Reiz ausgelöst und führt zu inneren Änderungen, durch die die schlagartige Bildung des neugeborenen Aktionspotentials wirksam vorbereitet wird. MONNIER[1]) hat den Begriff «état d'excitation» eingeführt um alle Abweichungen vom Zustand der Ruhe, die sich nach dem Einsetzen einer Reizung feststellen lassen, zu charakterisieren. Es läßt sich darüber streiten, wie weit diese Abweichungen passiv die Folge des natürlichen Reizes sind und wie weit sie aktiv an der Quermembran des Schnürringes entstehen. «Physiologisch» sind sie auf jeden Fall, denn die Quelle des natürlichen Reizes ist ja das erzeugende Aktionspotential und die aktiven Prozesse sind der Anfang des neugeborenen Aktionspotentials. Für den markhaltigen Nerven reduziert sich die Frage damit auf eine ganz einfache Formulierung: Wie weit ist am Aktionszustand eines Schnürringes das erzeugende Aktionspotential des vorhergehenden und wie weit ist das neugeborene Potential beteiligt? Zurzeit kann diese einfache Frage meines Erachtens nicht genau beantwortet werden.

Beim marklosen Nerven, wo keine feste Unterteilung in gut isolierte Internodien mit Quermembranen vorliegt, die saltatorisch in den Aktionszustand übergehen, muß sich der Aktionszustand über eine gewisse Nervenstrecke ausdehnen, bevor er mit Sicherheit fortgepflanzt werden kann. In Berücksichtigung dieser Tatsache kann aber auch für diese Nerven die Frage in gleicher Weise gestellt werden.

Der Leser wird sich gewundert haben, wieso im Zusammenhang mit der erzwungenen Erregung über die sehr genau erforschten Gesetzmäßigkeiten bei künstlicher Reizung so wenig gesagt wurde. Die Besprechung der Reizgesetze hätte uns aber über das Thema dieses Buches hinausgeführt, so verlockend sie auch gewesen wäre. Alle Reizgesetze führen zu Modellnerven, deren Eigenschaften durch ein besonderes Netzwerk von Widerständen, Kapazitäten, Selbstinduktionen und Batterien gekennzeichnet werden kann. Es ist meine Überzeugung und auch diejenige von KATZ, daß viele der Resultate, die am ganzen Nerven gewonnen wurden, durch die Arbeiten mit einzelnen Nervenfasern überholt wurden. Aus diesem Grunde sei auf die Darstellung von KATZ

[1]) MONNIER, A. M.: L'excitation électrique des tissus (Paris 1934).

verwiesen, die mit dem Jahre 1939 in gewissem Sinne einen abschließenden Bericht über die Bemühungen darstellt, von den Reizgesetzen des ganzen Nerven aus dem Problem näherzukommen. Was dagegen die einzelnen Nervenfasern anbelangt, so muß abgewartet werden, was die extensive Erforschung der an ihnen aufzufindenden Eigenschaften noch ergeben wird. Ob es gelingt, eine verfeinerte Modellvorstellung der elektrischen Eigenschaften des Internodiums und seiner Quermembranen zu entwickeln, wird erst die Zukunft zeigen.

e) Die saltatorische Übermittlung des Signals

ERLANGER[1]) S. 125 hat 1937 geschrieben: «Ich nehme an, Sie sind mit dem Modell der Erregungsfortpflanzung im Nerven von LILLIE vetraut. Es ist ein Modell, welches entwickelt wurde, um die Hypothesen der Fortpflanzung von Impulsen im Nerven zu veranschaulichen. Sie erinnern sich wohl, daß ein Eisendraht, der der Einwirkung umgebender starker Salpetersäure ausgesetzt ist, mit einer Schicht von Eisenoxyd bedeckt wird. Durch diese Schutzhaut wird der Draht bei Übertragung in verdünnte Salpetersäure nicht mehr weiter angreifbar. Sobald aber die Oxydschicht an einer umschriebenen Stelle entfernt wird, reagiert die Säure wieder lokal mit dem Eisen. Die Folge ist, daß diese Stelle im Vergleich zu Nachbarstellen positiv wird, so daß ein Strom von der unbedeckten Stelle zu den benachbarten bedeckten Stellen fließt, die Oxydschicht dort reduziert, den Draht an diesen Stellen blank macht, während gleichzeitig die ursprünglich verletzte Stelle mit einer frischen Schicht versehen und so inaktiviert wird. Die neue blanke Stelle wird wieder zum Sitz eines positiven Potentials; und so wird die chemische Reaktion, zusammen mit dem begleitenden elektrischen Strom, ausgelöst durch den ursprünglichen Kratzer am Draht gleichmäßig über das Modell fortgepflanzt.

Nun hat LILLIE (1925) aber gefunden, daß dann, wenn der mit der Schicht bedeckte Draht in einzelne Glasröhrchen segmentartig eingefädelt wird, die Reaktion nicht mehr gleichmäßig über den Draht wegläuft, sondern daß sie in Sprüngen von einer intersegmentalen Lücke zur nächsten springt, so daß die Geschwindigkeit der Fortpflanzung viel größer wird als beim freien Draht. Und es scheint uns beinahe so, als ob alle von uns dargestellten Ergebnisse am Nerven eigentlich ganz mit einer Fortpflanzung des Erregungszustandes in Sprüngen von Schnürring zu Schnürring verträglich wären. – Und so haben wir das Gefühl, das Gewicht der gefundenen Tatsachen begünstige die Auffassung eines saltatorischen Fortschreitens der Nervenerregung in markhaltigen Fasern auf der Grundlage von Vorgängen, die die internodalen Segmente als Einheiten zur Wirkung bringen.»

Diese Auffassung hat seither besonders durch die Arbeiten von ERLANGER[2]), BLAIR und ERLANGER[3]), TASAKI und TAKEUCHI[4]), PFAFFMANN[5]) eine glänzende

[1]) ERLANGER, J., und GASSER, H. S.: Electrical signs of nervous activity (Philadelphia 1937).
[2]) ERLANGER, J.: J. Neurophysiol. *2*, 370 (1939).
[3]) BLAIR, E. H., und ERLANGER, J.: Amer. J. Physiol. *126*, 97 (1939).
[4]) TASAKI, I., und TAKEUCHI, T.: Pflüger Arch. *245*, 764 (1942).
[5]) PFAFFMANN, C.: J. Cell. a. comp. Physiol. *16*, 407 (1940).

Bestätigung gefunden. Wir dürfen heute die saltatorische Übermittlung des Signals von einem Internodium des markhaltigen Nerven auf das nächste als experimentell gestützte, interessante Hypothese ansehen. Die naheliegende Frage, wie die Fortpflanzung der Erregung bei markhaltigen Fasern dort verläuft, wo *keine* Schnürringe vorliegen, wie es z. B. im Rückenmark der Fall sein soll (?), bleibt leider, so weit es zu übersehen ist, heute noch unbeantwortet. So unbefriedigend diese Situation auch sein mag, so müssen wir uns mit ihr abfinden. Die folgende Darstellung beschränkt sich somit auf die Übermittlung im markhaltigen peripheren Nerven, der aus Internodien aufgebaut ist. Die Beweisführung, daß die Fortpflanzung der Erregung saltatorisch von einem Schnürring zum nächsten erfolgen soll, beruht auf folgenden Beobachtungen:

1. Erlanger und Blair[1]) haben 1934 in Versuchen, in denen sie die Einwirkung von Änderungen der Fortpflanzungsgeschwindigkeit auf die Form des Aktionspotentials untersuchen wollten, Bilder erhalten, die sie erstmals auf die Bedeutung der Segmentation der Nervenfasern aufmerksam werden ließ. Sie sahen, daß bei Anelektrotonus ein deutlicher Knick im anelektrotonisch vergrößert abgeleiteten Aktionspotential auftritt, der nur so zu deuten ist, daß neben einer singulären anelektrotonisch polarisierten Stelle entfernter liegende singuläre Stellen mit abnehmendem Anelektrotonus über Feldschleifen auf die Ableitelektrode einwirken. Damit erhält man einen Anhaltspunkt über die Stärke des vom benachbarten Schnürring auf den unter der Elektrode liegenden Schnürring einwirkenden elektrischen Feldes. Erlanger und Blair sahen, daß Blockierung durch Anodenblock immer nur dann auftritt, wenn der Anfang der Aktionspotentialsenke am blockierten Schnürring zeitlich so verzögert ist, daß er hinter das Maximum des Spitzenpotentials im benachbarten Schnürring fällt. Verzögerungen bis zu 0,2 msec wurden beobachtet. Erlanger[2]) zog 1937 bei der Besprechung daraus die Schlußfolgerung (S. 129): «Wir haben den Eindruck, daß das Gewicht der Befunde für eine saltatorische Fortpflanzung der Erregungswelle in markhaltigen Nervenfasern spricht und damit auch für einen Mechanismus, der die (internodalen) Segmente zu selbständig wirkenden Einheiten macht.» Diese Auffassung hat sich bestätigt. (Erlanger[1]), Blair[3]).)

2. Tasaki[4]) hat 1939 gezeigt, daß die Myelinscheide der einzelnen Nervenfaser ein elektrischer Isolator ist und daß die nodale Plasmahaut (Quermembran) wie eine polarisierbare Membran wirkt, an der allein der elektrische Reiz angreift und an der allein auch das Aktionspotential abgreifbar ist. Die Myelinscheide und das Axon lassen lediglich die Erregung über die internodale Strecke von einem Schnürring zum nächsten überspringen. Tasaki[5]) hat mit der geistreichen Methode der Messung des Schwellenabsinkens nach einem Probereiz festgestellt, daß die an einem Schnürring wirksame elektrische Feldstärke,

---

[1]) Erlanger, J., und Blair, E. A.: Amer. J. Physiol. *110*, 287 (1934).

[2]) Erlanger, J., und Gasser, H. S.: Electrical signs of nervous activity (Philadelphia 1937).

[3]) Blair, E. A.: Amer. J. Physiol. *123*, 455 (1938).

[4]) Tasaki, I.: Amer. J. Physiol. *125*, 367, 380 (1939); *127*, 211 (1939).

[5]) Tasaki, I.: Pflügers Arch. *244*, 125 (1940).

deren Potentialquelle das Aktionspotential eines erregten benachbarten Schnürringes ist, 5mal größer ist, als der zur Reizung notwendige Schwellenwert. Das Aktionspotential eines erregten Schnürringes greift also mit einem Sicherheitsfaktor auf den benachbarten Schnürring über. Die Übertragung hört erst auf, wenn durch Narkose das Aktionspotential auf $^1/_5$ erniedrigt wurde, oder wenn durch Elektrotonus das Aktionspotential des erregten Schnürringes erniedrigt und die Reizschwelle des benachbarten erhöht wurde, vgl. S. 233. Sobald solche Verhältnisse vorliegen, bleibt die Erregung am letzten Schnürring «stecken». Je nach Verhältnissen kann sie den blockierten Schnürring überspringen und weiterspringen. TASAKI und TAKEUCHI haben in schönen Versuchen zeigen können, daß das immer dann der Fall ist, wenn wirksame Feldschleife und Reizschwelle des übernächsten Schnürringes in einem für die Erregung günstigen Verhältnis zueinander stehen.

3. Das Aktionspotential ist bei Fortleitung der Erregung an jedem neuen Schnürring immer wieder gleich, wenn die Schnürringe unter gleichen äußeren Bedingungen stehen und nur lokal verändert, wenn sie einzeln beeinflußt werden, wie TASAKI und TAKEUCHI[1]) gezeigt haben. Die Geschwindigkeit der saltatorischen Fortpflanzung ist durch die Latenzzeit zwischen wirksamem Reiz und Ausklinken des neuen Aktionspotentials am betrachteten Schnürring bestimmt.

4. Ein oder sogar zwei narkotisierte Schnürringe können von der Erregung übersprungen werden, d. h. es reichen die Feldschleifen aus, um auch entfernter liegende Schnürringe zu reizen. (TASAKI und TAKEUCHI, vgl. Abb. 99, S. 245). Diese Wirkung hängt aber vom elektrischen Widerstand der dazwischenliegenden Schnürringe ab. Werden diese durch metallische Verbindung über Ringerlösung mit dem das Aktionspotential entwickelnden Schnürring so verbunden, daß in ihnen eine starke Abnahme der Feldstärke erfolgt, dann bleibt die Reizung entfernterer Schnürringe aus. Die normale Erregung eines Schnürringes führt aber auch zu einer Abnahme des elektrischen Widerstandes. Damit erfolgt ebenfalls eine plötzliche Kurzschließung der Feldschleifen, und damit wird normalerweise das «Überspringen» eines Schnürringes verhindert.

5. Nur die nodale Plasmahaut (Quermembran) ist eine erregbare Membran im Sinne der Reiztheorien (TASAKI).

Überblickt man dieses Beweismaterial, so folgt daraus, daß in der markhaltigen Nervenfaser eine sprunghafte Fortpflanzung der Erregung von Internodium zu Internodium erfolgt, die nur scheinbar eine gleichförmige Fortpflanzungsgeschwindigkeit hat. In Wirklichkeit ist die Fortpflanzungsgeschwindigkeit von der Latenzzeit jedes Schnürringes, resp. von der Summe der Latenzzeiten abhängig. Wie verhält es sich mit der Ausbreitung der Erregung von einer Quermembran zur anderen? Ich habe mir darüber eine eigene Vorstellung gebildet, die ich als neue «Theorie der Erregungsfortpflanzung über Quermembranen» zur Beurteilung vorlege.

[1]) TASAKI, I., und TAKEUCHI, T.: Pflügers Arch. *244*, 696 (1941).

f) Theorie der Erregungsfortpflanzung über Quermembranen

Bevor die Bedeutung der Quermembranen für die Fortpflanzung einer Erregung besprochen werden kann, muß der alte Begriff der «Stromschleife» durch den neuen Begriff der *Feldschleife* ersetzt werden.

In den älteren und neueren Darstellungen über die physikalischen Vorgänge im Nerven wird immer von Strömen gesprochen, die von der erregten Stelle in die Umgebung «fließen». Es mag sein, daß die meisten Autoren, die das Bild gebraucht haben, eine richtige Vorstellung damit verbunden haben. Es ist aber ebenso gut möglich, daß falsche Vorstellungen von «fließenden Strömen» an dieses Bild geknüpft werden, und darum sollte es fallen gelassen werden. Was sich von der erregten Stelle aus in die Umgebung ausbreitet, ist das elektrische Feld. Der Nerv als Kernleiter macht eine besonders gute, gerichtete Ausbreitung des Feldes in der Längsachse möglich. *Ob* Ströme fließen, *wo* und *wann* sie fließen, hängt von der örtlichen Feldstärke und den lokalen Widerstandsverhältnissen ab. Es ist vielleicht gut, daran zu erinnern, daß ein Ion nur eine Beweglichkeit von 10^{-3} cm/sec/Volt/cm besitzt, d. h. z. B., daß ein Aktionspotential von 100 mV, das während 0,1 msec auf 1 mm Nervenstrecke wirkt, bei homogenem Widerstand jedes Ion in dieser Strecke nur um 10^{-7} cm = 10 Å verschiebt! Wenn wir die Ionen sehen könnten, würden wir *nicht die geringste Bewegung*, selbst bei stärkster Vergrößerung wahrnehmen. Aber nicht nur das! Das «Gesetz der gleichzeitigen Gleichheit der Stromstärke in der Leitung» gilt für Kernleiter ebensowenig, wie es für lange Kabelleitungen gilt. Man bezeichnet diese Besonderheit auch als die Abweichung vom quasi stationären Strömungszustand, die bei plötzlichen Schaltvorgängen zur Ausbildung von «Wanderwellen» führt und sich am Auftreten von Überspannungen und Überströmen an entfernten Leitungsteilen bemerkbar macht. Wenn an einer bestimmten Stelle eines Nerven ein Aktionspotential plötzlich entsteht, so wird es zur Quelle einer Wanderwelle, die sich von dort mit *endlicher* Geschwindigkeit ausbreitet und erst mit beträchtlicher Verspätung an einer entfernten Stelle eintrifft, um dort eine Ionenbewegung in den angegebenen kleinen Dimensionen hervorzurufen. An der entfernten Stelle beginnt der Strom erst später zu fließen und die Ionenbewegung ist dabei minimal! *Aus diesem Grund möchte ich den Begriff der «Stromschleife» aus der nervenphysiologischen Nomenklatur ganz streichen!* Ob man von «Feldschleifen» sprechen soll, oder ob es nicht noch besser wäre, den sehr klaren Begriff der «Wanderwelle» zu wählen, steht zur Diskussion.

Für die vorliegende vereinfachte Betrachtung genügt es, diese elementaren Vorstellungen aus der Physik, die in der Telegraphengleichung ihren exakten Ausdruck gefunden haben, zu übernehmen. Im weiteren soll eine Arbeitshypothese gemacht werden, die folgendermaßen lautet: *das Aktionspotential entsteht durch Depolarisation der Quermembran des markhaltigen Nerven.*

Das Internodium eines markhaltigen Nerven baut sich aus folgenden vier Elementen auf: 1. der Achsenzylinder mit einem Längen-Dicken-Verhältnis von etwa 200:1; 2. die Markscheide, bestehend aus hochisolierenden Lipoidhüllen und relativ gut leitenden Eiweißschichten in abwechselndem Röhrenaufbau mit dem gleichen Längen-Dicken-Verhältnis. Sie stellt ein System von zylindrischen Kondensatoren dar, deren «Belegungen» nur an den Enden mit dem Achsenzylinder in leitenden Zusammenhang kommen; 3. Die beiden Quermembranen Q_1 und Q_2, die das Internodium gegen die beiden Nachbarn abschließen und die Verbindung zwischen den Belegungen der Mark-Kondensatoren mit dem Achsenzylinder herstellen. Die Quermembranen betrachten wir als den Sitz des Ruhepotentials.

Im Zustand der Ruhe ist die Potentialverteilung in diesem System so, daß im ganzen Achsenzylinder das Potential Null herrscht und daß bei Abgriff von außen, der nur an den Quermembranen erfolgen kann, dort das Ruhepotential des Internodiums gemessen würde, wenn es gelänge die Vergleichselektrode ohne Verletzung in das Innere an den Achsenzylinder zu bringen. Auf welchem Potential die Eiweißzylinder der Markscheide sind, wissen wir nicht. Es sei daher die 2. Arbeitshypothese gemacht, auch sie seien Träger des Ruhepotentials. Wenn wir mit einer Mikrosonde messen könnten, würden wir dann folgendes finden: im Achsenzylinder herrscht überall das Potential Null, beim Durchqueren der Quermembranen bis zur Mitte erfolgt steiler Anstieg des Potentials bis auf die Höhe des Ruhepotentials, ebenso beim Durchqueren der Markscheide, jedesmal wenn eine Eiweißhülle getroffen wird. Der Achsenzylinder ist somit von einer polarisierten Hülle umgeben, die im zylindrischen Teil mit Lipoidschichten isoliert ist und in den beiden Kreisflächen durch die besonders gebaute Quermembran gebildet wird.

Dieses Bild macht es verständlich, wieso Stoffwechselvorgänge im ganzen Internodium die Erhaltung des Ruhepotentials sichern können, besonders an den äquipotentiell mit der Markscheide angeschlossenen Quermembranen, und wieso die Markscheide als Energiespeicher wirken kann.

Entsteht durch Reizung eine Depolarisation an der Quermembran Q_1, so wird das Gleichgewicht gestört und es kommt zur Ausbildung einer Wanderwelle von Q_1, über den zylindrischen Kondensator, bis zur Quermembran Q_2. Beim Eintreffen der Wanderwelle in Q_2 kommt es dort zu einer Depolarisation, die um so rascher einsetzt, je größer die wirksame Feldstärke in Q_2 ist. Diese hängt aber von der Güte der Isolation des zylindrischen Kondensators und dem Widerstand auf der internodalen Strecke ab. Je kleiner der Widerstand und je besser die Isolation ist, desto geringer ist der Potentialverlust der Wanderwelle, desto größer ist die auf die Ionen in der Membran ausgeübte elektromotorische Kraft und desto schneller tritt das Ausklinken des «neugeborenen» Aktionspotentials bei Q_2 ein. In Q_2 fließt dann ein Strom, als Folge der bis dorthin als Wanderwelle gelangten Feldschleife, aber unter Umständen in einem Zeitpunkt, in dem die Depolarisationsstromquelle bei Q_1 schon längst aufgehört hat zu existieren! Das ist der Grund, warum der Ausdruck «Stromschleife», der die Gleichzeitigkeit des Stromflusses in Q_2 mit dem Entstehen der Depolarisationsstromquelle in Q_1 zur Grundlage hat, unbedingt ausgemerzt werden sollte!

Betrachtet man den Leiterkreis, in dem die «Wanderwelle» fortschreitet, oder in dem sich die «Feldschleifen» ausbreiten, so besteht er aus der Stromquelle Q_1, aus den gutleitenden Eiweißzylindern, der vorläufig inaktiven Quermembran Q_2 mit hohem Widerstand und dem gutleitenden Achsenzylinder. Die Stelle des größten Gradienten in diesem Leiterkreis ist die Membran Q_2. An ihr findet somit fast der ganze Potentialabfall statt und damit entsteht an dieser Stelle eine sehr große Feldstärke. Beträgt die Membrandicke 10^{-5} cm und das an ihr liegende Potential der Wanderwelle nur 10 mV, so entsteht schon eine Feldstärke von 10^3 V/cm und die Ionen werden mit einer Geschwindigkeit von $3 \cdot 10^{-4} \cdot 10^3 = 0{,}3$ cm/sec aus der Membran herausbewegt, d. h. sie haben die Membran in $0 \cdot 33 \cdot 10^{-4}$ sec passiert. Die Membran wird durch diesen «Reiz-

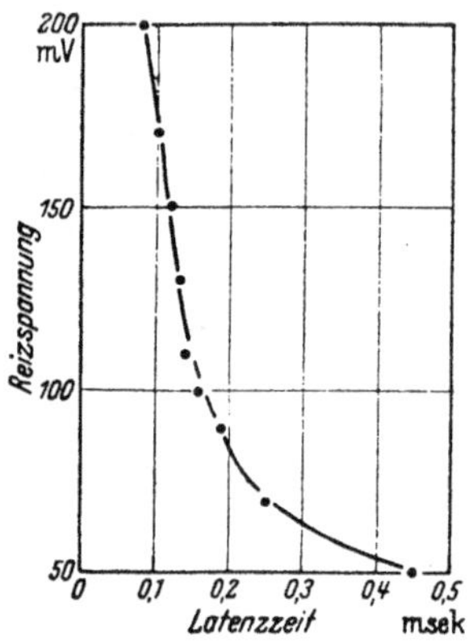

Abb. 101. *Abhängigkeit der Latenzzeit von der Reizstärke.* Ordinate: Größe der an zwei benachbarten Schnürringen angelegten Reizspannung in mV. Abszisse: Latenzzeit bis zum Einsetzen des Erregungszustandes im Schnürring in Zehntel-Millisekunden. (Nach TASAKI.) Die Kurve zeigt besser als viele Worte, daß das neugeborene Aktionspotential um so rascher ausgeklinkt wird, je größer die wirksame Feldstärke in der Quermembran ist. Je größer die Feldstärke ist, desto schneller ist die Ionenbewegung in der Membran und desto kürzer wird die Depolarisationszeit.

strom» depolarisiert, und wenn der Strom Schwellenstärke erreicht, wird das neugeborene Aktionspotential «ausgeklinkt». Q_2 wird zur neuen Depolarisationsstromquelle und die Wanderwelle läuft über das nächste Internodium bis Q_3, wo sich das gleiche Spiel wiederholt. Ob in Q zwei Membranen mit zwei Doppelschichten vorliegen, von denen die eine zum einen Internodium gehört, die andere zum nächsten, wie es versuchsweise in Abb. 53 auf S. 140 dargestellt wurde, oder ob nur *eine* polarisierte Membran die Achsenzylinder trennt, kann heute nicht gesagt werden. Eine komplizierte Struktur ist wahrscheinlicher, ändert aber an der grundsätzlichen Überlegung nichts.

Die Quermembran führt somit zu einer «Feldstauung», um einen Ausdruck aus der Hydrodynamik mit in die Betrachtung zu nehmen, indem durch ihren relativ hohen Widerstand und ihre geringe Schichtdicke im Innern lokal eine hohe Feldstärke entsteht und die Energie der ankommenden Wanderwelle für elektromotorische Effekte beinahe voll ausgenützt wird. In dem sehr langgestreckten Leitungsteil dagegen werden fast keine elektromotorischen Wirkungen auf die Ionen ausgeübt; die Wanderwelle wird mit geringen Verlusten fortgeleitet. Erst am RANVIERschen Schnürring entsteht durch Feldstauung eine starke elektromotorische Kraft und damit ein Reiz, der zu einem neugeborenen Aktionspotential führt und in dieser Weise die dekrementlose und rasche Leitung der Erregungswelle sichert. Je besser die Myelinisation ist, desto geringer sind die Leitungsverluste, desto länger kann das Internodium werden und desto rascher erfolgt die saltatorische Leitung der Erregung.

Die motorische Nervenfaser versorgt bei Ankunft im Muskel nicht eine einzelne, sondern 100—150 Muskelfasern. Sie wird daher aufgeteilt und die Aufsplitterung erfolgt immer an den Quermembranen der Schnürringe. Wir sehen

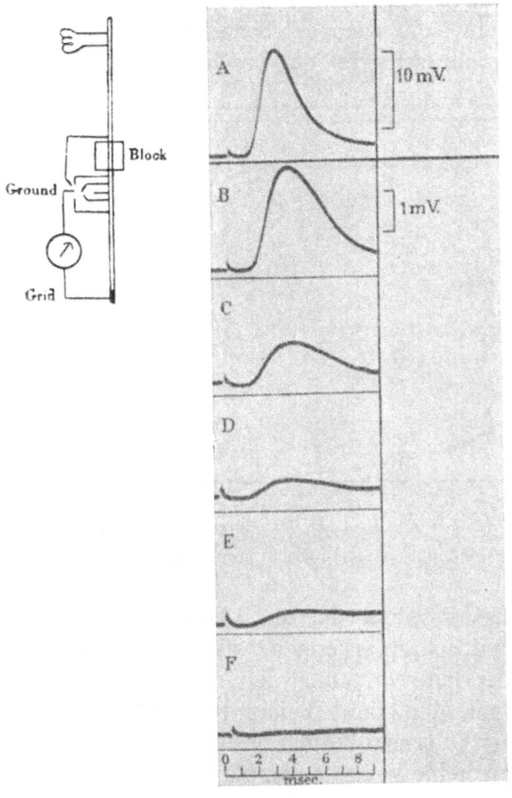

Abb. 102. *Änderung der elektromotorischen Kraft in einem Nerven unterhalb einer blockierten Stelle, bei Erregung oberhalb des Blocks.*
A Aktionspotential im erregten Nerven;
B-*F* Depolarisationswirkung der Feldschleifen unterhalb des Blocks: 1,4 mm, 2,5 mm, 4,1 mm, 5,5 mm und 8,3 mm distal vom Block.
(Nach HODGKIN.)

diese Einrichtung im Sinne unserer Theorie als einen Beweis für die Bedeutung der Quermembran an. Das an ihr entstehende Aktionspotential ist groß genug, um auch zwei Äste mit entsprechenden Wanderwellen zu versorgen. Umgekehrt wird auch der berühmte Zweizipfelversuch von KÜHNE verständlich, bei dem gezeigt wird, daß die Reizung eines solchen Nervenastes rücklaufend eine Erregung auslöst, die an der Verzweigung umkehrend auf den anderen herüberspringt und im anderen Ast Erregung auslöst, denn auch in diesem ungewöhnlichen Fall wird die Quermembran an der Verzweigungsstelle ein Aktionspotential entwickeln, das mit Feldschleifen auf den anderen Ast übergreift.

So bestechend diese Überlegungen sein mögen, die hier nur skizzenhaft umrissen sind, so groß sind auch die Bedenken, die man gegen sie vorbringen kann! Wie sind die Verhältnisse bei der marklosen Nervenfaser? Wie sind sie bei den langen Rückenmarksbahnen, die angeblich (es scheint nicht sicher zu sein?) keine Schnürringe zeigen?

Beim marklosen Nerven liegt offenbar eine primitive Bauform vor, bei der die elektrotonische Ausbreitung des Aktionspotentials lange nicht so weitreichend ist, wie beim markhaltigen Nerven. Infolgedessen sind beim marklosen Nerven die Nebenschlußverluste der Wanderwelle sehr beträchtlich, und es kann von einer erregten Stelle durch die Wirkung der Feldschleife des Aktionspotentials immer nur eine mehr oder weniger «benachbarte» Stelle depolarisiert werden; die Erregungswelle schreitet entsprechend langsam fort.

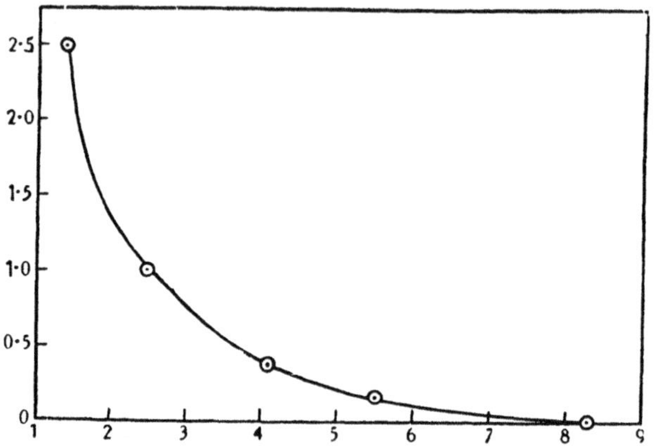

Abb. 103. *Ausbreitung der elektromotorischen Kraftfeldschleifen unterhalb eines Blocks.* Ordinate: mV; Abszisse: Abstand der Meßstelle vom Block in mm. (Nach HODGKIN.)

Beim marklosen Nerven ist das Leitersystem, das die Ausbreitung der Feldschleifen besorgt, auch nicht so deutlich zu erkennen, vgl. Abb. 102 und 103.

Wie die Verhältnisse dagegen bei den sehr schnell leitenden Rückenmarksbahnen sind, ist sehr schwer zu sagen. Man könnte behaupten, sie benötigen die «Verstärker-Stationen» in Form der Quermembranen deswegen nicht, weil sie so gut myelinisiert sind, daß fast gar keine Verluste der Wanderwelle auftreten. Ihre Leitungsgeschwindigkeit wäre dann genau gleich groß, wie die Geschwindigkeit der Wanderwelle und das Aktionspotential der Ganglienzelle würde direkt durch Feldschleifenwirkung bis zum anderen Ende der Leitung übertragen. Mit dieser reichlich kühnen Spekulation möchte ich die Betrachtung dieser theoretischen Seite des Erregungsvorganges mit einem Fragezeichen abschließen. Eine mathematisch begründete Theorie der Erregungsfortpflanzung über Quermembranen wird an einer anderen Stelle veröffentlicht werden.

g) Die Nachpotentiale

Es erscheint verlockend, die nach Ablauf des Spitzenpotentials auftretenden Nachpotentiale mit zeitlich gedehntem Verlauf als «Ausläufer» der R-Phase des Spitzenpotentials anzusprechen. Die Gründe, warum wir eine R-Phase unterscheiden und ihr einen gesonderten chemischen und physikalischen Restitutionsprozeß zuschreiben, sind ja ziemlich eingehend auseinandergesetzt worden. Man könnte diesen Gedanken so fortsetzen, daß man sagt: wenn die R-Phase unvollständig abläuft, bleibt ein negatives Nachpotential zurück und wenn sie restitutiv über das Ziel herausschießt, entsteht das positive Nachpotential. Nun sind aber diese Potentiale ebenfalls abklingend in ihrem zeitlichen Verlauf, wenn auch bedeutend langsamer als das Spitzenpotential. Ob man will oder nicht, man wird zur Annahme eines ganz anderen zeitlichen Verlaufes dieser Vorgänge gedrängt und muß die Hilfshypothese aufstellen, daß die R-Phase im ersten Teil (dem zum Spitzenpotential gehörenden Teil) rasch, im zweiten Teil dagegen im Vergleich dazu *sehr* langsam abläuft. Eine sehr deutliche und sprunghafte Änderung in der Reaktionsgeschwindigkeit des restitutiven Prozesses findet auf jeden Fall statt, und da ist es wohl schon besser die Annahme zu machen, daß die restitutiven Prozesse, die in den Nachpotentialen sich manifestieren, *nicht* identisch sind mit dem Prozeß der R-Phase.

Es gibt aber auch viele andere Gründe, die in diesem Sinne beweisend sind. Das Spitzenpotential in seiner D-Phase ist vom Stoffwechsel des Nerven weitgehend unabhängig, während die R-Phase und die Nachpotentiale durch Sauerstoffmangel, Ermüdung, Veratrin, Yohimbin usw. sehr stark beeinflußt werden. Es gelingt mit diesen Hilfsmitteln, eine merkliche Dissoziation zwischen Ablauf des Spitzenpotentials und Verlauf der Nachpotentiale zu erzeugen. Die gleiche Maßnahme kann sich sogar umgekehrt auf das Nachpotential auswirken, je nach der Art des Nerven. Beim Krebsnerv z. B. führt Sauerstoffabwesenheit zur Ausbildung sehr verstärkter negativer Nachpotentiale, so daß man schließen könnte, die Repolarisation des Nerven erfolge hauptsächlich mit Hilfe von oxydativen Restitutionsvorgängen, bei deren Wegfall der Nerv im depolarisierten Zustand «stehenbleiben» muß. Der Vertebratennerv dagegen verhält sich gerade umgekehrt. Anaerobe Versuchsbedingungen führen bei ihm zum völligen Verschwinden des negativen Nachpotentials, so daß in einer Erstickungsphase in der das Spitzenpotential noch erscheint, D-Phase und R-Phase sich genau entsprechen und keine Negativität hinterlassen. Beim Vertebratennerv ist die R-Phase ganz sicher durch Vorgänge gesichert, deren Energielieferung wenigstens eine Zeitlang auch anaerob erfolgen kann, eventuell durch die «Sauerstoffreserve» oder ähnliche Prozesse. Wir betrachten daher die R-Phase beim Vertebratennerven als einen relativ sauerstoffunabhängigen, das negative Nachpotential dagegen als einen sehr stark sauerstoffabhängigen Prozeß. Daß diese Betrachtung richtig ist, zeigen die Versuche mit Veratrinvergiftung, bei denen sehr starke negative Potentiale entstehen und gleichzeitig auch eine enorme Steigerung des Sauerstoffverbrauches des Nerven und der Wärmeproduktion eintritt. Umgekehrt ist es bekannt, daß der Nerv *in situ* eine sehr viel bessere Sauerstoffausnützung hat. *In situ* wurden aber auch immer nur sehr schwache negative Nachpotentiale gemessen. (Lorente de Nó und Graham[1]), Graham[2]).)

[1]) Lorente de Nó, R., und Graham, H. T.: Proc. Soc. exp. Med. *33*, 512 (1936).

[2]) Graham, H. T.: Amer. J. Physiol. *105*, 38 (1933); *109*, 42 (1934).

«Altern» der ausgeschnittenen Nerven, leichte Ansäuerung, Erhöhung des Ca-Spiegels oder Erniedrigung des Kaliumspiegels führen zu einer Verstärkung des negativen Nachpotentiales d. h. zu einer unphysiologischen Störung der normalen Restitutionsprozesse. Bei frischen Froschfasern dauert das negative Nachpotential 20–30 msec, mit dem «Altern» der Faser wird es größer und dauert immer länger an. Eine Abhängigkeit von der vorangegangenen Aktion scheint nicht zu bestehen, d. h. das negative Nachpotential wächst bei tetanischer Reizung nicht mit der Zahl der vorangegangenen Spitzenpotentiale. Sobald aber die zur Bildung des negativen Nachpotentials Anlaß gebenden äußeren Faktoren in ihrer Wirkung wiederholt werden, tritt eine deutliche Summation der Potentiale ein, so daß der Eindruck einer Anhäufung chemischer Faktoren entsteht. Charakteristisch ist auch die starke Vergrößerung des negativen Nachpotentials durch Sauerstoffzufuhr nach einer Erstickungsperiode, die deutlich auf die oxydative Natur der zugrunde liegenden Prozesse deutet und als ein reaktives Verhalten angesehen werden kann.

Eine interessante Analogie zu diesen Vorgängen haben die Analysen der an den Synapsen bei Erregungsübertragung auftretenden Potentiale durch ECCLES[1]) ergeben. Er unterscheidet in der Aktion eine rasche «Kopfgruppe», eine langsame «Schwanzgruppe». Bei wiederholter Reizung wird der «Kopf» kleiner und der «Schwanz» größer und zeitlich stärker gedehnt. ECCLES schreibt die Aktion der «Kopfgruppe» den Aktionspotentialen der präganglionären Erregungswellen zu, während die Aktion der «Schwanzgruppe» der Freisetzung von Azetylcholin durch die Enden der präganglionären Nervenfasern entsprechen soll. Da Eserin auf beide Teile keinen merklichen Einfluß ausübt, gelangt ECCLES zu der sehr interessanten Hypothese, daß das Azetylcholin nach Entfaltung seiner Aktion nicht durch Esterase gespalten, sondern direkt in seine Vorstufe zurückgebildet wird (vgl. S. 288). Versuchsweise könnte daher die Vermutung ausgesprochen werden, daß die Größe des negativen Nachpotentials und seine Dauer davon abhängen, wie rasch das für die Restitution benötigte freie Azetylcholin beseitigt werden kann. Wenn diese Hypothese richtig ist, müßte bei Veratrinvergiftung eine merkliche Ansammlung von Azetylcholin meßbar sein, eine Vermutung, die noch geprüft werden muß.

Das positive Nachpotential, oder besser *die* positiven Nachpotentiale bereiten dem Verständnis wesentlich größere Schwierigkeiten. Man kann sie als «über das Ziel hinaus schießen» des Prozesses der Repolarisation, oder aber als dritten und vierten restitutiven Prozeß ansehen. Weder die eine noch die andere Auffassung läßt sich zwingend beweisen. Eine gewisse Entscheidung bringen die Versuche mit der Yohimbinvergiftung, bei denen das positive Nachpotential vergrößert und verlängert wird. Das Yohimbin ist ein Antagonist des Veratrins, und in gleicher Weise wirken leichte Alkalisierung, Erniedrigung des Ca-Spiegels oder Erhöhung des Kaliumspiegels. Durch Erstickung wird aber auch das positive Nachpotential geschädigt, so daß als Grundlage hier ebenfalls mit einem oxydativen Prozeß gerechnet werden muß.

[1]) ECCLES, J. C.: J. Physiol. *101*, 465 (1943).

Interessant, wenn auch schwer zu deuten, ist die Tatsache, daß bei Erhöhung des positiven Nachpotentials sehr leicht Ausgleichsvorgänge auftreten, die als Reiz wirken und somit zu spontaner rhythmischer Tätigkeit der Nervenfaser führen.

Wie schwierig die Deutungen auch heute noch sind, geht am besten aus einer Tabelle hervor, die ERLANGER und GASSER[2]) 1937 veröffentlicht haben. Sie zeigt, daß zwischen der Lage des Ruhepotentials und dem negativen Nachpotential *keine* Korrelation aufzufinden ist, und das gilt meines Erachtens auch heute noch.

Tabelle 22.

Wirkung auf	Ruhepotential	Negatives Nachpotential
Zunahme des Kalziums	+ oder −	+ +
Zunahme des Kaliums	− −	− − −
Narkose	+	−
Veratrin	−	+ + +
Anelektrotonus	+	+
Abkühlung	−	−
Erstickung	−	−

Damit soll dieser Abschnitt verlassen werden. Es kann wohl nur gesagt werden, daß die Nachpotentiale der Ausdruck unabhängiger Restitutionsprozesse sind und uns in der elektrischen Erscheinungsform Kunde von äußerst wichtigen chemischen Prozessen geben, deren Aufgabe die zuverlässige Restitution des Nerven nach jeder Aktion ist. Welcher Art diese Prozesse sind, können wir kaum sagen. Wir werden nach Besprechung der chemischen Anzeichen des Erregungsvorganges auf dieses Thema nochmals kurz zurückkommen.

3. Die thermischen Anzeichen des Aktionszustandes

HELMHOLTZ (1848) war der erste, der sich mit der Frage der Wärmebildung im tätigen Nerven beschäftigt hat. Mit der gleichen Anordnung, mit der er die Muskelwärme gemessen hatte, versuchte er die Nervenwärme zu messen, aber ohne Erfolg, trotzdem seine thermoelektrische Anordnung auf 0,00074^{0} C genau zu messen gestattete. Auch HEIDENHAIN (1868) erhielt negative Resultate, während VALENTIN (1863), OEHL (1866) und SCHIFF (1869) behaupteten, die Bildung von Wärme festgestellt zu haben, es kann sich aber nur um Meßfehler handeln, da ihre Instrumente nicht genügend empfindlich waren. Auch CREMER (1897) war erfolglos, und selbst HILL, der mit einer Thermosäule von 30 Lötstellen und einem Broca-Galvanometer arbeitete, welches noch Temperaturunterschiede von 6mal 10^{-6} C^{0} anzeigen konnte, fand 1912 noch keine Wärmebildung. So kam es, daß sich der Gedanke, die Nervenerregung sei ein

[2]) ERLANGER, J., und GASSER, H. S.: Electrical Signs of nervous activity, S. 167 (Philadelphia 1937).

reversibler physikalisch-chemischer Prozeß *ohne* Energiezerstreuung festsetzte und noch 1924 von BAYLISS[1]) vertreten wurde. Es ist meine Überzeugung, daß auch noch heute Überreste dieser gedanklichen Verirrung da und dort überleben. Es ist eines der Hauptziele dieses Buches, darauf hinzuweisen, daß der Erregungsvorgang ein Prozeß ist, der mit einer Zunahme der Entropie (vgl. S. 131) einhergeht, so daß er nur dann wiederholt werden kann, wenn aus einem chemischen System negative Entropie bezogen wird, mit deren Hilfe der Ordnungszustand des ruhenden Nerven wiederhergestellt werden kann. Das Hilfssystem muß selbst aber wieder mit Prozessen gekoppelt sein, bei denen die Entropie zunimmt, so daß bilanzmäßig auf jeden Fall für *jeden* Aktionszustand im Nerven eine entsprechende Wärmemenge irgend einmal frei wird.

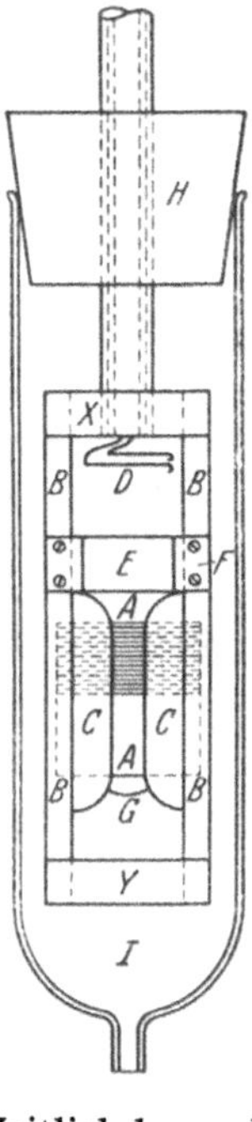

Abb. 104. *Thermosäule für Wärmemessungen an Nerven.*
Auf einem isolierten Rahmen *BB* sind zusammengelötete Eisen-Konstantan-Drähte so aufgezogen, daß 150 Lötstellen die Mittellinie *AA* bilden (warme Lötstellen), während die entsprechenden symmetrischen Lötstellen außen auf den Rahmen zu liegen kommen (kalte Lötstellen). Auf beiden Seiten der Mittellinie bilden zwei Paraffinwälle *CC* die Begrenzung einer Rinne, in die der Nerv gelegt wird. Die Reizelektrode *D* ist durch eine Silberplatte *E* von den Thermolötstellen thermisch abgeschirmt. Zur Eichung der gemessenen natürlichen Wärmebildung kann von *E* nach *G* ein elektrischer Strom durch den abgetöteten Nerven geschickt werden. Der ganze Rahmen wird durch einen Gummistopfen *H* in der Glaskammer *I* gehalten. Die Kammer kann von unten mit Ringer-Lösung oder mit Gasen beschickt werden. Die Anordnung wird tief im Innern eines isolierenden Kastens eingebaut. Von *X* nach *Y* wird auf jeder Seite des Rahmens je ein rechter und linker Nerv aufgespannt. (Nach HILL.)

Zeitlich kann diese Wärmebildung nachhinken, wegen der energetischen Kopplung mit Hilfssystemen, sie muß aber mit Sicherheit einmal zu messen sein, sonst wäre der Nerv ein Perpetuum mobile zweiter Art.

1926 gelang es dann HILL zum erstenmal, die Wärmebildung im Nerven einwandfrei zu zeigen, und seither sind von ihm und seinen Mitarbeitern klassische Arbeiten veröffentlicht worden.

Technik der Wärmemessung des Aktionszustandes

Die Wärmebildung des Nerven wird mit Thermosäulen gemessen, die durch Aufspannen von abwechselnd zusammengelöteten Eisen-Konstantan-Drähten auf einen Messingrahmen hergestellt werden. Die hart gelöteten Lötstellen wer-

[1]) Vgl. BAYLISS, W. M.: Principles of general physiology (London 1927).

den so angeordnet, daß sie einerseits eine senkrechte Mittellinie bilden, andererseits je rechts und links auf die Außenseite des Rahmens zu liegen kommen. Der Nerv wird auf die Mittellinie gelegt, so daß hier die Lötstellen «warm» werden, während die auf der Außenseite des Rahmens liegenden Lötstellen «kalt» sind, (vgl. Abb. 104). Um Temperaturdifferenzen von 10^{-6} °C messen zu können, braucht es mindestens 150 möglichst nahe beieinander liegende Lötstellen. Da der Nerv seine Wärme langsam bildet, ist es günstig, wenn die gebildete Wärme nicht zu rasch an den Rahmen abfließt, was bei der Konstruktion berücksichtigt werden muß.

Zur Messung der Thermoströme wurden von Hill zwei Galvanometer verwendet in einer photoelektrischen Verstärkeranordnung, in der der Ausschlag des ersten Galvanometers auf eine Photozelle so projiziert wurde, daß mit wachsendem Ausschlag eine starke Zunahme des Photostromes entstand. Mit dem zweiten Galvanometer wurde dieser Photostrom durch photographische Registrierung

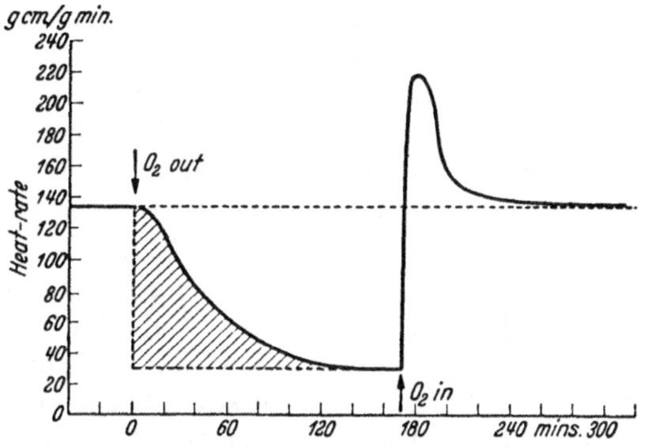

Abb. 105. *Ruhewärme des Froschnerven unter aeroben und anaeroben Bedingungen.*

Ordinate: Wärmebildung in gcm/gmin. Beim ersten Pfeil wird der Sauerstoff abgeschaltet, beim zweiten Pfeil wird er eingeschaltet. Man beachte das Überschießen der Wärmebildung nach erfolgter Sauerstoffeinschaltung. Die schraffierte Fläche entspricht der Wärmebildung, die aus Oxydationsprozessen stammt. Diese Prozesse setzen ein, wenn der molekulare Sauerstoff aufgebraucht ist (Sauerstoffreserve). (Nach Beresina und Feng[2].)

festgehalten. Die Anordnung von Hill[1]) erlaubt die Messung von $2 \cdot 10^{-3}$ cal pro sec.

Um Störquellen auszuschalten, ist dem Thermostat, in dem die Messung zu erfolgen hat, die größte Aufmerksamkeit zu schenken. Die Thermosäule wird luftdicht abgeschlossen, um adiabatische Gaskompressionen durch Luftdruckschwankungen zu vermeiden und in folgende Hüllen versenkt: Messingzylinder, Öl, Kupferzylinder, Kapock, Messingzylinder, Kapok, Kupferblech, Holz. Das Prinzip der Abschirmung besteht in der Abwechslung von guten und schlechten Leitern. Der Raum, in dem die ganze Anordnung aufgestellt ist, muß auf 0,5° C genau reguliert werden (vgl. Feng[2])).

Beim Nerven, ebenso wie es für den Muskel gefunden wurde, erfolgt die Wärmebildung in zwei großen Schüben: *Initialwärme* und *Erholungswärme*. Im Gegensatz zum Muskel hat aber der Nerv schon im Zustand der Ruhe eine relativ sehr bedeutende Ruhewärmebildung und bei der Aktion nur einen verhältnismäßig kleinen Zuwachs.

Die Ruhewärme des Nerven beträgt nach den Messungen von Beresina[3]) für Froschnerven bei 20° $4{,}14 \cdot 10^{-3}$ cal/g/min oder 0,24 cal/g/h. Dieser Wert entspricht genau der gemessenen Ruheatmung des Nerven, wenn als Wär-

[1]) Hill, A. V.: Suppl. to Sci. *79*, 9 (1934).
[2]) Feng, T. P.: Erg. Physiol. *38*, 73 (1936).
[3]) Beresina, M.: J. Physiol. *76*, 170 (1932).

meäquivalent für 1 cm^3 Sauerstoff 5 cal gewonnen werden, was durchaus allen Erfahrungen entspricht (vgl. S. 135). Wird der Sauerstoff entfernt, dann fällt die Wärmebildung in charakteristischer Weise ab, wie Abb. 105 zeigt. Während etwa 2 Stunden kann aber immer noch aus einer Reserve Wärme gebildet werden, und erst dann ist diese Reserve erschöpft. Diese Beobachtung deckt sich mit den Feststellungen von SCHMITT, der die Atmung des Nerven untersucht hat und feststellte, daß der Nerv nach einer Verweildauer in Stickstoff eine sehr viel größere Sauerstoffaufnahme besitzt, als aus dem Defizit zu erwarten wäre, und daß diese zusätzliche Atmung durch einen sehr niedrigen respiratorischen Quotienten gekennzeichnet ist. Es wird also nachträglich Sauerstoff «angebaut», um eine Reserve aufzufüllen, die während der anaeroben Periode als Sauerstoffreserve dienen mußte. Die Natur dieser «Sauerstoffreserve» wie HILL[1]) sie nannte, ist heute noch unbekannt.

Die marklosen Nerven der Krabbe *Maia squinado* haben eine 3mal größere Wärmebildung als die Froschnerven unter gleichen Bedingungen, und MEYERHOF und SCHULTZ[5]) haben bei diesen Nerven auch etwa eine dreifach erhöhte Ruheatmung gemessen. In Stickstoff fällt die Wärmebildung viel rascher ab, so daß es den Anschein hat, als ob marklose Nerven eine kleinere Sauerstoffreserve besitzen als markhaltige, was bereits schon aus dem ganz anderen Verhalten des negativen Nachpotentials geschlossen wurde (vgl. S. 259).

Eine merkwürdige Beobachtung haben BERESINA und FENG[3]) gemacht. Sie fanden nach Vergiftung des Nerven mit Monojodessigsäure eine negative Wärmebildung nach zwei Stunden in Stickstoff, d. h. die Wärmebildung fiel nicht nur auf Null ab, sondern es fand sogar eine Wärmeaufnahme statt. Die Autoren glauben, es handle sich um technische Fehler. Ganz von der Hand zu weisen ist diese Beobachtung aber nicht, denn sie hängt mit grundsätzlichen Fragen zusammen, die anschließend besprochen werden sollen (vgl. S. 269).

Bei der Aktion des Nerven wird zuerst die Initialwärme gebildet. Bei kurzer tetanischer Reizung tritt sowohl beim Froschnerven wie auch beim Warmblüternerven eine progressive Zunahme der Wärmebildung pro Zeiteinheit auf, die von der Summation der Initialwärme, die annähernd konstant ist, mit der anwachsenden und schon in die Aktionsphase hereinreichenden Erholungswärme herrührt. Abb. 106 zeigt das Verhalten beim Froschnerven, Abb. 107 das gleichartige Verhalten des Warmblüternerven. Am Ende der Reizperiode ist die Wärmebildung der Erholungsphase maximal, fällt zuerst rasch ab, um anschließend in langsamem Abfall sich über einen Zeitraum bis zu 30 Minuten auszudehnen. Die maximale Wärmebildung in der Initialphase pro Sekunde ist $8 \cdot 10^{-6}$ cal/g Nerv bei 20^0 C. Dieser Betrag ist nur $3\,1/3\%$ der Gesamtwärme. Umgerechnet auf jede Erregungswelle, ist die Wärmebildung $0{,}07 \cdot 10^{-6}$ cal/g Nerv in der Initialphase. Ihr folgt die Erholungswärme in einer schnellen Phase, die mit einer Halbwertszeit von 3–4 Sekunden abfällt. Anschließend folgt die langsame Phase, mit einer Halbwertszeit von 4 min und einer

[4]) Vgl. GERARD, R. W.: J. Physiol. *63*, 280 (1927). HILL, A. V.: Proc. Roy. Soc. *111*, 106 (1932).

[5]) MEYERHOF, O., und SCHULZ, W.: Biochem. Z. *181*, 292 (1935).

[3]) BERESINA, M., und FENG, T. P.: J. Physiol. *77*, 111 (1933).

Gesamtdauer von 30–35 min. Das Verhältnis von Initialwärme zu Erholungswärme ist 1:30. Auf dieses bemerkenswerte Verhältnis werden wir noch zurückzukommen haben (vgl. S. 269).

Wie verhält es sich mit der von den Ionenverschiebungen durch das Aktionspotential hervorgerufenen JOULEschen Wärme? HILL[1]) hat diesen Wert zu berechnen versucht und ist auf $3{,}5 \cdot 10^{-10}$ cal/g gekommen. Dieser Betrag ist nur 1% der beobachteten Initialwärme. Aktionsströme als direkte Wärmequelle können daher mit gutem Gewissen vernachlässigt werden.

Interessant ist die Tatsache, daß der allgemeine Verlauf der Aktionswärme in Sauerstoff, Stickstoff, in 5–10% CO_2 und nach Vergiftung mit Monojod-

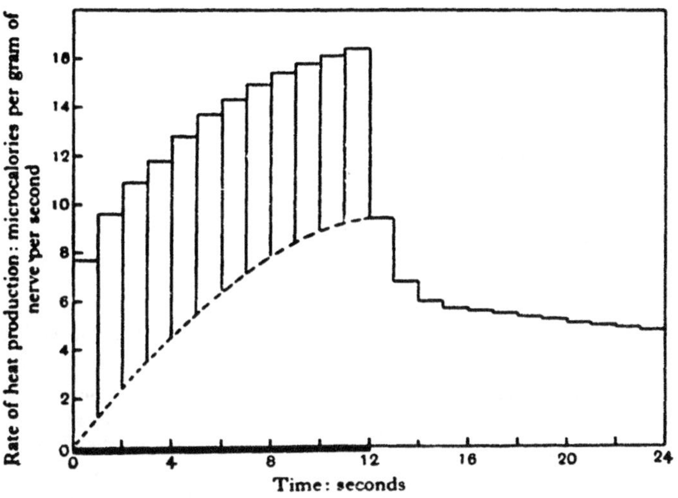

Abb. 106. *Wärmebildung des Froschnerven in Sauerstoff.*

Ordinate: Wärmebildung in Mikrokalorien/g Nerv und Sekunde; Abszisse: Zeit. Die Reizung dauert 12 Sekunden. Im Anschluß an die Reizung ist die Erholungswärme sichtbar, welche 25 Minuten lang meßbar war. Die Gesamtwärme betrug $1410 \cdot 10^{-6}$ Kalorien/g. Als Initialwärme wird die in Säulen über der gestrichelten Linie freigesetzte Wärme betrachtet; sie betrug $90 \cdot 10^{-6}$ Kalorien/g. Das Verhältnis von Initialwärme zur Gesamtwärme ist 1:16. (Nach HILL[1]).)

essigsäure und selbst nach Behandlung mit hyper- und hypotonischen Lösungen ziemlich gleichartig gefunden wird. Das Verhältnis zwischen Initialwärme und Erholungswärme variiert aber in weiten Grenzen und hängt sehr stark von der Dauer der Aktion ab. Je länger die Aktion dauert, desto mehr verschieben sich die quantitativen Verhältnisse und desto träger scheint die Erholung zu erfolgen. Beim marklosen Nerven sind Initialwärme und Erholungswärme deutlich getrennt, da die Erholungswärme erst langsam zu einem Maximum ansteigend einsetzt und sich darin von der Erholungswärme markhaltiger Nerven unterscheidet.

Überblickt man die verschiedenen Phasen der Wärmebildung, so ist vor allem die lange Dauer der Erholungswärme auffallend und legt den Gedanken

[1]) HILL, A. V.: Chemical wave transmission in nerve (Cambridge 1932).

an die Nachpotentiale, die ja eine andere Äußerung des Erholungsstoffwechsels sind nahe. Feng[1]) hat versucht, die Zusammenhänge einigermaßen festzulegen, wenn auch, wie er betont hat, die Bedingungen, unter denen die Wärmemessungen gemacht werden, nicht ohne weiteres mit denen verglichen werden können, unter denen die Aktionspotentiale zur Messung kommen. Er nahm aber an, daß das Spitzenpotential und die Bildung der Initialwärme ungefähr zusammenfallen und daß vielleicht noch ein Teil der Initialwärme zum negativen Nachpotential zu rechnen sei, während die Erholungswärme mit dem

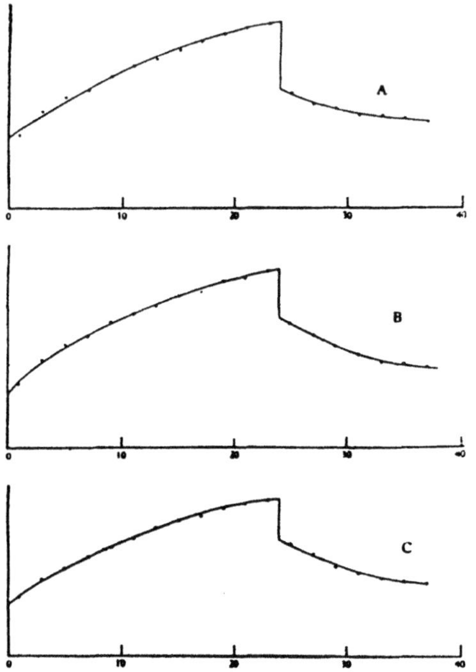

Abb. 107. *Wärmebildung beim Warmblüternerven.*
Ordinate: Wärmebildung;
Abszisse: Zeit vom Beginn der Reizung an gerechnet. Dauer der Reizung: 24 Sekunden, bei 31_0 C.
n. popliteus der Katze.
A 2090 Reize/Sekunde
B 1031 Reize/Sekunde
C 406 Reize/Sekunde
(Nach Bungard und Feng[1]).)

positiven Nachpotential synchron, aber auch überdauernd erscheint. Bei Vergiftung mit Veratrin fand Hill[2]) eine lang andauernde Wärmebildung, die 1000mal so groß war, wie beim normalen Nerven. Er hatte allerdings, um das Veratrin an den Nerven zu bringen, die Permeabilität der Zellwände durch Erstickung in Stickstoff vorgängig stark erniedrigt und den vergifteten Nerven in Sauerstoff sich dann erholen lassen. Gerard[3]) hat gefunden, daß die Erstickung nicht notwendig ist, um schon einen sehr guten Vergiftungseffekt mit einseitiger Spaltung der Kreatinphosphorsäure im Nerven und langdauerndem negativem Nachpotential zu liefern. Durch die lange Anaerobiose in den Versuchen von Hill ist offenbar eine zusätzliche Komponente ausgelöst worden,

[1]) Vgl. Feng, T. P.: Erg. Physiol. *38*, 73 (1936).
[2]) Hill, A. V.: Proc. Roy. Soc. *113*, 386 (1933).
[3]) Gerard, R. W.: Suppl. to Sci. *79*, 20 (1934).

die zu einer sehr starken Wärmebildung Anlaß gibt. Nachdem GASSER[1]) die Vermutung ausgesprochen hatte, die Nachpotentiale stünden in Beziehung zur Erholungswärme, hat PARKINSON[2]) unter Verhältnissen, die denen bei den Wärmemessungen weitgehend entsprachen, den zeitlichen Verlauf des positiven Nachpotentials nochmals überprüft. Er kommt zu dem Ergebnis, daß auch im positiven Nachpotential eine rasch abfallende und eine langsam abfallende Komponente vorhanden sind, so daß es mehr als nur wahrscheinlich ist, daß die beiden Komponenten der Erholungswärme diesen Nachpotentialen zugeordnet sind, und daß beide Vorgänge meßbare Anzeichen eines fundamentalen Restitutionsprozesses sind, der mit zwei ganz verschiedenen Zeitkonstanten im Nerven abläuft. Die Initialwärme steht nach dieser Abklärung zeitlich in direktem Zusammenhang mit dem Spitzenpotential und dem negativen Nachpotential. Ich halte es für wahrscheinlich, daß die Initialwärme der von uns unterschiedenen R-Phase des Spitzenpotentials (vgl. S. 237) und dem negativen Nachpotential gleichzeitig zugeordnet ist.

Wenn man von Wärmebildung spricht, entsteht immer die Frage nach dem «Brennmaterial». Wie falsch es ist, diese Frage in dieser Form zu stellen, haben MEYERHOF[3]), VON MURALT[4H]) und neuerdings wieder SCHRÖDINGER[5]) eindrücklich betont. Der Muskel und noch viel mehr der Nerv sind keine Verbrennungsmaschinen, und damit führt die Frage nach den «Kalorien» von vorneherein zu einer ganz falschen Vorstellung. Leider haben aber diese Gedanken immer noch eine größere Anhängerschaft, so daß es erneut notwendig ist, mit aller Schärfe ihre Unhaltbarkeit zu erörtern.

Sowohl beim Muskel wie beim Nerven, wie bei allen Lebensprozessen, wird Energie aus chemischen Speichern bezogen. Durch diesen Bezug verringert sich der Energieinhalt der Speicher und aus dem Bezug kann im Falle des Muskels mechanische Arbeit, im Falle des Nerven elektrische Polarisationsarbeit geleistet werden. Das einzige zulässige Maß für den Energieinhalt des Speichers vor und nach dem Bezug ist die sogenannte freie Energie. Wir definieren sie mit LEWIS und RANDALL[6]), indem wir die maximal gewinnbare Arbeit A′ betrachten, die ein chemisches System hätte leisten können bei irreversiblem Ablauf des Vorganges. Sie ist

$$F_A - F_E = -\Delta F = A' \tag{1}$$

F_A und F_E sind die freien Energien (auch thermodynamischen Potentiale) des Systems vor und nach Energielieferung. Der Vorgang läuft aber auch mit einer bestimmten Wärmetönung $-\Delta H$ ab, von deren Größe und Vorzeichen es abhängt, ob Wärme abgegeben oder aufgenommen wird, eine Tatsache, die von WILLARD GIBBS in ihrer Bedeutung zum erstenmal richtig erkannt wurde

1) ERLANGER, J., und GASSER, H. S.: Electrical signs of nervous activity (Philadelphia 1937).

2) PARKINSON, J. L.: J. Physiol. *91*, 293 (1938).

3) MEYERHOF, O.: Die chemischen Vorgänge im Muskel und ihr Zusammenhang mit Arbeitsleistung und Wärmebildung (Berlin 1930).

4H) MURALT, A. v.: Naturwiss. *27*, 265 (1939).

5) SCHRÖDINGER, E.: What is life? (Oxford 1943).

6) LEWIS, G. N., und RANDALL, M.: Thermodynamik (Wien 1927).

und es ihm gestattete, die Thermodynamik des galvanischen Elementes auf eine gesunde Grundlage zu stellen. Es ist heute ebenso nötig die Thermodynamik des bioelektrischen Elementes Nerv auf eine gesunde Grundlage zu stellen, und es kann nicht deutlich genug gesagt werden, daß diese Grundlage bis heute nicht vorhanden war! LEWIS und RANDALL betonen, daß es noch heute Leute gibt, und sie finden sich hauptsächlich unter den Biologen, bei denen sich die Vorstellung erhalten hat, die wirksamste Ausnützung einer chemischen Reaktion zur Leistung irgendeiner Arbeit bestehe in der Verwandlung der Reaktionswärme in Arbeit. Nach dieser grundfalschen Anschauungsweise sollte mit anderen Worten die Wärmetönung $-\Delta H$ der Reaktion, die gewinnbare Arbeit darstellen.

Ein biologischer, energieliefernder Vorgang liefert mehr Arbeit, als der Wärmetönung entspricht, d. h. er verläuft mit Wärmeaufnahme, wenn

$$-\Delta F > -\Delta H, \tag{2}$$

er liefert weniger Arbeit, als der Wärmetönung entspricht, d. h. er verläuft mit Wärmeabgabe, wenn

$$-\Delta F < -\Delta H \tag{3}$$

er liefert gleich viel Arbeit, als der Wärmetönung entspricht, d. h. er verläuft ohne thermische Erscheinung, wenn

$$-\Delta F = -\Delta H \tag{4}$$

unter der Annahme eines 100prozentigen Wirkungsgrades.

Die Untersuchung der Wärmetönung eines oxydativen Prozesses liefert uns nur dann ein Maß für die Arbeitsleistung, die aus diesem Prozeß bei 100prozentigem Wirkungsgrad bezogen werden kann, wenn Gleichung (4) gilt. Die Verbrennungswärmen der Nahrungsstoffe sagen uns daher *nur* unter der Bedingung der Gleichung (4) etwas über die Energielieferung aus. Nach Messungen von BURK ist das für die Verbrennung der Kohlehydrate beinahe der Fall. Bei den Kohlehydraten ist $-\Delta F$ 5% größer als $-\Delta H$, für die anderen Stoffe sind die Unterschiede aber sehr groß, ja es ist nicht einmal gesagt, daß das Vorzeichen gleich ist!

Von MEYERHOF stammt der Begriff der energetischen Kopplung, durch die die in einer Reaktion frei werdende freie Energie für eine Synthese in einer anderen Reaktion unter Verminderung der Entropie herangezogen werden kann. Als Beispiel einer solchen Kopplung sei die Synthese der Kreatinphosphorsäure *in vitro* (PARNASsche Reaktion) erwähnt.

I. Adenylsäure + 2 Phosphorbrenztraubensäure = Adenylpyrophosphorsäure + 2 Brenztraubensäure

II. Adenylpyrophosphorsäure + 2 Kreatin = 2 Kreatinphosphorsäure + Adenylsäure

I + II. 2 Phosphorbrenztraubensäure + 2 Kreatin = 2 Brenztraubensäure + 2 Kreatinphosphorsäure

In dieser Reaktion ist I und II energetisch so gekoppelt, daß aus Kreatin und Phosphat Kreatinphosphorsäure synthetisiert wird unter gleichzeitigem Zerfall von Phosphorbrenztraubensäure zu Brenztraubensäure und Phosphat. Die Wärmetönung $-\Delta H$ der Reaktion I ist 8300 cal/Mol, diejenige der Reaktion II $-11\,500$ cal/Mol, so daß in I+II eine *negative* Wärmetönung von -3200 cal/Mol, die im Versuch *in vitro* von MEYERHOF und SCHULZ[1]) auch tatsächlich beobachtet wurde, entsteht. Für die Änderung der freien Energie $-\Delta F$ dagegen, sind die *Konzentrationen* der Stoffe maßgebend. Die Reaktion II ist so lange nach links verschoben, als die entstehende Adenylsäure nicht abgefangen wird, wie LEHMANN[2]) gefunden hat. Sobald Reaktion I abläuft, ist das aber der Fall, und die Synthese kommt mit negativer Wärmetönung spontan in Gang.

Durch Aufstellung der Grundgleichung der Energiebilanz und der Grundgleichung der Wärmebilanz für derartig gekoppelte Reaktionen wurde ich zur Formulierung der *temporären Wärmeschuld* (vgl. VON MURALT[3H]) geführt. Es würde zu weit führen, diese Überlegungen hier nochmals *in extenso* zu wiederholen. Der Kern der Überlegung ist der, daß in energetisch gekoppelten Systemen sehr gut temporär negative Wärmetönungen auftreten können, solange sie später nur durch entsprechende positive Wärmebeträge abgezahlt werden. Initialprozesse mit ganz geringer Wärmebildung oder sogar mit Wärmeaufnahme sind durchaus möglich und widersprechen dem zweiten Hauptsatz so lange nicht, als anschließend durch energetisch gekoppelte Reaktionen die «Abzahlung» der temporär eingegangenen Wärmeschuld nachgeholt wird. Bei diesen Prozessen treten dann vergrößerte Wärmeschübe auf, die der vorher eingegangenen Schuld entsprechen. Ich habe schon 1939[4H]) darauf aufmerksam gemacht, daß gerade das Verhältnis von 1:30 zwischen Initialwärme und Erholungswärme beim Nerven ein solcher Fall temporärer Wärmeschuld und nachträglicher Abzahlung durch vermehrte Erholungswärme sei. Die später zu besprechende Beobachtung (vgl. S. 299), daß im monojodessigsäurevergifteten Nerven beim Ruhestoffwechsel eine Anhäufung von Aneurin stattfindet, und die vorläufig noch hypothetische Verknüpfung dieses Aneurins mit einem gekoppelten System, in dem Brenztraubensäure, Adenosintriphosphorsäure und Aneurin mit seinem Diphosphat eine Rolle spielen, lassen die Beobachtung von BERESINA und FENG (vgl. S. 264) in einem neuen Licht erscheinen. Wenn durch die Monojodessigsäure die erholenden Prozesse ausgeschaltet werden, so ist es sehr gut möglich, daß jetzt der mit temporärer Wärmeschuld einhergehende Prozeß bei Anaerobiose zutage tritt und daß man dauernd eine Wärmeaufnahme des Nerven mißt. Wenn auch diese Schlußfolgerung noch sehr unsicher ist, so kann auf Grund der thermischen Messungen mit Sicherheit gesagt werden, daß in der Initialphase im Nerven Prozesse ablaufen, bei denen $-\Delta F \gg -\Delta H$ ist und daß ein sehr beträchtlicher

[1]) MEYERHOF, O., und SCHULZ, W.: Biochem. Z. *181*, 292 (1935).
[2]) LEHMANN, H.: Biochem. Z. *281*, 271 (1935).
[3H]) MURALT, A. v.: Erg. Physiol. *37*, 406 (1935).
[4H]) MURALT, A. v.: Naturwiss. *27*, 265 (1939).

Energiespeicher in Form einer Sauerstoffreserve vorhanden ist, der mit relativ geringer Wärmetönung große Beträge an freier Energie abgeben kann. Das erklärt auch, warum der oxydative Prozeß anschließend sehr langsam abläuft und lange andauert. Durch ihn wird der Nervenenergiespeicher unter gleichzeitiger Abzahlung der Wärmeschuld wieder aufgeladen, ohne daß die Aktionsfähigkeit des Nerven direkt davon abhängt. Das ist auch der tiefere Grund der Unermüdbarkeit der Nervenaktion.

4. Die chemischen Anzeichen des Aktionszustandes

a) Was ist eine Aktionssubstanz?

Die glänzenden Fortschritte und Erfolge, die mit der elektrischen Registrierung der Aktionspotentiale des erregten Nerven in den letzten Jahrzehnten erzielt wurden, haben die Blicke der wissenschaftlichen Welt ganz in physikalischer Richtung gelenkt und einen gewissen Bann auf andere Betrachtungsweisen gelegt. Und doch sind, wie sich heute zeigt, sehr wesentliche Teile des Erregungsvorganges chemische Vorgänge, die mit den elektrisch so elegant nachweisbaren Erscheinungen eng gekoppelt zu sein scheinen. Die chemischen Vorgänge sind (nach meiner Auffassung) ein ebenso integrierender Bestandteil des Ganzen, wie der sehr viel leichter faßbare elektrische Teil. Elektrischer und chemischer Vorgang können ohne einander energetisch nicht bestehen, *schließen sich aber auch gar nicht aus*, wie irrtümlicherweise einmal gedacht wurde, und sind für uns *meßbare Teiläußerungen* des eigentlichen Fundamentalvorganges, den wir den Aktionszustand nannten.

Weil wir einem technisch orientierten Jahrhundert entstammen, machen wir uns gern biologische Vorgänge an physikalischen oder chemischen Modellen klar. Dabei wird oft etwas übersehen, was unsere Aufmerksamkeit erregen sollte. Die biologischen Systeme zeigen bei genauer Betrachtung Einrichtungen mit Leistungen, die die Technik *überhaupt nicht kennt* und die bisher noch gar nicht erfunden wurden. Ein Beispiel möge diese Feststellung erhärten. Das menschliche Ohr ist ein physikalischer Apparat, der aus einem Tongemisch jeden einzelnen Ton, unabhängig von der Phase, analysieren kann. Es läßt sich bei grober Betrachtung mit dem in der Technik bekannten Zungenfrequenzmesser vergleichen, wobei dieser mit einer besonderen logarithmischen Skala ausgerüstet sein müßte. Die anatomische und histologische Untersuchung des Ohres zeigt nun aber, daß die besondere technische Leistung des Organs mit Hilfsmitteln bewerkstelligt wird, die wir sonst gar nicht kennen und für die wir in der Technik gar keine analogen Einrichtungen besitzen[1]). Ganz ähnlich verhält es sich mit dem Nerven. Man kann ihn wohl mit einem Daniell-Element, mit einem Bleiakkumulator, mit einem Kernleiter oder mit dem LILLIEschen Modell vergleichen. Für das Verständnis sind solche Vergleiche immer sehr nützlich. Eines darf aber nie vergessen werden: der Nerv ist in der Lage, durch

---

[1]) Wer sich für diese Fragen interessiert, sei auf den Artikel von RANKE, Physiologie der Schnecke und des Cortischen Organs, Erg. d. Physiol. *37*, 12 (1935) verwiesen.

Sauerstoffaufnahme, bei völliger Abwesenheit von metallischen Leitern, auf kleinstem Raum und mit den geringsten stofflichen Mitteln, während seines ganzen Lebens ein beachtliches elektrisches Potential zu halten, fortwährend Aktionsströme fließen zu lassen und Nährstoffe umzusetzen, ohne feststellbare Abnützung der ganzen Einrichtung. Auch hier fehlt in der Welt der Technik eine entsprechende Erfindung, die auch nur annähernd vergleichbare Leistungen aufweisen könnte!

In voller Würdigung der zwangsläufigen Unzulänglichkeit aller technischen Vergleiche sei aber doch versucht, an zwei Beispielen die enge Verknüpfung von elektrischen und chemischen Erscheinungen zu zeigen. Alle Elektrizitätsquellen, die *nicht* auf der Umformung mechanischer oder thermischer Energie in Elektrizität beruhen, sind *immer* an gleichzeitig ablaufende chemische Vorgänge gebunden. Bei allen elektrischen Elementen (Daniell-Element, Normalelement usw.) ist der Zusammenhang offensichtlich; aber auch beim Bleiakkumulator, wo die Energie durch Aufladung von einer anderen Elektrizitätsquelle geliefert wird, spielt sich bei der Stromabgabe und Stromaufnahme ein chemischer Vorgang ab, der zu der Tätigkeit oder Aktion dieser Elektrizitätsquelle gehört. Bei der Entladung wird das Bleisuperoxyd (PbO_2) der positiven Platten und das metallische Blei der negativen Platten in Bleisulfat ($PbSO_4$) übergeführt und bei der Aufladung wieder beseitigt. Für die Zwecke unseres Vergleiches könnten wir den Entladestrom als D-Phase des Aktionsstromes des Akkumulators bezeichnen und die Aufladung als die R-Phase. Dann wäre der «Aktionszustand» des Akkumulators durch folgende chemische Reaktion gekennzeichnet

$$Pb + PbO_2 + 2\,H_2SO_4 \underset{\text{R-Phase}}{\overset{\text{D-Phase}}{\rightleftarrows}} 2\,PbSO_4 + 2\,H_2O$$

und wir könnten die Stoffe Blei, Bleisuperoxyd, Bleisulfat, Schwefelsäure und Wasser als «Aktionssubstanzen» bezeichnen. Eine Aktionssubstanz wäre nach dieser sehr allgemein gehaltenen Definition ein Stoff, der als Partner in einer «Aktionsreaktion» mitmacht und für das Zustandekommen der Aktion unentbehrlich ist. Ohne den chemischen Teil kann der physikalisch leicht feststellbare Teil nicht ablaufen, ohne die physikalische Voraussetzung des Kontaktschlusses kommt es nicht zur «Aktionsreaktion». Alle fünf Partner an der Reaktion wurden als «Aktionssubstanzen» bezeichnet, obwohl beim Fließen des Aktionsstromes eigentlich nur Bleisulfat und Wasser entstehen. In diesem Beispiel ist das System noch überblickbar und man könnte gut zwischen *Repolarisationssubstanzen* (Blei, Bleisuperoxyd und Schwefelsäure) und *Depolarisationssubstanzen* (Bleisulfat und Wasser) unterscheiden, indem die *Bildung* der Stoffe für die Zuordnung zum Ladungs- oder Entladungsvorgang benützt wird. Der etwas unbestimmt gefaßte Begriff der Aktionssubstanz könnte aufgegeben werden, da der Begriff nichts darüber aussagt, ob ein derart bezeichneter Stoff als Folge der Aktion gebildet wird, oder ob er für die Wiederherstellung des ursprünglichen Zustandes notwendig ist. Über diese Unbestimmtheit der Begriffsbildung war ich mir ganz im klaren und habe sie auch absichtlich betont, als ich die Bezeichnung «Aktionssubstanz» in die Nervenphysiologie einführte[1]). Der Gedanke, daß mit der Aktion *im* Nerven feststellbare chemische Vorgänge ablaufen könnten, war damals ungewohnt. Aus der Entwicklung der Muskelchemie, die ich in einer entscheidenden Phase in MEYERHOFS Laboratorium miterleben durfte, war ich aber genügend gewarnt, um zu wissen, daß bestimmte chemische Umsätze mit der eigentlichen Aktion zwar energetisch gekoppelt sein können, zeitlich aber durch Verkettung mit schnelleren Entlade- und Aufladereaktionen, je nach ihrer Stellung in der Kette, oft stark «nachhinken». Aus diesem Grunde versuchte ich einen möglichst dehnbaren Begriff zu prägen, damit über die besondere Art und Weise und besonders auch über den Zeitpunkt, in dem die gefundenen Stoffe entstehen und wieder verschwinden, keine zu starke Bindung besteht. *Aktionssubstanz ist jeder Stoff, der im Aktionszustand des Nerven gebildet oder verändert wird, und ein unentbehrliches Glied in der Kette der Aktionsreaktionen ist.* Ob er im Erregungszustand oder im Restitutionszustand entsteht, ob er mit dem Entstehen der Erregung oder mit der Wiederherstellung des Ruhezustandes zusammenhängt, ob er schnell oder langsam gebildet wird, ob er ab- oder aufgebaut wird, alle diese Fragen müssen heute noch offenbleiben! Sie müssen es, wenn wir nicht wieder eine ähnliche Entwicklung erleben wollen, wie in der Muskelchemie, wo der anfänglich zu unmittelbar gedachte Zusammenhang zwischen Milchsäure und Muskelkontraktion zu einer «Entthronung» der Milchsäure als Aktionssubstanz geführt hat, als LUNDSGAARD[2]) entdeckte, daß nach Monojodessigsäure-Vergiftung Muskelkontraktionen *ohne* jede Milchsäurebildung erfolgen. Maßgebend ist für die Anfänge der neuen Forschungsrichtung, daß die Bezeichnung Aktionssubstanz nur solchen Stoffen gegeben wird, deren Bildung oder Freisetzung mit dem einzelnen Aktionszustand wirklich direkt zusammenhängt *(kausales Prinzip)* und deren Menge mit der Zahl chemisch fixierbarer Aktionszustände meßbar zunimmt *(akkumulatives Prinzip)*. Die Tatsache, daß die Bezeichnung Aktionssubstanz von den auf diesem Gebiet arbeitenden Autoren sofort aufgenommen wurde, darf wohl als der beste Beweis ihrer Brauchbarkeit angesehen werden.

Ein weiteres Beispiel möge zeigen, bis zu welchem Grade scheinbar inerte Stoffe in kleinsten Mengen und kürzesten Zeiten am Zustandekommen elektrischer Vorgänge als Aktionssubstanzen gemäß meiner Definition eine Rolle spielen können, und wie wichtig es ist, die Augen nach der chemischen Seite hin offen zu behalten, wenn man elektrische Erscheinungen verfolgt. Aus der Experimentalphysik ist die nach ihrem Entdecker VOLTA benannte Spannungsreihe der Metalle gut bekannt. Bei Berührung von zwei Metallen *A* und *B* entsteht ein elektrischer Potentialsprung, der weder von der Form noch von den Dimensionen der aus den Metallen *A* und *B* gebildeten Körper noch von der Größe und Form der Berührungsfläche abhängt. Die Ursache für das Auftreten des Potentialsprunges nennt man die elektromotorische Kraft und nimmt an, daß sie in der Berührungsfläche wirke. Waren ursprünglich die

[1]) MURALT, A. v.: Naturwiss. *27*, 265 (1939).
[2]) LUNDSGAARD, E.: Biochem. Z. *233*, 322 (1931).

Vorstellungen rein auf die physikalische Seite des Vorganges ausgerichtet, so hat DE LA RIVE (1837) als erster den Gedanken ausgesprochen, daß auch beim Kontakt von Metallen chemische Komponenten für das Zustandekommen der elektrischen Erscheinungen maßgebend sein müssen. Sie wirken in äußerst geringen Mengen, sind aber für das Entstehen der Potentialsprünge entscheidend. Berührt man Kupfer und Nickel in Luft, so entsteht ein Potentialsprung und das Kupfer wird positiv, führt man den Versuch in Salzsäuregas aus, so kehrt sich sofort das Vorzeichen der Ladung um und der Potentialsprung verläuft ganz anders! CHRISTIANSEN[1]) konnte zeigen, daß der Potentialsprung zwischen Kohle und flüssigem Zinkamalgam von 200 mV auf 740 mV ansteigt, wenn das System in einem Fall 2 msec, im andern Fall 20 msec mit Luft in Berührung gebracht wurde. Luft hat in diesem Beispiel als Aktionssubstanz im System Kohle-Zinkamalgam die ganz unerwartete Wirkung, den Potentialsprung in 18 msec um 540 mV zu erhöhen. Dieses Beispiel ist deswegen interessant, weil wir auch im Nerven, unter sonst ganz anderen Bedingungen, mit sehr schnellen Wirkungen der Aktionssubstanzen in kleinsten Mengen rechnen müssen.

Kehren wir zum Nerven zurück! Die gegebenen Beispiele sollten modellmäßig erläutern, was als Aktionssubstanz bezeichnet werden soll: ein Stoff, dessen Bildung oder Freisetzung eine Teilerscheinung des Aktionszustandes ist. Es bleibt dabei offen, ob er als Partner in einer chemischen Reaktion teilnimmt, oder ob er eine plötzliche, mehr katalytische Wirkung auf ein vorhandenes System ausübt. Die Unbestimmtheit der Begriffsbildung müssen wir vorläufig in Kauf nehmen, weil unsere Kenntnisse noch nicht ausreichen, um auch nur ein angenähertes Bild der Zusammenhänge zwischen elektrischen und chemischen Vorgängen im Nerven zu entwerfen.

Die Einführung des neuen Begriffes und die seither erfolgte Entdeckung von drei Aktionssubstanzen hat aber, so glaube ich, eine neue Blickrichtung in die Lehre von der Nervenerregung gebracht. Die etwas einseitig auf die elektrischen Vorgänge ausgerichtete Einstellung wurde durch diese Befunde erweitert und in chemischer Richtung vertieft.

b) Azetylcholin, erste Aktionssubstanz

Es erscheint reizvoll, an dieser Stelle einen kurzen historischen Überblick über die Entdeckung der neuen Befunde und ihre Sicherung durch die Zusammenarbeit verschiedener Autoren zu geben. Für den direkt Beteiligten ist eine wirklich objektive Schilderung derartiger Fortschritte zwar nie möglich. Dafür kann er die Ereignisse aber so darstellen, wie er sie persönlich erlebt hat, vielleicht unter Verzicht auf letzte Objektivität und Vollständigkeit. Im Bewußtsein dieser Einschränkungen und der Schwierigkeit, den eigenen Anteil in den richtigen Dimensionen zu sehen, soll daher der Versuch gewagt werden.

Der Gedanke, daß der Aktionszustand des Nerven mit der Bildung und dem Verschwinden von Aktionssubstanzen gekoppelt sein muß, ist aus der konse-

---

[1]) CHRISTIANSEN: Wied. Ann. *69*, 661 (1899).

quenten Anwendung der Neuronentheorie auf die grundlegenden Befunde von Löwi, Dale und ihren Schülern über die Bildung von chemischen Vermittlern an den Nervenenden (vgl. S. 49) entstanden und lag 1936 in der Luft! «What a nerve can do at its end, it must be able to do on the whole length», habe ich wörtlich in einem Referat vor der Royal Society am 3. 6. 1937 gesagt[1H]). Das Neuron, bestehend aus Nervenzelle, Neurit und Endapparat (motorische Endplatte beim motorischen Nerven) ist eine histologische und damit auch eine histochemische Einheit, die innerhalb der Zelle die gleichen chemischen Potenzen, wenn auch vielleicht nicht im gleichen Umfang an allen Stellen, besitzt. Wenn der Endapparat bei Erregung Azetylcholin bildet, dann ist das eine chemische Leistung, die auch in der Nervenzelle und auf der Leitungsstrecke vollbracht werden kann. Diese Überlegung hatte mich 1936 veranlaßt, nach der Azetylcholinbildung *innerhalb* der Leitungsstrecke cholinergischer Nerven zu suchen. Anhaltspunkte dafür, daß wahrscheinlich Azetylcholin bei der Erregung auch im Inneren des Nerven gebildet wird, lagen damals schon reichlicher vor, als mir anfänglich bekannt war.

Dale[2]) hatte 1935 die alten und etwas in Vergessenheit geratenen Versuche von Langley und Anderson über die Ersetzbarkeit verschiedener Nerven bei der Regeneration wieder ins Licht gerückt (vgl. S. 51), indem er zeigte, daß die beiden Klassen Langleys der von ihm vorgenommenen neuen Einteilung in cholinergische und adrenergische Nerven entsprachen, so daß die alten Befunde in die neue Terminologie übersetzt folgendermaßen lauten: cholinergische Nerven können sich gegenseitig regenerativ ersetzen, adrenergische Nerven ebenfalls, eine Kreuzung ist aber unmöglich. Trotzdem die Einteilung in cholinergische und adrenergische Nerven auf Grund der Freisetzung von Azetylcholin oder Adrenalin am Nerven*ende* aufgestellt worden war, zeigten doch gerade die alten Versuche von Langley und Anderson, wie weit die histochemische Differenzierung die ganze Länge des Neurons betrifft und diese Feststellung und ihre Hervorhebung durch Dale und auch durch Gaddum[3]) ermutigte mich, die geplanten Versuche zu unternehmen.

Calabro[4]) hatte schon im Jahre 1933 in einer, zu Unrecht wenig beachteten Mitteilung gezeigt, daß der n. vagus des Kaninchens aus der Schnittfläche nach 25 Minuten dauernder Reizung einen azetylcholinähnlichen Stoff an die umgebende Flüssigkeit abgibt. Binet und Minz[5]) fanden 1934, daß in Reizversuchen ein aus dem Querschnitt in die Badelösung übertretender Stoff die Empfindlichkeit des Blutegels gegen Azetylcholin erhöht. Gaddum[3]) hatte 1936 unveröffentlichte Versuche mit Khayyal erwähnt, in denen sie bei Reizung des Halsvagus und des präganglionären Halssympathikus der Katze in der Locke-Lösung, in die sie die Nerven eintauchten, einen azetylcholinähnlichen Stoff fanden. Gaddum schrieb 1936 (S. 148) «...die Ergebnisse zeigen aber, daß

[1H]) Muralt, A. v.: Proc. Roy. Soc. *123*, 399 (1937).

[2]) Dale, H. H.: Reizübertragung durch chemische Mittel im peripheren Nervensystem (Berlin 1935).

[3]) Gaddum, J. H.: Gefäßerweiternde Stoffe der Gewebe (Leipzig 1936).

[4]) Calabro, Q.: Riv. Biol. *15*, 299 (1933).

[5]) Binet, L., und Minz, B.: C. R. Soc. biol. *117*, 1029 (1934).

jedes Axon besondere Eigenschaften mit der Nervenendigung gemein hat, die den chemischen Übermittler freimacht.» MONIZ DE BETTENCOURT und PAES[1]) fanden 1936, daß die Reizung cholinergischer Nerven des Hundes nach 3–4 Minuten einen Stoff mit azetylcholinähnlicher Wirkung freisetzt, der neben der negativ inotropen Wirkung auf ein Testherz eine Erhöhung der Amplitude der duodenalen Kontraktionen eines Darmpräparates und eine Verstärkung des Tonus dieses Präparates bis zur Unterdrückung der rhythmischen Kontraktionen bewirkte. BERGAMI[2]) fand im gleichen Jahr die Freisetzung einer azetylcholinähnlichen Substanz aus den Schnittflächen gereizter peripherer Nerven des Hundes und des Kaninchens und beobachtete eine merkwürdige antagonistische Wirkung zugesetzter Glukose auf die freigesetzte Substanz. NOCHIMOWSKI[3]) hatte schon 1935, ähnlich wie BINET und MINZ (l. c.), eine sensibilisierende Wirkung des bei Vagusreizung aus dem Nervenstamm freiwerdenden Stoffes gefunden. ROSSINE[4]) beobachtete am Vagus der Katze den Austritt der gleichen sensibilisierenden Substanz die am Blutegelpräparat geprüft wurde. Es lagen also gegen Ende des Jahres 1936 recht vielfältige Beobachtungen vor, die, wenn auch nicht direkt, so doch *indirekt* aus dem Verhalten *der Schnittstelle* auf eine Potenz des Nerven zur Azetylcholinbildung hinwiesen.

In der Sitzung der Physiological Society vom 12. Dezember 1936 legten aber GADDUM, KHAYYAL und RYDIN[5]) eine nunmehr beendete Arbeit vor, in der sie überraschenderweise zu einer *völlig ablehnenden* Schlußfolgerung gelangten. Sie teilten mit, daß nur diejenige Stelle des Nerven, die in unmittelbarer Berührung mit den Elektroden steht, Azetylcholin an die Badelösung abzugeben imstande sei, daß nur bei derartig starken Reizungen, bei denen Eintrocknung, Erhitzung und Verfärbung des Nerven zu beobachten sind, überhaupt nachweisbare Mengen gebildet werden, und daß bei vorsichtiger Führung der Versuche, an anderen Stellen kaum nachweisbare Mengen, oft auch überhaupt keine Azetylcholinmehrbildung gefunden wird. Sie schrieben: «The release of the active substance is surprising, but does not reveal a physiological mechanism. The main object of this communication is to draw attention to this local phenomenon at the electrodes. The methods noted by the workers mentioned above – (CALABRO, BERGAMI, BINET und MINZ) – would not discriminate between effects due to the passage of impulses, and effects due to local changes at the electrodes.» Damit hatten GADDUM und seine Mitarbeiter die physiologische Bedeutung eines eventuellen Nachweises der Azetylcholinfreisetzung abgelehnt. Dafür haben sie aber in sehr wertvoller Weise die Aufmerksamkeit auf die technischen Fehlerquellen gelenkt und zu einer wesentlichen Verbesserung der Methoden und damit zu einer positiven Beweisführung Anstoß gegeben.

---

[1]) MONIZ DE BETTENCOURT, J., und PAES, E.: C. R. Soc. biol. *122*, 237 (1936). Arch. Port. Sci. Biol. *5*, 133 (1936).

[2]) BERGAMI, G.: Boll. Soc. Ital. Biol. sper. *11*, 275 (1936); Arch. Ist. Biochim. Ital. *8*, 3 (1936).

[3]) NOCHIMOWSKI, C.: C. R. Soc. biol. Paris *119*, 943 (1935).

[4]) ROSSINE, J. A.: Bull. Biol. Med. expér. URSS. *1*, 164 (1936); *2*, 130 (1936).

[5]) GADDUM, J. H., KHAYYAL, M. A., und RYDIN, H.: J. of Physiol. *89*, 9 P. (1937).

Das Vorgehen, durch Anlegen einer Schnittfläche die Bildung von Azetylcholin im Inneren eines Nerven nachzuweisen ist auch mir immer als unbefriedigend erschienen, weil ja gar nicht übersehen werden kann, was an einer solchen künstlichen Begrenzungsfläche alles passiert. Es schien mir daher notwendig, die Bildung des Azetylcholins einwandfrei und *direkt im Nerven* nachzuweisen. Da mit einem sehr raschen Verschwinden des Stoffes gerechnet werden mußte, blieb nichts anderes übrig, als die Nerven im Aktionszustand «blitzschnell» einzufrieren und nachher im Pulver durch Extraktion die Vermehrung des extrahierbaren Acetylcholins nachzuweisen. Drei Monate nach

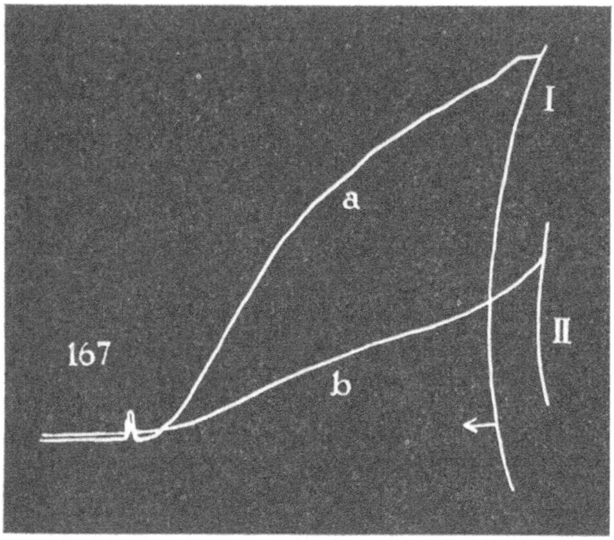

Abb. 108. *Azetylcholinbildung im Inneren der Leitungsstrecke eines erregten Nerven.*

a Kontraktion des Rückenmuskels eines Blutegels nach Zusatz eines Extraktes von erregten Nerven, die im Zustand der Erregung mit flüssiger Luft eingefroren wurden.
b Wirkung des Extraktes der symmetrischen Nerven, die aber unerregt eingefroren wurden.
Nach gründlicher Zerpulverung der Nerven wurde nur während genau 5 Minuten mit Eserin-Ringer (1:200000) extrahiert.
Die im Jahr 1937 publizierte Kurve hat meines Erachtens zum erstenmal den eindeutigen Beweis der Azetylcholinfreisetzung bei Erregung im Inneren der Leitungsstrecke erbracht!

GADDUMS ablehnender Veröffentlichung erfolgte meine Mitteilung vor der Royal Society[1H]), in der die Ergebnisse der Azetylcholinbestimmungen an Nerven, die mit einem neuen Einschießverfahren in flüssiger Luft eingefroren worden waren, veröffentlicht wurden (vgl. S. 317). Die damaligen Bestimmungen hatten im Mittel einen Azetylcholingehalt von 0,12 γ pro g Frischgewicht des Froschischiadikus im Ruhezustand ergeben. Der Wert ist niedrig und rührt von der kurzen Extraktion (5′) in Ringerlösung her. Die Nerven, die im Zustand der

[1H]) MURALT, A. v.: Proc. Roy. Soc. B. *123*, 399 (1937).

Erregung unter Benützung eines besonderen physikalischen Anreicherungsverfahrens (vgl. S. 318) eingefroren wurden, hatten im Mittel einen Azetylcholingehalt von 0,2 γ. Durch die Erregung oder mit der Erregung wurden somit 0,08 γ einer azetylcholinähnlichen Substanz frei, welche nicht nur bei elektrischer Reizung, sondern auch bei anderen Reizformen gefunden wurde.

Abb. 108 zeigt ein Beispiel einer Azetylcholinbestimmung mit einem Rückenmuskelpräparat des Blutegels (vgl. S. 322) welches mit Eserin sensibilisiert wurde. Die Kurven die 1937 publiziert wurden, sind erhalten worden, indem zuerst der eine Extrakt, der in flüssiger Luft eingefrorenen Nerven geprüft wurde und dann nach einer einstündigen Pause der inzwischen frisch hergestellte zweite Extrakt. Die erhaltenen Kurven wurden nachträglich aufeinander gelegt, damit die Fußpunkte und der Beginn der Einwirkung der beiden Extrakte genau aufeinanderfallen. Auf diese Weise erhält man ein gutes Maß für die verschiedene Wirksamkeit des Extraktes aus ruhenden und erregten Nerven, wenn durch besondere Maßnahmen (vgl. S. 321) dafür gesorgt wird, daß das Testpräparat seine Empfindlichkeit im Zeitraum zwischen den beiden Versuchen nicht verändert und außerdem die Reihenfolge in der Versuchsführung gewechselt wird. Die Abbildung gibt ein gutes Bild über das Verhältnis der durchschnittlich in den Extrakten angetroffenen Unterschiede, ihre Beziehung zum Gesamtwert und über die Größe dieses Unterschiedes.

Im Juni 1937[1H]) wurden weitere Daten über die Aktionssubstanz Azetylcholin veröffentlicht. Ich bin auch heute noch der Überzeugung, daß durch diese Versuche *erstmals* einwandfrei der Beweis des Zusammenhanges zwischen Aktionszustand und Azetylcholinfreisetzung auf der Leitungsstrecke des Nerven geführt worden ist.

1938 teilten Babsky[2]) und Babsky und Kisljuk[3]) Versuche mit, in denen unter einwandfreien Bedingungen die Azetylcholinbildung im Vagus des Hundes und Kaninchens bei Reizung am Austritt der Substanz aus einer Schnittfläche bestimmt wurde. Mit Ischiadicusnerven dagegen wurde eine Badelösung erhalten, die auf das Testherz einen gegenteiligen, adrenalinähnlichen Einfluß hatte. Die gleiche, aber noch stärkere Wirkung hatten gereizte Äste des sympathischen Geflechtes. Die russischen Autoren schlossen daraus, daß auch die Nervenleitungen in zwei getrennte Klassen aufzuteilen seien, in adrenergische und cholinergische Nerven. Die merkwürdigen Befunde am Ischiadicus wurden damit erklärt, daß die Reizung vorwiegend adrenerge Fasern getroffen habe. Calabro[4]) zeigte im gleichen Jahre, daß durch Insulin der vermehrte Austritt einer azetylcholinähnlichen Substanz aus einem Vagusquerschnitt bewirkt werden könne und Bergami[5]) fand, daß auch die natürlichen Erregungen zur Freisetzung des Stoffes an künstlichen Querschnitten führen. Am Physiologenkongreß in Zürich wurde von mir, gemeinsam mit Lotmar und

[1H]) Muralt, A. v.: Verh. Ver. Schweizer Physiol., Juni, S. 17, 1937.

[2]) Babsky, E. B.: Bull. Biol. Med. expér. URSS. *5*, 51 (1938).

[3]) Babsky, E. B. und Kisljuk, B. M.: Fiziol. Ž. (russ.) *24*, 746 (1938).

[4]) Calabro, Q.: Kongreßber. XVI. Int. Physiol. Kongr., S. 283, 1938.

[5]) Bergami, G.: Fiziol. Ž. (russ.) *24*, 55 (1938).

WILBRANDT[1H]), der Nachweis von Aktionssubstanzen der Nervenerregung mit neuen Methoden demonstriert. Wir zeigten folgendes: 1. Der Einfluß der Elektroden ist in unseren Versuchen nicht störend. Wir reizten alle Nerven und sorgten durch zusätzlichen Kat- oder Anelektrotonus dafür, daß im einen Fall Erregungswellen entstehen konnten, im anderen Fall ihre Ausbildung durch Anodenblock verhindert wurde. Die blockierten Nerven zeigten trotz der Wirkung der Elektroden immer weniger Azetylcholin als die katelektrotonischen Nerven. Das gleiche wurde auch bei Äthernarkose gezeigt. Abb. 109 zeigt ein solches Beispiel und gleichzeitig auch welchen Schwankungen die Empfindlichkeit des Blutegelpräparates unterworfen ist und wie notwendig es ist, nach einem ganz genauen zeitlichen Versuchsschema zu arbeiten. Trotzdem geht aus

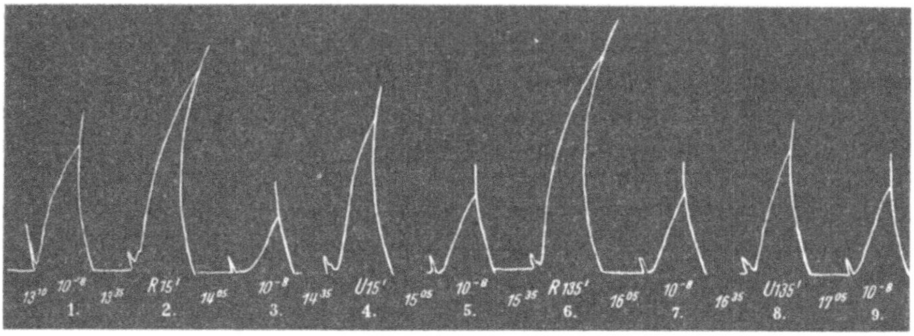

Abb. 109. *Beispiel einer Azetylcholinbestimmung in Nervenextrakten von erregt und unerregt eingefrorenen cholinergischen Nerven.*

1. Probelösung von 10^{-8}g Azetylcholin pro cm^3.
2. Wirkung eines Extraktes von Nerven, die in erregbarem Zustand in flüssige Luft eingeschossen wurden. Die Kälte wirkt als Reiz und erregt den Nerven. Azetylcholin wird im Nerven freigesetzt.
3. Probelösung von 10^{-8}g Azetylcholin pro cm^3.
4. Wirkung eines Extraktes von Nerven, die durch Ätherdämpfe schonend narkotisiert wurden. Beim Einschießen in flüssige Luft kann der Reiz nicht wirken. Es gelangt nur der Ruhewert an Azetylcholin zur Bestimmung. Zur Herstellung der Extrakte werden immer abwechselnd rechte und linke Nerven des gleichen Tieres verwendet. Solche Extrakte liefern bei genau gleicher Behandlung exakt gleiche Azetylcholinwerte.
5. Probelösung von 10^{-8}g Azetylcholin pro cm^3.
6. Zweite Portion von zweiten, zwei Stunden später.
7. Probelösung von 10^{-8}g Azetylcholin pro cm^3.
8. Zweite Portion von vierten, zwei Stunden später.
9. Probelösung von 10^{-8}g Azetylcholin pro cm^3.

Die Versuche zeigen deutlich, daß bei Erregung, ohne elektrische Reizung Azetylcholin freigesetzt wird. Der Einwand, es handle sich um eine von der Erregung unabhängige Bildung, wird durch diese Versuche widerlegt.

der Abbildung ganz deutlich hervor, wieviel mehr Azetylcholin die Portionen des «gereizten» Extraktes enthalten, als diejenigen der symmetrischen mit Ätherdampf narkotisierten, aber sonst gleich behandelten Nerven.

[1H]) MURALT, A. v., LOTMAR, W., und WILBRANDT, W.: Kongreßber. XVI. Int. Physiol. Kongr., S. 24, 1938.

2. Auf die Ringer-Extrakte der erregten und unerregten Nerven wurde je ein gleichartiger Paraffintropfen gebracht. Der Randwinkel dieses Tropfens wurde in einer besonderen Anordnung mit einem Perimeter gemessen, indem das Verschwinden eines Reflexlichtes goniometrisch verfolgt wurde. Im «gereizten» Extrakt ist der Tropfen flacher als im «ungereizten», so daß schon mit relativ einfachen Mitteln gezeigt werden kann, daß mit dem Festfrieren von Erregungswellen Zustandsänderungen in den Nervenlipoiden oder -proteinen auftreten, die die Oberflächenaktivität der Extrakte beeinflussen und vielleicht mit dem von YOUNG gefundenen organisierenden Prinzip im Innern des Nerven zusammenhängen. 3. Diese Zustandsänderungen sind aber auch optisch deutlich er-

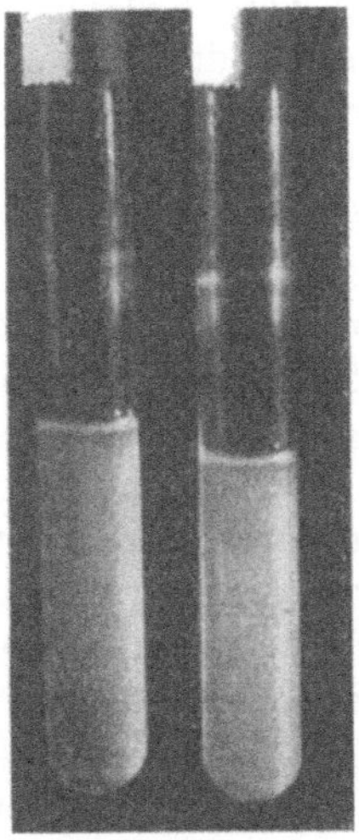

Abb. 110. *Trübung in Nervenextrakten.*

Zwei in genau gleicher Weise hergestellte Nervenextrakte, *a* von einem während der Erregung eingefrorenen Nerven, *b* vom symmetrischen unerregten, sind unter gleicher seitlicher Beleuchtung aufgenommen. Der Extrakt unerregter Nerven zeigt immer eine stärkere Trübung. Durch die Erregung wird die Löslichkeit vergrößert.

kennbar. In Abb. 110 sind bei genau gleichartiger seitlicher Beleuchtung zwei Reagenzgläser photographiert, von denen das linke Glas den «gereizten» Extrakt, das rechte den «ungereizten» enthält. Der Unterschied der Lichtstreuung zeigt schon, daß sich ein Teil der suspendierten und gelösten Kolloide in beiden Extrakten in verschiedenen Zuständen befindet. 4. Mit der tropfenden Quecksilberelektrode (polarographische Technik, vgl. S. 111) konnte ebenfalls ein deutlicher Unterschied im Zustand der oberflächenaktiven Stoffe in den Nervenextrakten nachgewiesen werden.

Abb. 111 gibt Beispiele von Polarogrammen einer mit Sauerstoff durchströmten Ringer-Lösung (R) mit denjenigen von ebenso durchströmten «gereizten» (K) und «ungereizten» (A) Nervenextrakten. Das Sauerstoffmaximum der Ringer-Lösung wird von den oberflächenaktiven Stoffen in beiden Extrakten unterdrückt, vom «gereizten» Extrakt aber immer weniger, als vom «ungereizten». 5 Minuten nach der Extraktion ist der Unterschied noch deutlich, 8 Minuten nachher kaum mehr. Diese Versuche zeigen also, daß durch die Erregung nicht nur Azetylcholin freigesetzt wird, sondern daß auch eine tiefgreifende Zustandsänderung der Kolloide im Nerven mit dem Erregungsvorgang im Zusammenhang stehen muß und *in vitro* noch nachweisbar ist. Aus den demonstrierten Versuchen wurde die Folgerung gezogen, «daß die Nervenerregung mit der Bildung einer oder mehrerer Aktionssubstanzen verbunden ist».

Alle diese Versuche, und ganz vor allem der Nachweis physikalisch meßbarer Veränderungen in den Extrakten erregter Nerven waren in diesem Augenblick für die Stützung der neuen Auffassung wichtig, weil inzwischen Löwi[1]) durch seine Messungen an sensiblen Nerven zu einer kritischen Haltung gegenüber meiner Auffassung geführt worden war. Er schreibt darüber S. 771: «Als weitere Möglichkeit das Vorhandensein von Azetylcholin im postganglionären Sympaticus zu erklären, käme die Entdeckung von Muralt in Betracht, daß während der Nervenerregung der Azetylcholingehalt der Nerven ansteigt, wonach das Azetylcholin mit der fortschreitenden Erregung im Nerven etwas zu tun hätte. Wenn man darnach nicht die Annahme machen will, daß der Mechanismus der Nervenerregung in verschiedenen Nerven ein verschiedener ist, sollte man ein Minimum von Azetylcholin in jedem Nerven erwarten, natürlich ganz unabhängig von seinem Charakter als cholinerger oder adrenerger Nerv.» Löwi sah also den Chemismus der Erregungswelle als einen viel grundlegenderen Vorgang an als die Freisetzung des Azetylcholins oder des Adrenalins an den Nerven*enden* und scheute davor zurück, auch für die Leitungsstrecke zwei verschiedene chemische Mechanismen anzunehmen. Da er in seinen Versuchen in den sensiblen Nerven *überhaupt kein* Azetylcholin finden konnte und schon Dale die sensiblen Nerven nicht zu den cholinergischen Nerven gerechnet hat, da sie im Regenerationsversuch cholinergische Nerven nicht ersetzen, schien es ihm unwahrscheinlich zu sein, daß die Azetylcholinfreisetzung etwas mit dem Erregungsvorgang im Nerven zu tun haben kann. Er schreibt darüber (S. 775): «Wie bereits erwähnt, hat Muralt (l. c.) im Anschluß an Nervreizung eine mit Schluß der Erregung schwindende Azetylcholinvermehrung im Nerven gefunden und ist geneigt, diese mit dem Erregungsvorgang ursächlich in Zusammenhang zu bringen. Wenn anders man nicht die *a priori* überaus unwahrscheinliche Annahme machen will, daß auch in völlig azetylcholinfreien Nerven bei der Erregung Azetylcholin gebildet wird, eine Annahme, die erst recht unwahrscheinlich wird durch die von uns in eigenen Versuchen festgestellte Tatsache, daß im Gegensatz zu sämtlichen azetylcholinhaltigen Nerven (z. B. auch den vorderen Rückenmarkswurzeln) sowohl der Opticus wie die hinteren Wurzeln überaus esterasearm sind, ist man gezwungen mindestens zwei verschiedene Mechanismen der Erregungsfortpflanzung im Nerven anzunehmen. Eine die für azetylcholinhaltige und eine die für azetylcholinfreie Nerven gilt. Das bedeutet aber nicht mehr und nicht weniger als die Annahme eines nicht für alle Nerven einheitlichen, sondern für verschiedene Nerven verschiedenen, also spezifischen Mechanismus der Erregungsleitung im Nerven.»

Aber schon das Jahr 1939 brachte neue Befunde, die meine Auffassung stützten, daß für die cholinergischen Nerven ein mit Azetylcholinbildung oder Freisetzung verknüpfter, für adrenergische Nerven ein mit Adrenalinfreisetzung verknüpfter *spezifischer* Chemismus besteht. Die eigenen Versuche mit

[1]) Löwi, O., und Hellauer, H.: Pflügers Arch. *240*, 769 (1938).

dem Einschießverfahren waren inzwischen so verfeinert und ausgebaut worden, daß für den cholinergischen Nerven die Frage «Gibt es Aktionssubstanzen bei der Nervenerregung?» bejaht werden konnte[1H]).

Von einer großen Zahl von Autoren war in den vorangehenden Jahren der Azetylcholin*gehalt* der cholinergischen Nerven bewiesen und bestimmt worden (vgl. S. 78, Tabelle 3). Der *Adrenalingehalt* der entsprechenden adrenergischen Nerven dagegen war noch nie genauer gemessen worden, da es dazu notwendig war, die cholinergischen Äste zu entfernen oder unwirksam zu machen. Dies ist durch sekundäre Degeneration möglich, indem durch eine sterile Operation die cholinergischen Äste von ihren Nervenzellen abgetrennt werden. Nach einigen

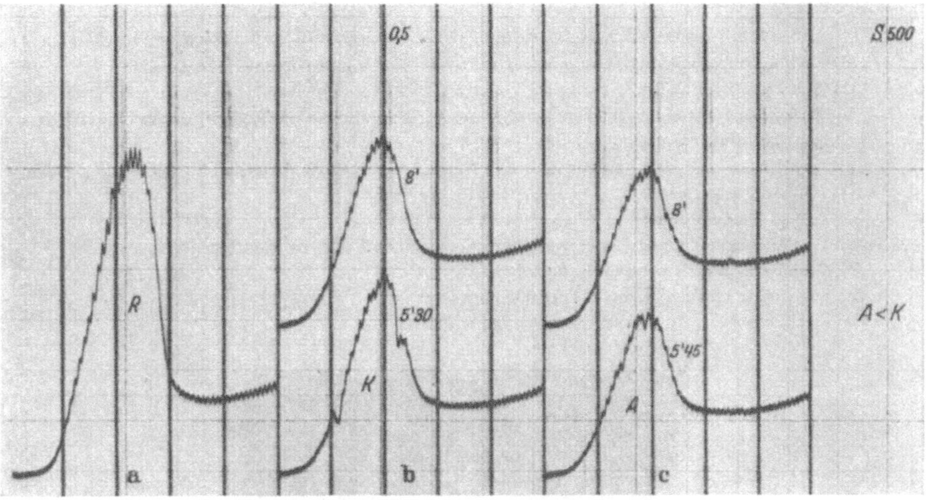

Abb. 111. *Polarogramm von Nervenextrakten.*

Unterdrückung des O_2-Maximums im Polarogramm durch Nervenextrakte. *a* O_2-Maximum des Polarogramms in reiner Ringer-Lösung. *b* O_2-Maximum im gereizten Nervenextrakt 5 Min. 30 Sek. und 8 Min. nach Extraktion. *c* O_2-Maximum im ungereizten Nervenextrakt 5 Min. 45 Sek. und 8 Min. nach Extraktion.

Tagen tritt dann die Degeneration ein und damit auch der Verlust des Azetylcholins in diesen Ästen. Auf diesem Wege gelang es LISSÁK[2]) 1939 den Adrenalingehalt der adrenergischen Nerven von Katze, Hund und Kaninchen zu messen (vgl. S. 49). In einer weiteren Reihe von sehr überzeugenden Versuchen zeigte LISSÁK, daß an den künstlichen Querschnitten cholinergischer Nerven Azetylcholin, an denen adrenergischer Nerven Adrenalin bei der Reizung freigesetzt wird. Er wies auch darauf hin, wie wichtig die Verwendung von Eserin bei den Azetylcholinversuchen und die Dialyse bei den Adrenalinversuchen ist,

---

1) MURALT, A. v.: Sitzber. Phys. Med. Soc., Erlangen *71*, 175 (1939). Forsch. und Fortschritte *15*, 121 (1939). Naturwiss. *27*, 265 (1939).

2) LISSÁK, K.: Amer. J. Physiol. *126*, P. 564 (1939); *127*, 263 (1939).

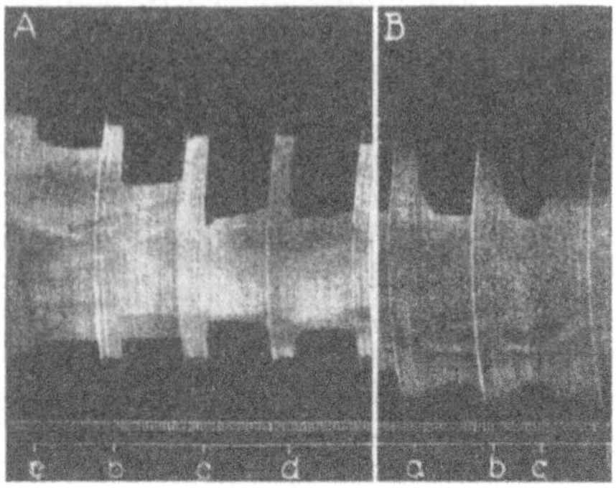

Abb. 112a. *Nachweis des Azetylcholinaustrittes aus gereizten Nerven mit dem Froschherzen.*

A. Die Abbildung zeigt die Ausschläge des Froschherzens auf verschiedene Zusätze:

a) 0,001 γ Azetylcholin;

b) Badeflüssigkeit einer Nervenschlinge des n. ischiadicus vom Frosch, deren eines Ende während 10 Minuten gereizt wurde;

c) Badeflüssigkeit von eingetauchten Nervenenden der Mittelpartie (Schlinge), während 10 Minuten gereizt;

d) 0,01 γ Azetylcholin;

B. a) Badeflüssigkeit einer Nervenschlinge, deren eines Ende 10 Minuten gereizt wurde;

b) Gleicher Versuch wie bei a), aber bei

c) wur den 2 Tropfen Atropin 1:10000 zugesetzt.

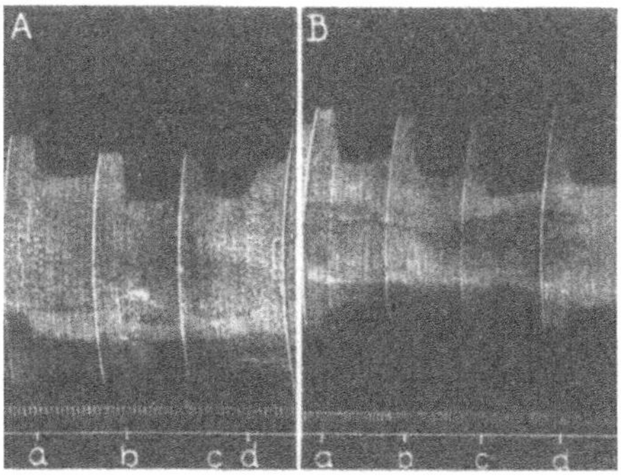

Abb. 112b.

A. a) Wirkungen der Badeflüssigkeit einer mittleren Partie aus dem Vagus der Katze, dessen eines Ende während 10 Minuten gereizt wurde.

b) Wirkung der Badeflüssigkeit vom Vagus der Katze bei Eintauchen von 2 Schnittflächen;

c) Wirkung der Badeflüssigkeit von Zervikalganglien der Katze bei Reizung während 10 Minuten

d) Wirkung von 2 Tropfen Atropin 1:10000;

B. a) Wirkung der Badeflüssigkeit vom n. phrenicus der Katze bei Eintauchen der Mittelpartie und Reizung während 10 Minuten;

b) 0,005 γ Azetylcholin;

c) 0,01 γ Azetylcholin;

d) Wirkung der Badeflüssigkeit vom n. phrenicus der Katze bei Eintauchen von 2 Schnittflächen und Reizung während 10 Minuten. (Nach LISSÁK.)

um Nebeneffekte, die von den Nervenlipoiden und Eiweißen herrühren, zu eliminieren.

Abb. 112 zeigt einen der schönen Versuche von LISSAK, mit denen er die Freisetzung von Azetylcholin aus einem cholinergischen Nerven bewies, Abb.113 den entsprechenden Nachweis des Adrenalinaustritts aus einem adrenergischen Nerven. Als Testobjekt diente das Froschherz, dessen Schlagfolge in den Abbildungen registriert ist. Damit war für die rein cholinergischen und rein adrenergischen Nerven eine klare Antwort auf die Frage, welche Stoffe bei Reizung freigesetzt werden, erteilt. Unklar blieb zunächst immer noch die von LÖWI erwähnte Schwierigkeit, daß die sensiblen Nerven scheinbar eine Ausnahmestellung einnehmen.

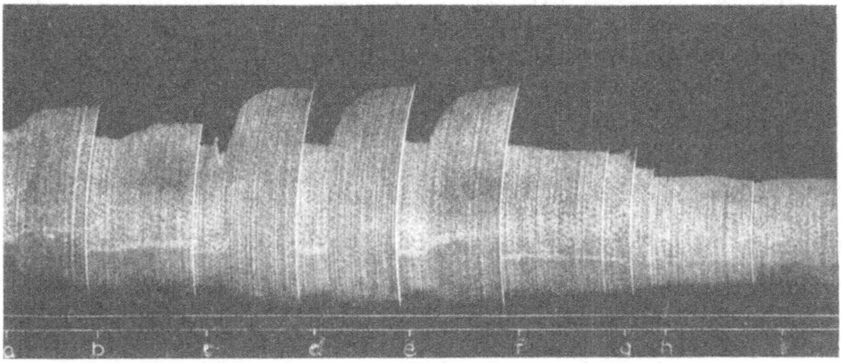

Abb. 113. *Nachweis des Adrenalinaustrittes aus gereizten Nerven am Froschherzen.*

a) Wirkung der Badeflüssigkeit eines n. ischiadicus nach Reizung in Ringer-Lösung und nachfolgender Dialyse;
b) 0,005 γ Adrenalin;
c) Wirkung der Badeflüssigkeit des Plexus mesentericus superior der Katze, nach Reizung während 10 Minuten;
d) 0,01 γ Adrenalin;
e) Gleicher Versuch wie in c), aber nach Dialyse der Flüssigkeit;
f) Gleicher Versuch wie in e), nach Erhitzen bis zum Kochen während 1 Minute;
g) Herztätigkeit nach Behandlung mit Ergotamin während 2 Stunden;
h) 0,01 γ Adrenalin;
i) Gleicher Versuch wie c).
(Nach LISSÁK.)

In diesem Jahr wurde aber auch eine kritische Stimme laut, die das Beweismaterial für den Zusammenhang zwischen Erregung und Azetylcholinbildung als nicht ausreichend bezeichnete. ROSENBLUETH, LISSÁK und LANARI[1]) untersuchten im Zusammenhang mit der Ermüdung der motorischen Endplatte den Azetylcholingehalt des n. ischiadicus. Sie fanden bei Reizung eine anfängliche Abnahme und bei verlängerter Dauer der Reize eine Zunahme des Azetylcholingehaltes. Sie stellten ferner fest, daß zwischen dem Azetylcholingehalt am

[1]) ROSENBLUETH, A., LISSÁK, K., und LANARI, A.: Amer. J. Physiol. *128*, 31 (1939).

Nervenende und auf der Leitungsstrecke bei Reizung und nach Ruhepausen ein paralleler Verlauf besteht und daß die Ruhepause zu einer Vermehrung des Azetylcholingehaltes führt. Trotzdem kamen sie zu dem überraschenden Schluß, daß das Azetylcholin keine Bedeutung für die Nervenleitung (gemeint ist wohl eher Erregung) haben könne, da adrenergische Nerven, die gar kein Azetylcholin enthalten, ebenso gut leiten (gemeint ist wohl ebenso gut erregbar sind) wie cholinergische Nerven. Dieses Zurückfallen in die alte Vorstellung: der Erregungsvorgang müsse in cholinergischen und adrenergischen Nerven gleich sein, ist überraschend, da ja gerade einer der Mitarbeiter (LISSÁK) im gleichen Jahre die Freisetzung von Adrenalin bei der Reizung adrenerger Nervenfasern so schön bewiesen hatte. Im weiteren wiesen die Autoren darauf hin, daß bei der sekundären Degeneration die Nervenleitung (gemeint ist wohl auch hier die Fähigkeit Erregungen zu bilden) noch normal ist, wenn der Azetylcholingehalt der Nerven schon stark abgesunken ist. (ROSENBLUETH und DEMPSEY[1]), LISSÁK, ROSENBLUETH und DEMPSEY[2]).)

Die ungelöste Frage des Chemismus der sensiblen Nerven ist 1940 von LISSÁK und PASZTOR[3]) neu bearbeitet worden. Sie sprechen in dieser Arbeit die Ansicht klar aus, daß der Unterschied zwischen cholinergischen und adrenergischen Nerven nicht nur darin besteht, daß sie an ihren Enden Azetylcholin und Adrenalin freisetzen, sondern auch darin, daß die Nerven selbst die entsprechenden Stoffe enthalten und während der Reizung abgeben. Sie untersuchten daher die sensiblen Nerven (tractus opticus, n. opticus und n. saphenus von Hund und Katze) auf ihren Azetylcholingehalt und fanden im Gegensatz zu LÖWI und HELLAUER[4]) und in Übereinstimmung mit CHANG und Mitarbeitern[5]) einen zwar niedrigen, aber doch nachweisbaren Gehalt. Dieser Befund ermutigte die Autoren auch die sensiblen Nerven als cholinergisch zu bezeichnen. Die Frage, ob das Azetylcholin eine unentbehrliche Rolle bei der Reizleitung und Reizbarkeit spielt, bleibt nach der Auffassung der Autoren noch unentschieden.

BRECHT und CORSTEN[6]) haben 1942 in einer sehr bemerkenswerten Arbeit die ganze Frage mit der neuen Methode des Froschlungenpräparates einer verfeinerten Prüfung unterzogen. Mit dieser höchst empfindlichen Methode war es ihnen möglich, auch die Frage, ob die Reizung sensibler Nerven zur Freisetzung von Azetylcholin führe zu prüfen. Sie fanden, daß die sensiblen Nerven bei Reizung an den Schnittstellen Azetylcholin an eine Badelösung abgeben, wenn auch entsprechend ihrem geringeren Gehalt weniger als die motorischen und parasympathischen Nerven. Ungereizte Nerven, abgetötete Nerven und Nerven die keine Erregungswellen mehr bildeten, gaben keine nachweisbaren Mengen von Azetylcholin an die Badelösung ab. In Abb. 114 ist die

---

[1]) ROSENBLUETH, A., und DEMPSEY, K.: Amer. J. Physiol. *128*, 19 (1939).

[2]) LISSÁK, K., ROSENBLUETH, A., und DEMPSEY, K.: Amer. J. Physiol. *128*, 45 (1939.

[3]) LISSÁK, K., und PÁSZTOR, J.: Pflügers Arch. *244*, 120 (1940).

[4]) BERGAMI, G.: Fiziol. Ž (russ.) *24*, 55 (1938).

[5]) CHANG, H. C., HSIEH, W. M., LEE, L. Y., LI, T. H., LIM, R. K. S.: Chin. J. Physiol. *14*, 19 (1939).

[6]) BRECHT, K., und CORSTEN, M.: Pflügers Arch. *245*, 160 (1942).

Kontraktion der Froschlunge auf eine Reizflüssigkeit dargestellt, die aus den vorwiegend sensiblen hinteren Wurzeln des Rindes (vgl. S. 84) herausdiffundierte. Die Reizdauer betrug 25 Minuten und die Zahl verwendeter Schnittstellen war 12. Die in diesem Versuch pro Minute aus einer Schnittstelle ausgetretene Menge an Azetylcholin war $8{,}3 \cdot 10^{-10}$ γ. Durch die Versuche von BRECHT und CORSTEN ist die Sonderstellung der sensiblen Nerven aufgehoben worden und es besteht lediglich ein quantitativer Unterschied in der Azetylcholinmenge zwischen motorischen und parasympathischen Nerven einerseits und sensiblen Nerven andererseits. Die Aktionssubstanz ist dieselbe, die freigesetzte Menge dagegen ist bei den sensiblen Nerven viel kleiner.

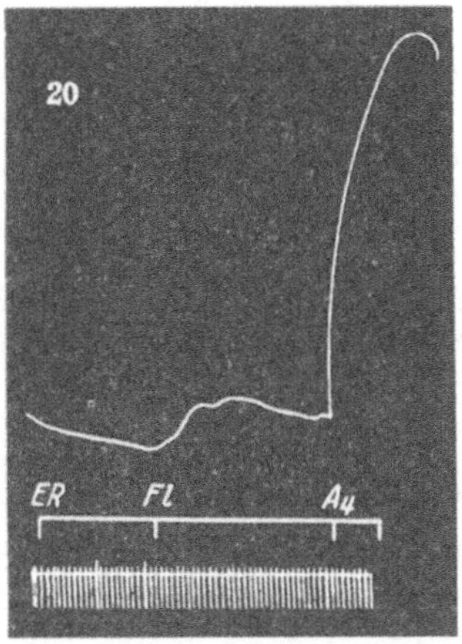

Abb. 114. *Prüfung der bei Reizung sensibler Nerven erhaltenen Wirkung der Badeflüssigkeit an der Froschlunge.*

ER Eserin-Ringer-Lösung;
Fl Wirkung der Flüssigkeit aus der Reizperiode; Reizung der hinteren Wurzeln;
A_4 Prüfung mit Azetylcholin $1:10^4$.
(Nach BRECHT und CORSTEN.)

Im gleichen Jahre wurden auch die von uns im Hallerianum in Bern im ganzen Zeitraum von 1936–1941 gesammelten Versuchsergebnisse *in extenso* nochmals veröffentlicht[1H]). Manche der eigenen Versuche waren inzwischen durch die soeben skizzierte Entwicklung überholt, andere dagegen scheinen mir den Beweis des engen Zusammenhanges der nachgewiesenen Stoffe mit dem Erregungsvorgang strenger zu führen als *alle* Versuche mit Badelösungen von Nervenschnittstellen. Die Technik der Anreicherung und des Einfrierens in flüssiger Luft (vgl. S. 317) hat es auch möglich gemacht, ein ausgedehntes *quantitativ* auswertbares Material zu sammeln und die Beweisführung auf eine mathematische Grundlage zu stellen.

Zur Bestimmung gelangte immer der Ringer-Lösungsextrakt von symmetrischen Nerven. Die Nerven der einen Seite wurden entweder ungereizt anästhesiert (Äther oder Kokain), im Anelektrotonus oder in Kälteunerregbarkeit in die flüssige Luft eingeschossen, und diejenigen der anderen Seite elektrisch gereizt oder in Katelektrotonus. Die Verarbeitung nach der Fixierung in flüssiger Luft erfolgte mit genau gleichen Geräten und nach der Stoppuhr für beide Extrakte gleich. In dieser Weise wurden 50 unabhängige Versuche

[1H]) MURALT, A. v.: Pflügers Arch. *245*, 604 (1942).

gewonnen, die zur rechnerischen Beurteilung des gefundenen Unterschiedes im Azetylcholingehalt zwischen «gereizten» und «ungereizten» Extrakten herangezogen werden konnten. Die Einzelwerte schwanken stark, eine systematische Vermehrung des Azetylcholingehaltes auf der Seite der «gereizten» Extrakte schien aber deutlich zu sein. Sicherheit gibt hier nur die Ausgleichsrechnung. Der Mittelwert des Azetylcholingehaltes in 50 Versuchen mit gereizten Nerven betrug 0,24 γ/g Nerv. Die 50 ungereizten Kontrollen enthalten im Mittel 0,15 γ/g Nerv. *Ist dieser Unterschied reell?* Die Ausgleichsrechnung liefert für solche Meßreihen ein Genauigkeitsmaß, welches als Dispersion m bezeichnet wird. Die Dispersion war in beiden Versuchsreihen gleich groß und betrug

$$m = \pm\, 0{,}06\ \gamma/\text{g Nerv}$$

Der mittlere Fehler der Mittelwerte aus 50 Versuchen (g = gereizt und u = ungereizt) war

$$Mg = Mu = \pm \frac{0{,}06}{\sqrt{50}} = \pm\, 0{,}009\ \gamma/\text{g Nerv}.$$

Beide Versuchsreihen sind einwandfrei, denn $^2/_3$ aller Werte liegen innerhalb der Dispersion, d. h. für die «gereizten» Extrakte zwischen 0,30–0,18 γ/g Nerv und für die «ungereizten» Extrakte zwischen 0,21–0,09 γ/g Nerv.

Zur Beurteilung, ob ein Unterschied zwischen zwei Meßreihen reell ist, wird der Quotient $\frac{D}{\varepsilon(D)}$ gebildet. D ist die Differenz der ausgeglichenen Mittelwerte, $\varepsilon(D)$ die Wurzel aus der Summe der Quadrate der mittleren Fehler der Mittelwerte. Ist

$\frac{D}{\varepsilon(D)} < 2$, so ist kein Unterschied vorhanden,

$\frac{D}{\varepsilon(D)} \gtreqless 2$ aber < 3, so ist ein Unterschied *wahrscheinlich*,

$\frac{D}{\varepsilon(D)} > 3$, so ist der Unterschied *sicher*!

Die Anwendung dieser Kriterien auf die Azetylcholinwerte ergibt:

$$\varepsilon(D) = \pm\sqrt{(0{,}009)^2 + (0{,}009)^2} = \pm\, 0{,}013$$
$$D = 0{,}24 - 0{,}15 = 0{,}09$$
$$\frac{D}{\varepsilon(D)} = \frac{0{,}09}{0{,}013} = 7$$

Schluß: Der Azetylcholinunterschied zwischen den Extrakten von gereizten Nerven und von ungereizten Nerven in der Größe von 0,09 γ/g Nerv ist *sicher*!

Bei allen Versuchen mit künstlichen Nervenquerschnitten, die in Badelösungen eingehängt werden, oder gar bei dem Versuch, eine intakte Schlinge des Nerven in die Badelösung eintauchen zu lassen, wie ihn Lissák[1]) auch versucht hat, ist die Menge der *austretenden* Aktionssubstanz abhängig: 1. von

[1]) Lissák, K.: Amer. J. Physiol. *125*, 778 (1939).

der Menge der gebildeten Aktionssubstanz im Inneren, 2. von der selektiven Permeabilität der Grenzfläche zwischen Bildungsort und Badeflüssigkeit für den Stoff, 3. von der Geschwindigkeit der Rückbildung oder Inaktivierung der Aktionssubstanz im Inneren und eventuell auch noch in der Grenzfläche. Da die Diffusion immer ein langsamer Vorgang ist, kann es gut vorkommen, daß der größte Teil der herausdiffundierenden Substanz schon inaktiviert wird, bevor er die Membran bis zur Badelösung passiert hat. Ganz anders sind die Bedingungen bei unseren Versuchen mit flüssiger Luft, wo durch die sehr rasche Abkühlung eine ziemlich plötzliche Fixierung aller chemischen Reaktionen eingeleitet wird und die Aktionssubstanz nachher durch Zerpulvern des Gewebes *am Ort ihrer Bildung* mit einer Extraktionsflüssigkeit abgefangen wird. Wieviel wirksamer diese Methode ist, zeigt der Vergleich der mit unserem Verfahren in eingefrorenen Nerven gefundenen, mit den beim «Badeverfahren» gewonnenen Azetylcholinmengen. Das Einfrierverfahren liefert pro Aktionszustand an einem n. ischiadicus $6 \cdot 10^{-4}\ \gamma$ Azetylcholin. Lissák dagegen erhielt, indem er beide Enden des Nerven in eine Badelösung eintauchte und in der Mitte der Schleife die Reize setzte, pro Aktionszustand etwa $2 \cdot 10^{-6}\ \gamma$ Azetylcholin, also $^1/_{300}$ der von uns im Inneren des Nerven gefundenen Menge. Brecht und Corsten[1]) erhielten noch viel weniger, nämlich pro Aktionszustand nur etwa $0{,}9 \cdot 10^{-10}\ \gamma$.

Es ist interessant, daß sich die beim Froschischiadicus mit dem Einfrierverfahren gefundene Menge gar nicht so sehr von der Azetylcholinmenge unterscheidet, die Feldberg und Vartiainen[2]) am Warmblüterganglion gefunden haben. Mit jeder präganglionären Entladung, d. h. also pro Aktionszustand, traten $6 \cdot 10^{-5} - 1 \cdot 10^{-3}\ \gamma$ Azetylcholin in die Durchströmungsflüssigkeit aus. Lorente de Nó[3]) und Fleisch[4]) haben aber darauf aufmerksam gemacht, daß bei Erhaltung des vollen Blutdruckes und bei Einhaltung von möglichst physiologischen Durchströmungsbedingungen *gar kein* Azetylcholinaustritt nachweisbar ist. Eine gewisse Schädigung der Membran durch den Versuch ist offenbar notwendig, um den gebildeten Stoff «herauszulassen». Von noch schärferen Kritikern wurde allerdings auch gesagt, die Azetylcholinbildung sei nur die Folge von unphysiologischen Versuchsbedingungen! Gerade dieses Argument zeigt, wie wichtig es ist, den Stoff im Inneren durch Einfrieren mit flüssiger Luft abzufangen. Aber auch beim Versuch mit Bade- und Durchströmungsflüssigkeiten ist die *Erregung* der Nerven notwendig, denn erst durch sie kommt es zur Freisetzung der vermehrt nachweisbaren Mengen.

Über die *Vorstufe*, aus der das Azetylcholin freigesetzt wird, wissen wir sehr wenig! Löwi und Hellauer[5]) z. B. ist es gelungen, im Rückenmark des Frosches eine Azetylcholinform zu finden, die durch die Cholinesterase nicht angegriffen wird. Man spricht auch von «gebundenem Azetylcholin» (Mann,

[1]) Brecht, K., und Corsten, M.: Pflügers Arch. *245*, 160 (1942).
[2]) Feldberg, W., und Vartiainen, A.: J. of Physiol. *83*, 103 (1934).
[3]) Lorente de Nó, R.: Amer. J. Physiol. *121*, 331 (1938).
[4]) Fleisch, A.: Verh. Schweiz. Physiol., 11. Tagung 1937.
[5]) Löwi, O., und Hellauer, H.: Pflügers Arch. *240*, 449 (1938).

TENNENBAUM und QUASTEL[1]), SANZ[2H]) und meint damit Azetylcholinmengen, die erst in Lösung gehen, wenn durch Säureeinwirkung oder Hitze die «Bindung» (als Eiweißbindung gedacht) gesprengt ist. Wir wollen daher für die Vorstufe (Precursor) eine sonst schon gebräuchliche Bezeichnungsweise einführen, die unverbindlich und doch ganz nützlich ist: wir wollen sie kurz *Proazetylcholin* nennen. ABDON und LJUNGDAHL-ÖSTBERG[3]) haben in einer sehr bemerkenswerten Arbeit die Eigenschaften des Proazetylcholins beschrieben. Es ist bei pH 4 *in vitro* sehr stabil, unlöslich in Azeton und kann mit Äthylalkohol bei -20^{0} C sehr gut aus dem Gewebe extrahiert werden. Durch Hitze, Säure oder Alkali entsteht aus dem Proazetylcholin sofort Azetylcholin und Cholin. Wir nehmen an, daß beim Erregungsvorgang unter physiologischen

$$\text{Proazetylcholin} \xrightarrow[\uparrow\ \text{Aktivierung}]{} \text{Azetylcholin} \xrightarrow[\uparrow\ \text{Inaktivierung}]{} \text{Proazetylcholin} \qquad (1)$$

Bedingungen etwas ganz Ähnliches erfolgt, aber in einer *reversiblen* Reaktion

Diese Auffassung der Inaktivierung unterscheidet sich von der landläufigen, nach der die Inaktivierung durch die Cholinesterase erfolgt

$$\text{Proazetylcholin} \xrightarrow[\uparrow\ \text{Aktivierung}]{} \text{Azetylcholin} \xrightarrow[\uparrow\ \text{Cholinesterase.}]{} \text{Cholin} + \text{Essigsäure} \qquad (2)$$

Die Reaktion (1) unterscheidet sich von der Reaktion (2) dadurch, daß bei (1) eine Beeinflussung durch Eserin (Physostigmin) nicht möglich ist, während (2) durch Blockierung der Cholinesterase stark beeinflußt wird, da es dann zu einer Azetylcholinanhäufung kommt. Eserin hat auf den Vorgang der Erregung des peripheren Nerven keine Wirkung, also vermuten wir, daß *im* Nerven die Reaktion (1) abäuft.

Mit Eserin konnten wir beim peripheren Nerven auch nie eine über die Dauer der Reizung hinausreichende *wesentliche* Anhäufung von Azetylcholin erzielen. Entweder ist das Eserin nicht eingedrungen, oder die Reaktionsfolge im Inneren des Nerven folgt eben dem Typus der Gleichung (1). Das letztere scheint uns wahrscheinlicher. ECCLES[4]) hat die gleiche Vermutung auch für den Azetylcholinmechanismus an der Synapse ausgesprochen.

Ganz anders sind die Verhältnisse, wenn es gelingt, einen Nerven unter aeroben Bedingungen mit *Monojodessigsäure* wirksam zu vergiften. Das Einhängen des Nerven in eine Badelösung von Ringer-Monojodessigsäure, wie es so oft geübt wird, ist nach unseren Erfahrungen nicht ausreichend. Wirksam ist die Vergiftung nur, wenn sie am lebenden Tier durch Injektion in den

1) MANN, P. J. G., TENNENBAUM, M., und QUASTEL, J. H.: Biochem. J. *32*, 243, *33* (1938); 822 (1939).

2H) SANZ, M.: Pflügers Arch. *246*, 597 (1943).

3) ABDON, N. O., und LJUNGDAHL-ÖSTBERG, K.: Acta physiol. Scand. *8*, 103 (1944).

4) ECCLES, J. C.: J. Physiol. *101*, 465 (1943).

Rückenlymphsack ausgeführt wird. Allerdings müssen unter diesen Bedingungen die motorischen Nerven inaktiviert werden, damit ihnen, solange das Tier lebt, keine Erregungswellen zufließen. In möglichst schonender Operation werden daher vor der Injektion der gut neutralisierten Monojodessigsäure die vorderen Wurzeln so durchtrennt, daß die motorischen Nerven gar keine Impulse mehr erhalten. Nach 24 Stunden ist unter diesen Bedingungen die Vergiftung vollständig und die Nerven können für den Versuch entnommen werden. F. WYSS und A. WYSS[1H]) haben im Hallerianum die sehr bemerkenswerte Tatsache gefunden, daß bei Reizung eine Anhäufung von Azetylcholin im monojodessigsäurevergifteten Nerven erfolgt, die um so größer ist, je länger die Reizung erfolgt. Dieser Befund hat so viel Ähnlichkeit mit dem was von LUNDSGAARD[2]) am Muskel festgestellt wurde, daß er uns als ein Schlußstein in der Betrachtung des Azetylcholins als Aktionssubstanz des Nerven erscheint. Beim Muskel nimmt in der Monojodessigsäure-Tätigkeit das Adenosintriphosphat und die Kreatinphosphorsäure irreversibel ab, und dafür entsteht eine Anhäufung von Adenylsäure, Kreatin und mit Phosphat veresterten Zuckern. Beim Nerven nimmt der Proazetylcholingehalt ab und es entsteht eine Anhäufung von Azetylcholin. Nach unserer Auffassung spricht das dafür, daß Azetylcholin normalerweise durch chemische Reaktionen wieder zu Proazetylcholin nach Gleichung (1) aufgebaut wird und daß dieser chemische Vorgang durch die Monojodessigsäure gehemmt wurde. Wenn diese Vorstellung stimmt, würde Eserinzusatz *nicht* zu einer weiteren Vermehrung des Azetylcholins im monojodessigsäurevergifteten Nerven führen, eine Vermutung, die noch geprüft werden muß. Auf den merkwürdigen Befund von FENG und BERESINA (vgl. S. 264), daß beim monojodessigsäurevergifteten Nerven eine negative Wärmebildung beobachtet werden kann, muß nochmals hingewiesen werden. Wenn der Befund wirklich reell ist, würde das heißen, daß im Ruhestoffwechsel aus Proazetylcholin Azetylcholin in irreversibler Weise gebildet wird, wobei $-\Delta F$ dieses Vorganges größer als $-\Delta H$ ist. Ist der Stoffwechsel dagegen normal, dann wird das Azetylcholin sofort wieder aufgebaut und die temporäre Wärmeschuld fortlaufend abgezahlt, so daß von der Abkühlung nichts zu merken ist.

Wie kommt es zum Austritt am Nervenquerschnitt in relativ geringer Menge und in welchem Verhältnis steht diese Menge zu dem im Inneren gebildeten Azetylcholin?

Wir nehmen an, daß wegen der erschwerten Diffusion und wegen der raschen Rückbildung des Azetylcholins in Proazetylcholin nur dann ein ganz geringer Teil durch die Membran nach außen treten kann, wenn die Membran durchlässig wurde. Wie ist es aber an einer Schnittstelle? Die Messungen von COLE und unsere eigenen Beobachtungen mit der Schlierenmethode[3H]) und der polarographischen Schnellmethode (vgl. S. 113) haben uns deutlich gezeigt, daß nach Durchschneidung des Nerven zwar im ersten Augenblick eine «nackte»

[1H]) WYSS, A. und F.: Exper. *1*, 160 (1945).
[2]) LUNDSGAARD, E.: Biochem. Z. *233*, 322 (1931).
[3H]) MURALT, A. v.: Helv. physiol. acta *1*, C 20 (1943).

Stelle vorliegt, daß aber schon in 30″–1′ eine neue Ersatzmembran gebildet wird, die bereits ein beträchtliches Diffusionshindernis ist. Aus diesem Grund ist die Schnittstelle nach kurzer Zeit abgedichtet. LISSÁK[1]) hat die doppelte Ausbeute an Azetylcholin aus Schnittstellen erhalten, verglichen mit dem intakten Nerven, was indirekt auch wieder eine Bestätigung für die rasche Regeneration einer provisorischen Membran an der Schnittstelle ist. Es scheint uns aus diesen Gründen, daß das Einfrierverfahren viel bessere Werte liefert. Die Verhältnisse sind allerdings insofern noch etwas komplizierter, als zwischen «gereiztem» und «ungereiztem Extrakt» zwar ein deutlicher Unterschied besteht, in beiden Extrakten aber immer eine bestimmte Grundmenge von Azetylcholin gefunden wird. Das Verhältnis der freien Azetylcholinmenge im «gereizten» zum «ungereizten» Extrakt wurde von uns 1:1,6 gefunden. Auch hier ist es interessant, daß diese Zahl mit der am durchströmten Ganglion erhaltenen sehr ähnlich ist. Mit großer Freude habe ich daher gelesen, daß ein ganz unbefangener Beobachter D. P. C. LLOYD, 1944, in Annual Reviews of Physiology, Bd. 6, auf S. 353, schreibt: «The body of evidence to show that acetylcholine is liberated along the length of some nerve fibers, as well as at their terminations, continues to grow.» Zum gleichen Schluß sind FULTON und NACHMANSOHN[2]) gekommen.

Mit der Nervenaktion hängt eine chemische Zustandsänderung unmittelbar zusammen, deren Folge das Freiwerden einer kleinen, aber im Versuch *immer* feststellbaren Menge von Azetylcholin ist. Wir halten uns daher für berechtigt, das *Azetylcholin als die 1. Aktionssubstanz der cholinergischen Nerven zu bezeichnen.*

Was wird aus dem gebildeten Azetylcholin? DALE[3]) hat schon 1914 die Möglichkeit des Vorhandenseins einer *Esterase* diskutiert, welche durch Hydrolyse das Azetylcholin in Cholin und Essigsäure spaltet. Diese Spaltung kommt aber einer Inaktivierung des Stoffes gleich, denn das Cholin ist etwa drei Zehnerpotenzen weniger aktiv als sein Essigsäureester.

$$HO\cdot N \begin{cases} CH_2\cdot CH_2\cdot CO\cdot CH_3 \\ (CH_3)_3 \end{cases} + H_2O \xrightarrow[\uparrow \text{ Cholinesterase}]{} HO\cdot N \begin{cases} CH_2\cdot CH_2\cdot OH \\ (CH_3)_3 \end{cases} + CH_3COOH$$

Cholinesterase

Von ABDERHALDEN und PAFFRATH[4]) wurde das Ferment erstmals im Dünndarm von Pferd und Schwein nachgewiesen und dabei gleichzeitig die Feststellung gemacht, daß es auch *aufbauend* auf die Bildung von Azetylcholin aus Cholin und Essigsäure einwirkt. LÖWI und NAVRATIL[5]) haben 1926 eine für die weitere physiologische Forschung grundlegende Entdeckung gemacht, indem sie die Anwesenheit der Cholinesterase im Herzen und die Möglichkeit der Hem-

---

[1]) LISSÁK, K.: Amer. J. Physiol. *125*, 778 (1939).

[2]) FULTON, J. F., und NACHMANSOHN, D.: Science *97*, 569 (1943).

[3]) DALE, H. H.: J. of Pharmacol. *6*, 147 (1914).

[4]) ABDERHALDEN, E., und PAFFRATH, H.: Pflügers Arch. *207*, 228 (1925).

[5]) LÖWI, O., und NAVRATIL, E.: Pflügers Arch. *214*, 678, 689 (1926).

mung durch Physostigmin (Eserin) bewiesen. Ein Beispiel ihrer klassischen Versuche möge hier wiedergegeben werden (Abb. 115).

Die Kurven, die am schlagenden Froschherzen aufgenommen sind, zeigen die Wirkung des Azetylcholins am Herzen und seine langsame Verseifung durch das im Herzen vorhandene Ferment in 10 Minuten. Im zweiten Teil des Versuches wird das Ferment durch Eserin (1 : 10000) blockiert. Die zweite Azetylcholinwirkung bleibt jetzt auch nach 10 Minuten noch voll bestehen, da keine Verseifung des Wirkstoffes mehr erfolgt. Das Ferment wird durch Erhitzen

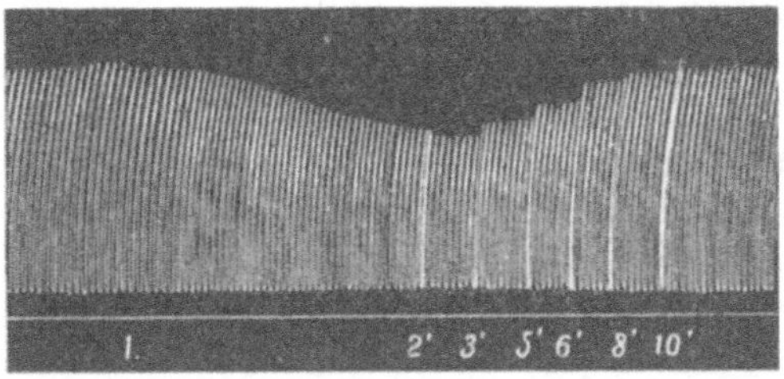

Abb. 115. *Nachweis der Freisetzung von Azetylcholin bei Vagusreizung.*
a) Wirkung der Herzflüssigkeit aus einer Vagusreizperiode auf ein Testherz. Die Flüssigkeit enthält Azetylcholin, das durch die Cholinesterase des Herzens inaktiviert wird.

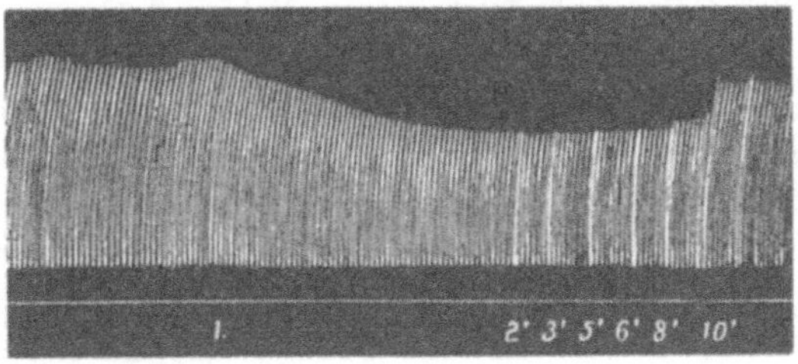

b) Das Testherz wurde mit Eserin behandelt. Die Cholinesterase wird blockiert und die Wirkung der zugesetzten Lösung hält länger an. (Nach Löwi und Navratil[1].)

auf 56° zerstört, ebenso durch Ultraviolettbestrahlung und durch Photosensibilisation mit Eosin. Im Blut kommt die Cholinesterase ebenfalls vor und Galehr und Plattner[2]) bestimmten folgende Reihenfolge der verseifenden Wirksamkeit: Mensch, Schwein, Rind, Hund, Kaninchen und Katze. Der Name Cholinesterase rührt von Stedman, Stedman und Easson[3]) her, und hängt damit zusammen, daß das Ferment auch andere Cholinester spaltet. Das Wirkungsoptimum des Fermentes liegt bei 37—40° und als pH Optimum hat Glick[4]) ein pH = 8,5, Sanz[5H]) ein pH = 8,6 gefunden. Für die vorliegenden Be-

[1]) Löwi, O., und Navratil, S.: Pflügers Arch. *214*, 678, 689 (1926).

[2]) Galehr, O., und Plattner, F.: Pflügers Arch. *218*, 488, 506 (1927).

[3]) Stedman, E., Stedman, E., und Easson, L. H.: Biochem. J. *26*, 2056 (1932).

[4]) Glick, D.: Biochem. J. *31*, 521 (1937). Proc. Soc. exp. Biol. Med. *40*. 140 (1939).

[5H]) Sanz, M.: Helv. physiol. acta *3*, C 14 (1945).

trachtungen am Nerven ist es interessant, daß die motorischen Endplatten in den Muskeln mehrere tausendmal mehr Cholinesterase besitzen als das nervenfreie Muskelgewebe. MARNEY und NACHMANSOHN[1]), denen wir diese Feststellung verdanken, haben sie auch rechnerisch ausgebaut, indem sie berechneten, daß das Ferment genügt, um alles entstehende Azetylcholin äußerst rasch, d.h. innerhalb der Refraktärperiode, nach Ablauf der Erregung zu spalten und damit unwirksam zu machen. Schon ENGELHART[2]) hatte gefunden, daß der Vorhof des Säugetierherzens, dort wo die hauptsächlichenEndigungen des n. vagus liegen, beträchtlich mehr Azetylcholin und Cholinesterase enthält als der Ventrikel. EULER hat die Schlußfolgerung, daß die großen Fermentmengen genügen, um die mit jedem Reiz gebildete Azetylcholinmenge in weniger als einer tausendstel Sekunde wieder zu inaktivieren, kritisiert und sie nur für die Übermittlung von Nachrichten an den sog. langsam reagierenden Überträgerstellen gelten lassen. Er glaubt, daß die zeitlich sehr rasch verlaufenden Übermittlungen nicht auf chemischem Wege erfolgen und durch entsprechend rasche Inaktivierung des chemischen Übermittlers sichergestellt werden könnten.

Auch die Nervenstämme enthalten Cholinesterase und sind von NACHMANSOHN[3]) und von HELLAUER[4]) untersucht worden. Besonders die Bestimmungen von HELLAUER haben die großen Schwankungen zwischen Azetylcholingehalt und Cholinesterasegehalt der verschiedenen Nerven deutlich erwiesen (vgl. Tabelle 5, S. 192). Man muß demnach auch hier 3 Gruppen unterscheiden: 1. die adrenergen Nerven, bei denen der Azetylcholingehalt sehr niedrig und der Esterasegehalt relativ sehr hoch ist (Azetylcholin: Esterasewert mehr als 1 : 1000). 2. Sensible Nerven, bei denen sehr wenig Azetylcholin und auch wenig Cholinesterase vorkommt. 3. Cholinerge Nerven, bei denen viel Azetylcholin und weniger Cholinesterase als bei den adrenergen Nerven vorkommt. (Azetylcholin : Esterasewert etwa 1 : 20 bis 1 : 100). Die Verteilung der Cholinesterase im Nerven ist von NACHMANSOHN und STEINBACH[5]) an der Riesennervenfaser des Tintenfisches (*Loligo*) gemessen worden. Sie kamen zu der sehr interessanten Feststellung, daß die Cholinesterase fast ausschließlich in der *Markscheide* vorkommt. BOELL und NACHMANSOHN (zitiert nach [2]) S. 290) haben diesen Befund bestätigt. Wir werden später sehen (vgl. S. 315), daß die Lipoide der Markscheide die «Cholinlager» des Nerven sind und aus diesem Grunde kommt diesem Befund, auch wenn er bis jetzt nur an einem etwas besonders gebauten Nerven erhoben wurde, die größte Bedeutung zu.

Ob die Nervencholinesterase das als Aktionssubstanz im Nerven freigesetzte Azetylcholin verseift, oder ob eine Inaktivierung nach (1) stattfindet, ist noch eine ungelöste Frage. Ein enger Zusammenhang zwischen nervöser Aktion

---

[1]) MARNAY, A., und NACHMANSOHN, D.: C. R. Soc. biol. Paris *124*, 942 (1937). J. of Physiol. *92*, 37 (1938).

[2]) ENGELHARDT, E.: Pflügers Arch. *225*, 721 (1930).

[3]) NACHMANSOHN, D.: C. R. Soc. biol. Paris *128*, 599 (1938).

[4]) HELLAUER, H.: Pflügers Arch. *242*, 382 (1939).

[5]) NACHMANSOHN, D. und STEINBACH: Science *95*, 76 (1942).

und Vorkommen von Cholinesterase ist sowohl in Degenerationsversuchen (NACHMANSOHN[1]), COUTEAUX und NACHMANSOHN[2])) wie auch bei der Untersuchung der elektrischen Organe von Elektrophorus und Torpedo durch NACHMANSOHN und seine Mitarbeiter festgestellt worden. Die elektromotorische Kraft pro cm und Zahl der Elemente steht in direkter Beziehung zur Konzentration der Cholinesterase. Andere Enzyme zeigen diesen Zusammenhang nicht. Gleichgültig wie der Zusammenhang ist: ob die Cholinesterase dazu da ist, ein Wegdiffundieren der Aktionssubstanz in die Umgebung zu verhindern, oder ob die Cholinesterase direkt für die rasche Beseitigung der entstandenen Mengen gebraucht wird, kann mit FULTON und NACHMANSOHN aus diesen Bestimmungen auf jeden Fall Folgendes festgestellt werden: Azetylcholin ist ein *wesentliches* Glied in der Folge der Prozesse, die zur Entstehung oder zum Verschwinden der Aktionspotentiale führen. Es ist als eine *elektrogene* Substanz bezeichnet worden, was in diesem Sinne sicher richtig ist.

c) Aneurin, zweite Aktionssubstanz

In einer kurzen Mitteilung hat MINZ[3]) im Jahre 1938 über einige Versuche an frischen Rindernerven berichtet, an denen eine Schnittfläche angelegt und in eine Badelösung eingetaucht wurde. Diese Badelösung wurde auf *Aneurin* (Thiamin) mit dem von A. und M. LWOFF entwickelten biologischen Wachstumstest mit Flagellaten geprüft. Diese Einzeller wachsen nur, wenn ihnen Aneurin zur Verfügung steht und können so auf aneurinfreien Nährboden durch Zusatz der zu testenden Lösungen zur biologischen Auswertung benützt werden. *Polytomella caeca* kann außer Aneurin auch nach Zugabe der beiden Aneurinbausteine Pyrimidin und Thiazol wachsen, d.h. es kann das Vitamin aus den Bausteinen wieder aufbauen. *Glaucoma piriformis* braucht das ganze Molekül. Zum Vergleich kamen Badelösungen *R* von elektrisch mit 40 Impulsen/sec während 10 Minuten gereizten Nerven und Badelösungen *U* von gleich lang eintauchenden Nervenschnittstellen, da ja immer mit einem gewissen Substanzaustritt auch bei ungereizten Nerven gerechnet werden muß. Die Ergebnisse der Versuche zeigt Tab. 22.

Tabelle 22.

Art	Zahl der gebildeten Organellen im mm³						
	R	U	R	U	R	U	R_{30}
Polytomella . .	600	75	800	100	200	50	30
Glaucoma . . .	60	10					

Die Auswertung mit Standard-Aneurinlösungen zeigte, daß in der Badelösung eine Konzentration von etwa $1 \cdot 10^{-8}$ g Aneurin vorhanden war und

[1]) NACHMANSOHN, D.: C. R. Soc. biol. Paris *127*, 670 (1938). J. Physiol. *93*, 2 P. (1938); *95*, 29 (1939).
[2]) COUTEAUX, R., und NACHMANSOHN, D.: Proc. Soc. exp. Biol. Med. *43*, 177 (1940).
[3]) MINZ, B.: C. R. Soc. Biol. *127*, 1251 (1938). Presse méd. *76*, 1406 (1938).

die obigen Zahlen beweisen, daß aus dem gereizten Nerven etwa 4–8mal mehr Aneurin austrat als in der gleichen Zeit aus dem ruhenden Nerven. Bei einem Versuch, in dem nach 30 Minuten noch einmal gereizt wurde, zeigte es sich, daß die Schnittstelle entweder erschöpft oder abgedichtet ist (vgl. S. 308), so daß kein Effekt mehr zu sehen ist (R_{30}).

Die von Minz mitgeteilte Beobachtung hatte für uns in Bern damals die größte Bedeutung, weil wir unabhängig davon zu ähnlichen Schlußfolgerungen gelangt waren, allerdings ohne sie publiziert zu haben. Im Anschluß an einen Vortrag über die Azetylcholinbefunde am 2. 5. 38 hatte Ohlmeyer in der Diskussion schon darauf hingewiesen, daß die von mir beschriebenen merkwürdigen Sensibilisierungseffekte des Blutegelpräparates bei Einwirkung unserer Nervenextrakte und die jahreszeitliche Abhängigkeit der Stärke dieses Effektes von gleichzeitig freigesetztem Aneurin herrühren könnte[1]). Durch diese Bemerkung von Ohlmeyer wurden wir auf die Spur des Aneurins gesetzt und R. Kuhn, Wieland und Huebschmann[2]) wurden dazu bewogen das Azetylaneurin herzustellen, da R. Kuhn in der gleichen Diskussion die anregende Bemerkung machte, Cholin und Aneurin seien sehr ähnlich, indem beide Stoffe quartäre Ammoniumverbindungen und primäre Alkohole sind. Es entstand daraus die Arbeitshypothese, daß Azetylaneurin vielleicht eine sehr aktive Substanz sein könne, oder daß der Essigsäurerest zwischen Azetylcholin und Aneurin oder Azetylaneurin und Cholin hin und her pendele, im Sinne eines der Donator- und Akzeptorsysteme, wie sie ja für die Phosphate im Muskel so reichlich beobachtet werden.

Wir haben uns dann die Aufgabe gestellt, diese von Minz erstmals beschriebene Aneurinfreisetzung gründlicher zu untersuchen und auch hier verschiedene Testmethoden und vor allem für die Gewinnung der Extrakte unsere Methode des Einfrierens in flüssiger Luft zur Anwendung zu bringen. Spezifische Methoden zum Nachweis des Aneurins sind: der kurative Taubentest, der Rattenwachstumstest, der Bradykardietest, der Phycomyces- und Flagellatentest, der Katatorulintest, der Hefe-Stoffwechseltest und der Thiochromtest. Die letzten vier Verfahren sind Tests, die mit kleinen Mengen *in vitro* ausgeführt werden können, die ersten drei Verfahren brauchen leider größere Mengen der zu bestimmenden Substanz und sind an die Voraussetzung geknüpft, daß die Substanz in haltbarer Form verfüttert werden kann.

Mit dem sehr spezifischen Bradykardietest der Ratte wurde die Freisetzung des Aneurins im Inneren des Nerven qualitativ sicher nachgewiesen (Liechti, v. Muralt und Reinert[3H])). Der Test beruht darauf (vgl. S. 321), daß aneurinfrei ernährte Ratten eine deutliche Verlangsamung ihrer Pulsfrequenz zeigen. Werden solchen Tieren kleine Mengen des fehlenden Vitamins zugeführt, so entsteht eine vorübergehende Pulserhöhung, die je nach der zugeführten Menge rasch oder weniger rasch wieder abklingt. Abb. 116 zeigt das Verhalten der

---

[1]) Ich erwähne diese Bemerkung lediglich, um zu zeigen, daß das Problem damals «in der Luft» lag. Über die Priorität des Befundes von Minz kann gar kein Zweifel bestehen!

[2]) Kuhn, R., Wieland und Huebschmann: Z. physiol. Chem. *259*, 48 (1939).

[3H]) Liechti, A., Muralt, A. v., und Reinert, M.: Helv. physiol. acta *1*, 79 (1943).

Durchschnittswerte der Pulsfrequenzen der Versuchstiergruppen. Die Ausgangswerte der gemessenen Pulse an den avitaminotischen Ratten sind auf Null reduziert, so daß ein Ansteigen der Kurve Erhöhung der Pulswerte um die auf der Ordinate angegebene Zahl, Absteigen der Kurve Erniedrigung bedeutet. Am Tage 0 wurde die von 50 gereizten Ischiadicusnerven ungarischer Frösche gewonnene Substanz *R*, die von 50 symmetrischen ungereizten Nerven, aber sonst gleichbehandelte Substanz *U*, ein Blindwert *S* und zwei Standardpräparate mit 3 γ und 6 γ Aneurin den verschiedenen Versuchstiergruppen gesondert verfüttert. Man sieht aus den Kurven, daß sowohl die von den unge-

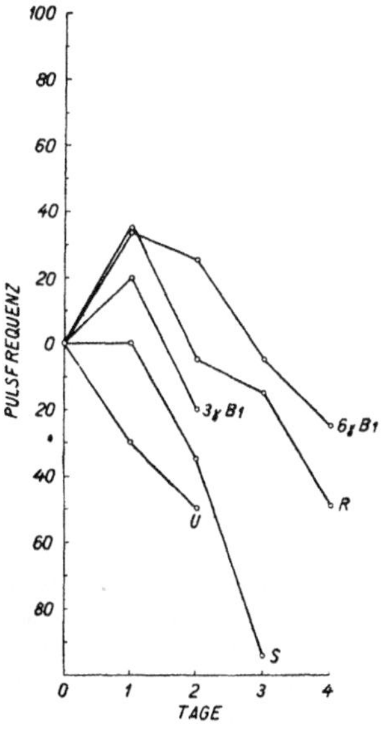

Abb. 116. *Durchschnittskurven der Pulsfrequenz avitaminotischer Ratten, nach Fütterung mit Adsorbaten von Nervenextrakten.*

R = Adsorbat eines Extraktes von «erregt» eingefrorenen Nerven.
U = Adsorbat eines Extraktes von «unerregt» eingefrorenen Nerven.
S = Blindwert.
B_1 = Testfütterung mit Adsorbaten von Aneurinverschiedener Konzentration.
(Nach LIECHTI, V. MURALT und REINERT.)

reizten Nerven *U* gewonnene Substanz wie auch der Blindwert *S* entweder kein oder viel zu wenig Aneurin enthalten, um den durch die Avitaminose bei den Versuchstiergruppen fortschreitenden Pulsabfall aufzuhalten oder gar umzukehren. Anders verhält sich der Extrakt der gereizten und während der Reizung eingefrorenen Nerven *R*. Dieser Extrakt verursachte an allen Ver-

Tabelle 23.
Extrakt gereizter Nerven.

Dosis mg Frankonit	Ratte Nr.	Rückkehr der Pulsfrequenz zur Norm, in Tagen	Int. Einh.	Aneurin in γ
25	3206	3,0	2,0	6,6
25	3222	1,3	0,9	3,0
25	3225	2,3	1,6	5,3
25	3229	1,3	0,9	3,0
41	3209	2,3	1,6	3,3
			Mittelwert	4 γ = 6 γ/g Nerv

suchstieren eine Erhöhung der Pulsfrequenz, die allerdings nur etwa 2–3 Tage dauerte. Ein Beispiel einer quantitativen Auswertung ist in Tabelle 23 dargestellt.

Durch diese Versuche wurde qualitativ der Beweis erbracht, daß bei der Nervenerregung eine beachtliche Menge eines Stoffes mit Vitamin B_1-Wirkung im Inneren des Nerven freigesetzt wird. Ob es sich um Aneurin, Monophosphoaneurin, Diphosphoaneurin (Cocarboxylase) oder eine andere Verbindung mit Vitamin-B_1-Charakter handelt, ist nicht zu sagen. Nach Bestrahlung mit

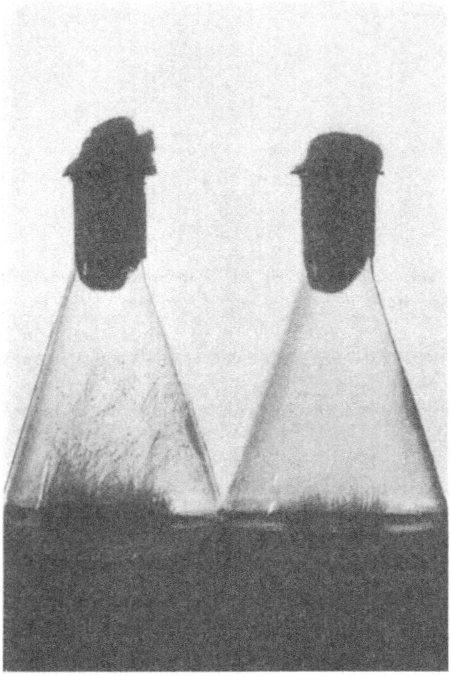

Abb. 117. *Phycomyceskulturen unter Zusatz von Nervenextrakten.*
Linkes Bild: Wachstum des Pilzes *Phycomyces* auf einem aneurinfreien Nährboden, nach Zusatz eines Extraktes von «erregt» eingefrorenen Nerven. Rechtes Bild: Wachstum auf einem aneurinfreien Nährboden, nach Zusatz eines Extraktes von «unerregt» eingefrorenen Nerven.
Das Myzel wächst um so üppiger, je mehr Aneurin vorhanden ist.

Ultraviolettlicht kurzer Wellenlänge verschwindet die Aktivität der Extrakte, nicht aber bei Bestrahlung mit langwelligem Ultraviolettlicht, genau in gleicher Weise, wie es für die Erregungsbildung in der einzelnen Nervenfaser gefunden wurde (vgl. S. 101). Die Tatsache, daß durch ein Aneurinfilter, welches die photochemisch wirksame Komponente selektiv ausfiltert, die Einwirkung der Bestrahlung auf die einzelne Nervenfaser gleich Null wird, betrachten wir als ein weiteres sehr überzeugendes Argument für die Bedeutung des Aneurins als Aktionssubstanz.

Der Pilz *Phycomyces* braucht zu seinem Wachstum Stickstoff und Aneurin. Auf dieser Tatsache hat SCHOPFER[1]) einen außerordentlich empfindlichen und sehr genau arbeitenden Test zur Aneurinbestimmung ausgebaut. Die zu unter-

[1]) SCHOPFER, W.: Erg. Biol. *16*, 1 (1939); Exper. *1* (1945).

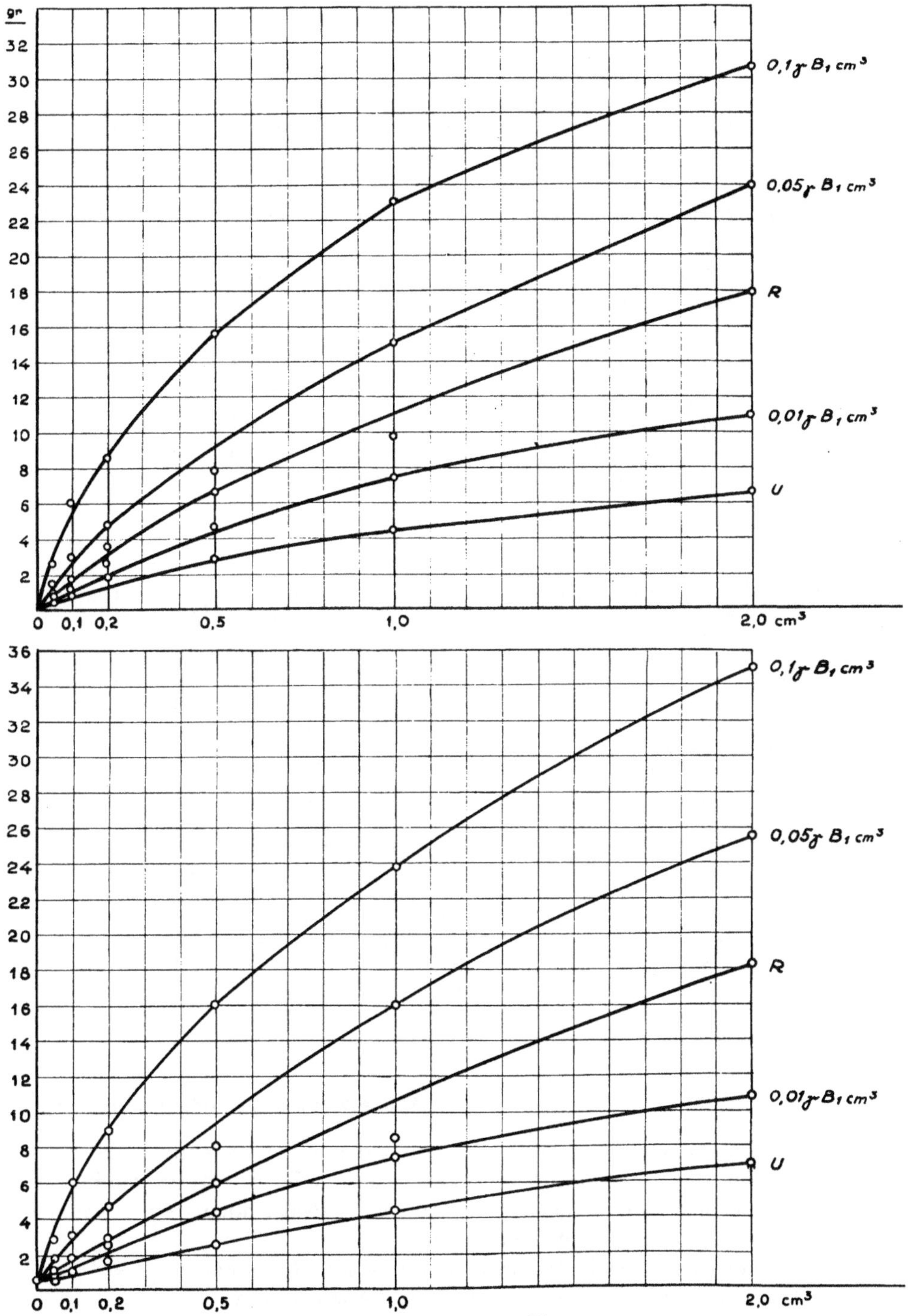

Abb. 118. *Wachstumskurven von Phycomyces.*

Ordinate: Trockengewicht des Myzels nach der Ernte.

Abszisse: Menge der den Kulturen zugesetzten Lösungen.

Jede Kurve verbindet die Punkte, die mit verschiedenen Mengen der gleichen Lösung gewonnen wurden.

R = Extrakt von «erregt» eingefrorenen Nerven.

U = Extrakt von «unerregt» eingefrorenen Nerven.

Die beiden Abbildungen stammen aus unabhängigen Versuchen, um die Reproduzierbarkeit des Testes zu demonstrieren.

suchenden Extrakte werden den mit Sporen geimpften Nährböden zugesetzt. Das Wachstum setzt dann sofort ein und nach einer Woche entsteht das in Abb. 117 dargestellte Bild, welches deutlich zeigt, daß der von gereizten Nerven hergestellte Extrakt mehr vitamin-B_1-wirksame Komponenten enthält als die ungereizte Kontrolle.

Um diesen Test quantitativ auszubeuten, müssen Wachstumskurven aufgenommen werden, in denen das Gewicht des gebildeten Myzels (getrocknet) in Abhängigkeit von verschieden großen Zusätzen untersucht wird. Eine solche Wachstumskurve (v. MURALT und ZEMP[1H]), ZEMP[2H])) ist in Abb. 118 wiedergegeben. Sie zeigt deutlicher als viele Worte wie reproduzierbar der Unterschied im Vitamingehalt der gereizten und ungereizten Nerven mit diesem Test gemessen werden kann. Ein Beispiel einer quantitativen Auswertung solcher Wachstumskurven ist in Tabelle 24 wiedergegeben.

Tabelle 24.

Extrakt der gereizten Nerven	Vitamin B_1 in Aneurin γ	Extrakt des ungereizten Nerven	Vitamin B_1 in Aneurin γ	Differenz γ
0,5	2,2	0,5	0,6	1,6
1,0	3,5	1,0	0,7	2,8
2,0	2,4	2,0	0,8	1,6
0,5	3,5	0,5	0,6	2,9
1,0	1,6	1,0	0,6	1,0
2,0	3,2	2,0	0,6	2,6
0,5	3,5	0,5	0,7	2,8
1,0	1,6	1,0	0,6	1,0
2,0	3,0	2,0	0,6	2,4
0,5	2,8	0,5	0,5	2,3
1,0	1,6	1,0	0,6	1,0
2,0	3,1	2,0	0,7	2.4

Mittelwert der Differenzen: 2 γ/g

Diese Versuche ergaben zum erstenmal eine zuverlässige quantitative Angabe über die Größe der freigesetzten Menge an Aneurin oder Aneurinverbindungen und eine volle Bestätigung aller vorangegangenen, zwar eindeutigen, aber doch mehr oder weniger qualitativen Feststellungen.

Mit dem von uns entwickelten hochempfindlichen Fluorometer (WYSS[3H]) war es möglich, auch kleinste Mengen von *freiem* Aneurin durch Umwandlung in Thiochrom nachzuweisen und auch diese Versuche lieferten eine Bestätigung

[1H]) MURALT, A. v., und ZEMP, J.: Pflügers Arch. *246*, 1 (1943).
[2H]) ZEMP, J.: Diss. (Bern 1945).
[3H]) WYSS, F.: Helv. physiol. acta *1*, C 70 (1943).

der Freisetzung von Aneurin bei der Erregung der Nerven. Allerdings zeigte es sich, daß die nachweisbare Menge im Frühling und Sommer deutlich, im Winter dagegen viel kleiner ist.

Interessante Werte lieferte die Hefemethode von ATKIN, SCHULZ und FREY[1]) die auch von LASER[2]) benützt wurde und uns im Sommer sehr gute Dienste geleistet hat. Mit dieser Methode, die den Cocarboxylasewert bestimmt, konnten keine Unterschiede zwischen gereizten und ungereizten Extrakten festgestellt werden, so daß es wahrscheinlich ist, daß die Hefe die Fähigkeit hat, auch im ungereizten Extrakt eine in den übrigen Methoden nicht erfaßte oder nicht erschlossene Aneurinform zu Cocarboxylase aufzubauen und somit den Totalgehalt, unabhängig von der durch die Erregung entstandenen Änderung in der Zustandsform anzeigt. Die mit der Hefemethode bestimmten Werte waren auch immer größer, als die mit allen anderen Methoden ermittelten.

Theoretisch von besonderem Interesse sind die Versuche von WYSS, in denen er zeigen konnte, daß nach Monojodessigsäurevergiftung (vgl. S. 264) im ruhenden Nerven wenig Azetylcholin und sehr viel freies Aneurin vorhanden ist, während bei Reizung eine Azetylcholinvermehrung entsteht, die nicht mehr reversibel ist, dagegen eine *Abnahme* an freiem Aneurin. Beim normalen Nerven führt die Erregung zu einer vorübergehenden Freisetzung von Aneurin, bei niedrigem Ruhespiegel; beim monojodessigsäurevergifteten Nerven entsteht im Ruhestoffwechsel viel Aneurin, das liegenbleibt und erst bei Erregung *verschwindet,* während gleichzeitig Azetylcholin irreversibel angehäuft wird. Wir werden auf diesen Zusammenhang nochmals zurückkommen.

Neben den sehr spezifischen Nachweisen der Aneurinfreisetzung bei der Nervenerregung gibt es aber noch mehrere indirekte Beweise, die im Zusammenhang mit den erwähnten Methoden einen besonderen Wert haben.

Schon im Sommer und Winter 1937 war uns aufgefallen, daß die Auswertung des bei der Nervenerregung freigesetzten Azetylcholins am Rückenmuskelpräparat des Blutegels davon abhing, in welcher Reihenfolge die zu untersuchenden Flüssigkeiten geprüft wurden, auch wenn, wie das immer eingehalten wurde, zwischen jedem Versuch eine Pause von einer halben Stunde eingeschaltet war. Der Extrakt der gereizten Nerven gab immer einen größeren Ausschlag, wenn vorher derjenige der ungereizten geprüft worden war. Wurde der Versuch umgekehrt angesetzt, dann waren die Unterschiede viel kleiner, und dieses abnormale Verhalten war im Sommer sehr ausgeprägt, im Winter dagegen weniger oder gar nicht. Es entstand die Vermutung, daß ein zweiter Stoff wirksam sei, und zwar ein von der Jahreszeit, d. h. also vom Hungerzustand der Frösche abhängiger Stoff. Als die Tatsache der Aneurinfreisetzung bei der Nervenerregung bekannt wurde, klärte sich dieses merkwürdige Verhalten sofort auf und kann rückwirkend als ein weiteres, unabhängiges, wenn auch nicht spezifisches Nachweisverfahren für die Aneurinfreisetzung bewertet werden. Der Blutegelmuskel wird durch Aneurin für die Einwirkung von

---

[1]) ATKIN, L., SCHULTZ, A. S., und FREY, Ch. N. J.: J. biol. Chem. *129*, 471 (1939).

[2]) LASER, H.: Biochem. J. *35*, 489 (1941).

Azetylcholin sensibilisiert (BINET und MINZ[1]), MINZ[2]), v. MURALT[3H]), v. BRÜCKE und SARKANDER[4]).) Diese sensibilisierende Wirkung ist besonders am Anfang sehr stark und führt zu Erhöhungen der Empfindlichkeit, die mit der Dauer des Versuches abklingen. Die Wirkung des Aneurins der Nervenextrakte äußert sich in einer sehr starken Zunahme des Ausschlages bei zweimaliger Prüfung des gereizten Extraktes, woraus hervorgeht, daß neben einer vermehrten Menge von Azetylcholin auch eine vermehrte Menge von Aneurin im Extrakt vorhanden ist. Die Wirkung ist überdauernd. Im Gegensatz zu dem sonst linear abfallenden Ausschlag auf Standard-Azetylcholindosen ist der jeweilige Ausschlag immer erhöht, wenn vorher der Extrakt gereizter Nerven geprüft wurde, dagegen nicht erhöht, wenn die Prüfung eines Extraktes ungereizter Nerven voranging. Im Gegensatz zu den Nervenextrakten zeigt reines Aneurin diese Dauerwirkung nicht, aber sehr deutlich die Sensibilisierung bei gleichzeitigem Zusatz mit Azetylcholin.

Ein weiteres untrügliches Zeichen, daß gereizte Nervenextrakte mehr Aneurin enthalten als ungereizte, ist der sehr charakteristische Thiazolgeruch, der bei photochemischer Zersetzung mit Ultraviolettlicht auftritt. Bei Einstrahlung von UV mit Wellenlängen unter 300 mμ wird das Aneurinmolekül in Pyrimidin und Thiazol und noch tiefer gespalten. UBER und VERBRUGGE[5]), RUEHLE[6]) und STÄMPFLI[7H]) haben diese Spaltung näher untersucht. Bestrahlt man Nervenextrakte mit einer UV-Lichtquelle mit Nickeloxydglasfilter, so werden alle Wellenlängen unter 320 mμ abgeschnitten und man beobachtet nichts. Sobald das Filter entfernt wird, tritt besonders in den Extrakten der gereizten Nerven der Thiazolgeruch auf und zeigt damit an, daß dort vermehrt Aneurin vorhanden gewesen sein muß und durch die Strahlung zersetzt wurde.

In der im Jahre 1942 publizierten Arbeit (v. MURALT[8H])) wurde über die polarographische Bestimmung des Aneurins berichtet. Die nähere Analyse dieser Bestimmungsmethode hat gezeigt, daß es sich bei der feststellbaren Substanz nicht um gewöhnliches Aneurin, sondern um eine dem Aneurin vielleicht nahestehende Verbindung handelt, der wir die unverbindliche Bezeichnung A_4 gegeben haben (vgl. S. 116).

d) Aneurin, der zweite Vagusstoff

Die Überlegung, daß das Neuron eine chemische Einheit sei und daß das, was am Ende eines Nerven produziert wird, auch an irgendeiner anderen Stelle gebildet werden kann, hat uns dazugeführt, mit Erfolg nach der Azetylcholinfreisetzung in der Leitungsstrecke des Nerven zu suchen.

---

1) BINET, L., und MINZ, B.: C. R. Soc. Biol. *117*, 1029 (1934).

2) MINZ, B.: C. R. Soc. Biol. *127*, 1251 (1938).

3H) MURALT, A. v., LOTMAR, W., und WILBRANDT, W.: Kongreßber. XVI. Int. Physiol. Kongr S. 24, 1938.

4) BRÜCKE, F. v., und SARKANDER, H.: Arch. exp. Pathol. *195*, 218 (1940).

5) UBER, F. M., und VERBRUGGE, F.: J. biol. Chem. *134*, 273 (1940); *136*, 197 (1940).

6) RUEHLE, A. E.: J. Amer. Chem. Soc. *57*, 1887 (1935).

7H) STÄMPFLI, R.: Dissertation (Bern 1942), Helv. physiol. acta *1*, C 54 (1943).

8H) MURALT, A. v.: Pflügers Arch. *245*, 604 (1942).

Nachdem dann in den Jahren 1938–1942 auch die Freisetzung von Aneurin in der Leitungsstrecke mit immer größerer Sicherheit durch die Kombination der verschiedensten Verfahren festgestellt werden konnte, war der umgekehrte Schluß sehr naheliegend: was auf der Leitungsstrecke freigesetzt wird, muß auch am Ende entstehen können. Wir haben uns daher die Aufgabe gestellt, nach der Aneurinfreisetzung *am Ende* des Nerven zu suchen, wo es als neuer chemischer Vermittler eine Rolle spielen könnte.

Die Lösung der Aufgabe war erst möglich, nachdem die Methoden zum Aneurinnachweis genügend verfeinert waren. Als erstes Objekt wählten wir das klassische Objekt von O. Löwi, das Vaguspräparat des Froschherzens, wobei wir die Technik so entwickelten, daß getrennt Vagus und Sympathicus gereizt werden konnten. Am 8. Juli 1944 konnten wir (Wyss und v. Muralt[1H])) zum erstenmal mit Sicherheit Versuche mitteilen, aus denen hervorging, daß bei einer Reizung des Vagosympathicus von 5 Minuten Dauer, mit Einzelperioden von 40 Sekunden und Pausen von 10–15 Sekunden, in der Kanülenflüssigkeit des Herzens im Mittel $10{,}5 \cdot 10^{-3}\,\gamma$ Aneurin pro cm^3 gefunden werden, während gleich lange Ruheperioden zwischen den Reizungen nur einen Gehalt von $3 \cdot 10^{-3}\,\gamma$ Aneurin pro cm^3 aufwiesen. Alle Versuche waren gleichsinnig und ergaben demnach im Mittel eine Aneurinvermehrung von $7{,}5 \cdot 10^{-3}\,\gamma$ pro cm^3 bei Reizung. Durch 5 Minuten langes Bestrahlen mit kurzwelligem Ultraviolett wird dieses freigesetzte Aneurin völlig zerstört. Neben diesen mit dem Thiochromtest gemachten Beobachtungen wurde auch *ein* Phycomycestest angesetzt. Das Trockengewicht des Myzels, das nach Zusatz von Herzflüssigkeit aus Ruheperioden aufgewachsen war, betrug 0,76 mg, dasjenige der Reizperioden 1,63 mg. Die Differenz entspricht $10^{-3}\,\gamma$ Aneurin pro cm^3, die bei der Reizung vermehrt ausgetreten sind.

Wir haben daher das bei Vagusreizung im Herzen freigesetzte Aneurin als zweiten Vagusstoff bezeichnet, in Anlehnung an O. Löwi, *der das Azetylcholin den (ersten) Vagusstoff nannte.*

Die weitere sorgfältige Untersuchung der Erscheinung durch A. und F. Wyss hat eine ganze Reihe von wichtigen Fehlerquellen aufgedeckt und erst nach Bewältigung dieser Faktoren erneut zu der sicheren Feststellung geführt, daß Aneurin wirklich als zweiter Vagusstoff eine chemische Vermittlerrolle im Herzen spielt. In einem zusammenfassenden Bericht (v. Muralt[2H])) wurde das Zusammenspiel zwischen den beiden Vagusstoffen: Azetylcholin und Aneurin eingehend behandelt und auf die theoretischen Konsequenzen dieser neuen Feststellung verwiesen.

e) Kalium, die dritte Aktionssubstanz

Die elektrischen Potentialschwankungen des Nerven bei der Erregung und ihr enger Zusammenhang mit dem in den Membranen gebundenen Kalium, lassen allein schon den Schluß zu, daß mit der Erregungswelle auch eine be-

---

[1H]) Wyss, F., und Muralt, A. v.: Helv. physiol. acta *2*, C 61 (1944).

[2H]) Muralt, A. v.: Vagusstoffe. Exper. *1*, 136 (1945).

stimmte Menge von Kalium freigesetzt werden muß. Diese Freisetzung spielt sich aber natürlich vor allem in mikroskopischen Dimensionen ab. Die Feststellung von COWAN[1]), daß der marklose Nerv bei langdauernder Erregung sogar Kalium nach außen abgibt, war aus diesem Grunde sehr bemerkenswert und eigentlich etwas unerwartet. Nachdem aber durch eine große Zahl von Untersuchungen an sehr vielen Versuchstieren festgestellt worden ist, daß im Zusammenhang mit der Muskelkontraktion beträchtliche Mengen von Kalium an das Blut im Austausch gegen Natrium abgegeben werden (vgl. die Zusammenfassung von FENN[2]), konnte angenommen werden, daß auch beim Nerven in Analogie eine Freisetzung von Kalium erfolgen würde. Von YOUNG[3]) ist diese Freisetzung beim marklosen Nerven erneut gemessen worden, während FENN[4]) am markhaltigen Nerven der Katze *in vitro* keine Kaliumfreisetzung beobachten konnte. Er kommt zum Schluß, daß offenbar beim marklosen Nerven wegen der viel günstigeren Permeabilitätsbedingungen das Kalium reichlicher in die Außenflüssigkeit abgegeben werden kann als bei den markhaltigen Nerven, wo durch die Markscheide eine ausgezeichnete Isolierung der Kaliumlager gegen außen besteht. In neuerer Zeit ist es aber ARNETT und WILDE[5]) gelungen, am ausgeschnittenen Froschnerven mit Reizen, die sie 60mal pro Sekunde gesetzt haben, während 1—2 Stunden einen beträchtlichen Kaliumverlust von ungefähr 11% nachzuweisen. Wenn auch die Reizperioden außerordentlich lang und beinahe unphysiologisch sind, so ist dieser Befund doch ein Anzeichen dafür, daß das Kalium selbst in einem markhaltigen Nerven durch die Erregung so weit mobilisiert wird, daß es bei genügend langer Führung des Versuches in die Außenflüssigkeit hinausdiffundieren kann. SPIEGEL, SPIEGEL-ADOLPH und HENRY[6]) haben neuerdings auch beobachtet, daß die faradische Reizung des isolierten Gehirns zu einer Freisetzung von Elektrolyten in die Gewebslücken und damit in die Flüssigkeit, die die Gehirnzellen umspült, erfolgt.

Aus diesen Beobachtungen kann wohl ganz allgemein der Schluß gezogen werden, daß das Kalium in einer direkten oder indirekten Art und Weise beim Erregungsvorgang aus seiner Bindung freigesetzt wird und wenn die Gelegenheit vorhanden ist, in die Umgebung hinaus diffundiert. Im Sinne unserer sehr allgemein gehaltenen Definition einer Aktionssubstanz muß also das Kalium als dritte Aktionssubstanz bezeichnet werden, wobei die Frage, in welcher Weise die Freisetzung des Kaliums mit dem Erregungsvorgang zusammenhängt, vorläufig noch ganz offenbleibt. Am suprazervikalen Ganglion, an der Speicheldrüse, an der Zunge, am Herz und in der Plazenta führt eine Kaliumchloridinjektion zur Freisetzung von beträchtlichen Mengen von Azetylcholin. Im Herzen ist nach Vagusreizung nicht nur Azetylcholin in der Durchströmungsflüssigkeit zu finden, sondern auch Kalium. Es ist daher von verschiedenen

[1]) COWAN, S. L.: Proc. Roy. Soc., B. *115*, 216 (1934).
[2]) FENN, W. O.: Physiol. Rev. *16*, 450 (1936).
[3]) YOUNG, A. C.: J. Neurophysiol. *1*, 4 (1938).
[4]) FENN, W. O.: J. Neurophysiol. *1*, 1 (1938).
[5]) ARNETT, V., und WILDE, W. S.: J. Neurophysiol. *4*, 572 (1941).
[6]) SPIEGEL, E., SPIEGEL-ADOLPH, M., und HENRY, G.: Federation Proc. *1*, 82 (1942).

Autoren der Gedanke geäußert worden, durch Kalium werde Azetylcholin aus seiner Bindung freigesetzt und aktiviert. FENN[1]) hat in einer ausgezeichneten Übersicht die Argumente, zu der Frage, welches Ursache und Wirkung in der gegensätzlichen Beziehung Kalium und Azetylcholin sei, eingehend diskutiert. Er hat vor allem darauf hingewiesen, daß wenn Kalium für die normale Freisetzung von Azetylcholin in Frage kommt, im quergestreiften Muskel die wirksamen Mengen auf jeden Fall sehr klein sein müssen, denn bei Curarevergiftung wird die Freisetzung von Kalium bei der Reizung unmeßbar, während gleichzeitig beträchtliche Azetylcholinmengen nachgewiesen werden können. Beim Herzmuskel und beim Skelettmuskel scheint nach FENN die Kaliumfreisetzung eher die Folge der Azetylcholinbildung zu sein als umgekehrt. SCHEINFINKEL[2]) hat aber in einer größeren Versuchsreihe zeigen können, daß am Skelettmuskel der Kaliummechanismus vollständig unabhängig ist vom Azetylcholinmechanismus. Wichtig sind in diesem Zusammenhang auch die Befunde von BUCHTHAL[3]), der mit seiner besonders feinen Technik des Einzelpräparates und der Mikroinjektion zeigen konnte, daß an der motorischen Endplatte ein gesonderter Azetylcholinmechanismus neben einem Kaliummechanismus bestehen muß. Von MENDEL, MUNDELL und STRELITZ[4]) ist festgestellt worden, daß die Cholinesterase durch Kalium gehemmt wird und es wäre möglich, daß auch dieser Zusammenhang für die Frage der gegenseitigen Beziehung zwischen Azetylcholin und Kalium eine wichtige Rolle, wenn auch nicht die hauptsächliche Rolle spielt.

Das Studium der Frage, wieviel Kalium in einem Nerven bei der Erregung freigesetzt wird, ist mit denselben Schwierigkeiten verbunden, die bereits schon bei der Azetylcholinbestimmung angetroffen wurden. Man ist, solange man an der Außenflüssigkeit die Bestimmung durchführt, auf die Permeabilität der Grenzschichten angewiesen und mißt auf jeden Fall immer nur einen ganz kleinen Teil der in Wirklichkeit freigesetzten Menge. Bei der ausgezeichneten Reversibilität des Erregungsvorganges und bei der sehr großen Unermüdbarkeit der markhaltigen Nervenfaser ist es sogar höchst unwahrscheinlich, daß unter physiologischen Verhältnissen, auch wenn beträchtliche Mengen von Kalium im Inneren freigesetzt werden, meßbare Beträge in die Außenflüssigkeit gelangen. Es wird also auch hier notwendig sein, die freigesetzte Kaliummenge durch rasches Einfrieren des Nerven in flüssiger Luft im Augenblick ihrer Freisetzung abzufangen und chemisch zu bestimmen. Wir sind fest überzeugt, daß auch in dieser Frage das Einfrierverfahren die einzige Methode ist, welche gleichzeitig quantitativ zuverlässige Werte und eindeutige Befunde liefern kann. Bis heute konnten mit dem Einfrierverfahren im Hallerianum in Bern noch keine Kaliumbestimmungen durchgeführt werden, so daß die Behauptung, Kalium sei die dritte Aktionssubstanz des Nerven, lediglich auf den zahlreichen Beobachtungen über den Kaliumaustritt aus den Nerven bei der Erregung beruhen

[1]) FENN, W. O.: Physiol. Rev. *20*, 377 (1940).

[2]) SCHEINFINKEL, N.: Helv. physiol. acta *3*, C 14 (1945).

[3]) BUCHTHAL, F.: Acta physiol. Scand.

[4]) MENDEL, B., MUNDELL, D., und STRELITZ, F.: Nature *144*, 479 (1939).

muß. Es scheint mir auch noch nicht möglich zu sein, heute schon eine klare Antwort auf die Frage der gegenseitigen Beziehung zwischen Azetylcholinfreisetzung und Kaliumfreisetzung zu geben. Es ist aber durchaus möglich, daß das Kalium, nachdem es für das Zustandekommen des Ruhepotentials von so ausschlaggebender Bedeutung ist, in erster Linie an der Bildung der Spitzenpotentiale durch seine Freisetzung beteiligt ist. Bezüglich des Azetylcholins stehen wir heute auf dem Standpunkt, daß es eher mit den Erholungs- und Restitutionsvorgängen, zum mindesten mit der R-Phase des Spitzenpoten-

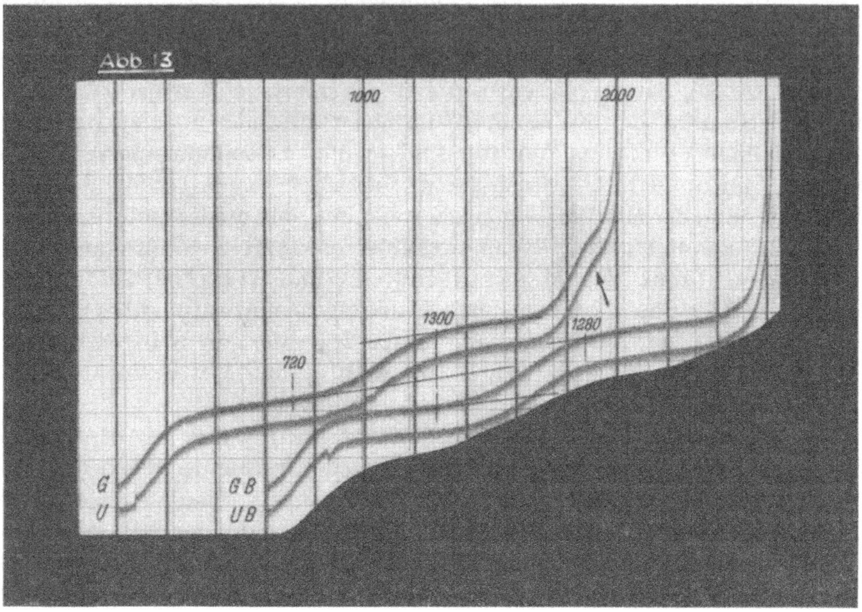

Abb. 119. *Polarogramme von Nervenextrakten vor und nach UV-Bestrahlung.*
G = Polarogramm eines Extraktes von «erregt» eingefrorenen Nerven.
U = Polarogramm eines Extraktes von «unerregt» eingefrorenen Nerven. Man beachte die charakteristische Stufe bei 1900 m/Volt, die durch einen Pfeil markiert ist. Sie rührt von der Aneurinkomponente her.
GB = mit kurzwelligem *UV* bestrahlter Extrakt der «erregt» eingefrorenen Nerven.
UB = in gleicher Weise bestrahlter Extrakt der «unerregt» eingefrorenen Nerven.
Man beachte das Verschwinden der sehr *UV*-empfindlichen Aneurinkomponente in beiden Polarogrammen.

tials in engerem Zusammenhang steht. Nach dieser Auffassung wären die zeitlichen Zusammenhänge während der Erregungswelle so, daß zuerst Kalium und nachher erst Azetylcholin freigesetzt wird, wobei es nicht gesagt ist, daß die beiden Prozesse unmittelbar miteinander gekoppelt sind.

f) A_4, die vierte Aktionssubstanz

Im Kapitel über die Bausteine des Nerven wurde gezeigt, daß im Nerven ein Stoff vorkommt, der in Extrakten und Badeflüssigkeiten polarographisch sehr gut nachweisbar ist und ursprünglich für Aneurin gehalten wurde. Die weitere Untersuchung hat aber gezeigt, daß dieser Stoff zwar *alle Eigenschaften* des Aneurins in physikalisch-chemischer Beziehung aufweist, in bezug auf die pH-Abhängigkeit aber anders ist. Wir bezeichnen den Stoff daher heute vor-

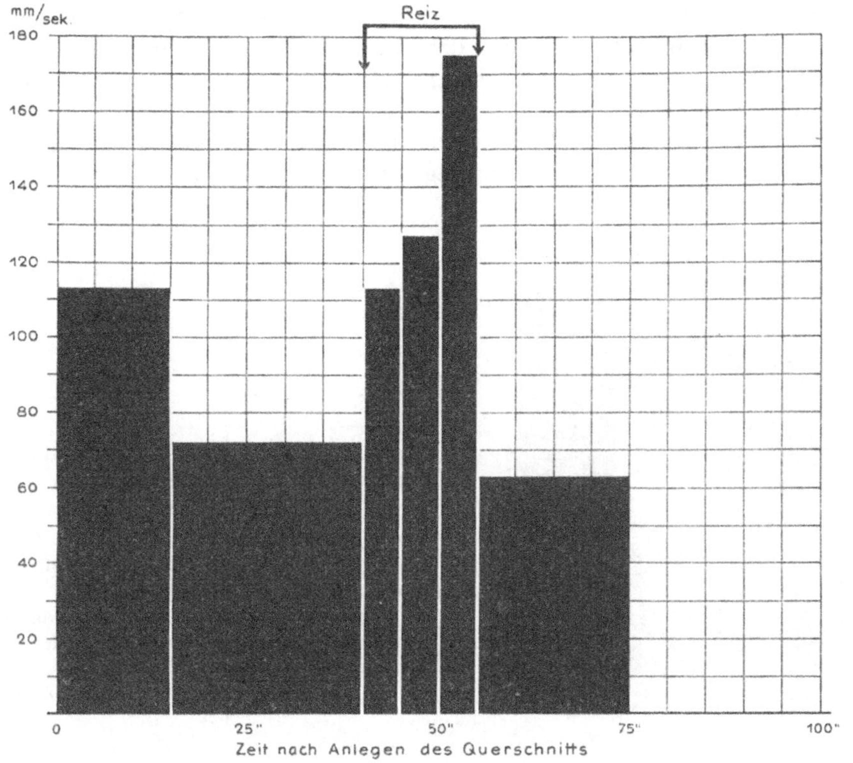

Abb. 120. *Polarographischer Nachweis des Austrittes von Aktionssubstanzen aus einem Querschnitt bei Reizung eines Nerven.*

Die Badelösung eines Nerven, an dem ein frischer Querschnitt angelegt wurde, wird fortlaufend im Gebiet der Aneurinkomponente polarographiert.
Ordinate: Steilheit des Polarogramms im charakteristischen Gebiet.
Abszisse: Zeit.
Zu Beginn des Versuches erfolgt ein ziemlicher Austritt von Aktionssubstanzen, verursacht durch die mit dem Schnitt verbundene schwere Verletzung des Nerven.
Nach 40 Sekunden beginnt die künstliche Reizung während 15 Sekunden, anschließend Ruheperiode. Man beachte die in der Reizperiode erfolgende vermehrte Bildung von Aktionssubstanzen, ohne «Nacheffekt». (Nach WEIDMANN.)

sichtigerweise als A_4, wobei offengelassen wird, ob es eine bestimmte Aneurinverbindung oder nur ein dem Aneurin nahestehender Stoff ist.

Bei der Aktion des Nerven wird A_4 in vermehrter Menge freigesetzt und kann direkt polarographisch gemessen werden. Abb. 119 zeigt das Polarogramm in Nervenextrakten, die nach dem Einfrierverfahren gewonnen wurden, indem von einem symmetrischen Nervenpaar der eine Nerv im erregten, der andere anästhesiert (mit Kokain) im unerregten Zustand eingefroren wurde. (Kokain ist polarographisch unwirksam.) Aber auch die Empfindlichkeit des Stoffes A_4 gegenüber kurzwelligem Ultraviolett zeigt Abb. 119. Die obere Kurve entspricht dem «gereizten» Extrakt. Schon nach 5 Minuten Bestrahlung (Kurvenpaar GB und UB) ist der Stoff A_4 zerstört und liefert die charakteristische Stufe nicht mehr. Bei der Degeneration des Nerven verhält er sich ganz gleich wie eine Aktionssubstanz und verschwindet schon sehr bald im degenerierten Nerven.

Die Tatsache, daß im Nerven eine polarographisch meßbare Substanz gefunden wurde, hat mit einem Schlage die ganze Frage der zeitlichen Koordi-

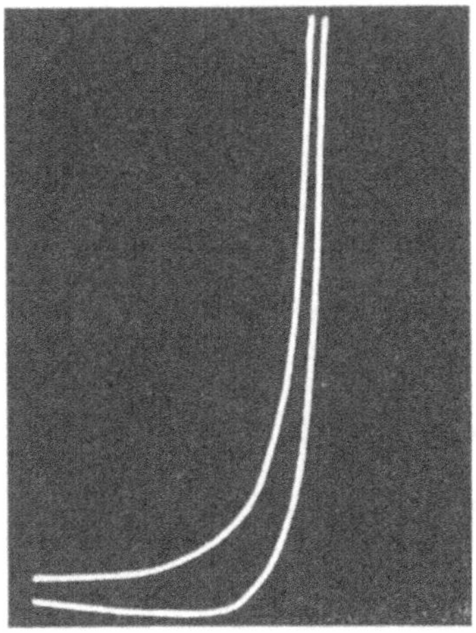

Abb. 121. *Polarographische Momentaufnahme vom Austritt der Aktionssubstanzen mit dem Schnellpolarograph von* WEIDMANN.

Obere Kurve: Schnellpolarogramm kurze Zeit nach Beginn der Reizung des in die Badelösung eintauchenden Nerven.

Untere Kurve: Polarogramm der Badelösung vor der Reizung und nach Wegdiffusion der in der kurzen Reizperiode ausgetretenen Substanzen.

(Nach WEIDMANN.)

nation zwischen Erregungswelle und Bildung des Stoffes in den Bereich der Meßmöglichkeit gerückt. Die Analyse einer Badelösung, in die ein erregter Nerv eintaucht, hat durch zeitliche Auftrennung in Portionen, die den verschiedenen Phasen der Reizung und Erholung entsprechen, das in Abb. 120 dargestellte Bild ergeben. Die Abbildung zeigt, daß A_4 bei der Reizung in zeitlich steigender Menge vom Nerven freigesetzt und an die Badelösung abgegeben wird. Ob es mit dem Aufhören der Reizung zu einem geringen Überdauern der Bildung kommt, kann nicht beurteilt werden. Es könnte sein, daß die Bildung des Stoffes A_4 etwas mit den *Erholungsvorgängen* im Nerven zu tun hat. Nachdem aber unter «Aktion» alle Vorgänge bis zur vollständigen Restitution zusammengefaßt wurden, bezeichnen wir auch die Substanz A_4 als eine Aktionssubstanz.

Mit der Entwicklung des Schnellpolarographen im Hallerianum durch WEIDMANN[1H]) entstanden aber auch noch weitere ganz neue Möglichkeiten (vgl. S. 113).

[1H]) WEIDMANN, S.: Dissertation (Bern 1946).

Abb. 121 zeigt eine Momentaufnahme vom Schirm des Elektronenstrahloszillographen abgenommen, im Augenblick der Reizung eines Nerven, von dem der künstliche Querschnitt in der Nähe der tropfenden Quecksilberelektrode in die gleiche Flüssigkeit eintaucht. Die Anordnung ist in Abb. 122 dargestellt und zeigt, daß der Stoff A_4 einen verhältnismäßig kurzen Weg bis zur Elektrode zurücklegen muß, der durch die Strömung um die tropfende

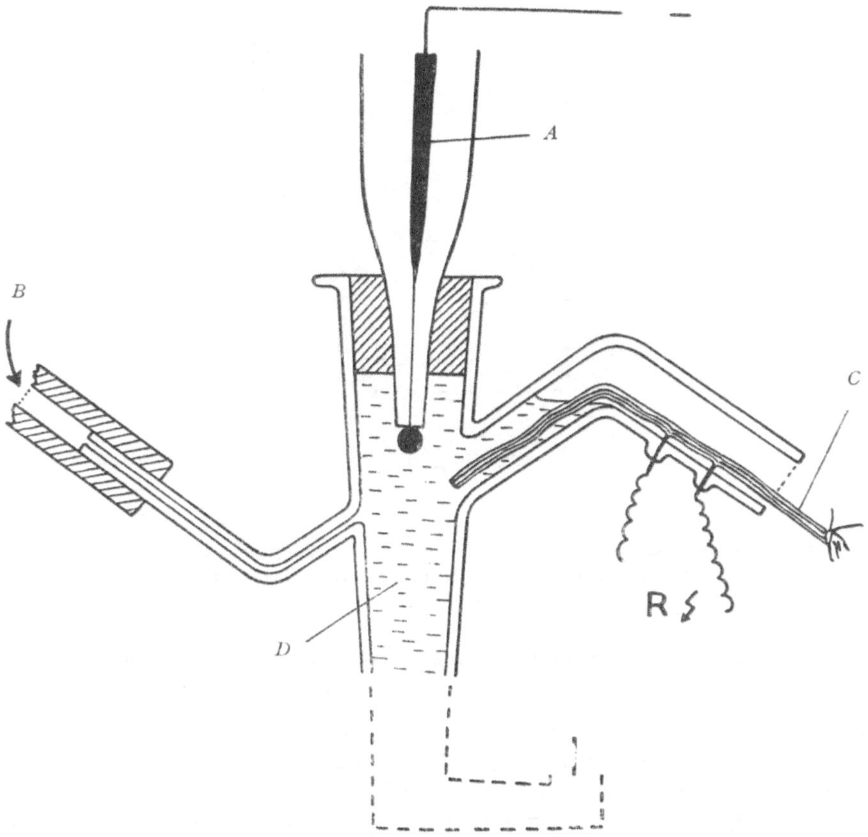

Abb. 122. *Anordnung zur polarographischen Untersuchung der Badelösung eines Nervenquerschnittes.*

A tropfende Quecksilberelektrode;
B Gaszufuhr für Stickstoff oder Sauerstoff;
C Nerv, auf den Reizelektroden *R* aufliegend. Der Querschnitt wird frisch angelegt und möglichst in die Nähe der tropfenden Quecksilberelektrode gebracht;
D Badelösung.

Elektrode herum noch begünstigt wird. Es gelingt mit dieser Anordnung, den Austritt der Aktionssubstanz, resp. das Aufhören der Bildung des Stoffes, fortlaufend auf dem Schirm des Oszillographen zu verfolgen. Wir haben einen Film der Vorgänge aufgenommen, aus dem zwei Tatsachen hervorgehen:

1. Aus einem frischen Querschnitt wird bei Reizung viel mehr A_4 abgegeben als aus einem gealterten Querschnitt. Schon nach 1 Minute sinkt die Leistungsfähigkeit des Querschnittes ab (Membranbildung?). 2. Der Stoff A_4 tritt mit einer deutlichen zeitlichen Verzögerung nach den ersten Erregungswellen aus und wird noch ganz kurze Zeit nach Aufhören der Reizung weitergebildet. Die Schnellpolarographie erweist sich als sehr wertvoll für die Untersuchung dieser raschen Vorgänge und hat schon im ersten Jahr gute Dienste geleistet.

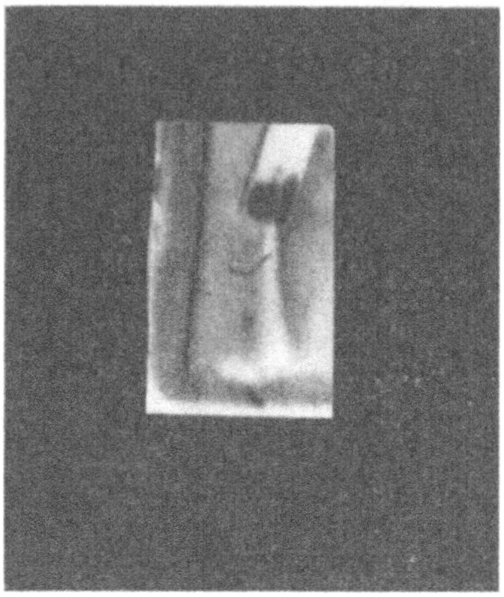

Abb. 123. *Schlierenbild der Badeflüssigkeit eines Nerven, während der Reizung.*
Der Nerv ist in einer Glaskapillare, die nach unten offen ist, eingeschlossen. Die bei der Reizung des Nerven gebildeten Aktionssubstanzen treten in die Lösung aus und geben zur Bildung der «Schliere» Anlaß.

g) Sichtbarmachung des Austrittes von Aktionssubstanzen aus einem Nervenquerschnitt

Die physikalischen Verfahren haben gegenüber den chemischen und biologischen Verfahren den großen Vorteil der Anschaulichkeit und der zeitlichen Unabhängigkeit. Es wurde daher versucht, mit dem Interferometer die Änderung des Brechungsindex einer Badelösung zu bestimmen, in die ein Nerv eintaucht und bei Reizung Aktionssubstanzen abgibt. Bei dieser Gelegenheit wurde beobachtet, daß der Nerv bei Reizung Anlaß zu feinsten «Schlieren» in der Flüssigkeit gibt, und es wurde sofort ein Aufbau aufgestellt, um nach der berühmten TÖPLERschen Schlierenmethode den Austritt der Aktionssubstanzen unmittelbar anschaulich zu machen. Abb. 123 zeigt eine Aufnahme mit der Schlierenapparatur im Augenblick der Reizung des Nerven (VON MURALT[1H])). Bei ganz gut arbeitenden Nerven gelingt es sogar während ganz kurzer Zeit, den Austritt schubweise zu gestalten, indem kurze Reizperioden mit ganz kurzen Unterbrüchen der Reizung kombiniert werden. Aber auch hier versagt der Querschnitt des Nerven nach ganz kurzer Zeit und muß frisch

---

1H) MURALT, A. v.: Helv. physiol. acta *1*, C 20 (1943).

angelegt werden. Die direkte Beobachtung vertieft den aus der polarographischen Schnellmessung gezogenen Schluß, daß die Freisetzung der Aktionssubstanzen hinter dem Erregungsvorgang nachhinkt und daher zu den Erholungsvorgängen im Nerven zu rechnen ist.

h) Möglichkeiten des Zusammenwirkens der Aktionssubstanzen

Für das Verständnis der Bedeutung der chemischen Umsätze im Nerven soll als Ausgangspunkt der Betrachtung der von PETERS[1]) entwickelte Katatorulintest herangezogen werden, wenn er auch nur für das Gehirn gilt und nicht ohne weiteres auf den Nerven übertragen werden darf. Fein zerriebener Gehirnbrei beriberikranker Tauben (aneurin-avitaminotisch) zeigt nur eine geringe Sauerstoffaufnahme, im Vergleich zu normalem Brei, wenn nicht die beim avitaminotischen Tier fehlende Cocarboxylase (Aneurindiphosphat) zugesetzt wird. Sobald dieses Ferment ausreichend vorhanden ist, ist der Sauerstoffverbrauch normal und die im avitaminotischen Brei angehäufte Brenztraubensäure verschwindet nach der allgemeinen für Hefe geltenden Reaktion.

$$R\,COCOOH = R\,CHO + CO_2$$

NEUBERG und KARCZAG fanden 1911, daß der entscheidende Katalysator in dieser Reaktion das von ihnen *Carboxylase* genannte Ferment ist. AUHAGEN gelang es 1932, dieses Ferment in einen Eiweißträger und einen thermostabilen Faktor (Coferment) zu spalten. Fünf Jahre später führte LOHMANN[2]) den Nachweis, daß das Coferment der Carboxylase die sog. Cocarboxylase, der Pyrophosphorsäureester des Aneurins ist.

Unter den spezifischen Äußerungen der Aneurinavitaminose steht in erster Linie die Anhäufung der Brenztraubensäure im Gehirn und wahrscheinlich auch im Nerven. Sie entsteht aus dem Abbau der Kohlehydrate und auch aus dem Abbau der Eiweiße nach der Desaminierung. Im Katatorulintest katalysiert 1 Mol Cocarboxylase die Aufnahme von 1500 Mol Sauerstoff pro Minute. Nachdem die Cocarboxylase eine so starke Wirkung auf den Sauerstoffverbrauch ausübt, muß angenommen werden, daß die Beseitigung der Brenztraubensäure vorwiegend auf oxydativem Wege erfolgt. Drei Wege, von denen zwei oxydativ sind, müssen für den Abbau in Betracht gezogen werden:

1. anaerob $2\,CH_3COCOOH + H_2O = CH_3COOH + CH_3CHOHCOOH + CO_2$
2. aerob $2\,CH_3COCOOH + O_2 = 2\,CH_3COOH + 2\,CO_2$
3. aerob $2\,CH_3COCOOH + 5\,O_2 = 6\,CO_2 + 4\,H_2O$

Der respiratorische Quotient der Reaktion 2 ist 2,0, wenn die bei der Neutralisation der entstehenden Essigsäure gebildete Kohlensäure vernachlässigt wird, derjenige der Reaktion 3 allein ist 1,2. Der respiratorische Quotient von Nervenbrei und Nervenextrakten bei Abwesenheit von Sauerstoff ist aber 0,82–0,87 (SANZ[3H])). GERARD[4]) hat nun aber am ganzen Nerven eine Steigerung

---

[1]) Vgl. PETERS, R. A.: Nature *146*, 387 (1940).
[2]) LOHMANN, K., und SCHUSTER, P.: Naturwiss. *25*, 26 (1937).
[3H]) SANZ, M.: Pflügers Arch. *246*, 597 (1943); *247* (1943).
[4]) GERARD, W.: Physiol. Rev. *12*, 469 (1932).

des respiratorischen Quotienten bis auf 1,5 und 2 beobachtet, wenn reichlich Glukose gegeben wurde und es trat dann nach 4–8 Stunden ein «Kohlensäureschub» ein. Diese Tatsache und die ganz allgemeine Feststellung, daß Glukosezusätze den respiratorischen Quotienten durch Vermehrung der Kohlensäurebildung erhöhen, lassen die Reaktionen 2 und 3 als möglich erscheinen, wenn auch die Anhaltspunkte, die aus der Betrachtung des gesamtrespiratorischen Quotienten gewonnen werden können, immer sehr vage sind. Interessant ist in der Reaktion 1 und 2 die Bildung von Essigsäure, die zur Azetylierung vorhandener Cholinreserven zu Azetylcholin zur Verfügung stehen würde. Daß für die Bildung von Azetylcholin Glukose oder Brenztraubensäure ein integrierender Bestandteil der biochemischen Reaktion ist, wurde mehrfach bewiesen (SANZ[1H]), FELDBERG und SOLANDT[2]), KAHLSON und MCINTOSH[3])).

Die Frage, ob Cocarboxylase für die Beseitigung der Brenztraubensäure im avitaminotischen Gehirnbrei und damit auch für die Größe der Atmung bestimmend ist, war längere Zeit umstritten, weil ein Aneurinzusatz allein schon eine Erhöhung des Sauerstoffverbrauches herbeiführt, ja sogar, wie OCHOA[4]) gefunden hat, bei Vorhandensein von geringen Cocarboxylasemengen eine stärkere Wirkung ausübt als eine gleich große Gabe von Cocarboxylase; dabei war in diesen Versuchen keine Synthese des Aneurins zu Cocarboxylase nachweisbar. Dieser «Ochoa»-Effekt hat sich als *hemmende Wirkung* des Aneurins auf die Phosphatase erwiesen (WESTENBRINK und VAN DORP[5])), die die Cocarboxylase durch Dephosphorylierung ständig inaktiviert. Wenn damit zwar die günstige Wirkung eines Aneurinzusatzes erklärt ist, ist immer noch nicht klar, warum Aneurin im Katatorulinversuch eine *stärkere* Wirkung hat als Cocarboxylase. BANGA, OCHOA und PETERS[6]) haben den Widerspruch aufgeklärt, indem sie zeigten, daß es eine Frage der Diffusion der zugesetzten Stoffe an den Ort der Wirkung und Synthese ist. Sobald der Hirnbrei fein genug zerteilt ist, regt *nur* die Cocarboxylase die Atmung an, sobald aber die Verteilung größer ist, tritt das Aneurin hervor, weil das kleinere Molekül

Adenosintriphosphatase
↓
Adenosintriphosphorsäure ⟶ Adenylsäure + Phosphat (1a)

Aneurin + Phosphat ⟶ Cocarboxylase (1b)

Phosphatase
↓
Cocarboxylase ⟶ Aneurin + Phosphat (2a)

Adenylsäure + Phosphat ⟶ Adenosintriphosphorsäure (2b)

1H) SANZ, M.: Pflügers Arch. *246*, 597 (1943); *247*, (1943).
2) FELDBERG, W., und SOLANDT, O. M.: J. Physiol. *93*, 46 (1938).
3) KAHLSON, G., und MCINTOSH, F. C.: J. Physiol. *96*, 277 (1939).
4) OCHOA, S.: Nature *141*, 831 (1938).
5) WESTENBRINK, H. G. K., und VAN DORP, D.: Nature *145*, 465 (1940).
6) BANGA, I., OCHOA, S., und PETERS, R. A.: Biochem. J. *33*, 1109 (1939).

rascher in die Zellen diffundieren kann und dort zu Cocarboxylase aufgebaut wird. Für diese Phosphorylierung ist Kohlehydrat, Cozymase und Adenosintriphosphorsäure als Phosphatdonator und -akzeptorsystem notwendig (OCHOA[1])). Im Gehirn und in den Nerven ist eine spezifische Adenosintriphosphatase vorhanden (REIS[2])), die offenbar diese Phosphatübertragung steuert. Auf einfachste Form gebracht, kann der Vorgang und seine fermentative Steuerung wie folgt dargestellt werden.

Nachdem KAISER[3H]) gefunden hatte, daß Aneurin in großen Dosen die Azetylcholinwirkung am Herzen vollständig hemmt, und nachdem SCHEINFINKEL[4H]) gezeigt hat, daß diese Wirkung «auswaschbar» ist, war die Vermutung naheliegend, daß das Adenosintriphosphatsystem der Angriffspunkt der Aneurinhemmung ist. Theoretisch von großer Bedeutung ist weiterhin die Feststellung, daß Cocarboxylase den «Kaisereffekt» selbst in ganz großen Dosen *nicht* zeigt (v. MURALT und RAAFLAUB[5H])). Durch die Entdeckung, daß bei Vagusreizung neben dem ersten Vagusstoff (Azetylcholin) immer ein zweiter Vagusstoff (Aneurin oder Aneurinverbindung) als Dämpfer *natürlicherweise* freigesetzt wird, erhielten alle diese Befunde einen Zusammenhang, den wir als äußerst bedeutungsvoll für das Verständnis des Systems Aneurin-Azetylcholin überhaupt halten; er sei daher kurz diskutiert.

Es ist vielleicht heute verfrüht, eine theoretisch voll befriedigende Erklärung geben zu wollen. Wenn trotzdem ein Versuch gewagt wird, so soll gleich zu Beginn deutlich gemacht werden, von welchen Annahmen er ausgeht. Der Leser wird gebeten zu berücksichtigen, daß das Bestreben auch an diesem Punkt der Darstellung offensichtlichen Schwierigkeiten nicht aus dem Wege zu gehen maßgebend war, eine Theorie zu entwickeln, die beim jetzigen Stand der Kenntnisse natürlich kritisiert werden kann. Auch wenn die folgenden hypothetischen Ausführungen sich als ganz falsch erweisen sollten, werden sie wenigstens dazu beigetragen haben, die Situation zu klären!

Beim Herzmuskel, wie auch beim Skelettmuskel wird das Muskelmyosin bei der aktiven Kontraktion zu einer wirksamen Adenosintriphosphatase (LIUBIMOVA und ENGELHARDT[6]), SZENT-GYÖRGYI und BANGA[7]), EDSALL und SINGHER[8]), NEEDHAM[9]), BAILEY[10]) KLEINZELLER[11])) und setzt damit die Kette der Reaktionen in Gang, die die freie Energie liefern, um die kontrahierte Faser wieder in den Ruhezustand zu bringen. An der Spitze dieser Reaktionskette steht die Adenosintriphosphorsäure, deren Spaltung die freie Energie liefert, um die

---

1) OCHOA, S.: Biochem. J. *32*, 1501 (1938).
2) REIS, J.: Enzymologia *2*, 110 (1937).
3H) KAISER, P.: Pflügers Arch. *242*, 504 (1939).
4H) SCHEINFINKEL, N.: Helv. physiol. acta *1* (1943).
5H) MURALT, A. v., und RAAFLAUB: Unveröffentlicht.
6) LIUBIMOVA, M. N., und ENGELHARDT, W. A.: Biokhimiya *4*, 716 (1939).
7) SZENT-GYÖRGYI, A., und BANGA, I.: Science *93*, 158 (1941).
8) EDSALL, J. T., und SINGHER: Vgl. Advances in Protein Chemistry *1*, 297 (1944).
9) NEEDHAM, D. M.: Biochem. J. *36*, 113 (1942).
10) BAILEY, K.: Biochem. J. *36*, 121 (1942).
11) KLEINZELLER, A.: Biochem. J. *36*, 729 (1942).

kontrahierten Myosinketten zur Erschlaffung zu bringen und für die nächste Kontraktion aktionsbereit zu machen. Durch die nachfolgenden chemischen Reaktionen wird die Adenosintriphosphorsäure wieder aufgebaut. Sie stellt also einen nur vorübergehend und immer wieder aufs neue beanspruchten Energiespeicher dar, dessen freie Energieverausgabung fortlaufend von anderen chemischen Prozessen her ersetzt wird (Prinzip der energetischen Kopplung von MEYERHOF). Was wird an diesem Sachverhalt geändert, wenn durch Verstärkung der Vaguswirkung vermehrt Azetylcholin freigesetzt oder wenn von außen Azetylcholin zugesetzt wird? An den Herzmuskelfasern wird die Kontraktion verringert (negativ inotrope Wirkung) und die Erschlaffung beschleunigt. Außerdem wird die Frequenz herabgesetzt, die Reizschwelle erhöht und die Überleitungszeit verlängert (Effekte, die mit der Muskelfaser *direkt* nichts zu tun haben). Wie ist die negativ inotrope Wirkung des Azetylcholins auf die Muskelfaser zu erklären?

1. Annahme: Wir machen die Hilfshypothese, daß Azetylcholin die Adenosintriphosphatasewirkung des Myosins so aktiviert, daß das Ferment in einer *früheren* Phase der Kontraktion voll wirksam wird.

Folgen der 1. Annahme: Die Reaktion, die zur Erschlaffung führt (1a): Adenosintriphosphorsäure → Adenylsäure + Phosphat setzt früher ein. Es kommt zu einem verfrühten Abbruch des Kontraktionsvorganges und zu einer beschleunigten Erschlaffung. Die Herzpause wird länger und für die Erholungsvorgänge zwischen den Herzrhythmen steht mehr Zeit zur Verfügung. Es kommt zu der bekannten histotropen Wirkung des Vagus (Ökonomisierung der Kräfte, Schonung des Muskelapparates und Aufspeicherung von Reserven). Nun hat HESS[1]) aber darauf hingewiesen, daß bei der Verdauungsarbeit, wo der Vagustonus ganz allgemein erhöht ist, die Vaguswirkung am Herzen *nicht* eintritt, indem unter diesen Bedingungen das Herz ein großes Minutenvolumen fördert und der Vaguswirkung entzogen zu sein scheint. Wir glauben (WYSS und v. MURALT[2H]), v. MURALT[3H])) den Beweis erbracht zu haben, daß die Freisetzung des zweiten Vagusstoffes die gesuchte antagonistische Komponente sei, die in solchen Fällen die Wirkung des Azetylcholins dämpfen oder sogar aufheben kann. Die Betrachtung verschiedener Grenzfälle möge ein Bild davon geben, wie wir die Wirkung des zweiten Vagusstoffes sehen.

1. *Kaiser-Effekt:* In großer Menge von außen zugesetztes Aneurin hebt die Azetylcholinwirkung am Herzen auf. Wird Cocarboxylase zugesetzt, so tritt der Hemmungseffekt *nicht* ein.

2. *Annahme:* Wir nehmen an, daß eine einseitige Verschiebung der Reaktion 1a

(1a) Aneurin + Phosphat → Cocarboxylase

und eine völlige Hemmung der Reaktion 2a durch Wirkung des Aneurins auf die Phosphatase

---

[1]) HESS, W. R.: Die Regulation des Blutkreislaufes. Leipzig 1930.

[2H]) WYSS, F., u. MURALT, A. v.: Helv. physiol. acta *2*, C 61 (1944).

[3H]) MURALT, A. v.: Vagusstoffe. Experientia *1*, 136 (1945).

(2a) Cocarboxylase → Aneurin + Phosphat
eine starke Störung der Reaktion

(2b) Adenylsäure + Phosphat → Adenosintriphosphorsäure
zur Folge hat. Die Reaktion 1a führt bei Zusatz von Aneurin wegen dem Massenwirkungsgesetz zu einer Cocarboxylaseanhäufung, die Reaktion 2a läuft nicht ab wegen der Phosphatasehemmung (vgl. S. 310) und es wird verständlich, warum Aneurin wirksam, Cocarboxylase aber ganz unwirksam ist.

3. *Annahme:* Wir nehmen an, daß eine Störung der Reaktion (2b), die durch das Azetylcholin bewirkte Aktivierung der Adenosintriphosphatase deswegen unwirksam macht, weil die Resynthese der Adenosintriphosphorsäure auf anderen Wegen erfolgen muß und langsamer abläuft. In diesem Augenblick kommt es zur vollen Entwicklung der Kontraktion der Muskelfasern und die negativ inotrope Wirkung des Azetylcholins ist aufgehoben.

2. *Bradykardie der Avitaminose:* Bei der Ratte, aber auch beim Menschen (Williams, Mason, Wilder und Smith[1])) tritt bei künstlicher B_1-Avitaminose eine deutliche Bradykardie auf, die bei Vitaminzufuhr sofort verschwindet.

4. *Annahme:* Die Bradykardie wird als ein umgekehrter Kaiser-Effekt betrachtet, indem durch Cocarboxylasemangel die Hemmung der Azetylcholinwirkung aufgehoben wird. Die Ausschaltung des Antagonisten führt zur vollen Wirkung des gebildeten Azetylcholins. Gleichzeitig fehlt aber auch das Ferment, das für den Brenztraubensäureabbau wichtig ist, und damit entsteht die schon lange bekannte Anhäufung der Brenztraubensäure im Herzen, die bisher als die Hauptursache der Bradykardie angesehen wurde. Wir fassen die Bradykardie primär als eine Störung des Gleichgewichtes im Antagonismus Aneurin–Azetylcholin zuungunsten des Aneurins auf, und erst sekundär als eine Folge der Vermehrung der Brenztraubensäure.

3. *Die «Zuckerbremse»*: Der Ausdruck stammt von Feldberg[2]) und hat wahrscheinlich eine sehr große Bedeutung. Was ist damit gemeint? Feldberg hat gefunden, daß Glukose in größeren Konzentrationen, wie sie z. B. im Blutzucker vorliegen, eine hemmende Wirkung auf die Azetylcholinbildung ausübt. Diese Beobachtung ist in etwas anderer Form schon von Bergami[3]) 10 Jahre vorher gemacht worden, indem er feststellte, daß der Austritt von Azetylcholin aus einem gereizten Nerven in eine Badeflüssigkeit durch Glukose in nicht näher beschriebener Weise gehemmt wird. Die Glukose übt in größeren Konzentrationen eine bremsende Wirkung auf die Azetylcholinbildung aus, ist aber in kleinerer Menge für die Bildung des Azetylcholins *in vivo* (Kahlson und McIntosh[4]), Welsh[5])) und *in vitro* unbedingt notwendig (Quastel und

---

[1]) Williams, R. W., Mason, H. L., Wilder, R. M., und Smith, B. F.: Arch. int. Med. *66*, 785 (1940).

[2]) Feldberg, W.: J. Physiol. *103*, 367 (1945).

[3]) Bergami, G.: Boll. Soc. Ital. Biol. sper. *11*, 275 (1936).

[4]) Kahlson, G., und McIntosh, F. C.: J. Physiol. *96*, 277 (1939).

[5]) Welsh, J. H.: Amer. J. Physiol. *141*, 109 (1944).

Mitarbeiter[1]), MANN[2]) und Mitarbeiter, SANZ[3H])). Einen besonderen Einblick in die Zusammenhänge lassen die Versuche von WELSH[4]) erkennen. Er fand, daß Insulin die Empfindlichkeit des Herzens gegenüber Azetylcholin erniedrigt, die Empfindlichkeit des Bauchdeckenmuskels für Azetylcholin aber erhöht. Der Zusammenhang mit dem Blutzuckerspiegel ist nicht direkt maßgebend, sondern es scheint, daß die *Größe des Zuckerstoffwechsels* in den Organen der steuernde Faktor für diese Wirkung ist. Wurden die Tiere bei höherer Temperatur gehalten, bei der die Insulinwirkung viel schneller abklingt, dann trat nach 24 Stunden eine Umkehr des Effektes ein, indem die Empfindlichkeit des Herzens für Azetylcholin erhöht und diejenige des Bauchdeckelmuskels erniedrigt wurde. Der Vergleich dieser Versuche mit dem Kaiser-Effekt und der von uns formulierten allgemeinen Feststellung, daß Aneurin überall dort fördernd wirkt, wo das Azetylcholin reizt und überall dort bremst, wo Azetylcholin hemmend wirkt (vgl. S. 311), läßt einen merkwürdigen Zusammenhang erkennen. Die Insulinversuche von WELSH entsprechen genau dem, was beobachtet würde, wenn an Stelle des Insulins Aneurin gegeben würde. Dieser Zusammenhang ist nicht so überraschend, wie er zuerst scheint. Es ist bekannt, daß Aneurin ein Synergist der Insulinwirkung ist, indem es insulinsparend wirkt, bei Glukosebelastung die Toleranz verbessert und die Insulinwirkung verstärkt. Die Abhängigkeit des Zuckerstoffwechsels vom Aneurin ist ja ebenfalls ganz bekannt und hat ergeben, daß der Zucker nur bei gleichzeitiger Anwesenheit von Aneurin im Stoffwechsel voll ausgenützt werden kann und daß umgekehrt jede Zuckerbelastung den Aneurinbedarf des Organismus steigert.

Damit haben wir eine Reihe von Gesichtspunkten gewonnen, die uns die Betrachtung des Zusammenhanges Aneurin–Azetylcholin im peripheren Nerven erleichtern.

Im Vordergrund des chemischen Geschehens bei der Erregung des peripheren Nerven ist die plötzliche Freisetzung von Azetylcholin aus Proazetylcholin und die stark depolarisierende Wirkung in kleinsten Mengen. BARNES und BEUTNER[5]) haben sogar an Ölketten diese Wirkung aufzeigen können, an denen das Azetylcholin eine plötzliche, sehr rasch entstehende negative Schwankung auslöst und in dieser Wirkung ein einzigartiger Stoff ist. Ob die Azetylcholinbildung die D-Phase des Spitzenpotentials verursacht, ob es durch Depolarisation eines Hilfssystems zu der R-Phase führt, oder ob es mit dem positiven Nachpotential zusammenhängt, kann erst beantwortet werden, wenn der genaue Zeitpunkt seiner Bildung festgelegt ist. Wir glauben, daß die Azetylcholinfreisetzung *eher* ein Restitutionsvorgang ist, da es sich bei der Monojodessigsäure-Vergiftung ansammelt und diese Ansammlung eine gewisse

---

1) QUASTEL, J. H., TENNENBAUM, M., und WHEATLEY, A. H. M.: Biochem. J. *30*, 1668 (1936).

2) MANN, P. J. G., TENNENBAUM, M., und QUASTEL, J. H.: Biochem. J. *32*, 243 (1938); *33*, 822 (1939).

3H) SANZ, M.: Pflügers Arch. *246*, 597 (1943). *247* (1943).

4) WELSH, J. H.: Amer. J. Physiol. *141*, 109 (1944).

5) BARNES, T. C., und BEUTNER, R.: Amer. J. Physiol. *133*, P 204 (1941).

Analogie zu der Adenylsäureanhäufung im vergifteten Muskel bildet. Ähnlich wie es für das Adenosintriphosphorsäure-System im Muskel gilt, ist das System Proazetylcholin–Azetylcholin auf eine rasche Resynthese angewiesen, denn bei jeder Erregung wird nach unseren Messungen $^1/_{10}$–$^1/_{20}$ der vorhandenen Menge freigesetzt. Daß man nach langen Reizperioden und sofort anschließender Extraktion noch nachweisbare Mengen von freigesetztem Azetylcholin im Nerven findet, ist ein Anzeichen dafür, daß bei längerer Reizung die Resynthese mit der Neubildung nicht Schritt halten konnte, so daß es doch zu vorübergehender Anhäufung kommt. Für die Resynthese des Azetylcholins kommen vor allem zwei Wege in Frage: 1. die direkte Rückbildung zu Proazetylcholin (vgl. S. 288), auf die das Verschwinden von Kaliumionen günstig einwirkt, nachdem durch das Freiwerden des Kaliums der gegenläufige Prozeß beschleunigt wurde; 2. ein oxydativer Aufbau des aus dem Azetylcholin durch Esteraseeinwirkung gebildeten Cholins über Betainaldehyd und eine CANNIZZAROreaktion mit Azetaldehyd zu Azetylcholin (STRACK[1]) und Mitarbeiter).

1. $HO \cdot N(CH_3)_3 \cdot CH_2 \cdot CH_2OH \xrightarrow{O_2} HO \cdot N(CH_3)_3 \cdot CH_2CHO$

2. $HO \cdot N(CH_3)_3 \cdot CH_2CHO + CH_3CHO \xrightarrow{O_2} H \cdot ON(CH_3)_3CH_2CH_2OCOCH_3$

Wie der Vorgang abläuft ist noch *sehr fraglich*. Sicher ist die Feststellung, daß es bei Blockierung der Esterase mit Eserin im Nerven nicht zu einer Azetylcholinanhäufung kommt und daß bei Monojodessigsäure-Vergiftung eine solche Anhäufung eintritt. Es muß also ein vergiftbarer Prozeß die Rückbildung des Azetylcholins begünstigen, der nicht über Cholin als Ausgangsmaterial führt.

Woher stammt das zur Azetylcholinsynthese erforderliche Cholin? Lezithin und Sphingomyelin enthalten in ihrem Molekül Cholin und sind die Hauptphosphatide der Markscheide. GERARD und TUPIKOVA[2]) haben nun bei Reizung der Nerven eine Verschiebung des Phosphors aus der Phosphatidfraktion in die säurelösliche Fraktion festgestellt. Damit wird aber auch das Cholin frei und könnte durch Azetylierung (z. B. mit der im Brenztraubensäure-Abbau frei werdenden Essigsäure) zur Azetylcholinbildung gebraucht werden. Nachdem es sich erweist, daß die Cholinesterase zum größten Teil in der Markscheide lokalisiert ist (NACHMANSOHN und STEINBACH[3]) kann angenommen werden, daß das Ferment in der Nähe der «Cholinlager» liegt, und aus diesem Grunde bezeichnen wir die Markscheide als den *Speicher 1*. Das frei werdende Phosphat könnte unter Umständen vom Aneurin abgefangen werden und zur Bildung von Cocarboxylase Anlaß geben. Diese Vermutung hat deswegen eine gewisse Wahrscheinlichkeit, weil ja auch gezeigt werden konnte, daß der größte Teil des zu Thiochrom im Nerven umwandelbaren Aneurins in der Markscheide liegt, (v. MURALT[4H])) und weil auch NACHMANSOHN und STEINBACH[3]) an der Riesen-

---

[1]) STRACK, E. P. W., und SCHWANEBERG, H.: Z. physiol. Chem. *245*, 11 (1936).

[2]) GERARD, W., und TUPIKOVA, W.: J. cell. a. comp. Physiol. *13*, 1 (1939).

[3]) NACHMANSOHN, D., und STEINBACH: Science *95*, 76 (1942).

[4H]) MURALT, A. v.: Pflügers Arch. *247*, 1 (1943).

nervenfaser des Tintenfisches eine Konzentrierung des Aneurins in der Markscheide oder nahe dabei feststellten. Als *Speicher 2* kommt Kohlehydrat in Frage, das letzten Endes wohl auch im Nerven der wirksame Energiespeicher ist. Speicher 1 und Speicher 2 sind nach unserer Auffassung durch Phosphat- und damit Energieüberträger-Systeme gekoppelt. Wie man sich die Vorgänge etwa *denken* kann, ist in dem nachfolgenden Schema, welches 1943 aufgestellt wurde, dargestellt. Es ist ein Versuch, die vorliegenden Kenntnisse und Tatsachen zu einem Bild zu fügen, und nicht mehr!

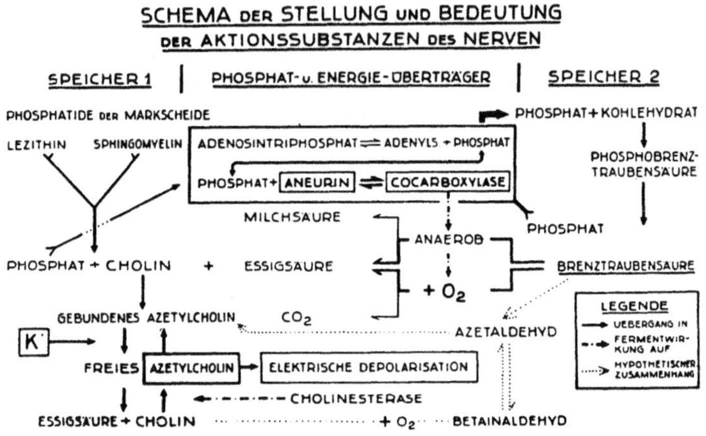

Abb. 124.

Überblickt man die bis jetzt vorliegenden Daten über chemische Anzeichen der Nervenerregung, so kann etwa Folgendes gesagt werden: der Aktionszustand des Nerven ist chemisch durch die Freisetzung von Azetylcholin, Aneurin, Kalium und A_4 gekennzeichnet. Die Beteiligung weiterer Stoffe ist wahrscheinlich. Phosphatverschiebungen, Sauerstoffverbrauch, Kohlensäureproduktion und Ammoniakbildung sind festgestellt worden. Es ist möglich, daß die Kaliumfreisetzung der primäre Vorgang ist, an den sich die anderen anschließen, und es ist sehr wahrscheinlich, daß die übrigen Aktionssubstanzen in eine Kette erholender Prozesse hineingehören. *Daß* sie in irgendeiner Weise miteinander verknüpft sind, ist wahrscheinlich, *wie* sie aber zusammenhängen ist noch sehr ungewiß. Aneurin und Azetylcholin sind Antagonisten dort, wo Azetylcholin hemmend wirkt, Synergisten dort, wo Azetylcholin erregend wirkt. Wir vermuten, daß die im Tierkörper bei natürlicher Erregung freigesetzte Aneurinverbindung sehr aktiv ist, denn der polarographisch nachweisbare Stoff A_4, der im Nerven und im Blut vorkommt, besitzt eine solche Aktivität.

An diesem Punkt müssen wir das Kapitel über die chemischen Anzeichen der Erregung schließen. Spekulationen würden uns nicht mehr weiterführen. Nur die experimentelle Weiterarbeit auf diesem neuerschlossenen Gebiet kann uns weitere Einblicke versprechen!

Technik der Ermittlung von Aktionssubstanzen

Wie in allen naturwissenschaftlichen Disziplinen, sind auch in der Nervenphysiologie die Meßmethoden die Grundlage, auf der entscheidende Erkenntnisse aufgebaut werden müssen. Sie haben eine um so größere Bedeutung, als uns die nervenphysiologischen Probleme besondere Aufgaben stellen: die elektrischen, thermischen und chemischen Anzeichen des Aktionszustandes sind so geringfügig, daß nur außerordentlich verfeinerte Methoden ihren Nachweis ermöglichen. Mit der Verfeinerung einer Methode wachsen aber auch immer die möglichen Fehlerquellen, so daß nur eine ganz sorgfältige Prüfung aller Befunde und eine eingehende Besprechung der Fehlerquellen die für weitere Schlüsse erforderliche Basis abgeben darf.

Die Gewinnung der Ausgangssubstanzen

a) Das Einfrierverfahren von v. Muralt[1H])

Das Verfahren, den chemischen Momentzustand eines Gewebes durch plötzliches Einfrieren mit flüssiger Luft zu fixieren, hat in der Muskelchemie große Erfolge gebracht (vgl. MEYERHOF[2])). Zwei Überlegungen waren für die Einführung dieses Gedankens maßgebend: 1. die flüssige Luft, mit ihrer niedrigen Temperatur von -194^0 bildet ein Kältebad, dessen abkühlende Wirkung auf eingetauchte Körper sehr groß ist, so daß der Nullpunkt, bei dem alle chemischen Reaktionen im Gewebe stillstehen, rasch erreicht wird. Je kleiner die Dimensionen des eingetauchten Gewebes sind, desto kürzer ist die zwischen dem Eintauchen und der Stillstellung des chemischen Geschehens im Gewebe verstreichende Zeit. Je kleiner das Gewebsstückchen ist, desto schwieriger ist es aber andererseits eine für die chemischeAnalyse ausreichende Menge von Stoffen zu gewinnen. Man muß daher die Größe der eingetauchten Gewebsstücke mit Rücksicht auf die Einfriergeschwindigkeit nach oben, mit Rücksicht auf die chemische Analyse nach unten beschränken und wird so oft zu Kompromißlösungen geführt, die nicht immer befriedigend sind. 2. Für die chemische Aufarbeitung muß das Gewebe zerstört werden, um die in ihm gelagerten Stoffe der Analyse zugänglich zu machen. Jede Zerstörung von Geweben führt zur Freisetzung von Fermenten und dabei kommt es (Zerschneiden, Zerhacken, Zerreiben, Mahlen, Zerpulvern) zu sehr starken chemischen Umsätzen. Da aber alle uns interessierenden chemischen Vorgänge im Gewebe fermentativ gesteuert sind, kommt es, wenn nicht ganz besondere Vorkehrungen chemischer Art getroffen werden (Blockierung der in Frage kommenden Fermente) zur vollständigen Verwischung des ursprünglichen Bildes, bevor die chemische Analyse überhaupt beginnen kann. Friert man ein Gewebe ein, so kann man es im sehr spröden gefrorenen Zustand ausgezeichnet pulverisieren. Während dieser Zeit bleiben die Fermente inaktiv und werden sogar meist durch die tiefe Temperatur teilweise geschädigt. Läßt man jetzt das Gewebspulver auftauen, so beginnen natürlich die chemischen Umsätze mit den noch vorhandenen Fermenten wieder. Ihre Geschwindigkeit hängt aber sehr stark von dem Vorhandensein von Strukturen ab. Durch die weitgehende Pulverisierung erreicht man meist eine Strukturzerstörung, die zum mindesten zu einer merklichen *Verlangsamung* aller Vorgänge führt, so daß man bei raschem Arbeiten hoffen kann, noch ein einigermaßen unverfälschtes Bild des ursprünglichen Zustandes vorzufinden. Durch Zusätze, entsprechend vorsichtige und rasche Verarbeitung, gelingt es, das chemische Momentbild relativ lange zu erhalten.

[1H]) MURALT, A. v.: Pflügers Arch. *245*, 604 (1942).

[2]) MEYERHOF, O.: Die chemischen Vorgänge im Muskel und ihr Zusammenhang mit Arbeitsleistung und Wärmebildung (Berlin 1930).

Die Anwendung dieser, in der Muskelchemie bewährten Überlegungen auf das besondere Problem den Aktionszustand im Nerven zu fixieren, hat zu folgender Methode geführt: Auf der Leitungsstrecke eines Nerven von der Länge l befinden sich, wenn v die Fortpflanzungsgeschwindigkeit der Erregungswelle ist

$$n = l \cdot \frac{\nu}{v} \tag{1}$$

Aktionszustände bei andauernder Reizung mit der Frequenz ν. Auf einer Nervenstrecke von 5 cm Länge z. B. ist bei einer Reizfrequenz von $\nu = 400$ sec und einer Fortpflanzungsgeschwindigkeit $v = 20$ m/sec in jedem Augenblick immer nur eine Erregungswelle anzutreffen. Der Aktionszustand besteht aus der Erregungswelle und der Restitutionswelle. Die zeitliche Dauer des Aktionszustandes sei τ, dann ist die Nervenstrecke λ, die in einem Augenblick vom Aktionszustand belegt ist,

$$\lambda = v \cdot \tau, \tag{2}$$

wenn v die Fortpflanzungsgeschwindigkeit ist. Die Erregungswelle nimmt die Strecke

$$\lambda_E = v \cdot \tau_E \tag{2a}$$

und die Restitutionswelle die Strecke

$$\lambda_R = v \cdot \tau_R \tag{2b}$$

ein, wenn $\lambda_E + \lambda_R = \lambda$ und τ_E resp. τ_R die Zeitdauer der Erregungs- und Restitutionswelle sind.

In einer markhaltigen Nervenfaser von 10 μ Dicke betrage die Fortpflanzungsgeschwindigkeit $v = 20$ m/sec. Die Zeitdauer des Spitzenpotentials sei $\tau_E =$ 0,5 msec, diejenige der Restitutionswelle $\tau_R = 9{,}5$ msec, was sicher zu viel ist. Die Erregungswelle nimmt eine Strecke von 1 cm, die Restitutionswelle nimmt 19,5 cm in Anspruch (vgl. auch S. 224). Rechnet man zu der Erregungswelle nur den Betrag der absoluten Refraktärwelle (vgl. S. 236) hinzu, deren Dauer mit 0,5 msec angenommen sei, so kommt man immer noch auf eine Strecke von 2 cm, d. h. auf einem Nerven von 5 cm Länge (das ist die Länge eines gut zugänglichen Nerven des n. ischiadicus beim Frosch) befindet sich in einem Augenblick immer nur *eine* einzige Erregungswelle und beansprucht 20% der ganzen Nervenlänge. Es muß daher ein Verfahren ersonnen werden, mit dem die Zahl der Erregungswellen auf einem Nerven angereichert wird, damit eine möglichst gute Ausbeute entsteht.

In der Physik ist das *Dopplerprinzip* in der Akustik und in der Optik gut bekannt. Ein Beispiel möge es erläutern: nähert man sich mit dem Eisenbahnzug einer läutenden Glocke, so ist der Ton höher als für einen ruhenden Beobachter, entfernt man sich von ihr, so ist er tiefer und beim Vorbeifahren sinkt der Ton plötzlich vom hohen auf den tiefen Ton. Anders ausgedrückt kann man das Prinzip so formulieren: für den Gegenläufer ist die Frequenz erhöht, für den Mitläufer erniedrigt, und zwar um so mehr, je größer die Laufgeschwindigkeit ist. Dieses Prinzip wurde auch auf das Einfrierverfahren erregter Nerven angewendet und hat sehr gute Erfolge gehabt. Der Nerv, der von Elektroden aus gereizt werden kann, wird mit einer Geschwindigkeit von 1 m/sec in flüssige Luft eingetaucht. Nach 10 m/sec taucht eben gerade 1 cm des Nerven in die flüssige Luft ein und auf dieser Strecke liegt die erste Erregungswelle. Gleichzeitig wird am oberen Ende des Nerven durch den 2. Reiz die 2. Erregungswelle ausgelöst. Zehn msec später ist diese Erregungswelle im unteren Ende des Nerven angekommen und auf dem nächsten cm festgefroren worden und schon wird durch den 3. Reiz die 3. Erregungswelle gebildet, die nach einer weiteren $^1/_{100}$ sec als nächste eingefroren wird. In dieser Weise wird durch die gegenseitige Verschiebung zwischen Einfrierfront (Oberfläche der flüssigen Luft) und Nerv nach dem Gegenläuferprinzip eine Vermehrung der auf einer Nervenstrecke einfrierbaren Erregungswellen erreicht. Ohne dieses Prinzip könnte nur *eine* Erregungswelle auf einem Nerven von 5 cm Länge eingefroren werden. Durch die Verwendung der Gegenläufigkeit kann pro cm Nerv *je eine* Erregungswelle festgefroren werden.

In exakter Weise formuliert, lautet die dargestellte Gesetzmäßigkeit wie folgt:

Es sei v die Fortpflanzungsgeschwindigkeit des Aktionszustandes, v' die Geschwindigkeit, mit der der Nerv eingetaucht wird, λ die Ausdehnung des Aktionszustandes, ν die Reizfrequenz und l die Länge des Nerven, dann ist die Dauer t', während welcher eingefroren wird,

$$t' = \frac{l}{v'} \tag{3}$$

und die Zahl der fixierbaren (punktförmig gedachten) Aktionszustände

$$n' = \nu \cdot \frac{l}{v'} \tag{4}$$

Da aber der Aktionszustand eine ganz bestimmte Ausdehnung λ auf der Nervenstrecke besitzt, ist die minimale Eintauchgeschwindigkeit v' begrenzt durch

$$v' = \nu \cdot \lambda. \tag{5}$$

Die Größe λ bestimmt, wieviele Aktionszustände hintereinander auf einen Nerven «Platz haben». Für den motorischen Froschnerven gilt etwa $\lambda = 0{,}01$ m, unter Einrechnung der Dauer des Spitzenpotentiales. Aus später zu erörternden Gründen muß die Einfriergeschwindigkeit $v' = 1$ m/sec gewählt werden. Nach (5) muß dann mit 100 Reizen pro Sekunde gereizt werden. Unter diesen Bedingungen wird pro cm Nerv *ein* Aktionszustand festgefroren, und diese Anordnung hat bei weitem die besten Resultate gegeben. Die Zahl der auf einem Nerven festgefrorenen Erregungswellen hängt nur von ν, l und v' (4), also genau meßbaren experimentellen Größen ab.

Die Frage, ob diese Überlegungen zulässig sind oder nicht, wird am besten experimentell beantwortet. Abb. 125 zeigt die Abhängigkeit der gefundenen

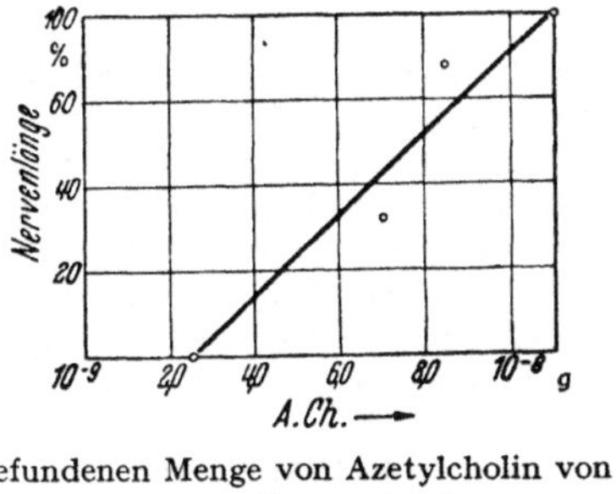

Abb. 125. Abhängigkeit der gefundenen Menge von Azetylcholin von der Länge der «erregt» eingefrorenen Nervenstrecke.

Menge an 1. Aktionssubstanz (Azetylcholin) von der erregbaren Nervenlänge. Da der Nerv auch im Zustand der Ruhe Azetylcholin enthält, konnten nicht einfach verschieden lange Nerven eingetaucht werden, sondern mußten *gleich lange* Nerven mit verschieden langen Sammelstrecken für Erregungswellen eingetaucht werden. Die Nerven wurden zu diesem Zweck mit Fadenligaturen in verschiedenen Höhen versehen. Die Erregungswellen können dann nur bis zur Ligatur laufen. Unterhalb der Ligatur ist der Nerv unerregt, oberhalb der Ligatur werden die Erregungswellen eingefroren. Die Azetylcholinmenge ist ungefähr der Länge der von Erregungswellen belegten Strecke proportional, so daß die theoretischen Überlegungen auch experimentell zu bestätigen sind.

Um eine gleichförmige Eintauchgeschwindigkeit des Nerven zu erreichen, wurde der in Abb. 126 wiedergegebene Apparat benützt, der eine Modifikation des Atwoodschen Fallapparates ist. Ein mit gleichförmiger Geschwindigkeit v' fallendes Gewicht ($ZG + TG$) (gebremst durch verstellbare Luftflügel *Fl* und eine Wirbelstrombremse in einem Magnetfeld *MBr*) nimmt einen Tragarm, der auf der Gleitbahn *G* verschiebbar ist, über ein kurzes Wegstück mit. Durch die

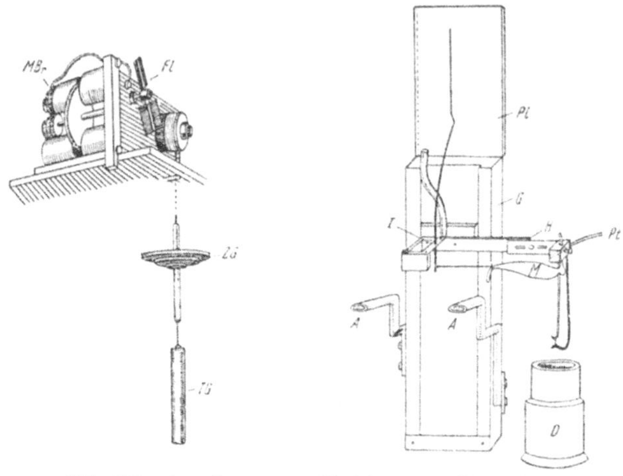

Abb. 126. *Anordnung zum Einfrieren von Nervenfasern.*
Links der Fallapparat, rechts der Schlitten, auf welchem das Gewicht *TG* nach freiem Fall auftrifft. *MBr* Magnetbremse, *Fl* Luftflügel, beides zur Überführung des Falles in eine konstante Geschwindigkeit. *TG* Treibgewicht; *ZG* abhebbares Zusatzgewicht; *Pl* berußte Glasplatte; *G* Gleitbahn; *I* isometrischer Hebel; *H* Halter; *AA* Abhebearm; *M* Muskel; *D* Dewar-Gefäß; *Pt* Platindrahtelektroden.

Arme *AA* wird das Gewicht *ZG* abgefangen und damit kommt auch die Bewegung des Tragarms sofort zum Stehen. Am Tragarm ist das Nervmuskelpräparat so befestigt, daß der Nerv in die flüssige Luft eingeschossen wird, während gleichzeitig der Muskel *M* an einem isometrischen Hebel *I* angreifend, seine Spannungsentwicklung mit einem Schreibzeiger auf der berußten Glasplatte *Pl* aufschreibt. Mit den Platinelektroden *Pt* wird während der Bewegung ständig gereizt. Das Niveau der flüssigen Luft im Dewar-Gefäß wird so eingestellt, daß der Nerv eben gerade ganz eintaucht, wenn das Treibgewicht auf den Armen *AA* abgehoben wird.

Der eingefrorene Nerv weist ohne Reizung bei einer Eintauchgeschwindigkeit von 1 m/sec den Zustand auf, der einem reizlosen Einfrieren am nächsten kommt. Aus diesem Grund wird die Geschwindigkeit 1 m/sec in allen Versuchen beibehalten.

Die Verarbeitung erfolgt durch Zerpulvern in Kohlensäureschnee, Auftauen und kurze Extraktion bei genau festgelegter Temperatur und soll nie länger als 15 Minuten dauern. Anschließend erfolgt die Abtrennung des Extraktes vom Substrat durch Filtrieren oder Zentrifugieren. Als Extraktionsmittel haben sich bewährt: Ringer-Lösung mit Eserin 1 : 5000 bis 1 : 200000; n/200 HCl; n/100 HCl-

Alkohol; Trichloressigsäure 10%; eine günstige Relation ist 10 mg Nervenfrischgewicht: 1 cm^3 Extraktionsmittel. Wird von zwei Personen genau nach der Stoppuhr mit identischen Geräten gearbeitet, so werden die besten Resultate für Extrakte gereizter und ungereizter Nerven erhalten. Die beiden Portionen müssen natürlich immer genau gleich viele symmetrische Nerven von genau gleicher Länge enthalten.

Als Reiz werden entweder Kondensatorentladungen mit einer Frequenz von 100/sec von einem rotierenden Kommutator verwendet oder rechteckige Stromstöße von einem von WEIDMANN im Hallerianum konstruierten Röhrengenerator (vgl. Abb. 30a). Dieser Generator stellt rechteckige Stromstöße beliebiger Frequenz und beliebiger Flußdauer her und ist ganz universell zur Reizung jeder Nervenart brauchbar.

Bei allen Versuchen mit dem Einfrierverfahren haben wir die Erfahrung gemacht, daß es eine souveräne Methode ist, um chemische Unterschiede zwischen erregten und unerregten Nerven sicher und reproduzierbar zu erfassen.

b) Die Azetylcholinbestimmung

Die Technik der Azetylcholinbestimmung mit dem Rückenmuskel des Blutegels ist von FÜHNER[1]) und anderen Autoren beschrieben worden (DALE[2]), FELDBERG und KRAYER[3]), GADDUM[4])). Wir verwenden die Technik der genauen Zeiteinteilung mit vorangehender Stabilisierung des Präparates durch eine starke Azetylcholingabe. Es wird dadurch etwas unempfindlicher, zeigt aber im Anschluß an die Stabilisierungsdosis einen ganz regelmäßigen zeitlichen Abfall der Empfindlichkeit, wie er in Abb. 109 dargestellt ist. Während der ganzen Versuchsdauer, die wegen den einzuhaltenden Pausen von 30 Minuten meist einen ganzen Tag dauert, wird das Präparat reichlich mit Sauerstoff versorgt und mit Eserin–Ringer bespült. Eine Anordnung, mit der die Lösungen leicht gewechselt werden können und alle verwendeten Teile ganz sauber gehalten werden können, zeigt Abb. 127a, und ihre Ausführung in mehrfacher Auflage, um möglichst viele Simultanbestimmungen ausführen zu können, Abb. 127b. Die genauen Arbeitsvorschriften und die bei der Auswertung der Kurven vorzunehmenden Interpolationen wurden ausführlich beschrieben (v. MURALT[5H])).

Die Technik der Azetylcholinbestimmung am Froschherzen und die erforderlichen Kontrollversuche werden auf S. 168 dieses Buches erwähnt. Kontrollversuche mit dem Blutdruckversuch eines Warmblüters sind nur zur Differenzierung der verschiedenen Cholinester notwendig (vgl. GADDUM).

c) Die Aneurinbestimmung

Der Bradykardietest: Die avitaminotische Ratte hat einen niedrigeren Puls (Bradykardie) als die normale Ratte (BIRCH und HARRIS[6])). Über die Entstehung dieses Phänomens vgl. S. 313. Die Hauptschwierigkeit des Bradykardietests besteht in der Pulszählung, da die Ratte eine sehr hohe Frequenz von 500—600/min hat. In der Regel wird das Elektrokardiogramm der Ratte registriert und nachher ausgezählt. Wir haben im Hallerianum eine neue, elegantere

1) FÜHNER, H.: Arch. f. exper. Path. *82*, 81 (1918).

2) DALE, H. H.: Reizübertragung durch chemische Mittel im peripheren Nervensystem. (Wien 1935.)

3) FELBERG, W., und KRAYER, O.: Arch. f. exper. Path. *172*, 170 (1933).

4) GADDUM, J. H.: Gefäßerweiternde Stoffe. (Leipzig 1936.)

5H) MURALT, A. v.: Pflügers Arch. *245*, 604 (1942).

6) BIRCH, T. W., und HARRIS, L. J.: Biochem. J. *28*, 602 (1934).

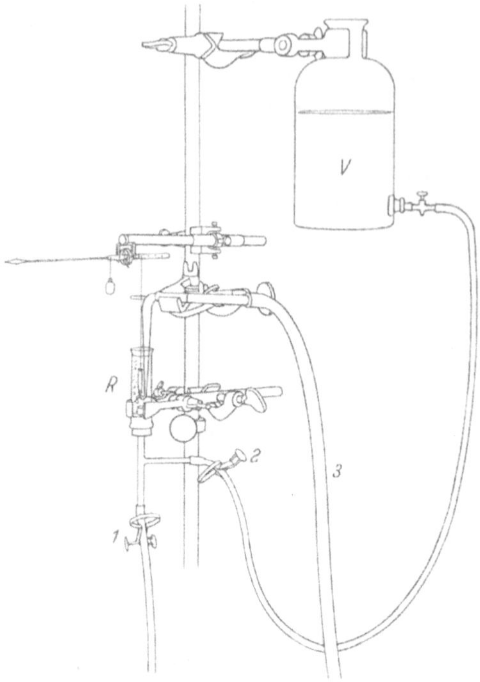

Abb. 127 a. *Anordnung zur Bestimmung des Azetylcholingehaltes einer Testlösung.*

R Röhrchen mit Ringer-Lösung, in dem ein ausgespannter Streifen des Rückenmuskels eines Blutegels befestigt ist.

1 Abflußklemme, um das Röhrchen *R* rasch zu entleeren;

2 Zuflußklemme, um aus der Vorratsflasche *V* frische Lösung einzufüllen;

3 Sauerstoffzufuhr und gleichzeitig Glashalter zur Befestigung des Muskelpräparates. Die Kontraktion des Blutegelmuskels wird mit einem schwedischen Hebel registriert.

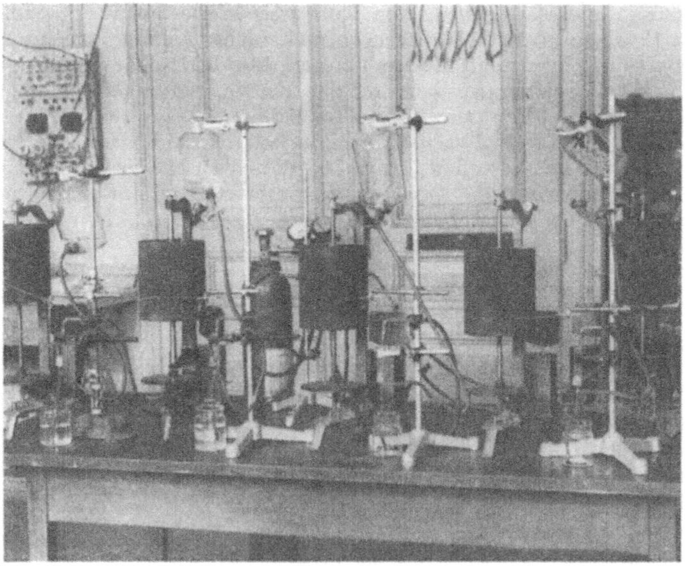

Abb. 127 b. *Anordnung mit 5 gleichzeitig arbeitenden Präparaten.*
Die zu untersuchenden Lösungen können in Portionen von 2—3 cm^3 in die Röhrchen eingefüllt werden.

Methode entwickelt, die im folgenden kurz skizziert sei (LIECHTI, v. MURALT und REINERT[1H])).

Das Elektrokardiogramm der Ratte liefert in der *R*-Zacke einen Stromstoß, der mit modernen Relaisröhren zur Steuerung eines Zählwerkes oder eines Selektors benützt werden kann. Der verwendete Verstärker ist in Abb. 128 dargestellt. Er umfaßt eine dreistufige Verstärkung des Elektrokardiogramms mit einer ersten Stufe im Gegentakt und zwei steilen Hochfrequenzpenthoden. Die Endspannung wird auf eine Gastriode (Thyratron) geleitet, von der aus das elektrische Zählwerk gesteuert wird. Sehr praktisch ist die Verwendung eines Selektors, der nach einer ganz bestimmten Zahl von Impulsen einen Schaltvorgang auslöst, mit dem eine elektrische Stoppuhr abgestoppt werden kann. Dadurch wird die Zeit gemessen, die verstreicht, bis eine durch den Selektor herausgegriffene Zahl von Pulsschlägen abgelaufen ist. Man erhält eine Stoppuhrstellung, die nachträglich leicht abgelesen werden kann. Sie ist der Pulsfrequenz umgekehrt proportional und kann in Pulsschläge pro Minute umgerechnet werden. Man kann daher während der ganzen Zeit, in der gemessen wird, die volle Aufmerksamkeit der

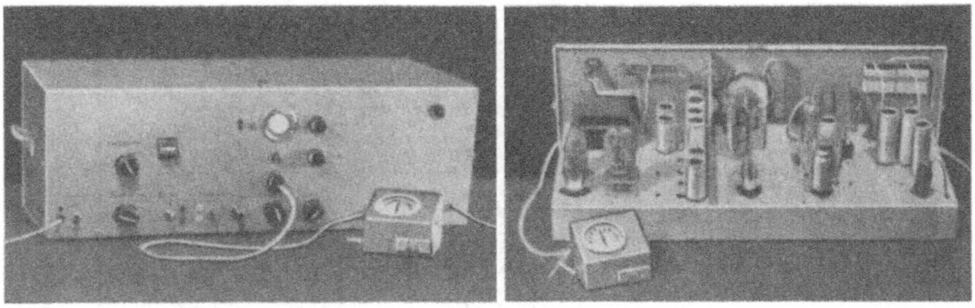

Abb. 128. *Betriebsbereiter Rattenpulszähler.*

Die *R*-Zacke des Elektrokardiogramms der Ratte wird in einem 3stufigen Verstärker so verstärkt, daß über eine Relaisröhre ein Zählwerk oder ein Selektor betrieben werden kann. Auf dem Oszillographenschirm in der Mitte des Apparates kann der verstärkte elektrokardiographische Impuls beobachtet werden. Am Zählwerk kann z. B. die Zahl der *R*-Zacken pro Minute abgelesen werden, oder es kann mit dem Selektor eine Stoppuhr in Gang gesetzt werden, die nach Ablauf einer bestimmten Zahl von Impulsen abgestoppt wird. Beim letzteren Verfahren kann der Versuchsleiter seine ganze Aufmerksamkeit der Ratte zuwenden und vermeiden, daß durch Bewegungen des Tieres fälschlicherweise Muskelaktionsströme mitgezählt werden. (Nach LIECHTI, v. MURALT und REINERT.)

Ruhigstellung des Tieres und der guten Lage der Elektroden zuwenden, was beim Arbeiten mit Ratten sehr wichtig ist. Das in Abb. 128 gezeigte *neue elektrische Pulszählgerät* wurde von uns erstmals 1939 in Genf demonstriert und hat seither in mehreren Laboratorien gute Dienste geleistet.

Nicht alle Ratten eignen sich für den Bradykardietest. Viele Tiere haben eine Tendenz zu Spontanerhöhungen der Pulsfrequenz. Durch sorgfältige Auswahl und Beobachtung können solche Tiere vor dem Versuch ausgeschaltet werden. Wir verwenden, wenn möglich mindestens 10 Ratten pro Dosis im Versuch. Zur Auswertung wird nicht die Erhöhung der Pulsfrequenz, sondern die Wirkdauer der Dose (Rückkehrzeit bis zur Ausgangsfrequenz) benützt (vgl. Tabelle 23).

Der Phycomycestest: Der Pilz *Phycomyces* wächst nur auf einem Nährboden der genügend Stickstoff und Aneurin enthält (SCHOPFER[2]). Als Nährboden ver-

[1H]) LIECHTI, A., MURALT, A. v. und REINERT, M.: Helv. physiol. acta *1*, 79 (1943).

[2]) SCHOPFER, W. H.: Erg. Biol. *16*, 1 (1939).

wenden wir nach SCHOPFER: Glukose puriss. 30 g, Asparagin 1 g, $MgSO_4 \cdot 7 H_2O$ 0,5 g, KH_2PO_4 1,5 g, in 1000 cm^3 aqua dest. pH 4–4,5. Es wird mit etwa 1000 Sporen im Tropfen geimpft. Die mit verschiedenen Dosen erhaltenen charakteristischen Wachstumskurven sind in Abb. 118, S. 297, an zwei Beispielen wiedergegeben.

Wir verwenden neuerdings nach einem Vorschlag von SCHOPFER einen Mikrophycomycestest, mit dem noch $1 \cdot 10^{-9}$ g sicher nachgewiesen werden können.

Der Hefetest: Hefe baut in einer Nährlösung, die Dextrose, Phosphat, $CaCl_2$, $MgSO_4$, Nikotinsäure, Ferrichlorid, Mangansulfat und Puffer enthält den Traubenzucker ab und bildet u. a. Kohlensäure, die manometrisch *in vitro* in einer WARBURGapparatur gemessen werden kann. Durch Cocarboxylase wird der

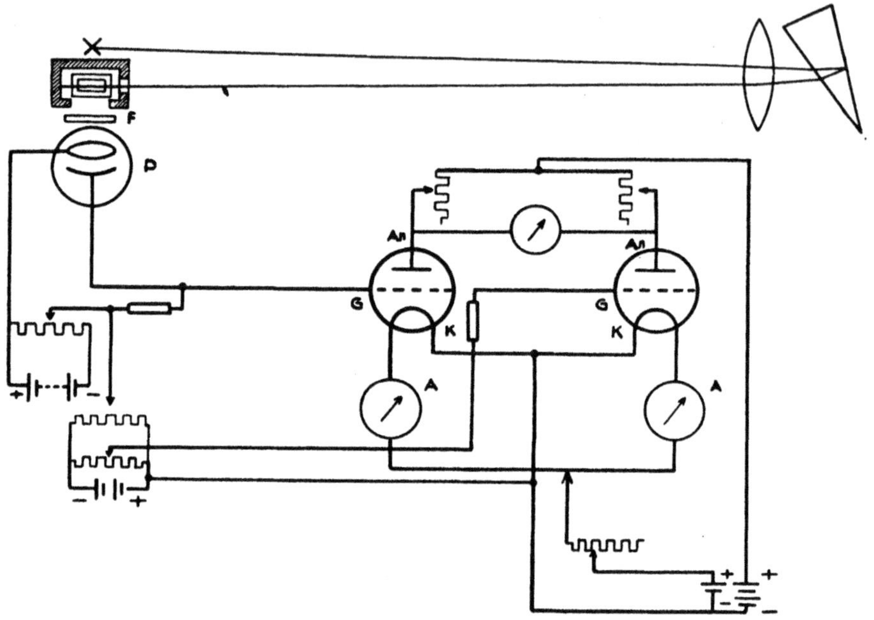

Abb. 129. *Apparatur zur photoelektrischen Fluoreszenzmessung. Schema der Anordnung.*

Das Licht der Ultraviolettquelle *x* wird durch Autokollimation über die Linse und das Flintglasprisma monochromatisch, durch Einstellung auf die Wellenlänge 365 mμ in die Küvette eingestrahlt. Das Fluoreszenzlicht tritt durch das Schottfilter *F* auf die Photozelle *P* über. Streulicht kann das Filter *F* nicht passieren. Der Photostrom wird über zwei Elektrometerröhren mit Brückenschaltung nach BRENTANO verstärkt und mit dem Galvanometer im Brückenzweig gemessen. *GG* sind die Gitter der Elektrometerröhren, *KK* die Kathoden, *AnAn* die Anoden und *AA* die Amperemeter zur Abgleichung des Gleichstroms.

Abbau beschleunigt, zugesetztes Aneurin wird von der Hefe zu Cocarboxylase aufgebaut, so daß in bestimmten Grenzen die Kohlensäurebildung der zugesetzten Aneurinmenge proportional ist (ATKIN, SCHULTZ und FREY[1]). Da die Eichkurve, die die gemessene Kohlensäuremenge mit dem Aneurinzusatz verbindet, gekrümmt verläuft, wie es schon vor uns von LASER[2]) festgestellt wurde, müssen die

[1]) ATKIN, L., SCHULTZ, A. S., und FREY, C. N.: J. biol. Chem. *129*, 471 (1939).
[2]) LASER, H.: Biochem. J. *35*, 489 (1941).

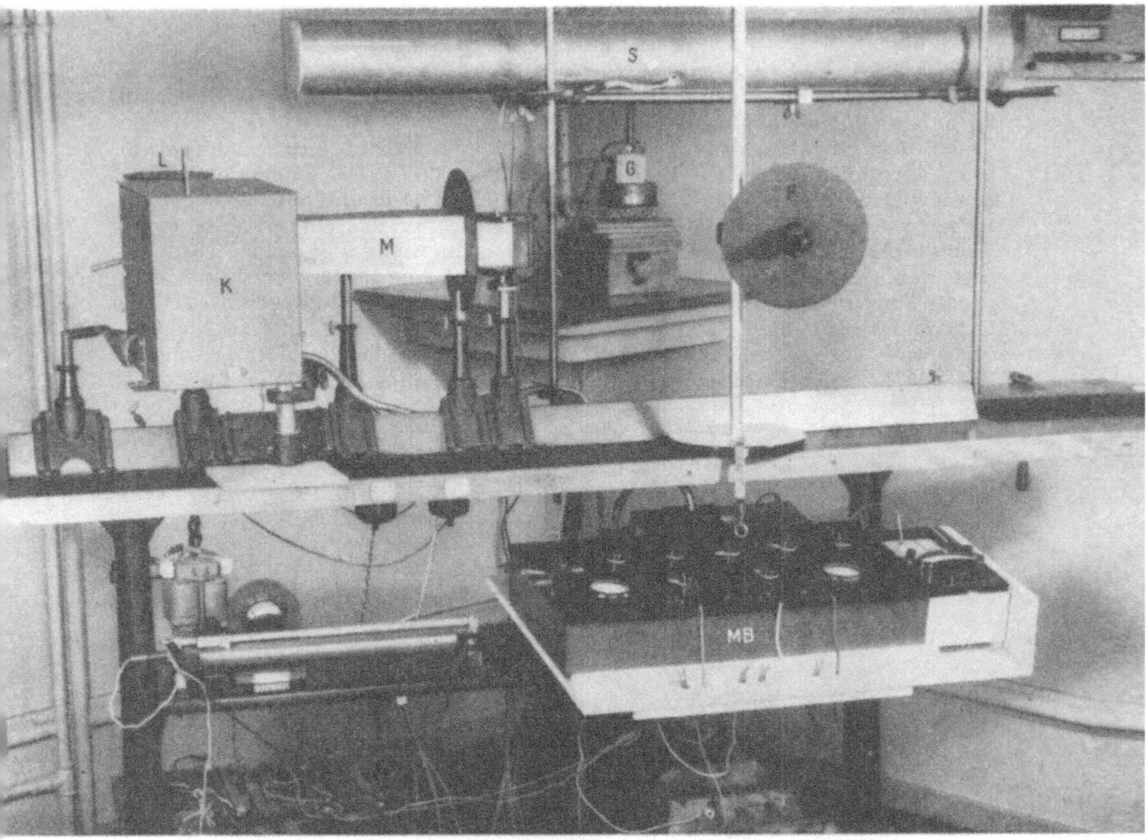

Abb. 130a. *Ausführung der Anordnung.*

Das Gehäuse der Lichtquelle L ist eben gerade sichtbar mit dem angebauten Monochromator M. Die Photozelle befindet sich in dem abgeschirmten Kasten K mit den beiden Elektrometerröhren. Mit der Meßbrücke MB werden die Heiz- und Anodenströme abgeglichen. Der Ausschlag des Galvanometers G wird mit dem Fernrohr F an der beleuchteten Skala S beobachtet.

Ansätze so gewählt werden, daß die zu bestimmenden Proben in den steilen Teil der Kurve fallen. $1 \cdot 10^{-9}$ g Aneurin können mit dieser Methode noch nachgewiesen werden[1]).

Der Thiochromtest: Die von JANSEN[2]) angegebene Methode zur Messung von kleinen Aneurinmengen durch Umwandlung in das fluoreszierende Thiochrom wurde von uns zu einer äußerst empfindlichen photoelektrischen Mikromethode ausgebaut (F. WYSS[3H])). Als Nachweisgerät verwenden wir die Kalium-Vakuum-Photozelle. Bei Fluoreszenzmessungen mit Photozellen ist das Streulicht eine gefährliche Fehlerquelle, die um so mehr ins Gewicht fällt, je schwächer die Fluoreszenz ist, d. h. je geringer die zu bestimmende Menge an Thiochrom ist. Gerade in biologischen Extrakten sind aber Trübungen fast nicht zu vermeiden,

---

1) Seit der Abfassung des Manuskriptes hat Herr Dr. WENT bei uns die verbesserte Hefemethode von WESTENBRINK eingeführt, die mit dem Cartesianischen Taucherprinzip 10^{-10} g Aneurin sicher zu erfassen gestattet. Vgl. Helv. physiol. acta 1946.

2) JANSEN, B. C. P.: Z. f. Vitaminforschung *7*, 239 (1938). Rec. trav. chim. Pays Bas *55*, 1046 (1936).

3H) WYSS, F.: Helv. physiol. acta *1*, C 70 (1943).

so daß dieser Fehlerquelle die allergrößte Aufmerksamkeit gewidmet werden muß. Wir haben folgende Lösung der Frage gefunden:

Nach dem STOKESschen Gesetz ist das Fluoreszenzlicht immer langwelliger als das anregende Licht, falls dieses monochromatisch ist. Das Streulicht dagegen hat die gleiche Wellenlänge. (Vom *Raman*-Effekt darf in unseren Versuchen abgesehen werden.) Verwendet man ein Filter, das für das eingestrahlte monochromatische Licht völlig undurchlässig ist, für langwelliges Fluoreszenzlicht dagegen durchlässig, dann kann kein Streulicht auf eine hinter dem Filter angeordnete Photozelle fallen, dagegen alles Fluoreszenzlicht. Ganz fehlerfrei ist die Methode deswegen nicht, weil in trüben Lösungen auch das Fluoreszenzlicht gestreut wird, so daß eine gewisse Schwächung erfolgt, die bei der Messung im Vergleich zu einer klaren Standardlösung einen Fehler bringt. Es muß daher

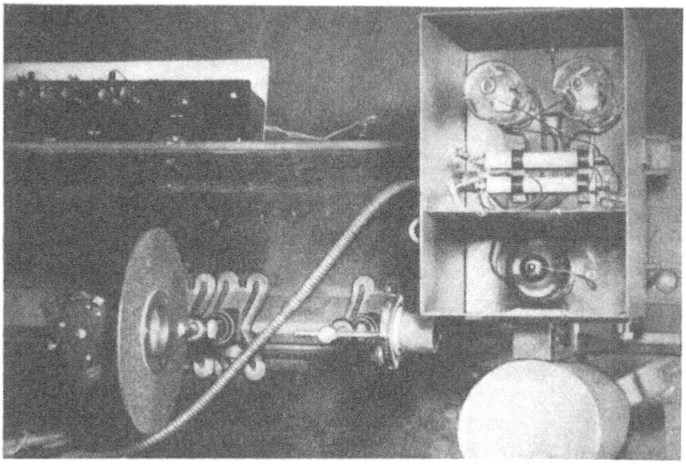

Abb. 130b. Lichtquelle, Monochromator und Photozelle mit den beiden Elektrometerröhren, geöffnet von oben aufgenommen. Im Schutzkasten erkennt man auch die beiden hochohmigen Ableitwiderstände.

trotzdem dafür gesorgt werden, daß die Trübungen auf ein Minimum beschränkt werden. Abb. **129** zeigt den von uns verwendeten Aufbau. In einem einfachen Autokollimationsmonochromator wird aus dem Licht einer Quecksilberhochdrucklampe die Linie **366** mμ herausgegriffen und in die mit der zu untersuchenden Lösung gefüllte Küvette eingestrahlt. Das Fluoreszenzlicht wird durch das Schottfilter *GG 3* von allem Streulicht befreit und fällt auf die Kalium-Hochvakuum-Photozelle *P*.

Der Photostrom wird entweder mit einem Elektrometer direkt nach der Auflademethode, oder mit Elektrometertrioden in kompensierter BRENTANO-Schaltung, wie sie in Abb. **129** gezeichnet ist, gemessen. Auch mit dieser Methode können noch $1 \cdot 10^{-9}$ g Aneurin als Thiochrom bestimmt werden. In Abb. **130** ist der Apparat, so wie er im Hallerianum verwendet wird, abgebildet. Er hat uns für die Bestimmung des *freien* Aneurins in Nerven unschätzbare Dienste geleistet und dürfte wohl das empfindlichste Fluorometer zur Thiochrombestimmung sein. Die Umwandlung des freien Aneurins durch milde Oxydation mit Kaliumferrizyanid in Natronlauge erfolgt unter den besonderen Kautelen, wie sie von RITSERT[1]), HARRIS und WANG[2]) und WYSS[3H]) angegeben wurden.

Spezifität der Methoden: Der Bradykardietest der Ratte spricht nur auf Aneurin, Cocarboxylase und Aneurinphosphat an. Er ist außerordentlich spezifisch und nur deswegen unbequem, weil er relativ große Mengen von Testsubstanz benötigt.

Der Phycomycestest ist ebenfalls sehr spezifisch für Aneurin, Cocarboxylase und Aneurindisulfid. Geringe chemische Veränderung im Aneurinmolekül, wie z. B. Methylierung, führen sofort zum Verlust der Wirksamkeit. Aus Pyrimidin und Thiazol kann Phycomyces das Aneurinmolekül allerdings aufbauen, nicht aber aus einem dieser Bausteine allein. Der Flagellatentest, der auf Pyrimidin und Thiazol nicht anspricht, zeigt übrigens, daß diesen Faktoren keine Bedeutung zukommt.

Der Hefetest ist ebenfalls streng spezifisch für Aneurin und Cocarboxylase. SCHULZ, ATKIN und FREY[4]) haben zwar gefunden, daß 2-Methyl-4-amino-5-methyl-amino-pyrimidin und dieses zusammen mit Thiazol auch wirksam ist. Diese Substanzen dürften aber nur in so geringen Mengen in den Extrakten vorkommen, daß sie nicht stören, zumal auch der Tierkörper aus ihnen Aneurin synthetisieren kann (ABDERHALDEN und ABDERHALDEN[5])).

Der Thiochromtest ist als nichtbiologischer Test weniger spezifisch. Er hat aber einen großen Vorteil, indem er die Abtrennung des Aneurins von den Phosphatverbindungen (Cocarboxylase) ermöglicht. Das Cocarboxylase-Thiochrom ist in Butylalkohol unlöslich und wird daher nicht mitgemessen. Unter Einhaltung der genauen Vorschriften ist die Thiochromreaktion sehr spezifisch und gibt gut übereinstimmende Werte mit den biologischen Methoden. JANSEN[6]), KARRER und KUBLI[7]), HARRIS und WANG[8]), CONNER und STRAUB[9]), DE CARO und BUTTURINI[10]).)

d) Bestimmung der Cholinesteraseaktivität mit der Glaselektrode, nach M. Sanz[11H])

Das Verfahren zur Bestimmung der Cholinesteraseaktivität mit der Glaselektrode[12]) beruht – wie alle bisherigen Bestimmungsmethoden – auf der Messung der Verseifungsgeschwindigkeit von Azetylcholin oder ähnlich gebauter Ester. Die bei der Hydrolyse frei werdende Essigsäure wird durch zufließende Natronlauge aus einer Mikrobürette neutralisiert und so das pH auf konstanter Höhe gehalten. Die Zuflußgeschwindigkeit wird mit einer Stoppuhr auf die Sekunde genau gemessen. Das doppelwandige Titrationsgefäß ist möglichst klein gehalten und wird von einer Zirkulationspumpe aus mit Wasser von konstanter und beliebiger Temperatur durchströmt, welche an einem Thermometer abgelesen werden kann. Im Titrationsgefäß befinden sich 2–3 cm³ der zu be-

---

[1]) RITSERT, K.: Klin. Wschr. *19*, 446 (1940).

[2]) HARRIS, L. J., und WANG, Y. L.: Biochem. J. *35*, 1054 (1941).

[3H]) WYSS, F.: Helv. physiol. acta *2*, 121 (1944).

[4]) SCHULZ, A. S., ATKIN, L., und Frey, C. N.: J. Amer. Chem. Soc. *59*, 2457 (1937).

[5]) ABDERHALDEN, E., und R.: Pflügers Arch. *242*, 508 (1940); *243*, 85 (1940).

[6]) JANSEN, B. C. P.: Z. f. Vitaminforschg. *7*, 226 (1938).

[7]) KARRER, W., und KUBLI: Helv. chim. acta *20*, 369 (1937).

[8]) HARRIS, L. J., und WANG, Y. L.: Biochem. J. *35*, 1054 (1941).

[9]) CONNER, R. T., und STRAUB, G. J.: Indust. eng. Chem. *13*, 380 (1941).

[10]) CARO, L. DE, und BUTTURINI, L.: Boll. Soc. ital. biol. Sper. *15*, 406 (1940).

[11H]) SANZ, M.: Helv. physiol. acta *2*, C 29 (1944).

[12]) GLICK, D.: Biochem. J. *31*, 521 (1937); ALLES G. A., und HAWES, R. C.: J. biol. Chem. *133*, 375 (1940).

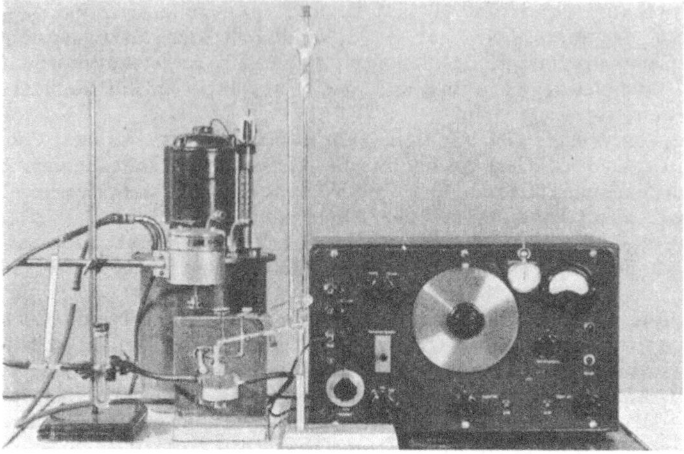

Abb. 131a. *Apparatur zur Bestimmung der Cholinesterase.*
Man erkennt auf dem Bilde von rechts nach links: das Röhrenvoltmeter zur pH-Messung, die Mikrobürette zum Einfließenlassen der Lauge, das mit einem Wärmemantel umgebene Reaktionsgefäß mit dem Rührer und den Umlaufthermostaten.

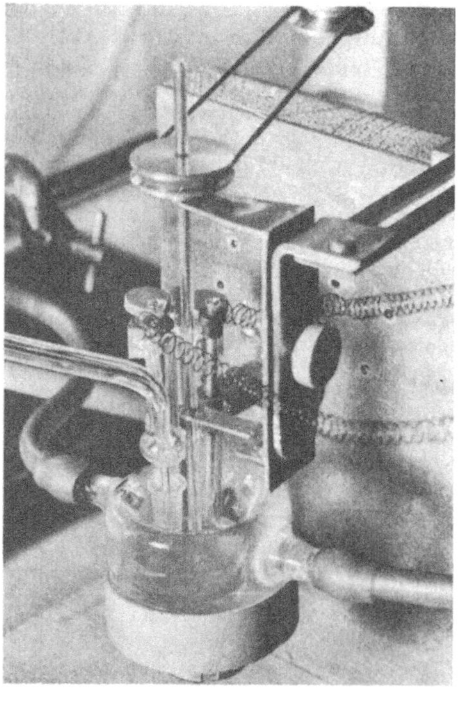

Abb. 131b. *Einzelheiten des Reaktionsgefäßes.*
Deutlich sichtbar sind der Wärmemantel, die feine Glaselektrode, die Kalomelelektrode, die Öffnung der Mikrobürette und der von oben angetriebene Glasrührer.

stimmenden Lösung. Zusätze wie Esteraselösungen usw. werden in doppelwandigen Gefäßen vorgewärmt, die in den Wasserkreislauf eingeschaltet sind. In die Titrationsflüssigkeit tauchen: eine kleine Glaselektrode, eine gesättigte Kalomelelektrode und ein kleiner Spiralrührer ein, der, durch einen Motor angetrieben, eine gründliche Umwälzung der Flüssigkeit bewirkt, ohne zu spritzen. Das pH wird mit Hilfe eines hochempfindlichen Röhrenvoltmeters auf $\pm\, ^1/_{50}$ reguliert. Alle störenden Einflüsse von Motoren und leitenden Massen konnten durch gute Erdung aller Metallteile eliminiert werden.

Die Messung erfolgt so, daß nach Einstellung des gewünschten pH die Stoppuhr in Gang gesetzt wird. Eine sehr kleine Menge, 0,001 bis 0,02 cm^3 (je nach Fermentaktivität) von beispielsweise 0,02 n NaOH wird zugegeben, wodurch das pH sofort ansteigt, was an einem Ausschlag des Milliamperemeters erkennbar ist. Der Stromzeiger geht mit fortschreitender Hydrolyse langsam wieder zurück und im Moment des Durchgehens durch den Nullpunkt wird die Zeit auf eine Sekunde genau abgelesen. Es läßt sich pro 1 oder 2 Minuten eine Ablesung machen, so daß nach 10 Minuten genügend Punkte für eine zuverlässige Kurve erhalten werden. Im Diagramm wird die Zeit gegen die verbrauchte Natronlauge oder direkt gegen hydrolysiertes Azetylcholin aufgetragen. Als Substrat benützen wir 0,1 cm^3 einer 10 %igen Lösung von Azetylcholinjodid, das eine geringere Spontanhydrolyse aufweist als das Chlorid.

Vergleich mit anderen Verfahren: Der Nachteil gegenüber den manometrischen Methoden, daß keine Paralleluntersuchungen durchgeführt werden können, wird aufgehoben durch die Schnelligkeit und Präzision der einzelnen Bestimmungen. Alle anderen titrimetrischen Methoden verwenden viel größere Mengen an Enzymlösungen und bei den meisten ist die subjektive Feststellung eines Farbumschlages ein großer Nachteil.

Empfindlichkeitsgrenze und Meßgenauigkeit: Bei Verwendung von 0,005 n NaOH und einer Mikrobürette mit mm^3-Graduierung lassen sich 0,3 Essigsäure (entsprechend 0,11 mm^3 freigesetzter Kohlensäure) einwandfrei nachweisen. Die Empfindlichkeit ist also 1—1,5 Zehnerpotenzen größer als bei der bisher feinsten Methode, der WARBURGschen.

Die Meßgenauigkeit entspricht also bei einer Titrationsdauer von 6 Minuten derjenigen einer manometrischen Ablesung über 60 Minuten und ist viel größer als bei allen bisherigen Titrationsverfahren. Die Kurven bilden über 20 Minuten stets Gerade, wobei die einzelnen Punkte einen mittleren Fehler von ca. 0,1 % aufweisen.

e) Anordnung zur Gewinnung der beiden Vagusstoffe Azetylcholin und Aneurin

Bei der üblichen Präparation des Nervus vagus am isolierten Herzen *in situ* oder an einer Kanüle erhält man bei Reizung am Nerven immer Mischeffekte, die einerseits von der Reizung der sympathischen, andererseits von den parasympathischen Fasern herrühren. Der Reizeffekt ist in der Regel vorwiegend parasympathisch, d. h. die Höhe der Herzkontraktion nimmt ab und die Herzpausen sind verlängert. Gegen Ende der Reizperiode überwiegt dann aber die Wirkung der sympathischen Fasern immer mehr und in der Regel bleibt am Schluß diese Wirkung noch während längerer Zeit bestehen. Wenn es sich darum handelt, *reine* Vagusreizflüssigkeiten zu gewinnen, muß die Technik so ausgebaut werden, daß der Sympathicus und der Parasympathicus ganz getrennt gereizt werden können.

Abb. 132a zeigt die Anordnung in einer feuchten Kammer, die wir im Hallerianum für die getrennte Reizung verwenden und Abb. 132b und 132c zeigt die entsprechenden Reizerfolge bei reiner Sympathicus- resp. reiner Vagusreizung.

Zur Präparation der Reizstelle, an die die Elektroden für die Reizung des Sympathicus angelegt werden müssen, wird der Frosch dekapitiert, enthäutet

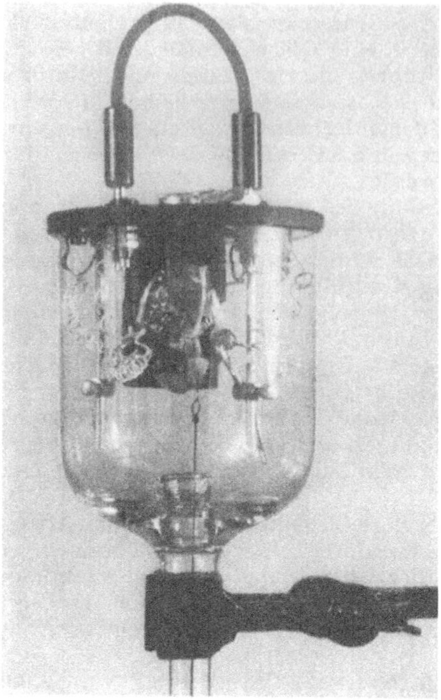

Abb. 132a. *Feuchte Kammer zur Aufnahme eines Froschherzpräparates mit getrennter Reizung von Vagus und Accelerans.*

Der registrierende Hebel befindet sich unterhalb der feuchten Kammer und ist mit dem Präparat durch einen feinen Faden verbunden.

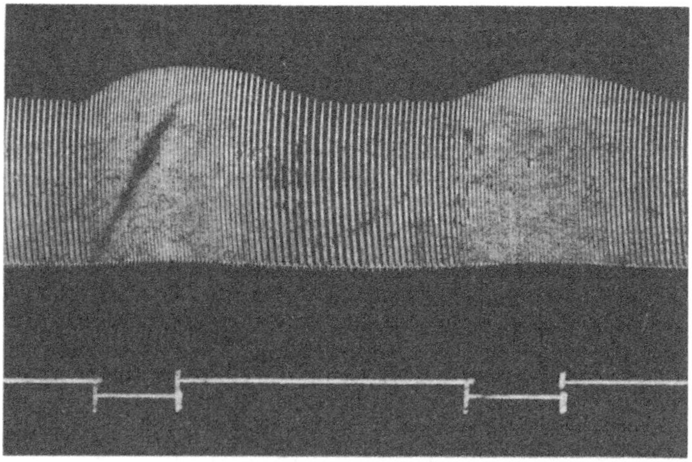

Abb. 132b. *Wirkung der Sympathicusreizung am Froschherzen.*

Erhöhung der Frequenz, Verbesserung der Hubhöhe und nach der Reizung fortdauernde Wirkung des gebildeten Adrenalins.

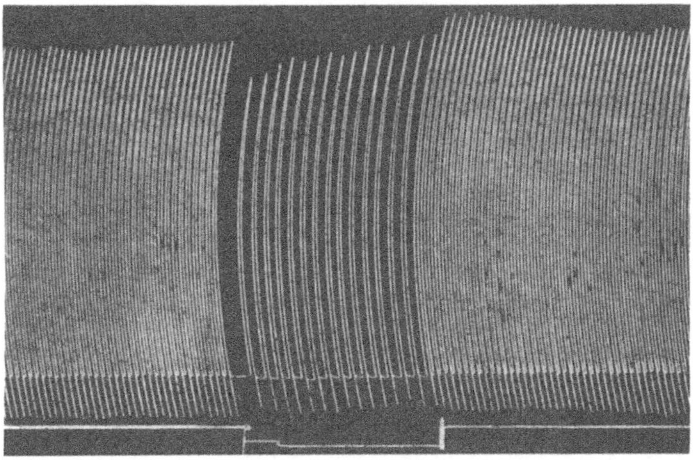

Abb. 132c. *Wirkung der Vagusreizung am Froschherzen.*
Erniedrigung der Frequenz bis zum Stillstand, Abklingen der Wirkung während der Reizung, Verminderung der Hubhöhe und sofortige Rückkehr sogar über die Norm hinaus nach Aussetzen der Reizung.

und unterhalb der Leber durchtrennt. Brustbein, Vorderextremitäten und Schulterblatt werden sorgfältig abpräpariert, so daß der n. vagosympathicus zusammen mit dem n. glossopharyngeus frei liegt. Die Wirbelquerfortsätze werden durchschnitten und der Grenzstrang wird über eine größere Strecke präpariert. An dem so frei gelegten Grenzstrang wird das eine Elektrodenpaar der Kammer, welches an einem Halter frei beweglich in der Kammer hängt, angebracht. Zur Erzielung reiner Vaguseffekte wird die Medulla oblongata präpariert und in möglichster Nähe der Vaguskerne durch Einstoßen von feinen Platinelektroden zur Reizung vorbereitet. Das Gesamtpräparat wird in der feuchten Kammer, wie es Abb. 132a zeigt, montiert und kann nun je nach Wunsch zur Reizung der einen oder andern Komponente benützt werden. Die Öffnung der Kanüle ist von außen zugänglich, so daß mit Leichtigkeit die Perfusionsflüssigkeit gewechselt werden kann. In dieser Weise erhält man in rascher Folge Vagus- und Sympathicusreizflüssigkeiten. Wie auf Seite **300** kurz erwähnt wurde, haben *nur* die Vagusreizflüssigkeiten einen erhöhten Aneuringehalt.

Rückblick

Es wäre vielleicht verlockend, die vielen neuen Tatsachen und Überlegungen, die in den letzten Jahren in der Nervenphysiologie bekannt geworden sind, am Schluße dieses Buches zu einer neuen Theorie der Nervenerregung zu verarbeiten. Als ich mit der Arbeit vor anderthalb Jahren begann, schwebte mir ein solcher Abschluß des Buches auch vor; je weiter die Arbeiten aber gediehen, desto mehr wurde es mir klar, daß die Physiologie des Nerven gegenüber der Physiologie des Muskels in den energetischen und chemischen Gesichtspunkten so im Rückstand ist, daß es vermessen, ja, *daß es ein Mangel an Einsicht wäre,* heute schon den Versuch zu wagen, die bekannten Tatsachen zu einer geschlossenen Theorie zu verbinden. Die Skizzierung von Modellnerven («den einzigen Nerven, die wir verstehen» [GASSER]) bleibt daher in diesem Buch der einzige Versuch aus der dissoziierten Fülle der Tatsachen zu einem assoziierten Bild des Vorganges und seiner Auswirkungen zu gelangen. Nachdem diese theoretischen Betrachtungen aber zwangsläufig in den verschiedenen Kapiteln verstreut eingefügt sind, ist es für den Leser wohl von Interesse, die wesentlichsten Punkte und ihre gegenseitige Verknüpfung noch einmal zu überblicken.

Der markhaltige Nerv ist ein besonderer elektrischer Kernleiter, dessen Kern vom Axon gebildet wird, das mit der gut isolierenden Hülle der Markscheide umgeben ist, die aus abwechselnden Schichten von konzentrischen Eiweißblättchen leitend, und radiär gestellten Lipoidmolekülen isolierend, besteht. In der Längsrichtung ist er, ähnlich wie ein elektrisches Fernkabel, durch Verstärkerstationen in den Schnürringen unterteilt. In jedem Schnürring ist die isolierende Hülle unterbrochen und der Achsenzylinder durch die am lebenden Nerven von uns neu entdeckte Quermembran (Transversalmembran) mehr oder weniger abgedichtet. Je größer der Durchmesser des Axons und je besser die Myelinisation ist, desto schneller leitet die Faser eine Erregungswelle fort und desto schneller wird das Signal übermittelt, dessen Entzifferung entweder vom Zentralnervensystem oder von den Erfolgsorganen vorgenommen wird. Zur Übermittlung einer Nachricht werden zwei verschiedene Formen der Chiffrierung im Nervensystem verwendet: 1. Steigende Intensität wird durch zunehmende Frequenz der Signale übermittelt (*Quantität-Frequenz-Chiffrierung*). 2. Besondere Qualitäten von Reizen oder Befehlen werden wahrscheinlich auch durch Übermittlung von Signalen über schneller und langsamer leitende Fasern übermittelt. Dadurch entstehen für den Empfänger Phasenverschiebungen oder Synchronisierungen der einlaufenden Signale, die in ihrer besonderen Art eine besondere Nachricht darstellen (*Qualität - Phasen - Chiffrierung*). Aus der Kombination der beiden Möglichkeiten ergibt sich die zunächst erstaunliche Tatsache, daß das Nervensystem mit *einem einzigen* Signal, der Erregungswelle, eine unendlich große Mannigfalt von Nachrichten chiffriert mit größter Präzision übermitteln kann. Das Dickenspektrum eines Nerven mit der charakteristischen Unterteilung der einzelnen Nervenfasern in A-, B- und C-Gruppen liefert uns nicht nur den Schlüssel zu der mehr technischen Frage der Entstehung der verschiedenen Gruppen von Fortpflanzungsgeschwindigkeiten im Nerven, sondern es liefert uns auch den wichtigen Schlüssel zur Entzifferung der Qualität-Phasen-Chiffrierung.

Ein Nerv leitet eine Erregung unter sonst gleichen Umständen um so schneller, je reichlicher er mit Mark versehen ist. So kommt es, daß ein relativ dünnes Axon mit viel Mark gleich schnell leitet wie ein dickeres Axon mit weniger Mark. Maßgebend ist die Organisation der Markscheide, die wir heute als einen *Energiespeicher* des Nerven betrachten, aus dem die für rasche Reversibilität der Erregungsvorgänge notwendigen Aktionssubstanzen oder ihre Vorstufen bezogen werden können.

Die internodale Strecke, von einer Quermembran bis zur nächsten, bildet mit dem Axon und der Markscheide eine besondere Einheit, die wir als «Internodium» bezeichnen. Für das Internodium ist die Markscheide der Energiespeicher und der Isolator zugleich. Den beiden endständigen Quermembranen kommt die für die Fortleitung der Erregung von einem Internodium zum nächsten so wichtige Funktion der «Feldstauung» zu. An den Quermembranen ist das Ruhepotential abgreifbar und an ihnen entsteht das Aktionspotential.

Der Nerv ist ein biologisches System mit einem hohen Ruhestoffwechsel und einem nicht sehr stark erhöhten Aktionsstoffwechsel. Die Energie des Ruhestoffwechsels wird zur ständigen Aufrechterhaltung der besonderen Ionenordnung im Nerven verbraucht, die wir Polarisation nannten. Die meßbare Resultante dieser Polarisation ist das Ruhepotential des Nerven, dessen Größe uns nicht den vollen Betrag der Ionenordnung anzeigt. Die ständige Aufrechterhaltung der Ionenordnung im Nerven verbraucht freie Energie und steht im Dienste der Aktionsbereitschaft des Systems. Wir kamen zu der Auffassung, daß das Internodium eine elektrische Einheit bildet, vergleichbar mit einer von einer Membran umgebenen Zelle, trotzdem die Internodien nur Teile des Neuriten sind. Das Innere des Internodiums wurde als äquipotentieller Ionenleiter betrachtet, so daß die auf der Ionenordnung beruhende *resultierende* elektromotorische Kraft an der Membran, vor allem aber an der Quermembran meßbar ist, sobald eine Bezugselektrode mit dem Inneren des Internodiums verbunden wird.

Energetisch und stofflich ist eine besondere Organisation auf der äußerst langen Leitungsstrecke für die Sicherung des Betriebes, der von der Nervenzelle besorgt wird, notwendig. Sobald der Nerv von seiner Zelle abgetrennt wird, geht diese Organisation verloren. Es müssen daher *interne* Signale von der Nervenzelle zu allen Internodien des Nerven laufen, welche die Organisation gewährleisten. Diese internen Signale sind vermutlich neurohumoral und laufen sehr viel langsamer als die externen nervösen Signale, deren sichere Übermittlung sie indirekt durch die Aufrechterhaltung der Ordnung im ganzen Nerven gewährleisten. Es ist *möglich*, daß der von uns entdeckte neuroregenerative Wuchsstoff NR zu diesen Neurohumoren zählt. Die Tatsache, daß bei der Regeneration diejenigen Nervenfasern voll ausgebildet werden, die mit der Peripherie funktionellen Kontakt gemacht haben, ist einer der schönsten Beweise der inneren Organisation des Nerven durch interne Signale.

Das Spitzenpotential der Erregungswelle betrachten wir als eine Potentialsenke. Es ist die meßbare Folge einer Abnahme der Ionenordnung oder Polarisation des Nerven, die zwangsläufig mit einer Zunahme der Entropie verknüpft sein muß. Wir unterscheiden daher eine *Depolarisationsphase* (D-Phase) und eine *Repolarisationsphase* (R-Phase) des Spitzenpotentials. In Analogie zum Muskel, wo die zur Entwicklung isometrischer Spannung aufgewendete Energie bei der Erschlaffung auch nicht mehr zurückgewonnen werden kann, halten wir es für wahrscheinlich, daß die R-Phase nur auf Kosten der freien Energie eines Hilfssystems ablaufen kann. Das Spitzenpotential ist ein so stark gedämpfter elektrischer Vorgang, daß der Repolarisationsvorgang nur zu einem ganz verschwindenden Betrag aus der Energie des Depolarisationsvorganges gespeist wird. Der relativ große Betrag der Initialwärme, die mit der Repolarisation und den im negativen Nachpotential meßbaren Restpolarisationen zusammenhängt, spricht eine deutliche Sprache dafür, daß die für die Wiederherstellung des Ruhezustandes in so kurzen Zeiträumen aufgewendete freie Energie mit großen Verlusten eingesetzt werden muß.

Der große Unterschied zwischen der Initialwärme und der Erholungswärme wird auf Grund von energetischen Überlegungen, als der Ausdruck einer großen Differenz zwischen freiem Energiesprung und Wärmetönung in den initialen chemischen Prozessen angesehen. Diese Differenz führt zu der Aufnahme einer *temporären Wärmeschuld*, die in der oxydativen Erholungsphase abgezahlt werden muß, weil beim oxydativen Vorgang freie Energie und Wärmetönung annähernd gleich groß sind.

In der markhaltigen Nervenfaser erfolgt die Leitung der Erregungswelle wahrscheinlich saltatorisch. Der Zustand der Erregung erfaßt die ganze internodale Strecke und führt zu elektrischen Erscheinungen, die übergreifend als Reiz auf die benachbarte internodale Strecke wirken. Der Reiz wird erst nach einer gewissen Latenzzeit durch die Erregung beantwortet. Die Fortpflanzungsgeschwindigkeit der Erregungswelle ist gegeben durch die Geschwindigkeit der elektrischen Wanderwelle, die Summe der Latenzzeiten an den Quermembranen und die Zahl der Quermembranen pro Einheit der Weglänge. Je weniger Quermembranen auf die gleiche Weglänge entfallen und je größer die Feldstärke in der Membran ist, desto größer ist die Fortpflanzungsgeschwindigkeit der saltatorisch von einer internodalen Strecke zur nächsten überspringenden Erregung.

Der marklose Nerv wurde als ein Nerv mit der internodalen Strecke Null betrachtet. Der Vorgang, der im markhaltigen Nerven von Quermembran zu Quermembran springt, wandert im marklosen Nerven von einer engeren Zone zur unmittelbar benachbarten. Durch die Konvergenz der internodalen Strekken gegen Null konvergieren auch die Sprünge der saltatorischen Fortpflanzung der Erregung im marklosen Nerven gegen Null und werden fast kontinuierlich. Entwicklungsgeschichtlich hat sich umgekehrt aus der fast kontinuierlichen Fortpflanzung die saltatorische entwickelt.

Die Analogie zur Muskulatur ist interessant. Der langsam arbeitende glatte Muskel hat keine Querstruktur. Der rasch arbeitende Muskel hat Querstreifung, und zwar so, daß die Fachhöhe von einer Membran zur nächsten um so größer ist, je schneller der Muskel arbeitet. Im Herzmuskel ist durch die besondere Ausbreitung von Membranen dafür gesorgt, daß sich jeder Erregungsvorgang auf den ganzen Muskel ausbreitet. Im elektrischen Organ sorgt die Querstruktur für eine Erhöhung der elektromotorischen Kraft bis auf sehr hohe Werte.

Aktionspotential und Aktionswärme sind mit der Bildung und dem Verschwinden von *Aktionssubstanzen* verknüpft, die bei der Erregung und der nachfolgenden Erholung im Internodium gebildet und ebenso rasch wieder beseitigt werden. Der saltatorischen Erregungswelle entspricht wahrscheinlich auch eine saltatorische chemische Zustandsänderung, die in jedem Internodium durch elektrische Reizung vom benachbarten Internodium her ausgelöst wird. Azetylcholin, Aneurin, Kalium und A_4 werden als Aktionssubstanzen beschrieben. Ihr Zusammenwirken konnte vorläufig nur sehr fragmentarisch dargestellt werden.

Die markhaltige Nervenfaser besteht somit aus funktionellen Teilstücken, den Internodien, die elektrisch, energetisch und chemisch eine Funktionseinheit bilden. Das Internodium geht bei Reizung aus dem Zustand der Ruhe in den Aktionszustand über, der aus Erregung, Refraktärstadium und Erholung besteht. Der Reiz, der diesen Übergang in den Aktionszustand auslöst, stammt aus dem benachbarten Internodium und wird durch die Ausbreitung des elektrischen Feldes bewirkt. Im Aktionszustand entsteht eine scharfe Potentialsenke, die als Spitzenpotential beschrieben ist. Sie greift mit Feldschleifen auf das nächste Internodium über und führt so zum Fortwandern des Aktionszustandes von einem Internodium zum nächsten. Chemische Prozesse und physikalische Faktoren sind im Nerven keine Gegensätze, sondern gekoppelte Vorgänge, deren Gesamtheit die besonderen Leistungen des Nerven ermöglicht, die als Erregbarkeit, Erregungsleitung, Unermüdbarkeit und Stoffwechsel beschrieben werden.

Überblickt man das Ganze, so ist man wohl gezwungen, zuzugeben, daß wir der zu Beginn gestellten Frage «Wie kommt es, daß eine Nervenfaser von einigen μ Dicke auf Längen von mehr als einem Meter, ohne zu ermüden, Signale mit größter Präzision und Geschwindigkeit übermitteln kann?» noch sehr unwissend gegenüberstehen. Wir Menschen sind und bleiben Staubkörner, gemessen an den Dimensionen des Weltalls, und unser Wissen umfaßt kaum einen Tropfen im Strom des unversieglichen Lebens, in dessen Fluß unsere menschliche Weltgeschichte eine Sekunde ist.

Verzeichnis der Institutsarbeiten aus dem Hallerianum

(Institutsarbeiten sind im Text mit [H]) zitiert)

M. HUTTON-RUDOLPH: Photochemische Versuche an einzelnen Nervenfasern. Helv. physiol. acta *1*, C15, **1943**.

M. HUTTON-RUDOLPH: Photochemische Versuche an einzelnen Nervenfasern. Diss. Bern 1944.

M. JENT, B. KOECHLIN, A. v. MURALT und TH. WAGNER-JAUREGG: Der neuro-regenerative Wuchsstoff «NR». Schweiz. med. Wschr. *75*, **317, 1945**.

M. JENT: Der Cornea-Test zur Prüfung und Verfolgung der Regeneration im peripheren Nerven. Helv. physiol. acta *3*, **65, 1945**.

P. KAISER: Über die Wirkung des Vitamins B_1 auf das isolierte Froschherz. Pflügers Arch. *242*, 504, 1939.

B. KOECHLIN und A. v. MURALT: Der neuro-regenerative Wuchsstoff «NR». 2. Mitteilung. Helv. physiol. acta *3*, C 38, 1945.

A. LIECHTI, A. v. MURALT und M. REINERT: Über die Freisetzung von Aneurin bei der Erregung des peripheren Nerven. Helv. physiol. acta *1*, **79, 1943**.

C. MARMIER: Demonstration über die Doppelbrechung am Nerven im Verlaufe der sekundären Degeneration. Helv. physiol. acta *3*, **C 24, 1945**.

A. v. MURALT: Über das Verhalten der Doppelbrechung des quergestreiften Muskels während der Kontraktion. Pflügers Archiv *230*, **299, 1932**.

A. v. MURALT: Zusammenhänge zwischen physikalischen und chemischen Vorgängen bei der Muskelkontraktion. Erg. Physiol. *37*, 406, 1935.

A. v. MURALT: Observations on Chemical Wave Transmission in Excited Nerve. Proc. Roy. Soc. London, *123*, 397, 1937.

A. v. MURALT: Beobachtungen über eine «Aktionssubstanz» der Nervenerregung. Verh. Schweiz. Physiol., Juni 1937.

A. v. MURALT: Die Nervenerregung, ein physikalisches und chemisches Problem. Sitzber. physik. med. Soz. zu Erlangen *71*, 1939.

A. v. MURALT: Die Nervenerregung, ein physikalisches und chemisches Problem. Forschung und Fortschritte *15*, 121, 1939.

A. v. MURALT: Gibt es Aktionssubstanzen bei der Nervenerregung? Naturwiss. *27*, 265, 1939.

A. v. MURALT: Elektrisches Pulszählgerät für Vitamin-B_1-Versuche. Verh. Schweiz. Physiol. Juli 1939.

A. v. MURALT: Die polarographische Erfassung der Aktionssubstanzen in Nervenextrakten. Verh. Schweiz. Physiol., Juli 1941.

A. v. MURALT: Über den Nachweis von Aktionssubstanzen der Nervenerregung. Pflügers Arch. *245*, 604, 1942.

A. v. MURALT: Thiochromfluoreszenz am Nerven. Verh. Schweiz. Physiol., Jan. 1942.

A. v. MURALT: Polarographischer und optischer Nachweis des Austrittes von Aktionssubstanzen aus einem künstlichen Nervenquerschnitt. Helv. physiol. acta, *1*, C 20, 1943.

A. v. MURALT: Die sekundäre Thiochromfluoreszenz des peripheren Nerven und ihre Beziehung zu Bethes Polarisationsbild. Pflügers Arch. *247*, 1, 1943.

A. v. MURALT: Role of Acetylcholine and Vitamin B_1 in Nervous Excitation. Nature *152*, 188, 1943.

A. v. MURALT: Aneurin und Cocarboxylase, Wirk- und Verbrauchssubstanzen des Nerven. Schweiz. med. Wschr. *73*, 1101 1943.

A. v. MURALT und J. ZEMP: Über die Freisetzung von Aneurin bei der Nervenerregung. Pflügers Arch. *246*, 746, 1943.

A. v. MURALT: Die Bedeutung des Verhaltens der Aktionssubstanzen des Nerven bei der Degeneration. Schweiz. med. Wschr. *74*, 643, 1944.

A. v. Muralt und G. v. Schulthess: Über den Acetylcholingehalt des peripheren Nerven während der Degeneration. Helv. physiol. acta *2*, 435, 1944.

A. v. Muralt und F. Wyss: Über den Aneuringehalt des peripheren Nerven während der Degeneration. Helv. physiol. acta *2*, 445, 1944.

A. v. Muralt: Degeneration und Regeneration im Nerven. Vjschr. d. Naturf. Ges. Zürich, *89*, 233, 1944.

A. v. Muralt: Role of Acetylcholine and Vitamin B_1 in Nervous Excitation. Nature *154*, 767 1944.

A. v. Muralt: Vagusstoffe. Exper. *1*, 136, 1945.

A. v. Muralt: Dégénérescence et régénération du nerf. Le facteur de croissance NR: Médecine et Hygiène *3*, No. 54, 1945.

H. Raaflaub: Über die Spezifität der Aneurinwirkung auf das Froschherz. Inauguraldissertation, Bern 1945.

M. Sanz: Über den Stoffwechsel von Gehirngewebe in vitro mit und ohne Glukose: Bildung von Acetylcholin und Einfluß der Blausäure. Pflügers Arch. *246*, 597, 1943.

M. Sanz: Das Chromatogramm des Vitachroms und seine Isolierung. Helv. physiol. acta *1*, C. 7, 1943.

M. Sanz: Über die Bildung von Acetylcholin, die Freisetzung von Aneurin und den Stoffwechsel von peripheren Nerven in vitro. Pflügers Arch. *247*, 317, 1943.

M. Sanz: Die Bildung von Acetylcholin und der Stoffwechsel von Gehirn und peripheren Nerven in vitro. Inauguraldissertation, Bern 1944.

M. Sanz: Bestimmung der Cholinesterase-Aktivität mit Glaselektrode. Helv. physiol. acta *2*, C 29, 1944.

M. Sanz: Hemmung der Cholinesterase aus Erythrocyten und Serum durch Eserin, Prostigmin und homologe Verbindungen. Helv. physiol. acta *3*, C 14, 1945.

N. Scheinfinkel: Experimentelle Untersuchungen über die Entstehung von Aktionssubstanzen am peripheren Nerven unter dem Einfluß von künstlichen und natürlichen Reizen. Verh. Schweiz. Physiol., Juli 1941.

N. Scheinfinkel: Analyse der Aneurinwirkung am Froschherzen. Verh. Schweiz. Physiol., Januar 1942.

N. Scheinfinkel: Acetylcholin und die durch elektrische Reizung hervorgerufene Erregung in der quergestreiften Muskulatur. Verh. Schweiz. Physiol., Juni 1942.

N. Scheinfinkel: Experimentelle Untersuchungen über die Entstehung von Aktionssubstanzen im peripheren Nerven unter dem Einfluß von künstlichen und natürlichen Reizen. Helv. physiol. acta *1*, 149, 1943.

N. Scheinfinkel: Acetylcholin und die durch elektrische Reizung hervorgerufene Erregung in der quergestreiften Muskulatur (2. Mitteilung). Helv. physiol. acta *2*, C 19, 1944.

N. Scheinfinkel: Acetylcholin und die durch elektrische Reizung hervorgerufene Erregung in der quergestreiften Muskulatur (3. Mitteilung). Helv. physiol. acta *2*, C 50, 1944.

N. Scheinfinkel: Fortgesetzte Untersuchungen zur Frage der verschiedenen Wirkungsorte des elektrischen Stromes und des chemischen Kaliumreizes in der quergestreiften Muskulatur des Kaltblüters. Helv. physiol. acta *3*, C 14, 1945.

N. Scheinfinkel: Demonstration der Überlegenheit der elektrischen Reizung über den chemischen Acetylcholinreiz, geprüft an der Spannungsentwicklung im quergestreiften Kaltblütermuskel. Helv. physiol. acta *3*, C 27, 1945.

N. SCHEINFINKEL: Fortgesetzte Untersuchungen zur Frage der verschiedenen Wirkungsorte des elektrischen Stromes und des chemischen Kaliumreizes in der quergestreiften Muskulatur des Kaltblüters (2. Mitteilung). Helv. physiol. acta *3*, C 45, 1945.

R. STÄMPFLI: Über den photochemischen Zerfall von Vitamin B_1, Thiochrom und Thiazol. Inauguraldissertation, Bern 1942.

R. STÄMPFLI: Über fluoreszierende Bestrahlungsprodukte des Thiazols. Helv. physiol. acta *1*, C 54, 1943.

S. WEIDMANN: Über eine vierte Aktionssubstanz im Nerven. Exper. *1*, 61, 1945.

S. WEIDMANN und F. WYSS: Gleichzeitiger Nachweis der 4. Aktionssubstanz mit dem Polarographen und am Froschherzen. Exper., *1*, 62, 1945.

W. WILBRANDT: Die Permeabilität der Zelle. Erg. Physiol. *40*, 204, 1938.

F. WYSS: Über eine exakte Aneurinbestimmungsmethode. Helv. physiol. acta *1*, C 70, 1943.

F. WYSS: Freies und gebundenes Aneurin im Froschnerven. Helv. physiol. acta *2*, 121, 1944.

F. WYSS und A. v. MURALT: Über die Freisetzung von Aneurin im Froschherzen bei Reizung des Vagosympathicus. Helv. physiol. acta *2*, C 61, 1944.

A. und F. WYSS: Über den Aneuringehalt des ungereizten und gereizten Froschnerven nach Vergiftung mit Mono-Jodessigsäure. Exper. *1*, 160, 1945.

A. und F. WYSS: Demonstration der isolierten Reizung des Vagus und des Sympathicus am Froschherzen zum Nachweis des 2. Vagusstoffes bei Vagusreizung. Helv. physiol. acta *3*, C 30, 1945.

Autorenregister

(Die Zahlen beziehen sich auf die Seiten des Buches)

ABDERHALDEN, E. 76, 290, 327
– R. 327
ABDON, N. O. 78, 168, 288
ABERCROMBIE, M. 186
ABRAMOWITZ, A. A. 151
ADRIAN, E. D. 40, 47, 211
ALBE-FESSARD, D. 48
ALCOCK, N. H., 77
ALEXEYEVA, T. T. 202
ALLES, G. A. 327
ANDERSON, H. K. 51, 183
– T. F. 29
ARGIRIS, 33
ARNETT, V. 94, 302
ASCHOFF 159
ATKIN, L. 173, 299, 324, 327
AUDIAT, J. 237
AUERBACH, L. 28
BABSKY, E. B. 277
BAILEY, K. 311
BAKER, R. F. 130
BANGA, I. 310, 311
BARNES, T. C. 314
BARSOUM G. S., 78
BAYLISS, W. M. 262
BEAR, R. S. 29, 59, 61, 62, 67, 69, 70, 71, 72, 74, 76, 177
BELL, 21
BEREK, M. 58
BERESINA, M. 135, 263, 264
BERGAMI, G. 118, 275, 277, 284, 313
BETHE, A. 28, 31, 143, 158, 159, 178, 180
BEUTNER, R. 314
BIJVOET, J. M. 65
BINET, L. 274, 300
BIRCH, T. W. 321
BISHOP, G. H. 45, 46
BLAIR, E. A. 233, 235, 248, 251, 252
BLINKS, L. R., 124, 129
BLOCK, R. J. 34
BLODGETT, K. B. 73
BODIAN, D. 152
BOEHM, G. 69
BOELL, E. J. 93
BONVALLET, M. 48
BOUCKAERT, J. J. 212
BRECHT, K. 284, 287
BRÖMSER, PH. 65
BRONK, D. W. 40, 212
BROWN, D. E. S. 133, 134
BROWN, G. L. 170
BRÜCKE, F. TH. v. 174, 300
– E. TH. v. 148
BUCHTHAL, F. 303
BÜLBRING, E. 51
BURCH 239
BÜRKER 229
BURN, J. H. 51
BURN-STEINBACH, H. 29
BUTTURINI, L. 327
CAJAL, RAMÓN Y, S. 31, 34, 159, 165, 185, 187, 201
CALABRO, Q. 274, 277
CALVERY, H. O. 152
CAMPBELL, C. J. 186
CANNON, W. B. 50
CARO, H. DE 327
CASPERSSON, T. 94, 99
CATTELL, McK. 47
CHANG, H. C. 93, 284
CHEVALLIER, J. 76
CHINN, P. 63
CHRISTIANSEN 273
CLARA, M. 18
CLARK, E. L. 204
– E. R. 204
– G. L. 67, 69, 70, 71
– J. H. 69
COBB, D. M. 94
COHN, E. J. 77
COLE, K. S. 127, 130, 216, 218, 245, 249
CONNER, R. T. 327
COOK, D. D. 158, 161, 162
CORSTEN, M. 284, 287
CORTELL, R. 51
COUTEAUX, R. 174, 292, 293
COWAN, S. L. 130, 302
CRAMER 165
CURTIS, H. J. 127, 130, 216, 218, 245
DALE, H. H. 50, 53, 274, 321, 290
DANIELLI, J. F. 131, 137, 138, 139
DAVIS, L. 130, 132, 135
– O. L. 115
DAVSON, H. 131
DEAN, R. B. 126
DÉJARDIN, G. 98, 99
DEMPSEY, E. W. 165
– K. 284
DIERKESMANN, A. 58
DIKSHIT, B. B. 50

DORP, D. VAN 310
DUNCAN, D. 73
DUSTIN, A. P. 186
EASSON, L. H. 291
ECCLES, J. C. 260, 288
EDSALL, J. T. 77, 311
ELLIOTT, T. R. 49
ENGELHARDT, E. 292
– W. A. 311
ERLANGER, J. 40, 43, 44, 46, 47, 121, 136, 141, 215, 218, 223, 233, 235, 239, 251, 252, 261, 267
ERNST, TH. 61
ESSEX, H. E. 192, 193, 203, 205
ETTISCH, G. 28
FAIRBROTHER, R. W. 152
FEISS 165
FELDBERG, W. 50, 170, 171, 287, 310, 313, 321
FELDMANN, J. 51
FENG, T. P. 263, 264, 266
FENN, W. O. 94, 302, 303
FERRANTE, A. 116
FLEISCH, A. 181, 287
FORSSMANN, J. 185, 191
FREY, CH. N. J. 173, 299, 324, 327
FÜHNER, H. 321
FULTON, J. F. 290
GADDUM, J. H. 274, 275, 321
GALEHR, O. 291
GASSER, H. S. 40, 43, 44, 45, 49, 74, 121, 136, 141, 215, 216, 218, 223, 224, 225, 226, 251, 252, 261, 267
GELLHORN, E. 51
GERARD, R. W. 77, 124, 125, 126, 158, 161, 162, 264, 266, 309, 315
GERSTNER, H. 123
GILLAVRY, C. H. MC 65
GLICK, D. 291, 327
GOODPASTURE, E. W. 152
GORDON, G. 212
GÖTHLIN, G. F. 61, 62
GOUDSMIT, J. 173
GRACHEVA, L. S. 202
GRAHAM, H. T. 259
– J. 125
GREWE, R. E. 102
GRUNDFEST, H. 44, 45, 74, 215, 216, 224, 225, 226
GUTMANN, E. 45, 189
GUTTMAN, R. 126, 127, 130, 249
GUTTMANN, L. 180, 189
HALLIBURTON, W. D. 76, 166, 167
HAMILTON, H. L. 205
HAMMARSTEN, O. 33
HANDOVSKY, H. 69
HARRIS, L. J. 88, 321, 327
HARVEY, A. M. 152
HAWES, R. C. 327
HECHT, K. 229
HEGNAUER, H. A. 94
HEINBECKER, P. 46
HELLAUER, H. 52, 93, 170, 280, 287, 292
HENRY, G. 302
HENSCHEN, C. 201
HEPPEL, L. A. 126
HERZOG, R. O. 69
HESS, W. R. 21, 312
HEYMANS, C. 212
HEYROVSKI, J. 111
HILL, A. V. 7, 135, 240, 263, 264, 265, 266
HINES, H. M. 205
HOAGLAND, H. 47
HODGKIN, A. L., 216, 246, 248, 249
HOFF, E. C. 93
HOLMES, W. 186
HOLZER, W. 40
HOWE, H. 152
HSIEH, W. M. 93, 284
HUEBSCHMANN 294
HURSH, J. B. 47, 48
HURST, E. W. 152
HUTTON-RUDOLPH, M. 24, 104
HUXLEY, A. F. 216
HYDÉN, H. 100, 101
INTOSH, F. C. MC 170, 310, 313
JANSEN, B. C. P. 78, 325, 327
JANKE, W. 69
JENT, M. 193, 196
JOCHIMS, J. 28
JOHNSON, M. L. 186
KAHLSON, G. 118, 310, 313
KAISER, P. 311
KANN, S. 237
KARRER, P. 91
– W. 327
KATO, G. 23, 24, 28
KATZ, B. 241, 242, 244, 248, 249
KAYSER, H. W. 194
KHAYYAL, M. A. 275
KISLJUK, B. M. 277
KISSELEFF, M. 233
KLAVEREN, F. v. 78, 88
KLEINZELLER, A. 311
KOCH, E. B. 160, 161
KOECHLIN, B. 196, 199
KÖHLER, A. 58
KOLKMEJER, N. H. 65

König, H. 40, 41
Kovács, T. 77, 93
Kraus, F. 94
Krayer, O. 321
Kubli 327
Kuhn, R. 78, 88, 294
Kwiatkowski, H. 53
Lanari, A. 283
Langelaan, J. W. 28
Langley, J. N. 51, 183
Langmuir, T. 73
Lapicque, L. 214, 240
Laser, H. 173, 299, 324
Läuger, P. 152
Laves, F. 61
Lazere, B. 205
Ledingham, J. M. 249
Lee, L. Y. 93, 284
Lehmann, H. 269
Lewis, G. N. 267
– T. 53
Li, T. H. 93, 284
Liechti, A. 294, 323
Lim, R. K. S. 93, 284
Linell, E. A. 22
Lingane, J. J. 115
Lissák, K. 77, 94, 118, 281, 283, 284, 286, 290
Litwiller, R. 185
Liubimova, M. N. 311
Ljungdahl-Östberg, K. 78, 168, 288
Lloyd, D. P. C. 46
Loewi, O. 49, 52, 280, 287, 290
Lohmann, K. 92, 309
Lorente de Nó, R. 130, 132, 135, 259, 287
Lotmar, W. 278, 300
Lugaro 186
Lundsgaard, E. 133, 272, 289
Lynch, G. R. 77
Mann, P. J. G. 171, 288, 314
Mansfeld, G. 152
Marinesco, G. 197
Mark, H. 65
Marmier, Ch. 178
Marmont, G. 130
Marnay, A. 292
Marsh, B. S. 94
Martin, H. 152
Marvin, H. M. 53
Massazza, A. 35
Matthews, B. H. C. 40
Medawar, P. B. 180, 187, 188
Mendel, B. 303
Meyer, H. H. 152
Meyer, K. H. 65, 130
Meyerhof, O. 238, 264, 267, 269, 317
Mezzino, L. 63
Michaelis, F. 183
Minea, T. 203
Minz, B. 274, 293, 294, 300
Moll, Th. 173
Moniz de Bettencourt, J. 275
Monnier, A. M. 250
Motokawa 127
Mott, F. W. 166, 167
Mulder 152
Müller, P. 152
Mundell, D. 303
Muralt, A. v. 57, 78, 91, 100, 114, 116, 117, 167, 170, 171, 174, 176, 196, 199, 238, 267, 269, 272, 274, 276, 277, 278, 281, 285, 289, 294, 298, 300, 301, 308, 311, 312, 315, 317, 321, 322
Nachmansohn, D. 92, 93, 174, 290, 292, 293, 315
Nageotte, J. 33
Navratil, E. 49, 290, 291
Needham, D. M. 311
Nelson, A. A. 152
Nochimowski, C. 275
Noll, A. 166
Ochoa, S. 310, 311
Offner, F. 136
O'Leavy, J. 45, 46
Otani, T. 236
Paes, E. 275
Paffrath, H. 290
Palmer, K. J. 72
Parker, G. H. 149, 150, 163
Parkinson, J. L. 267
Pásztor, J. 284
Peters, R. A. 309, 310
Petitpierre, Cl. 40, 181
Pfaffmann, C. 251
Philipps, G. 40
Plattner, F. 291
Plotz, H. 205
Porter, H. 149
Pumphrey, R. J. 48, 249
Quastel, J. H. 171, 288, 314
Quensel, W. 47, 48
Raaflaub, H. 311
Randall, M. 267
Ranke, K. E. 270
Ransom, S. W. 152, 180
Rashevsky, N. 144

REGNIERS, P. 212
REINERT, M. 294, 323
REIS, J. 311
RENYI, G. S. DE 142
REXED, B. 184, 185
REX-KISS, B. 94
REZENDE, N. DE 192, 193, 203, 205
RICHARDS, A. G. 29
-- C. H. 215, 216
RINDOVIE, A. 176
RIO HORTEGA, P. DEL 22
RITSERT, K. 173, 327
ROBERTSON 159
ROSENBLUETH, A. 50, 165, 283, 284
ROSSINE, J. A. 275
RUEHLE, A. E. J. 102, 300
RYDIN, H. 275
SAMOJLOFF, A. 233
SANDERS, F. K. 45, 186, 189, 207
SANZ, M. 92, 171, 288, 291, 309 310, 314, 327
SARKANDER, H. 300
SAWYER, C. H. 94
SCHAEFER, H. 40, 119, 127, 137, 223, 229, 248
SCHEINFINKEL, N. 303, 311
SCHEMINZKY, F. 237
SCHMIDT, W. J. 62, 63, 64, 65
SCHMITT, F. O. 29, 57, 59, 62, 63, 64, 67, 69, 70, 71, 72, 73, 76, 177, 249
– O. H. 40, 57, 249
SCHOEPFLE, G. M. 239
SCHOPFER, W. H. 91, 191, 296, 323
SCHRIEVER, H. 50
SCHRÖDINGER, E. 131, 267
SCHULTHESS, G. v. 170, 171
SCHULTZ, A. S. 173, 299, 324, 327
SCHULZ, W. 264, 269
SCHUSTER, P. 92, 309
SCHWANEBERG, H. 315
SCHWEGLER, R. 98, 99
SCOTT, D. 249
SEDDON, H. J. 187, 188
SHANES, A. M. 133 134,
SIEVERS, J. F. 130
SIMON, A. 94
SKOTNICKY, T. 40
SMITH, B. F. 313
– H. 187, 188
SOLANDT, O. M. 310
SPEIDEL, C. C. 181
SPIEGEL, E. 302
SPIEGEL-ADOLPH, M. 302
SPIELMEYER, W. 179
STÄMPFLI, R. 88, 91, 102, 300
STEDMAN, E. 171, 291
STEINBACH, H. B. 92, 124, 127, 292, 315
STELLA, G. 212
STRACK, E. P. W. 315
STRAUB, G. J. 327
STRELITZ, F. 303
STROHL, A. 129
SWENSSON, Å. 185
SZABUNIEWICZ, B. 125
SZELÖCZCY, J. 94
SZENT-GYÖRGYI, A. 311
SZIVESSY, G. 58
TAKEUCHI, T. 122, 127, 132, 219, 225, 228, 230, 232, 235, 244, 245, 251, 253
TASAKI, I. 23, 24, 28, 35, 104, 122, 127, 132, 143, 218, 219, 225, 228, 230, 232, 235, 240, 244, 245, 246, 248, 251, 252, 253
TAYLOR, A. C. 184
– G. W. 75
TENNENBAUM, M. 171, 288, 314
TEORELL, T. 130
THIESSEN, P. W. 69
THOMSON, J. D. 205
TINEL, J. 187
TITECA, J. 162, 164, 165
TOM, M. I. 22
TORREY, T. W. 176
TOWER, S. S. 167
TUPIKOVA, N. 77, 315
– W.
UBER, F. M. 102, 300
UMRATH, K. 170
USSIEVICH, M. A. 202
VARTIAINEN, A. 287
VERBRUGGE, F. 102, 300
VETTER, H. 78, 88
VOGT, M. 94
WAGNER-JAUREGG, TH. 78, 88, 196
WANG, Y. L. 88, 327
WEIDMANN, S. 114, 116, 118, 306
WEIL, A. 76
WEINBERG, A. 136
WEISS, P. 51, 180, 184, 185, 186
WELSH, J. H. 313, 314
WESTENBRINK, H. G. K. 173, 310, 325
WHEATLEY, H. M. 171, 314
WIELAND 294
WILBRANDT, W. 123, 129, 278, 300
WILDE, W. S. 94, 302
WILDER, R. M. 313

Williams, R. G. 204, 313
– R. R. 116
Wollenberger, A. 115, 191
Wollheim, E. 94
Woodard, G. 152
Woronzow, D. S. 237
Wyss, A. 289
Wyss, F. 117, 173, 174, 176, 289, 298, 301, 312, 325, 327
Young, A. C. 302
Young, G. 136
– J. Z. 29, 48, 62, 76, 137, 152, 178, 180, 183, 186, 190, 207, 249
Zambotti, V. 116
Zeller, E. A. 93
Zemp, J. 298
Zima, O. 116, 173
Zondek, S. G. 94
Zottermann, Y. 47

Sachregister

A — Seite

A-Gruppe der Nervenfasern . 46
A_4, die vierte Aktionssubstanz . 304
Absorptionsspektrum der Nervenfaser 100
Acceleransstoff 49
Adaptation 243
Adenosintriphosphatase und Myosin 312
Adenosintriphosphorsäure, Rolle der 310
Adrenalin 49
Adrenalinfreisetzung in erregten Nerven 281
Akkommodation 241
Aktionspotential, Ausklinken des neugeborenen. 244
– bei der Degeneration . . . 164
– binodales 220
– des Nerven 41
– Erhöhung bei der retrograden Degeneration. 181
– Grundelement 219
– mononodales 219
– monophasische und diphasische Registrierung 40
– multinodales. 224
– nach Durchschneidung des Nerven 160
– polarisierter Schnürringe . 234
– Spitzenpotential 38
– Nachpotential 38
– Technik der Aufnahme . . 39
– trinodales 222
– und Aktionszustand . . . 250
– und Elektrotonus. 232
– und Reizschwelle in der Refraktärphase 236
Aktionsstrom, Registrierung bei der einzelnen Nervenfaser . 228
Aktionssubstanz. 167
– A_4, die vierte 304
– Aneurin, die zweite 293
– Azetylcholin, die erste . . 273
– Definition der 272
– Kalium, die dritte 301
– polarographischer Nachweis des Austrittes der 305
– Sichtbarmachung des Austrittes aus einem Nervenquerschnitt 308

Seite

Aktionssubstanzen des Nerven 78
– Möglichkeiten des Zusammenwirkens der 309
– Schema der Stellung und Bedeutung der – des Nerven 316
– Technik der Ermittlung . . 317
Aktionszustand 213
– chemische Anzeichen . . . 270
– thermische Anzeichen . . 261
– und Aktionspotential . . . 250
– und Azetylcholinfreisetzung 277
Aminosäuren des Nerven . . . 77
Anelektrotonus am Nerven . . 126
Aneurin, Austritt aus einer Schnittstelle 294
– der zweite Vagusstoff . . 300
Aneurinbestimmung 321
– im degenerierenden Nerven 173
Aneuringehalt des Nerven . . 89ff.
Aneurin, polarographische Bestimmung 115
– Verhalten bei der Degeneration 173
Aneurinzerfall bei Bestrahlung mit UV 102
Aneurin, zweite Aktionssubstanz 293
Anordnung zum Einfrieren von Nervenfasern 320
Anordnung zur Azetylcholinbestimmung mit dem Blutegelpräparat 322
Anordnung zur Gewinnung der beiden Vagusstoffe 329
Anordnung zur photoelektrischen Fluoreszenzmessung . 325
Asche des Nerven 77
Atmung und Ruhepotential . . 133
Atrophie, Inaktivitäts- 182
Augenstielextrakt, Wirkung des 148
Ausklinken des neugeborenen Aktionspotentials 244
Avitaminose, Bradykardie bei . 313
Axonotmesis 178
Azetylcholin 49
Azetylcholin, Austritt aus einer Schnittstelle 275
– Austritt aus sensiblen Nerven. 285
– Austritt, Insulinwirkung auf 277

Seite

Azetylcholinbestimmung, Technik der 168, 321
Azetylcholinbildung in erregten Nerven 278
– in sensiblen Nerven 280
Azetylcholinbildung innerhalb des Nerven 274
– und Länge des Nerven . . 319
Azetylcholin, erste Aktionssubstanz 273
– Freisetzung, Erfassung durch die Fehlerrechnung 286
– – und Aktionszustand . . 277
Azetylcholingehalt des Nerven 79ff.
– und Erregbarkeit bei der Degeneration 170
Azetylcholinvorstufe 287
– Synthese 315
– und Insulin 314
– Verhalten bei der Degeneration 168
Azetylcholinwirkung und Zukkerstoffwechsel 314

B

B-Gruppe der Nervenfasern . 47
BEAR und SCHMITT, Formel von 59
Bestandteile, weitere chemische – des Nerven 77
Binodales Aktionspotential . . 220
Blutegelpräparat, Anordnung zur Bestimmung des Azetylcholins mit dem 322
BORELLI, Succus nerveus von . 151
Bradykardietest 321
– zum Nachweis der Aneurinbildung bei Erregung . . . 295
BÜNGNERsche Bänder 184

C

C-Gruppe der Nervenfasern . . 47
Chemische Anzeichen des Aktionszustandes 270
Chemische Veränderungen bei der Degeneration 166
Cholinesterase bei der Degeneration 175
– Bestimmung mit der Glaselektrode 327
– Gehalt des Nerven an. . . 93
– Wirkung der 290
Chronaxie 240
Cocarboxylase, Rolle der . . . 310

Seite

Corneaeinheit, Definition der . 199
Corneatest 192

D

D- und R-Phase des Spitzenpotentials 218, 237
D-Phase, Länge der – auf dem Nerven 224
DANIELLI, Modell der Nervenmembran von 138
Definition der Corneaeinheit 199
Degeneration, Abnahme der Erregbarkeit bei der . . . 162
– Aktionspotential bei der . 164
– chemische Veränderungen . 166
– Cholinesterase bei der . . 175
– der Markscheide 165
– des Achsenzylinders . . . 165
– des Nerven 157
– distale 159
– Erregbarkeit und Azetylcholingehalt bei der . . . 171
– Fortschreiten der Front der 162
– Geschwindigkeit der Wanderung der 163
– Marchi-Stadium bei der . 167
– retrograde 178
– Temperaturquotient der . 176
– Verhalten der Doppelbrechung bei der 176
– Verhalten des Aneurins bei der 173
– Verhalten des Azetylcholins bei der 168
– Wasseraufnahme bei der . 166
Demarkation des Nerven . . . 123
Depolarisation, Definition der 120
Depolarisationsstromquelle, Definition der 121
Depolarisationssubstanzen . . 271
Depolarisation, Tendenz des Nerven zur 132
Dickenspektrum der Nervenfasern 226
Dienstverbindung im Nerven . 153
Dopplerprinzip beim Einfrierverfahren 318
Doppelbrechung des Froschischiadicus 61
– des Nerven 61
– Formel von BEAR und SCHMITT 59

Seite

Doppelbrechung, Kompensatoren zur Messung der . . . 58
– Schwierigkeiten der Messung bei Nervenfasern . . 59
– Technik der Messung in degenerierenden Nerven . . 176
– Ursachen der – bei biologischen Objekten 56
– Verhalten der – bei der Degeneration 176

E

Einfrierverfahren von v. MURALT 276, 317
Einheit, Cornea–, Definition der 199
Eiweiß, Standard 101
Eiweiße des Nerven 76
Elektrische Anzeichen des Aktionszustandes 213
Elektrische Eigenschaften der ruhenden Nervenfaser . . 119
Elektrolyte, Verteilung der – im Nerven 122
Elektromotorische Kraft der Konzentrationskette . . . 122
Elektronenmikroskop, Untersuchung des Axons mit dem 29
Elektrotonisches Verhalten der Einzelfaser 227
Elektrotonus am Nerven . . . 126
Elektrotonus und Aktionspotential 232
– und Reizschwelle 233
Energetische Kopplung . 134, 268
Energetischer Bauplan der Nervenfaser 131
Energieumsatz des ruhenden Nerven 135
Entropie und Ordnung . . . 132
Ergotropes Prinzip 21
Erholungswärme 265
ERLANGERS Auffassung von den semipermeablen Trennwänden 141
Erregbarkeit und Azetylcholingehalt bei der Degeneration 170
Erregung, lokale 248
– natürliche und erzwungene 242
Erregungswelle 211
– saltatorische Fortpflanzung der 245

Seite

Erstickung, Ruhepotential bei . 134
Eserin, ohne Wirkung auf periphere Nerven 288
Externer Faktor der Regeneration 185
Externe Signale und ihre Übermittlung 209

F

Faserdurchmesser und Fortpflanzungsgeschwindigkeit . 225
Fasertypen, Zuordnung zu bestimmten Funktionen . . 46
Fehlerrechnung, angewendet auf Azetylcholinfreisetzung 286
Feldschleifen, Ausbreitung über einen Block 257
– im Nerven 127, 254
Feuchte Kammer für Froschherz 330
Filmstruktur der Membran . . 138
Fortpflanzungsgeschwindigkeit der Erregungswelle in der Nervenfaser 75
– und Bau der Nervenfaser . 39
– und Faserdurchmesser . . 225
Freie Energie 267
Froschlungenpräparat 284
Fundulus heteroclitus, Chromatophorenreaktion bei . . . 150

G

Glaselektrode, Bestimmung der Cholinesterase mit der . . 327
Größenfaktor, Verhalten des – bei der Regeneration . . . 189

H

Hefemethode zum Nachweis der Aneurinbildung bei Erregung 299, 324
Herzpräparat an der Symeskanüle 169
HILL, die zwei Zeitfaktoren . 239
Hippolyte, Chromatophorenreaktion bei 148
Histotropes Prinzip 21
Humorale Faktoren bei der Regeneration 203
Hypophysenextrakt, Wirkung des 149

Seite

I

Initialwärme 264
Insulin und Azetylcholin . . . 314
– Wirkung auf Azetylcholinaustritt 277
Interner Faktor der Regeneration 190
Internodien der Nervenfaser . 37
Ionenleiter, Physik der biologischen 120
Ionenordnung, Definition der . 120
– in der Quermembran bei Ruhe und Erregung 231

K

Kaiser-Effekt 311
Kalium, dritte Aktionssubstanz 301
Kaliumfreisetzung im erregten Nerven 302
Kaliumgehalt des Nerven. . . 94
Kaliumkonzentration und Ruhepotential 131
Kammer, feuchte, für Einzelfasern 26
Katelektrotonus am Nerven . 126
Kernleitereigenschaft des Nerven 127
Krebslösung 168

L

Latenzzeit und Reizstärke . . 256
Lebensgleichgewicht, Störung des 180
Leitbahnwirkung des degenerierenden Nerven 186
Leitungsgeschwindigkeit – Anwachsen mit dem Wachstum der Faser 48
Ligatur, physiologische . . . 184
LILLIE, Modell von 251
Lipoide des Nerven 77
Lokale Erregung 248

M

Marchi-Stadium bei der Degeneration 167
Membran, Filmstruktur der . 138
– Lage der – in der Nervenfaser 137
– semipermeable Eigenschaften der 123

Seite

Membranpotential 123
Methode der primären Reizung 180
Mikromanipulator 26
Mischkörper, Blättchen . . . 60
– Stäbchen 60
Mizellenbildung aus gedehntem Film 139
Modell der Nervenmembran von DANIELLI 139
Modell der ruhenden Nervenfaser 136
– von LILLIE 251
Mononodales Aktionspotential 219
Monojodessigsäure-Vergiftung 264, 289
Multinodales Aktionspotential 224
Mustelus canis, Chromatophorenreaktion bei 149
Myelinisation der Sprossen . . 185
Myosin und Adenosintriphosphatase 312

N

NR, der neuroregenerative Wuchsstoff 191
Nachpotential, negatives . . . 259
– positives 260
Nachrichtenübermittlung in allgemeiner Betrachtung. . . 145
Nachricht und Signal 211
– Wesen der 147
Nerven, Adrenalinfreisetzung in erregten 281
– Aktionspotential des . . . 41
– Aktionspotential nach Durchschneidung des . . . 160
– Aktionssubstanzen des . . 78
– allgemeiner Bauplan des Systems der 17
– Aminosäuren des 76
– Aneuringehalt des . . . . 89ff.
– animales System der . . . 17
– Anordnung zum Einfrieren von 320
– Asche des 78
– Azetylcholinaustritt aus sensiblen 285
– Azetylcholinbildung innerhalb des 274
– Azetylcholinbildung in erregten 278
– Azetylcholinbildung in sensiblen 280

Seite

Nerven, Azetylcholinbildung und Länge des 319
– Azetylcholingehalt des . . 79ff.
– chemisch nachweisbares Baumaterial des 75
– cholinergischer Mechanismus der sensiblen 52
– Degeneration des 157
– Demarkation des 123
– Dienstverbindung im . . 153
– Doppelbrechung des . . . 61
– Eiweiße des 76
– Elektrotonus am 127
– Energieumsatz des ruhenden 136
– Ergebnisse der Polarisationsoptik und Röntgenoptik . . 71
– -extrakte, Polarogramm . . 114
– Feldschleifen im 127
– fehlende Eserinwirkung am peripheren 288
– Gehalt des – an Cholinesterase 93
– gemischte, Vermessung sämtlicher Fasern 45
– histaminergische 53
– histologische Bauelemente . 22
– Kaliumfreisetzung im erregten 302
– Kaliumgehalt des 94
– Kernleitereigenschaft des . 127
– Länge der D-Phase auf dem 224
– Leitbahnwirkung des degenerierenden 186
– Lipoide des 77
– marklose 37
– -membran, physikalische Eigenschaften 130
– motorische 17
– myelotrope 62
– -naht 184
– optisch nachweisbares Baumaterial des 94
– orthosympathische 21
– parasympathische 21
– photochemisch nachweisbares Baumaterial 102
– polarographisch nachweisbare Aktionssubstanzen . . 111
– proteotrope 62
– Regeneration der motorischen 187
– Regeneration des 182
– Regeneration nach Quetschung des 188

Seite

Nerven, Reizschwelle nach Durchschneidung des . . . 161
– Röntgendiagramm und Feinstruktur 65
– Ruhepotential des 124
– Sauerstoffreserve des . . 264
– Schema der Stellung und Bedeutung der Aktionssubstanzen des 316
– Schema des Feinbaues der Markscheide des 72
– sensible 17
– Sichtbarmachung des Austrittes der Aktionssubstanzen aus einem Nervenquerschnitt 308
– Spektrum der Geschwindigkeiten der Leitung in den Fasern 43
– Stellung der sensiblen – im chemischen System . . . 50
– Technik der Aneurinfärbung peripherer 78
– Trübung in Extrakten erregter 279
– vegetatives System der . . 17
– Verhalten des Ruhepotentials nach Durchschneidung des 160
– Verteilung der Elektrolyte im 122
– Wassergehalt der 76
– Wärmebildung im Kaltblüter – 265
– Wärmebildung im Warmblüter – 266
– weitere chemische Bestandteile des 77

Nervenfaser A-Gruppe 46
– Absorptionsspektrum der 100
– Achsenzylinder 23, 24, 28, 35
– adrenergische 50
– Anwachsen der Leitungsgeschwindigkeit mit dem Wachstum. 48
– Axolemm 24
– B-Gruppe 47
– C-Gruppe 48
– Chemische Einteilung der . 49
– cholinergische 50
– Dickenspektrum der . . . 226
– Doppelbrechung der . . . 54
– dornartige Fortsätze der . 33

Seite

Nervenfaser, Eigenschaften der A-, B- und C-Fasern . . . 44
- Einteilung in Gruppen . . 38
- elektrische Eigenschaften der ruhenden 119
- elektrotonisches Verhalten 227
- Endoneurium 22
- energetischer Bauplan der . 131
- Epineurium 22
- Feinstruktur 53
- Fibrillen im Achsenzylinder 28
- fissurale Ringe 31
- Fortpflanzungsgeschwindigkeit der Erregungswelle . . 75
- Fortpflanzungsgeschwindigkeit und Bau der 39
- Golgi-Trichter 29
- Internodale Einheiten . . 37
- Inzisuren an einzelnen lebenden 30
- Lage der Membran in der 138
- lebende, im UV aufgenommen 36
- Lemmoblast 24, 31
- marklose, als Grenzfall . . 144
- Markscheide 23, 29
- Modell der ruhenden . . . 137
- Netzgerüst 35
- Neurokeratingerüst 33
- neurokeratinogene Struktur der 73
- Neurolemm 24
- Perineurium 22
- physikalische Einteilung . . 38
- Populationskurve 45
- postganglionäre 21
- präganglionäre 21
- Quermembran der 31
- Registrierung des Aktionsstroms 228
- Reizzeitspannungskurve der 240
- Riesenfasern 38
- Ruhepotential und Struktur 143
- Schwierigkeiten der Bestimmung der Doppelbrechung 59
- solitäre Ringe 31
- Technik der Bestimmung der Doppelbrechung der . . . 57
- Technik der photochemischen Versuche der 104
- Technik der Präparation einzelner 24

Seite

Nervenfaser, Technik der Ultraviolett-Absorptionsmessung an einzelnen Nervenfasern 95
- Transversalmembran der . 31
- Vermessung bei gemischten Nerven 45
- zylindrokonische Segmente 33
Nervenzelle, Chromatolyse . . 181
- nutritiver Einfluß der . . 158
- pseudounipolare 19
Netzgerüst der Nervenfaser . . 35
Neurohumor 151
Neuron 22
Neuro-Regenerationsteste, Technik der 192
Neuro-regenerativer Wuchsstoff NR 191
Neurotmesis 178
Nodale Plasmahaut-Quermembran 140
Nutritiver Einfluß der Nervenzelle 158

O

Ortspotential 241

P

Phase der Übererregbarkeit . . 105
Phase der Zerstörung 104
Phrenicustest 194
Phycomycestest, zum Nachweis der Aneurinbildung bei Erregung 296, 323
Phycomyces, Wachstumskurven 297
Physikalische Eigenschaften der Nervenmembran . . . 130
Polarisation, Definition der . 120
Polarisationsstromquelle, Definition der 121
Polarisation und Ruhepotential 129
Polarogramm, mit dem - nachweisbare Bestandteile des Nerven 111
- von Aneurin 116
- von Nervenextrakten . . . 115
Polarograph, SCHNELL - von Weidmann 112
- Technik der polarographischen Bestimmung 113

Seite

Polarographische Momentaufnahme 306
Polarographischer Nachweis des Austrittes der Aktionssubstanzen 305
Potentialschwankungen, Schema der 215
Potentialsenke 215
Populationskurve der Faserdicken 45
Präparationsmikroskop zur Isolierung der Fasern. . . 25
Prinzip, akkumulatives der Aktionssubstanz 272
– kausales der Aktionssubstanz 272
Proazetylcholin 288

Q

Quermembran, Aufbau der . . 142
– der Nervenfaser 31
– im Anelektrotonus 141
– im Katelektrotonus 141
– = nodale Plasmahaut . . . 140
– Theorie der Erregungsfortpflanzung über 254

R

R- und D-Phase des Spitzenpotentials 218, 237
Rattenpulszähler 323
Refraktärphase, Aktionspotential und Reizschwelle . . . 236
Regeneration, autogene . . . 183
– des Nerven 182
– externer Faktor 185
– Größenfaktor bei der . . . 189
– humorale Faktoren 203
– interner Faktor 190
– motorische Nerven 187
– nach Nervenquetschung . 188
– zentrogene. 183
Registrierung, monophasische und diphasische des Aktionspotentials 40
– der verschiedenen Potentiale 217
– des Aktionsstromes bei der einzelnen Nervenfaser . . 228
Reizschwelle, nach Durchschneidung des Nerven . . 161
– und Aktionspotential in der Refraktärphase 236

Seite

Reizschwelle und Elektrotonus 233
Reizstärke und Latenzzeit . . 256
Reizzeitspannungskurve der einzelnen Nervenfaser . . . 240
Rekonstruktionsverfahren . . 226
Repolarisationssubstanzen . . 271
Reticulum 37
Retrograde Degeneration . . 178
Rheobase. 240
Röntgendiagramm, BRAGGsche Beziehung 67
– Ergebnisse für Nervenbestandteile 71
– Technik der Aufnahme . . 67
Ruhepotential des Nerven . . 124
– nach Durchschneidung des Nerven 160
– scheinbares Absinken des . 126
– und Atmung 133
– und Faserstruktur 143
– und Kaliumkonzentration . 130
– und Polarisation 129
Ruhewärme 263

S

Saltatorische Fortpflanzung der Erregungswelle 245
– Übermittlung 251
Sauerstoffreserve des Nerven . 264
SCHMIDT-LANTERMANNsche Inzisuren 30
Schnauzentest 195
Schnürringe, Aktionspotential polarisierter 234
Schnürring, Bedeutung des – in der retrograden Degeneration 179
Schwellenabsinken. 246
Signal, externes 153
– internes 153
Signale, interne, und ihre Übermittlung 155
Signalübermittlung, gleichbedeutend mit Erregungsleitung 15
Signal und Nachricht 211
– Wesen des 147
Spitzenpotential, D- und R-Phase 218
Sprossen, Auswachsen der . . 187
Stofftransport, gerichteter, im Axon 152

Seite

Succus nerveus von BORELLI . 151
Summation, lokale 243

T

Tasaki-Lösung, Zusammensetzung 24
Temporäre Wärmeschuld . . 269
Theorie der Erregungsfortpflanzung über Quermembranen 254
Theorie von YOUNG 190
Thermische Anzeichen des Aktionszustandes 261
Thermosäule für Wärmemessungen 262
Thiochromtest 325
Trennwände, semipermeable . 140
Trinodales Aktionspotential. . 222
Trübung in Extrakten erregter Nerven 279
Tyrodelösung 168

U

Übermittlung externer Signale 209
– hämatohumorale 149
– interner Signale . . . 153, 155
– externer Signale 153
– intraneurale humorale – der 152
– intrazelluläre 148
– neurohumorale 151
– nicht nervöse 148
– saltatorische 251
Umwandlungsstromquelle, Definition der 121
Ultraviolett, Absorption der Nervenfaser 100

Seite

V

Vagusstoff 49
Vagusstoff, Aneurin, der zweite 300
Vagusstoffe, Anordnung zur Gewinnung der beiden . . 329
Vagusreizung am Froschherz . 331
Verabredung zwischen Rezeptor und Zentralnervensystem 147

W

Wachstumskurven von Phycomyces. 297
WALLERsches Gesetz 157
Wärmemessung, Technik der . 262
Wärmeschuld, temporäre . . 269
Wärmetönung 267
Wasseraufnahme bei der Degeneration 166
Wassergehalt des Nerven . . 76
WIENERscher Mischkörper . . 59
Wirkung des Wuchsstoffes . . 200
Wuchsstoff, der neuro-regenerative – NR 191
Wuchsstoff, Wirkung des . . . 200

Y

YOUNG, Theorie von 190

Z

Zeitfaktoren, die zwei – von HILL 239
Zeitliche Folge der Potentiale 215
Zuckerbremse. 313
Zuckerstoffwechsel und Azetylcholinwirkung 314

GPSR Compliance

The European Union's (EU) General Product Safety Regulation (GPSR) is a set of rules that requires consumer products to be safe and our obligations to ensure this.

If you have any concerns about our products, you can contact us on ProductSafety@springernature.com

In case Publisher is established outside the EU, the EU authorized representative is:

Springer Nature Customer Service Center GmbH
Europaplatz 3
69115 Heidelberg, Germany

Batch number: 10844827

Printed by Printforce, the Netherlands